PRÉCIS
D'ÉLECTROTHÉRAPIE

15
e
25
A

CORBEIL. — IMPRIMERIE ÉD. CRÉTÉ.

DÉPÔT LÉGAL
Seine-et-Oise
N° 24
1902

PRÉCIS D'ÉLECTROTHÉRAPIE

GALVANISATION, VOLTAÏSATION SINUSOÏDALE
FARADISATION, FRANKLINISATION
FRANKLINISATION HERTZIENNE, HAUTE FRÉQUENCE
ÉLECTROPHYSIOLOGIE, ÉLECTRODIAGNOSTIC
ET ÉLECTROTHÉRAPIE PROPREMENT DITE

PAR

Le Dr H. BORDIER

PROFESSEUR AGRÉGÉ A LA FACULTÉ DE MÉDECINE DE LYON
LAURÉAT DE L'ACADÉMIE DE MÉDECINE (PRIX BUIGNET)

PRÉFACE
de M. le professeur D'ARSONVAL
de l'Institut.

Deuxième édition, revue et augmentée

Avec Figures intercalées dans le texte.

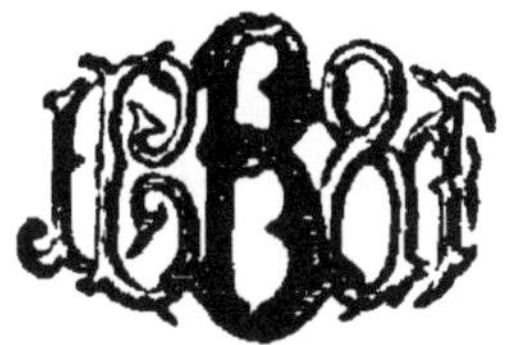

PARIS
LIBRAIRIE J.-B. BAILLIÈRE ET FILS
19, rue Hautefeuille, près du Boulevard Saint-Germain

1902

Tous droits réservés.

PRÉFACE

M. le docteur Bordier me prie de présenter ce 'olume au public médical; je le fais volontiers, ›ien que l'école à laquelle appartient l'auteur le lispense de toute recommandation auprès des pra- iciens. Le docteur Bordier, en effet, est un des élèves iistingués du professeur Bergonié, de Bordeaux; uprès de ce maître éminent il a puisé non seule- nent les connaissances théoriques aujourd'hui ndispensables à tout électrothérapeute, mais il a uivi au lit du malade l'application de ces principes lans le service clinique modèle installé et dirigé ›ar M. Bergonié. Ce livre est donc un reflet de 'Enseignement de l'hôpital Saint-André, que 'auteur a résumé en y ajoutant le résultat de son :xpérience personnelle.

Il ne me semble plus nécessaire aujourd'hui de léfendre l'électrothérapie contre l'espèce d'ostracisme dont l'avait frappée la médecine officielle, malgré les résultats si nets obtenus depuis longtemps par Duchenne (de Boulogne), Tripier, Onimus et leurs nombreux élèves, pour ne citer que nos principaux maîtres français.

La puissance curative de l'électricité s'affirme chaque jour davantage à mesure que l'on sait mieux jouer des ressources variées que nous fournissent ses innombrables modalités. Le point important en effet est de connaître les propriétés physiologiques des diverses formes de l'énergie électrique et de pouvoir doser rigoureusement cette énergie suivant l'effet à obtenir.

Les immenses progrès réalisés en quelques années par la science électrique ont rendu possible l'introduction des mesures précises en électrothérapie, quelle que soit la modalité électrique utilisée; les diverses observations peuvent ainsi être coordonnées, répétées et contrôlées.

L'électricité n'est pas un agent thérapeutique unique et simple; il faut que les médecins se pénètrent bien de cette vérité qu'ils ont méconnue jusqu'ici.

L'électricité est un agent physique protéiforme, dont chaque modalité a des propriétés physiologiques et thérapeutiques qui lui sont propres. Le courant continu, les décharges statiques, l'effluve, le courant sinusoïdal, les courants à haute fréquence, etc., produisent des effets radicalement différents, parfois même opposés. Mais, au milieu de cette complication apparente des effets physiologiques de l'électricité, il est une notion essentielle qui peut servir de guide dans ce dédale. Cette notion c'est la connaissance de la forme physique de l'onde électrique qui traverse le tissu en expérience. Depuis une quinzaine d'années, je me suis attaché à faire ressortir tout particulièrement l'importance de cette étude. Si je n'ai résolu que quelques points très limités de ce difficile problème, j'ai au moins la satisfaction de voir que la jeune génération lui accorde toute l'attention qu'il mérite. Le problème est posé, sa solution complète n'est qu'une affaire de temps et de technique expérimentale.

Si les médecins n'osent plus contester les vertus curatives de l'électricité, ils en donnent volontiers encore une explication qui en constitue la négation détournée.

— Dans la plupart des cas, disent-ils, l'électricité guérit par suggestion.

Cette objection spécieuse n'est plus soutenable. Pour la réfuter, il fallait montrer par des preuves objectives, de nature exclusivement physique et chimique, que le fonctionnement de la machine animale est profondément modifié par certaines formes de l'énergie électrique. C'est ce que j'ai fait non seulement pour l'homme et les animaux supérieurs, mais aussi pour la cellule vivante à l'état isolé et même pour ses produits de sécrétion. Lorsque, sous l'influence des courants à haute fréquence, on voit augmenter chez l'homme et les animaux à l'état de santé, la consommation d'oxygène, la production d'acide carbonique, la chaleur rayonnée; lorsque, chez certains diabétiques, on fait tomber le sucre de 600 grammes en vingt-quatre heures à quelques grammes; lorsque certains bacilles modifient profondément leurs propriétés; lorsque, enfin, les toxines de ces mêmes bacilles deviennent des substances vaccinantes, comme je l'ai démontré avec Charrin, est-il possible de nier la formidable action modificatrice que l'électricité exerce sur l'organisme!

Que vient faire la suggestion dans tous ces phénomènes, où l'impression subjective ne joue aucun rôle et dont le nombre va chaque jour grandissant?

La vérité, c'est que l'électricité constitue l'agent physique le plus puissant et le plus souple à la fois, dont puisse disposer le médecin pour modifier l'organisme. Malheureusement, pour pouvoir s'en servir avec fruit il ne faut point mépriser ces pauvres sciences, qui tout récemment encore étaient qualifiées d'*accessoires*, qu'on daigne aujourd'hui appeler *auxiliaires* de la médecine et qui demain seront reconnues *fondamentales*.

La bactériologie a déjà fait beaucoup dans ce sens, les nouveaux programmes vont parfaire cette œuvre d'assainissement.

Espérons que dans un avenir prochain, nous ne verrons plus aucun clinicien avoir des connaissances au-dessous de celles de l'infirmier, en face d'un appareil d'électrothérapie. Dans tous les cas, s'il en reste, ils n'oseront plus s'en vanter devant les élèves.

1er juillet 1896.

Dr d'Arsonval,

de l'Institut.

AVANT-PROPOS

DE LA DEUXIÈME ÉDITION

L'accueil favorable fait à la première édition de notre *Précis d'électrothérapie* est dû sans doute à ce que le traitement des maladies par l'électricité tend à se répandre de plus en plus et à prendre place à côté des méthodes sérieuses de la thérapeutique. Ce succès prouve que nous avions fait œuvre utile en publiant notre livre.

Nous nous estimons heureux d'avoir ainsi contribué à faire diffuser dans le corps médical les procédés de l'électrothérapie, et connaître les résultats que l'on est en droit d'en attendre quand celle-ci est scientifiquement pratiquée.

Nous nous sommes efforcé de rédiger cette nouvelle édition dans un esprit essentiellement pratique : nous avons simplifié, autant que cela était possible, la description soit des notions fondamentales sur lesquelles repose l'électrothérapie, soit des méthodes employées pour l'application des différentes formes du courant électrique.

En donnant au format de plus grandes dimensions et en employant des caractères plus petits, nous avons pu conserver à notre livre une disposition commode pour le lecteur, tout en augmentant d'une façon très sensible le nombre des documents scientifiques.

Les *procédés techniques de l'électrothérapie* y sont décrits beaucoup plus complètement.

Le chapitre de l'*électrophysiologie* et surtout celui de l'*électrodiagnostic* ont été presque entièrement rédigés sur un plan nouveau.

Enfin, la partie consacrée à l'*électrothérapie proprement dite* a été considérablement augmentée; elle tient en effet à elle seule, quoique étant très concise la moitié du volume.

Grâce aux remaniements effectués, aux améliorations apportées et aux nombreuses additions faites à cette seconde édition, le lecteur trouvera tous les renseignements désirés, soit pour la technique opératoire, soit pour l'explication des phénomènes observés, soit pour le résultat à obtenir dans les différentes affections traitées.

Dr H. BORDIER.

Lyon, décembre 1901.

PRÉCIS
D'ÉLECTROTHÉRAPIE

CONSIDÉRATIONS GÉNÉRALES

Définition de l'électrothérapie. — L'électrothérapie est l'utilisation, dans un but thérapeutique, de l'une quelconque des formes de l'électricité appliquée *directement* au corps de l'homme.

Il ressort de cette définition qu'un *Précis d'électrothérapie* doit avoir un développement bien plus limité qu'un *Traité d'électricité médicale* qui renferme toutes les applications de l'énergie électrique à la médecine.

C'est ainsi que l'emploi du courant électrique comme source de chaleur (galvanocautères) ou de radiations (photothérapie) rentre bien dans le cadre de l'électricité médicale, mais ne constitue pas une méthode électrothérapique, tout en étant du ressort et de la compétence du médecin électricien.

Nous en dirons autant des rayons X (radioscopie et radiographie) qui doivent trouver place dans un *Traité d'électricité médicale*, mais non d'*électrothérapie*, comme celui-ci.

Utilité de préciser la forme du courant employé. — Les formes de l'électricité qui, aujourd'hui, constituent les méthodes électrothérapiques, sont assez nombreuses et doivent être bien précisées, lorsqu'on veut indiquer le traitement d'une maladie quelconque.

Dire, par exemple : les névralgies sont guéries « par l'électricité », ne signifie absolument rien, car le lecteur un peu au courant des procédés électriques se demandera à quelle forme d'électricité il faut s'adresser pour soigner les névralgies.

On entend quelquefois certains médecins, critiquant les applications électrothérapiques, dire qu'ils ont traité telle maladie « par l'électricité » et qu'ils n'ont rien obtenu! Que veut dire un pareil langage? Sous quelle forme ont-ils appliqué l'électricité?

Se sont-ils adressés à la franklinisation hertzienne ou bien à la galvanisation, positive ou négative, stabile ou labile?

Est-ce à la faradisation, continue ou rythmée, ou encore à la franklinisation sous forme d'étincelles, d'aigrettes, de souffle, de bain, de douche, qu'ils ont eu recours?

Ont-ils employé la voltaïsation sinusoïdale, ou enfin la méthode de l'autoconduction par les courants de haute fréquence?

Il ne faut pas ignorer que les diverses méthodes d'électrothérapie possèdent des actions physiologiques et thérapeutiques différentes, et que l'on doit, par conséquent, préciser la forme du courant électrique lorsqu'on veut faire connaître le résultat d'un traitement.

Nous espérons en convaincre le lecteur qui voudra bien nous suivre dans les considérations que renferme ce livre.

L'électricité possède-t-elle une action curative propre? — Mais avant d'entreprendre la description et la discussion des méthodes employées en électrothérapie, il importe d'être bien fixé, tout d'abord, sur un point fondamental qui est encore aujourd'hui l'objet des préoccupations de certains médecins.

Il s'agit de savoir si l'électricité possède par elle-même une action curative, ou si, dans cette méthode thérapeutique, « tout repose sur la suggestion » (Mœbius), si « l'électricité agit souvent par suggestion » (Crocq fils); ou enfin, si « les guérisons qui suivent l'application du traitement électrique sont le résultat de la marche naturelle des choses » (Rosenbach) (1).

(1) Mœbius et Rosenbach, *Congrès d'électrothérapie de Francfort*, 1893. — Crocq, *Congrès de méd. de Bordeaux*, 1895.

Pour répondre à toutes ces questions, il suffirait de renvoyer les médecins qui mettent en doute ou nient l'action curative propre de l'électricité (car on en trouve encore et non des moindres !) aux journaux spéciaux d'électrothérapie qui publient fréquemment des observations où il est impossible de voir un effet de suggestion, et émanant, d'autre part, de savants absolument honorables.

Mais l'on peut fournir des preuves directes, capables de réfuter les allégations précédentes et démontrant nettement le rôle curatif propre de l'électricité.

Prenons quelques exemples au hasard parmi les affections que nous traitons journellement :

Les meilleurs résultats fournis par l'application de l'électricité au corps de l'homme, ceux qui donnent le plus de satisfaction en électrothérapie, sont, sans contredit, ceux qui sont dus aux effets électrolytiques.

C'est ainsi que le traitement des angiomes, des nævi, de l'hypertrichose, etc., est fatalement suivi de succès, lorsqu'il est appliqué convenablement avec les soins que doivent connaître les médecins électriciens.

En gynécologie électrique, dans les cas de fibromes interstitiels, l'électrolyse positive est une des meilleures méthodes que l'on connaisse pour arrêter les hémorragies, pour calmer les douleurs, pour relever l'état général des malades.

L'introduction électrolytique percutanée du lithium dans les cas de tophus goutteux, d'empâtements périarticulaires, est assurément un excellent traitement pour ces affections.

La liste des applications électrolytiques du courant serait longue, si l'on voulait la faire entière ; mais les trois grands groupes envisagés suffisent pour rendre le lecteur juge de la part qui revient à la suggestion. Les partisans de cette théorie seraient eux-mêmes en peine de fournir dans tous ces cas un seul argument en faveur de leur système.

Or, il faut bien le savoir, l'électrothérapie est constituée autant par ces applications, dans lesquelles les actions électrolytiques sont plus ou moins apparentes, que par les applications ayant pour but le traitement des affections nerveuses proprement dites

Ainsi, voilà un premier point acquis : la suggestion n'intervient pas, absolument pas, dans les applications électrothérapiques qui utilisent les effets électrolytiques. Tout le bénéfice de la guérison, ou de l'amélioration, est dû à l'action de l'électricité elle-même.

Un deuxième point à examiner est celui qui se rapporte aux effets constatés, après un traitement électrique approprié, sur la nutrition des tissus. Il faut considérer deux cas, celui où il s'agit de la nutrition générale de l'organisme, et celui où il s'agit de la nutrition d'une partie du corps seulement.

Les effets de l'électricité sur la nutrition générale sont dus à trois méthodes, caractérisées chacune par la forme du courant employé : 1° courants de haute fréquence ; 2° franklinisation ; 3° galvanisation avec de fortes intensités.

Dans ces trois cas, que le malade soit placé dans le solénoïde parcouru par les courants alternatifs de grande tension (autoconduction), qu'il soit sur le tabouret isolant et relié à l'un des pôles d'une puissante machine statique (bain électrostatique), ou enfin, qu'il soit mis en relation par des électrodes convenables avec les deux pôles d'une source de courant continu, on trouve que les quantités d'oxygène absorbé et d'acide carbonique exhalé ont augmenté ; que la proportion d'urée est devenue bien plus grande ; que la température centrale s'est élevée, ainsi que le nombre des pulsations ; qu'en un mot, les combustions intimes des tissus sont plus profondes ; ce qui, par conséquent, entraîne une augmentation des déchets de l'organisme.

La suggestion intervient-elle dans cette catégorie de faits? Tous les résultats précédemment énoncés peuvent-ils être dus à des effets de suggestion? La réponse est par trop aisée à donner, pour insister.

Il faut maintenant envisager les cas où l'on agit, non plus sur la nutrition générale, mais sur la nutrition locale des tissus. On peut considérer le cas où le traitement électrique est dirigé contre un trouble de la nutrition de la peau, comme par exemple, l'eczéma, les ulcères variqueux, la pelade. L'effluve statique, ou mieux l'effluve provenant d'un appareil à haute fréquence, permet d'obtenir la guérison, ou du moins une grande amélioration, de ces affections cutanées. On ne se représente pas facilement de semblables résultats à l'aide de la suggestion !

Voilà bientôt toute l'électrothérapie passée en revue, et la suggestion n'a pas encore pu être invoquée une seule fois !

Il reste à examiner les effets de l'électricité dans le traitement des maladies nerveuses, par exemple des paralysies, des névrites, des névralgies : l'influence de la suggestion n'est pas la cause des guérisons constatées dans ces affections. La meilleure preuve qu'on puisse en donner, c'est que les cas les plus favorables, au point de vue thérapeutique, sont observés chez les enfants. Peut-on parler ici de suggestion ? Combien de fois ne voit-on pas des guérisons, soit de paralysies, soit de névrites périphériques, soit de névralgies, chez des personnes refusant obstinément de se laisser électriser ou redoutant beaucoup les applications électriques ! Or, une condition indispensable pour qu'il y ait suggestion, c'est que le malade ait au moins quelque confiance dans le traitement, ce qui n'est pas le cas ici.

Une preuve indéniable de l'action de l'électricité autrement que par suggestion, c'est ce fait, souvent constaté, à savoir que là où la suggestion pure, chez les malades hypnotisables, a échoué, le traitement électrique réussit !

On est donc obligé, après les faits rapportés précédemment, de reconnaître à l'électricité elle-même une propriété curative manifeste et puissante. C'est sur cette propriété propre qu'il faut compter lorsqu'on applique le courant, quelle qu'en soit la forme, et non pas sur des effets de suggestion !

Certes, dans quelques cas, chez certains hystériques, on ne peut pas nier que les actions psychiques réflexes n'interviennent dans les résultats obtenus. Mais dans ces cas-là, il faut bien le remarquer, on obtiendrait les mêmes résultats favorables, en n'isolant pas le malade, ou en interrompant le circuit en un point, pour empêcher le passage du courant. Alors a-t-on véritablement le droit de dire et de prétendre que l'on a fait de l'électrothérapie ? Évidemment non.

Cette opinion que l'électricité agit par suggestion, toute commode qu'elle est, doit donc être repoussée. Les résultats que l'on obtient par l'emploi des méthodes électrothérapiques proprement appliquées reviennent, sans contredit, à l'énergie électrique elle-même.

Cette énergie électrique, à partir du point où elle pénètre dans le corps humain, se transforme, soit en énergie mécanique, soit en énergie chimique, soit en énergie physiologique (actions vaso-motrices, actions nerveuses, etc.), et c'est de cette transformation que proviennent les effets curatifs constatés.

Nous ignorons quelle est la valeur de l'équivalent thérapeutique de l'énergie électrique ; mais ce nombre, qui sera probablement toujours ignoré, a peu d'importance au point de vue pratique : ce dont il faut être bien pénétré, c'est que l'électricité possède par elle-même une action curative, et pour obtenir de cette méthode thérapeutique le plus grand rendement, pour lui donner son plus grand coefficient d'utilité pratique, il faut commencer par bien connaître les lois de l'électricité biologique.

Dangers d'un traitement électrique mal appliqué. — L'électricité possédant réellement, ainsi que nous venons de le démontrer, une action curative propre, il n'est pas inutile d'attirer, dès maintenant, l'attention du médecin sur la nécessité qu'il y a à bien appliquer l'énergie électrique dans les cas pathologiques.

On ne doit pas plus se servir à tort et à travers du courant électrique qu'on ne doit administrer à tort et à travers les médicaments.

Les applications électriques mal faites ne sont pas, en effet, sans être suivies d'inconvénients et même de dangers pour la santé des malades. Nous pouvons fournir quelques exemples venant à l'appui de ce qui précède et que le médecin devrait méditer avant d'appliquer le courant, et surtout avant de dire à un malade de s'électriser lui-même après avoir fait l'achat d'un appareil.

Le premier exemple que nous allons donner est emprunté au livre si remarquable d'un de nos plus illustres médecins électriciens, Duchenne de Boulogne (1). « Depuis un mois, dit-il, j'électrisais un malade affecté de paralysie d'un côté des muscles de la face; de l'amélioration se produisait graduellement. La vue n'avait éprouvé aucun effet appréciable. Un jour, l'inventeur d'un nouvel appareil galvanique vint me prier de vouloir bien expérimenter sa machine. N'ayant, à ma connaissance, aucun fait qui donnât lieu de craindre ce qui allait arriver, je dirigeai le courant de cet appareil à un degré moindre sur les muscles paralysés de mon malade. A l'instant même, le malade vit une flamme considérable dans l'œil du côté correspondant. Il s'écria : « Je vois votre appartement tout « en feu ! » et me pria de suspendre toute application. Lorsqu'il revint de son éblouissement, il se plaignit d'un trouble considérable de la vue et s'aperçut qu'il ne voyait plus de cet œil-là. Je lui fis prendre immédiatement un bain de pieds; dès qu'il fut rentré chez lui, une saignée lui fut pratiquée. La vue ne s'améliora pas; malgré l'emploi d'une série de moyens excitants et un traitement rationnel, on ne put obtenir qu'un léger amendement; la vue est restée considérablement affaiblie. »

Si un pareil accident s'est produit entre les mains de Duchenne qui avait une très grande habitude du courant électrique et des appareils qui lui donnent naissance, ne doit-on pas redouter qu'il ne se renouvelle entre des mains peu habituées aux phénomènes électriques et inexpérimentées?

Une considération qui doit entrer en ligne de compte dans l'application de l'électricité aux malades, est celle qui est relative à la façon d'appliquer le courant, c'est-à-dire, à la puissance des appareils, à la durée de chaque séance, et à l'intensité du courant.

Ainsi, Duchenne de Boulogne dit, à propos d'un malade qu'il avait guéri d'une atrophie musculaire, que ce malade n'avait d'abord éprouvé aucune influence favorable de la faradisation appliquée pendant plusieurs mois par le Dr Videcoq, à qui il avait indiqué cependant la manière d'agir dans ce cas et qui pratiquait fort bien et très régulièrement cette opération,

(1) Duchenne (de Boulogne), *De l'électrisation localisée*, p. 21.

tandis que lui obtint une guérison très rapide. « C'est certainement à la puissance de mon appareil que je dois attribuer cet heureux résultat (1). »

Combien de cas d'électrisations, non suivis d'amélioration, ne pourrait-on pas rapprocher de l'observation de Duchenne et combien de médecins pourtant se sont fait une opinion erronée des services que peut rendre l'électricité, parce qu'ils n'obtenaient pas les résultats annoncés par les électrothérapeutes !

La durée des séances d'électrisation, même faite avec des appareils suffisamment puissants, est un facteur qui peut faire varier beaucoup les effets thérapeutiques.

Cette durée, dans certaines affections, comme les atrophies musculaires, par exemple, ne doit pas être trop prolongée, sous peine, comme le dit encore Duchenne, « d'achever la ruine des muscles, ainsi que je l'ai produite malheureusement à une époque où j'avais moins d'expérience (2) ».

Enfin, l'électrisation faite en employant une intensité trop forte peut amener les mêmes inconvénients, les mêmes dangers, qu'une durée trop grande avec une intensité convenable.

On voit combien peuvent être différents les résultats électrothérapiques, suivant que la technique opératoire a été plus ou moins bien respectée.

A qui doit-on confier l'application du traitement électrique ? — Aussi, une question importante que tout médecin devrait se poser, après avoir reconnu l'utilité de l'électricité dans une affection donnée, est la suivante : par qui sera appliqué le traitement électrique ? — La seule réponse péremptoire ne peut être que celle-ci : ce sera le médecin lui-même; et si le médecin ne peut, ou ne veut, appliquer le traitement, il devra, autant que possible, le confier à un de ses confrères habitué aux applications électriques. « Car il ne suffit pas, comme on paraît le croire généralement, de posséder des connaissances médicales générales et d'être un excellent médecin praticien ; il ne suffit pas de s'être procuré un appareil électrique, pour

(1) Duchenne, *De l'électrisation localisée*, p. 836.
(2) Duchenne, *loc. cit.*, p. 836.

devenir immédiatement un habile électrothérapeute (1). » Il faut se procurer aussi une large somme de connaissances, et se familiariser pendant de longs mois, pendant des années, non seulement avec les appareils, mais aussi avec les malades, afin de se faire une opinion juste sur les effets produits.

Évidemment, tous les médecins ne peuvent s'occuper d'électrothérapie; ils sont en général trop absorbés par d'autres occupations pour pouvoir toujours appliquer le traitement qu'ils conseillent. Mais ce qui devrait être connu de tous, ce sont les principales propriétés de la médication électrique, pour qu'ils puissent la conseiller en temps opportun et indiquer à leurs malades la bonne voie, ainsi qu'il est d'usage pour l'ophtalmologie, la laryngologie, l'otologie, etc.

Le médecin qui veut se charger lui-même d'électriser doit donc posséder les éléments indispensables de cette branche de la médecine; il doit l'étudier sérieusement, afin de savoir appliquer à chaque cas morbide le traitement qui promet le plus d'efficacité; mais, ce qui doit être condamné et réprouvé d'une façon unanime, ce sont ces électrisations faites au hasard, sans plan et sans méthode, comme cela n'arrive que trop souvent et qui font croire aux malades qu'ils ont maintenant été suffisamment électrisés!

Quelques points de déontologie médicale. — Nous devons signaler ici des faits qui se produisent assez souvent autour de nous; on voit, par exemple, un simple artisan qui s'est procuré un appareil électrique, électriser à tort et à travers les malades atteints des affections les plus diverses, pratiquant ainsi aux yeux de tous l'exercice illégal de la médecine! Que les profanes se rendent en pèlerinage chez ces empiriques, il ne faut pas s'en étonner; mais que des médecins envoient leurs malades à de semblables électrisateurs, il y a lieu d'être stupéfait! Une telle ligne de conduite est absolument opposée aux règles les plus élémentaires de la déontologie médicale.

A la question suivante : peut-on confier aux malades eux-mêmes, à leurs parents, à leurs domestiques, le soin d'appliquer

(1) ERB, *Traité d'électrothérapie*, p. 217.

l'énergie électrique ? Nous répondrons que lorsqu'on a vu avec quelle maladresse le traitement électrique est exécuté, souvent par des médecins peu familiarisés avec cette méthode ou par des étudiants en médecine, on doit attendre encore bien moins de profanes, de femmes ou de serviteurs.

Dans certains cas, on est obligé, sous peine de voir l'état des malades s'aggraver, de leur confier la responsabilité du traitement électrique ; on doit alors se conformer à la règle suivante : le traitement du malade sera commencé et dirigé pendant quelque temps par le médecin lui-même ; de plus, on donnera au malade des indications détaillées, faciles à comprendre et transcrites sur le papier.

Le médecin-électricien a souvent à se poser la question suivante : quelle doit être la fréquence des séances ? — Nous répondrons qu'on ne peut établir de règles fixes. D'une façon générale on n'en fait qu'une par jour ; dans quelques cas rares, comme dans le traitement de l'occlusion intestinale, de certaines névralgies graves, du lumbago, on peut être obligé de faire deux ou plusieurs séances dans la journée. Mais habituellement, trois à quatre séances par semaine peuvent suffire, surtout dans les affections chroniques où la guérison se fait lentement.

Dans les affections tout à fait chroniques, et pour ainsi dire incurables, mais qui peuvent être soulagées momentanément, on peut se demander si le traitement doit être continué longtemps et régulièrement : on ne peut cependant pas appliquer indéfiniment le courant à de tels malades. Dans ces cas, le mieux est de suivre le précepte suivant : poursuivre le traitement électrique tant qu'on peut en espérer ou en attendre des résultats favorables. Si l'on voit ne pas pouvoir atteindre ce but, on doit interrompre le traitement, en se réservant de le recommencer au bout de quelque temps. On verra souvent, après de pareils intervalles, se manifester une action plus prompte et plus énergique.

CHAPITRE I

NOTIONS FONDAMENTALES

La première question qui se pose à l'esprit, lorsque l'on considère un circuit parcouru par un courant électrique, de forme quelconque, c'est de savoir quelles sont les lois qui président à la propagation de l'énergie électrique à travers le conducteur considéré. Ce point est en effet fondamental.

Mais, d'abord, que faut-il pour qu'il y ait courant? Pour qu'un courant électrique se produise, il faut qu'il existe entre deux points du circuit une différence de potentiel; de même, pour qu'un liquide s'écoule à travers un tube ou un canal, il faut qu'il y ait entre les deux extrémités de la conduite une différence de niveau, une différence de hauteur.

Si donc, deux conducteurs présentant entre eux une différence de potentiel sont réunis par un conducteur convenablement choisi, ce conducteur doit être le siège d'un flux d'électricité, d'un courant électrique. Cet écoulement d'électricité durera autant qu'il existera une différence de potentiel entre les deux points du circuit.

Le flux d'électricité dont un conducteur est le siège a pour but de ramener les deux corps considérés au même état électrique. Une différence de potentiel est, par conséquent, la cause de tout courant électrique, et l'on appelle force électromotrice d'un courant la force particulière qui produirait le même écoulement d'électricité que la différence de potentiel existant entre les extrémités d'un circuit. Ces deux expressions, différence de potentiel et force électromotrice, peuvent être prises indifféremment l'une pour l'autre.

§ 1. — Lois de la propagation du courant. Unités électriques.

Ce qui précède étant bien établi, quelles sont les lois de la propagation du courant électrique à travers un conducteur ?

Comme il est facile de le comprendre, tous les conducteurs ne sont pas également aptes à laisser passer le courant. La manière dont chaque corps se comporte vis-à-vis de la facilité plus ou moins grande avec laquelle il se laisse traverser par le courant constitue une caractéristique de ce corps, au même titre que sa densité ou son point de fusion : pour cette raison, cette propriété particulière s'appelle la *résistance spécifique* ou *resistivité* du corps. Désignons-la par ρ. Nous en obtiendrons bientôt une définition plus complète.

Si l'on considère un même conducteur, il est à peu près évident que la résistance qu'il offre au passage du courant est d'autant plus grande que 1° sa longueur est elle-même plus grande, et 2° que son diamètre est plus petit. L'expérience montre en effet que la résistance électrique d'un corps est proportionnelle à sa longueur et en raison inverse de sa section.

En sorte que si l est la longueur sous laquelle on considère un conducteur, si s est sa section et si l'on se souvient que ρ désigne sa résistance spécifique, la résistance de ce conducteur a pour expression

$$R = \rho . \frac{l}{s}.$$

Cette équation, qui est fondamentale en électricité, montre immédiatement ce qu'il faut entendre par résistance spécifique d'un corps : si l'on prend un centimètre de ce corps avec une section d'un centimètre carré, la formule précédente devient :

$$R = \rho.$$

Ce qui veut dire que la *résistivité* d'un corps est la *résistance offerte par un centimètre de ce corps pris sous une section d'un centimètre carré.*

Il est clair que si l'on considère l'inverse de ρ, on obtient la *conductibilité spécifique* du corps que l'on peut désigner par c. La formule devient alors :

$$R = \frac{l}{c.s}.$$

Voici la valeur de c pour quelques métaux :

Cuivre recuit	63,13
— écroui	61,65
Fer recuit	10,35
Maillechort	4,83

1° Définition de l'ohm. — Pour pouvoir mesurer les résistances électriques, on a dû, comme pour les autres grandeurs, adopter une *unité*. On a choisi un corps facile à obtenir pur, le mercure, et on a adopté comme unité pratique de résistance, la résistance offerte au courant par ce corps pris sous une longueur de 106 centimètres et sous une section de 1 millimètre carré, à la température de zéro. Cette résistance particulière s'appelle l'ohm. On la désigne en abrégé par ω.

Pratiquement, on peut dire qu'un ohm est la résistance d'un fil de cuivre recuit de 50 mètres de longueur et de 1 millimètre de diamètre.

Parmi les différents conducteurs du courant électrique, il en est un qui intéresse plus particulièrement le médecin, c'est le corps humain. Ce conducteur, sur lequel nous reviendrons dans la suite, offre une complexité telle qu'on ne peut pas l'assimiler à un conducteur métallique : il offre au courant une résistance considérable, constituée en grande partie par la résistance de l'épiderme.

2° Force électromotrice. — On a vu précédemment que pour qu'un conducteur soit parcouru par un courant électrique, il faut que ses extrémités présentent une différence de potentiel.

La valeur absolue du potentiel des points extrêmes d'un circuit n'intervient pas dans la nature du courant qui se propage dans un conducteur ; ce qui intervient c'est la chute de potentiel entre ces deux points. Dans le cas d'une chute d'eau, il importe peu que les points de départ et les points d'arrivée se trouvent plus ou moins élevés au-dessus du niveau de la mer; ce qui importe, c'est la différence de hauteur qui existe entre ces deux points.

3° **Définition du volt.** — Mais pour pouvoir apprécier la différence que présentent entre eux les potentiels de deux points d'un circuit, on a dû se préoccuper de trouver une unité capable de servir de mesure au potentiel d'un corps électrisé, de même que l'on a une unité pour mesurer la hauteur d'un réservoir d'eau.

Cette unité s'appelle le *volt* : on dira, par exemple, qu'entre deux points A et B, il existe une différence de potentiel de 25 volts; ou, en prenant l'effet pour la cause, on peut dire : entre A et B, il existe un courant électrique dont la force électromotrice est de 25 volts. Ces deux expressions, dans le langage usuel, sont tout à fait synonymes.

Dans le cas des mesures de hauteur, on a pris une origine à partir de laquelle on compte toutes les altitudes, c'est le niveau de la mer. De même, on a adopté comme zéro des potentiels, un potentiel origine : c'est celui de la terre. Par conséquent, tout corps mis en communication électrique avec la terre est au potentiel zéro.

Nous avons dit que l'unité de force électromotrice est le volt; il reste à préciser un peu mieux cette unité. La définition pratique du volt est la suivante : c'est la force électromotrice d'une pile de Daniell. Cette définition n'est cependant qu'approximative, car la force électromotrice de la pile de Daniell est de 1^{v},07.

4° **Intensité du courant.** — Il faut ajouter aux notions que nous venons d'examiner, résistance électrique et force électromotrice, d'autres éléments qui serviront à préciser davantage les conditions dans lesquelles l'électricité s'écoule le long d'un conducteur.

Un élément des plus importants, aussi bien dans le cas d'une chute d'eau que dans celui du courant électrique, c'est le *débit*, c'est-à-dire la *qantité d'eau ou d'électricité qui traverse le canal ou le conducteur en une seconde.* Cette quantité, qui correspond à l'unité de temps, s'appelle en électricité l'*intensité du courant.*

En électrothérapie, cette notion de l'intensité du courant est d'une importance capitale. C'est de la valeur de l'intensité que dépendent en grande partie tous les effets du courant, effets électrolytiques et effets biologiques.

Un point qu'il est facile de comprendre et qu'il faut avoir toujours présent à l'esprit, c'est que l'intensité d'un courant *est la même en tous les points de son circuit.*

5° **Loi d'Ohm.** — Demandons-nous maintenant s'il est possible de trouver une relation entre les trois éléments que nous avons considérés. L'intensité d'un courant dépend-elle de la force électromotrice et de la résistance du conducteur et comment en dépend-elle ?

La loi qui relie ces trois quantités entre elles est la *loi d'Ohm*. Cette loi est la suivante : *L'intensité d'un courant qui traverse un circuit est proportionnelle à la force électromotrice du courant et en raison inverse de la résistance du circuit.*

Ce qui se traduit par la formule algébrique

$$I = \frac{E}{R}.$$

E représentant la différence de potentiel, exprimée en volts, qui existe entre deux points du circuit, et R la résistance, exprimée en ohms, correspondant au conducteur interposé entre ces deux *mêmes points*.

Si entre ces deux points A et B, dont la différence de potentiel est E volts, il existait un nombre quelconque de conducteurs de résistances r, r', r'', etc., l'intensité du courant aurait pour valeur

$$I = \frac{E}{r + r' + r''}$$

La loi d'Ohm va maintenant nous conduire à définir l'unité d'intensité de courant électrique ; cette unité, il faut bien le remarquer, n'est plus arbitraire comme l'était par exemple celle de résistance : l'unité d'intensité est au contraire imposée par la loi d'Ohm.

6° **Définition de l'ampère.** — Si dans la formule

$$I = \frac{E}{R},$$

on fait E = 1 volt et R = 1 ohm, c'est-à-dire si entre deux points réunis par un conducteur de résistance égale à 1 ohm (fil de cuivre recuit de 1 millimètre de diamètre et long de 50 mètres), il existe une différence de potentiel de 1 volt (et pour cela il suffira de toucher les deux pôles d'une pile de Daniell avec les deux extrémités de ce fil de cuivre), l'intensité du courant qui traverse le conducteur a forcément une valeur égale à 1 ; l'intensité ainsi obtenue est l'unité d'intensité.

On a en effet

$$I = \frac{1 \text{ volt}}{1 \text{ ohm}} = 1.$$

Il a fallu donner un nom à cette unité si importante et on a choisi celui du physicien français *Ampère* (de Lyon). L'ampère est donc l'intensité du courant qui traverse un conducteur de 1 ohm de résistance, lorsqu'aux extrémités de ce conducteur existe une différence de potentiel de 1 volt.

On conçoit aisément que si la force électromotrice du courant qui traverse ce conducteur de 1 ohm est de 2 volts, l'intensité correspondante sera égale à 2 ampères; que, de même, si la résistance du conducteur traversé par un courant produit par une différence de potentiel de 1 volt est de 1/2 ohm seulement, l'intensité sera aussi de 2 ampères.

7° **Définition du milliampère.** — L'ampère est une unité d'intensité beaucoup trop grande pour les applications électrothérapiques. Pour la commodité des observations, on a pris une unité 1 000 fois plus petite qui s'appelle le *milliampère*. La notation abrégée du milliampère est mA.

La considération de la formule d'Ohm, jointe à ce que nous avons dit à propos de la résistance de la peau du corps humain, fait immédiatement comprendre pourquoi on est obligé de mesurer les intensités en milliampères, lorsqu'on applique le courant au corps de l'homme. La valeur de R étant en effet très grande, l'intensité, pour une force électromotrice même forte, reste bien plus petite que 1 ampère. La définition du milliampère peut se faire également en partant de la loi d'Ohm.

Si on fait $E = 1$ volt, $R = 1\,000$ ohms, on a

$$I = \frac{1^{v}}{1000^{\omega}} = 1\,\text{mA}.$$

C'est donc l'intensité d'un courant qui traverse un conducteur de résistance égale à 1000 ohms et aux deux extrémités duquel existe une différence de potentiel de 1 volt.

On voit de suite que si ce même conducteur était relié à une source d'électricité ayant une force électromotrice de 50 volts, l'intensité correspondante serait

$$I = \frac{50}{1000} = 50\,\text{mA}.$$

8° **Quantité d'électricité.** — A la notion d'intensité électrique, on doit joindre celle de *quantité d'électricité*. Pour cela, il faut considérer, outre l'intensité, le *temps* pendant lequel le courant passe à travers un conducteur.

Si un courant ayant une intensité de 1 ampère, par exemple, traverse un conducteur pendant une heure, la quantité d'électricité débitée par ce courant sera de 1 ampère-heure. C'est précisément l'unité industrielle de quantité d'électricité.

D'une façon générale, si l'intensité d'un courant est I et si ce courant passe pendant un temps t, la quantité d'électricité débitée a pour valeur.

$$Q = I \times t.$$

La quantité d'électricité s'obtient donc en multipliant l'intensité par le temps.

9° **Définition du coulomb.** — Si l'on fait t égal à l'unité de temps, la seconde, et I égal à un ampère, on a

$$Q = 1.$$

Cette *quantité d'électricité qui correspond au passage de 1 ampère pendant une seconde* s'appelle le *coulomb*, nom donné en souvenir du physicien français Coulomb (d'Angoulême).

Le coulomb est l'unité physique de quantité d'électricité.

C'est aussi l'unité médicale, électrothérapique. Cela peut sembler extraordinaire, au premier abord, puisque l'unité médicale d'intensité est le milliampère.

Mais il faut remarquer qu'on peut définir le coulomb d'une façon différente de la précédente et dire : le coulomb est la quantité d'électricité que transporte un courant de 1 mA pendant 1 000 secondes, c'est-à-dire environ pendant 17 minutes. En effet, le produit de 1 000 secondes par 0^A^001 est bien égal à 1. Si, par exemple, une application de courant, en électrothérapie, dure 17 minutes et si l'intensité employée est de 20 mA, la quantité d'électricité dépensée sur le malade sera de 20 coulombs.

On peut utiliser une quantité donnée d'électricité de deux manières : ou en faisant varier l'intensité, ou en faisant varier le temps. Ainsi une quantité de 10,5 coulombs peut être appliquée en prenant un courant de 35 mA avec une durée de 5 minutes ; ou bien en prenant un courant de 11 mA et une durée de un quart d'heure.

La considération des quantités d'électricité est importante en électrothérapie; elle montre que l'on ne peut faire sérieusement de l'électricité médicale qu'avec une source d'électricité capable de fournir un nombre de coulombs suffisant pour chaque genre d'application. Ce résultat ne peut évidemment pas être obtenu avec les anciennes batteries de piles à grande résistance intérieure.

10° **Travail électrique.** — Lorsqu'on examine ce qui se passe dans une chute d'eau, on trouve que le travail effectué dépend de la quantité d'eau, qui s'écoule et aussi de la hauteur de laquelle tombe cette quantité d'eau.

De même, le courant électrique effectue du *travail* qui, pour être évalué, demande la connaissance de la quantité d'électricité fournie par le courant et de la différence de potentiel utilisée.

On voit de suite, d'après cela, que le travail électrique sera représenté, comme le travail fait par une chute d'eau, par le produit de la quantité par la différence de potentiel. Si on désigne par J ce travail électrique, on a

$$J = E \times Q.$$

11° Définition du joule. — L'unité de travail électrique se déduit de cette formule; il suffit de faire E = 1 volt, Q = 1 coulomb, et alors la valeur de J est égale à 1. Ce travail particulier s'appelle le *joule* : c'est *le travail rendu disponible* (sous une forme quelconque) *par un coulomb tombant d'une hauteur d'un volt.*

12° Puissance d'un courant. — Une autre notion mérite encore d'être examinée : lorsqu'on veut connaître la qualité d'une machine quelconque, il ne suffit pas de savoir qu'elle peut effectuer un certain travail ; il faut de plus se demander combien de temps elle met à faire ce travail, ou, ce qui est la même chose, quel est le travail qu'elle peut fournir dans l'unité de temps.

Ce travail s'appelle la *puissance* de la machine. Pour le courant électrique, les mêmes facteurs se retrouvent : la puissance d'un courant est donc le travail que peut effectuer ce courant en une seconde. Si W représente la puissance, on a

$$W = \frac{E \times Q}{t} = E \times I.$$

13° Définition du watt. — L'unité de puissance peut être définie de deux façons : on peut dire que c'est le travail effectué en une seconde par un courant ayant une force électromotrice d'un volt et transportant un coulomb d'électricité ; ou bien que c'est le travail effectué par un courant ayant une force électromotrice de 1 volt et une intensité de 1 ampère. Cette dernière définition revient à la première si l'on se rappelle le sens du mot intensité.

L'unité de puissance électrique s'appelle le *watt*. Comme on le voit, le watt est la puissance qui correspond à une production d'énergie de 1 joule par seconde. Le watt étant, dans certains cas, une unité trop petite, on emploie l'hectowatt et le kilowatt, unités 100 fois et 1 000 fois plus grandes.

Les notions que nous venons d'exposer aussi simplement et aussi succinctement que possible sont fondamentales en électricité. C'est pour cette raison que nous les avons placées au début de ce traité : elles sont, pour ainsi dire, l'*a b c* de la science électrique, que l'on s'occupe d'électricité médicale ou d'électricité générale ou d'électricité industrielle.

§ 2. — Propagation du courant dans les conducteurs non linéaires.

Nous avons considéré dans ce qui précède le cas d'un courant qui se propage le long de conducteurs linéaires, c'est-à-dire dont une dimension est très grande par rapport aux deux autres. Mais il est utile, surtout en électricité médicale, de considérer le cas des conducteurs à deux dimensions prépondérantes (plaques conductrices) et à trois dimensions (volumes conducteurs).

1° Méthode monopolaire. — Lorsqu'un courant pénètre dans

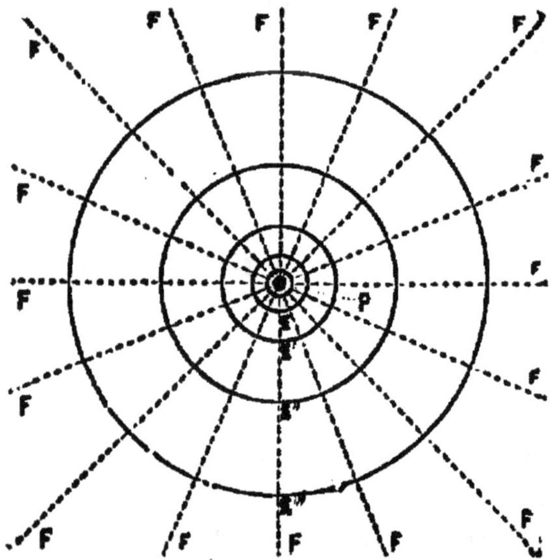

Fig. 1. — Lignes de flux et lignes équipotentielles (méthode monopolaire). FFF, lignes de flux ; E, E', E'', lignes équipotentielles.

un conducteur non linéaire, il s'étale pour ainsi dire dans la masse de ce conducteur, en formant des lignes de flux (fig. 1) qui vont, comme nous l'avons déjà dit, du point d'entrée au point de sortie.

Perpendiculairement à ces lignes de flux existent des lignes appelées *équipotentielles*. Ces deux systèmes de lignes peuvent servir à mesurer la grandeur des effets produits en tenant compte du temps.

Soit un pôle punctiforme, placé en P, sur une surface conductrice; si ce conducteur est homo-résistant, les lignes de flux divergeront régulièrement, en supposant l'autre électrode placée très loin. Les lignes équipotentielles sont dans ce cas des circonférences concentriques ayant pour centre le point P.

Il est facile de voir que l'unité de surface normale aux lignes de flux sera traversée par un nombre de lignes de flux d'autant plus considérable que l'on considérera un point plus rapproché de P.

Les effets du courant étant d'autant plus grands que le nombre des lignes de flux par unité de surface est lui-même plus considérable, il en résulte que c'est dans le voisinage de P que ces effets atteindront leur maximum.

Notons dès maintenant que lorsqu'une des électrodes est très grande, l'autre ayant une petite surface, la *méthode* est dite *monopolaire* : l'électrode de plus faible surface prend le nom d'*électrode active ;* l'autre s'appelle l'*électrode indifférente*, parce qu'à son niveau les effets du courant sont, sinon nuls, du moins beaucoup plus faibles qu'au niveau de l'autre électrode.

2° **Méthode bipolaire.** — Examinons maintenant le cas où les deux électrodes ayant même surface (que nous supposerons très petite) sont appliquées sur le même conducteur que celui précédemment considéré.

Les lignes de flux (fig. 2) sont concentrées autour de la ligne droite qui réunit les deux pôles. C'est dans le voisinage de cette ligne qu'elles sont le plus nombreuses ; en sorte que l'unité de surface est traversée par un bien plus grand nombre de lignes de flux, si on la considère entre les deux pôles que si on la suppose placée en dehors ; de plus, on voit que le nombre des lignes de flux varie très peu le long de la ligne interpolaire ; aussi est-ce dans le voisinage ou mieux sur cette ligne que les effets du courant auront leur maximum d'importance.

L'utilisation de deux pôles actifs constitue la *méthode bipolaire*.

On pourrait encore étudier le cas où l'on applique sur un conducteur à deux ou à trois dimensions, deux électrodes actives de *même nom*, l'électrode indifférente étant située très loin. On trouverait que les lignes de flux vont ici en s'écartant de l'espace interpolaire ; c'est sur la ligne droite qui réunit les deux électrodes de même nom qu'aurait lieu le minimum

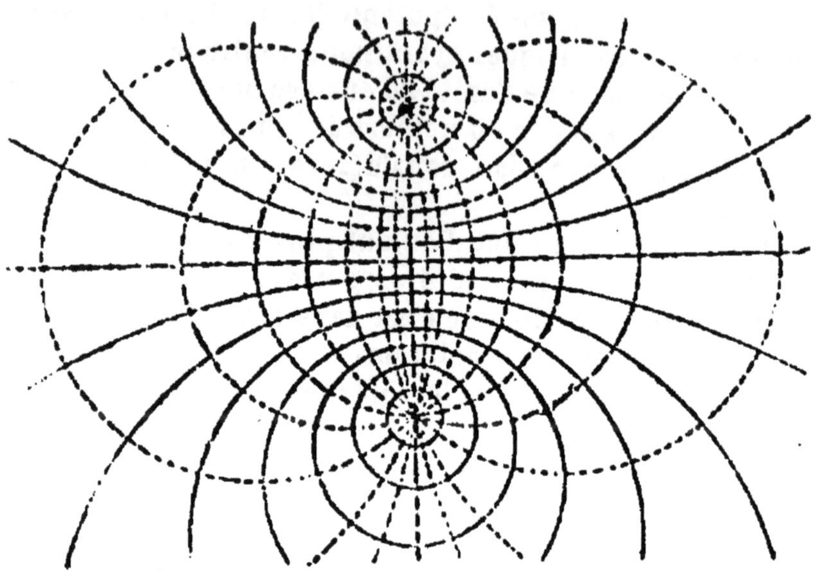

Fig. 2. — Lignes de flux et équipotentielles (méthode bipolaire). Lignes de flux en pointillé ; lignes équipotentielles en trait plein.

d'effet du courant. Mais nous reviendrons sur ce cas lors de l'étude des effets électrolytiques.

§ 3. — Propagation du courant dans des conducteurs placés en dérivation.

La propagation du courant électrique le long d'un conducteur homogène, à une, deux ou trois dimensions, est simple et obéit aux lois que nous avons étudiées précédemment. Mais il y a, pour le médecin, une grande importance à connaître comment se propage le courant à travers un conducteur complexe, hétérogène ; c'est en effet le cas du conducteur humain sur lequel le médecin peut *seul* appliquer l'énergie électrique dans un but thérapeutique.

Lorsqu'une électrode est placée en un point du corps, le courant s'écoule à travers les tissus de façon à ce qu'il se dirige vers l'électrode reliée à l'autre pôle. Mais les lignes de flux du courant ne suivent plus une ligne droite à travers le corps ; leur trajectoire est au contraire très complexe, et pour arriver à connaître aussi bien que possible les chemins suivis par ces lignes de flux, il est indispensable de faire d'abord l'étude des courants dérivés.

1° **Loi de Kirchoff.** — Une loi domine cette étude, c'est la *loi de Kirchoff.* On peut l'énoncer de la façon suivante : lorsqu'un courant principal se partage en plusieurs courants dérivés, l'intensité du courant principal est égale à la somme des intensités des courants dérivés.

D'après cette loi (fig. 3), si I est l'intensité du courant qui

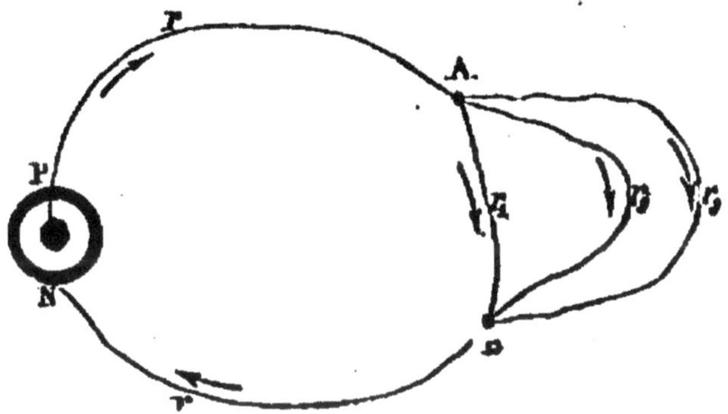

Fig. 3. — Loi de Kirchoff.

parcourt le fil PA et si ce courant présente en A trois dérivations, A1B, A2B, A3B, les intensités des courants dérivés seront telles que l'on ait

$$I = i_1 + i_2 + i_3.$$

Désignons par r_1, r_2, r_3 les résistances des trois conducteurs interposés entre A et B et par R la résistance unique qui, mise à la place des trois conducteurs, produirait la même action sur le courant. Cette résistance, qui n'est pas égale à la somme des trois autres, s'appelle la *résistance réduite.*

D'après ce que nous avons vu, l'intensité d'un courant est la même en tous les points du circuit qu'il traverse ; en sorte que l'on peut écrire, en appelant E la différence de potentiel qui existe entre les deux points A et B,

$$I = \frac{E}{R}$$

ou

$$= E \times \frac{1}{R}$$

Considérons maintenant chaque conducteur 1, 2, 3 pris séparément. L'intensité i_1 du courant dérivé qui passe par A1B a évidemment pour expression

$$i_1 = \frac{E}{r_1}.$$

De même, on a, pour le conducteur A2B

$$i_2 = \frac{E}{r_2}$$

et pour le conducteur 3,

$$i_3 = \frac{E}{r_3}.$$

En remplaçant i_1, i_2, i_3 par leurs valeurs respectives, il vient

$$I = E\left(\frac{1}{r_1} + \frac{1}{r_2} + \frac{1}{r_3}\right).$$

Si l'on rapproche cette égalité de la suivante

$$I = E \times \frac{1}{R},$$

on voit de suite que l'on peut écrire

$$\frac{1}{r_1} + \frac{1}{r_2} + \frac{1}{r_3} = \frac{1}{R}.$$

Cette expression montre que l'inverse de la résistance réduite, dans une dérivation électrique, est égale à la somme des inverses de chaque résistance constituant la dérivation.

Une considération plus importante pour nous est celle qui se rapporte à la valeur des intensités i_1, i_2, i_3, des courants dérivés que donne l'application de la loi d'Ohm. Les expressions

$$i_1 = \frac{E}{r'_1}, \qquad i_2 = \frac{E}{r'_2}, \qquad i_3 = \frac{E}{r'_3},$$

montrent que les intensités dérivées sont inversement proportionnelles aux résistances respectives des conducteurs par lesquels se propage le courant dans la dérivation.

En d'autres termes, l'intensité du courant qui traverse un conducteur faisant partie d'une dérivation est d'autant plus grande que ce conducteur est moins résistant. Ce résultat est d'une haute importance dans les applications du courant au corps humain.

2° **Résistance des tissus.** — Aussi, doit-on avoir toujours présentes à l'esprit les résistances des différents tissus. Voici, d'après Eckardt, les résistances spécifiques des tissus, en représentant par 1 la résistance spécifique du muscle :

Muscles	1
Tendons	1,8 à 2,5
Nerfs	1,6 à 2,4
Cartilages	1,8 à 2,3
Os	16 à 22

Supposons, pour fixer les idées, que l'on veuille faire traverser un nerf, le nerf sciatique, par exemple, par le courant et que l'électrode soit telle qu'il y ait une même section pour le nerf et pour les muscles ambiants. Si le courant appliqué a une intensité de 24 mA, on voit, d'après le tableau des résistances, qu'il y aura, dans ces conditions, un courant environ deux fois plus intense qui parcourra le muscle; en sorte que le nerf sera soumis à un courant de 8 mA et les muscles voisins à un courant de 16 mA.

Si l'on voulait, de même, faire traverser au courant un conducteur osseux dont la résistance est environ vingt fois plus grande que celle des muscles, l'intensité serait, dans les mêmes conditions que précédemment, de 1,2mA pour l'os et de 22,8 mA pour les muscles.

§ 4. — Forme d'un courant électrique.

Il ne suffit pas de connaître la force électromotrice, l'intensité, la quantité d'électricité, la puissance, etc., d'un courant pour avoir une définition nette et complète de ce courant, lorsqu'on s'occupe d'électricité biologique.

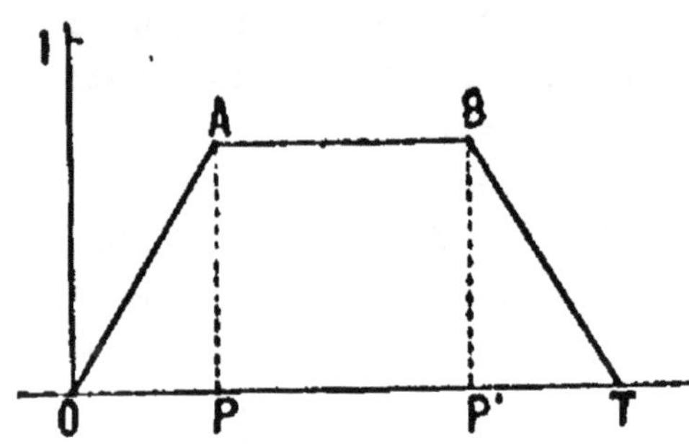

Fig. 4. — Courant galvanique, forme I.

Pour bien montrer l'importance de cette étude, considérons un courant dont l'intensité (fig. 4), partie de zéro, s'élève brusquement à une certaine valeur AP, qu'il va garder pendant un certain temps PP', puis faisons-le décroître brusquement jusqu'à zéro.

Si l'on porte en ordonnées les différentes valeursde l'intensité, et en abscisses les temps, on pourra représenter graphiquement le phénomène électrique que nous venons de considérer par la courbe OABT.

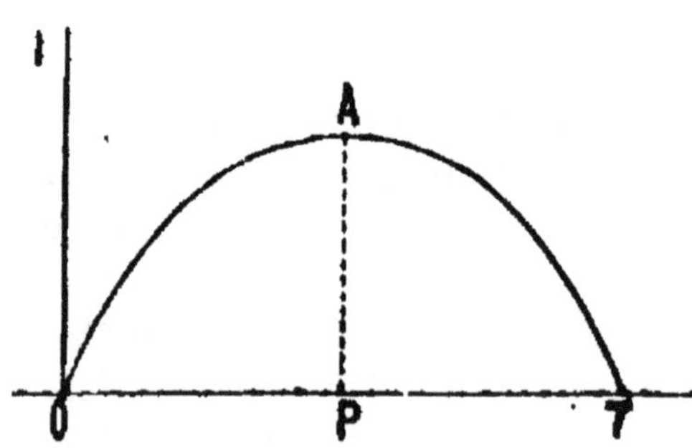

Fig. 5. — Courant galvanique, forme II.

Prenons maintenant le cas où l'intensité, au lieu d'acquérir brusquement, c'est-à-dire dans un temps OP, très court (quelques millièmes de seconde), sa valeur maxima, ne l'atteint que progressivement et d'une manière insensible; supposons, de plus, que le retour à zéro s'effectue de la même façon. La courbe OAT (fig. 5) représente la variation de l'intensité avec le temps; nous pouvons supposer que l'intensité maxima est plus grande que dans le premier cas, de façon à ce que les aires des deux courbes soient les mêmes.

Comparons maintenant les deux courants : ils ont même durée, ils correspondent exactement à la même quantité d'électricité (OABT = OAT). Physiquement, ces deux courants sont équivalents; le sont-ils *physiologiquement?*

Appliqués sur un muscle, produiront-ils les mêmes effets? Non, évidemment : le premier provoquera, pendant la période de son établissement, une contraction musculaire d'autant plus forte que l'intensité maxima sera plus grande; il en sera de même au moment où l'intensité décroîtra jusqu'à zéro. Les phénomènes sensitifs sont plus nets et plus complets encore que les phénomènes moteurs.

Au contraire, le courant II (fig. 5) ne provoquera aucune secousse musculaire, ni pendant la période OA ni pendant la période AT. Les phénomènes sensitifs existeront bien, mais ils n'auront pas la même allure.

Ainsi, deux courants égaux, en durée et en quantité d'électricité, ne produisent pas fatalement les mêmes effets, lorsqu'on les applique sur le corps vivant. L'un peut être accompagné de phénomènes moteurs et sensitifs que l'autre est incapable de produire.

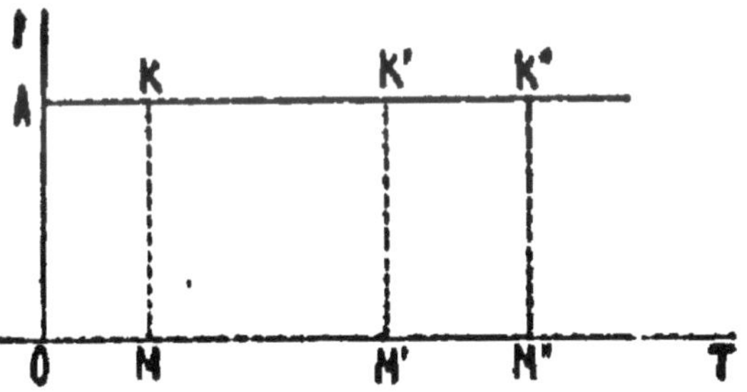

Fig. 6. — Courant constant.

On est donc obligé de reconnaître qu'aux grandeurs que nous connaissons déjà, il faut en ajouter une autre, indispensable, c'est la *forme* du courant utilisé.

Ainsi que l'on a pu le prévoir, la forme d'un courant, c'est la *forme de la courbe qui représente la variation de l'intensité en fonction du temps.*

On convient de porter les intensités *au-dessus* de l'axe horizontal si le courant a un certain sens, *au-dessous* s'il a un sens inverse.

1° **Courant constant.** — On appelle *courant constant*, un courant dont l'intensité a la même valeur, quel que soit le moment auquel on le considère. La courbe qui représente la forme de ce courant est une droite parallèle à l'axe des temps (fig. 6) : on a évidemment AO = KM = K'M', [illegible]

Cette forme de courant est très [illegible] utilisée en électrothérapie : on a l'habitude de désigner [illegible]ourants par l'expression très impropre de courants continus, car il y a plusieurs catégories de courants *continus* qui, cependant, sont loin d'avoir une forme semblable à celle qui correspond au courant constant.

Dans un tel courant, si l'on appelle I l'intensité, t le temps pendant lequel passe le courant, on connaît facilement la quantité d'électricité appliquée au malade ; on a en effet :

$$Q = I \times t.$$

Si I est exprimé en ampères et t en secondes, la quantité Q est exprimée en *coulombs*.

2° **État permanent.** — L'état permanent du courant constant caractérisé par la droite AK ne peut être établi d'emblée, car il

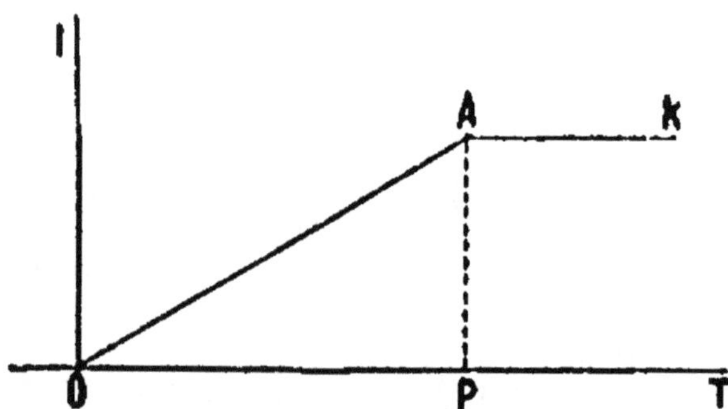

Fig. 7. — Établissement du courant constant.

est précédé et suivi de deux périodes variables, qui vont, l'une en croissant, l'autre en décroissant.

On peut donner à ces périodes variables deux *formes* principales, suivant le temps employé à les produire.

Si l'on ne veut provoquer aucune secousse, aucun phosphène dans la région de la tête, on donnera au temps OP une valeur assez grande, par exemple, une à deux minutes, et alors la forme du courant, pendant cette partie de l'application, sera représentée par la courbe OA (fig. 7).

A partir du point A, le courant aura la forme du courant constant, telle que nous l'avons déjà établie.

Pour faire cesser le courant, la courbe sera encore une ligne semblable à OA, si l'on emploie un temps égal à OP : le malade n'éprouvera alors aucune contraction, aucune sensation désagréable.

3° **État variable.** -- La seconde manière de donner naissance à un courant constant consiste à amener l'intensité à sa valeur maxima AP dans un temps très court ; on a alors une ligne qui s'élève de O vers A en faisant un angle très faible avec la ligne OI (fig. 8) ; c'est l'*état variable de fermeture* qui donne naissance à une secousse musculaire, à des phénomènes optiques, acoustiques, etc., que ne produisait pas le courant variable précédemment considéré.

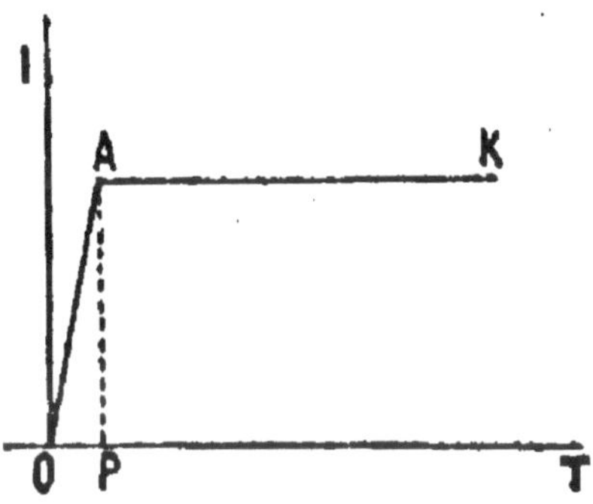

Fig. 8. — État variable de fermeture.

De même, à la fin de l'application du courant, si l'intensité est ramenée brusquement à zéro, on aura un *état variable de rupture* qui produira des phénomènes à peu près identiques à ceux de la fermeture.

Ces états variables brusques produisent donc des excitations qui s'appellent *excitations de fermeture* et *de rupture*. Nous reviendrons plus loin sur la façon de produire ces états variables du courant constant.

4° **Courant oscillatoire.** — Lorsqu'un courant varie d'une façon continue, sans jamais atteindre d'état permanent, il prend le nom de *courant oscillatoire*. Un cas particulier du courant oscillatoire, c'est le courant périodique.

On appelle *courant périodique* un courant dont l'intensité varie toujours de la même façon et qui revient à une même valeur à des intervalles de temps égaux. La forme générale de ces courants est représentée par la figure 9. Dans cet exemple, pris quelconque, le sens du courant ne change jamais ; il n'y a que l'intensité qui est variable.

5° **Période.** — On appelle *période* d'un tel courant une partie de

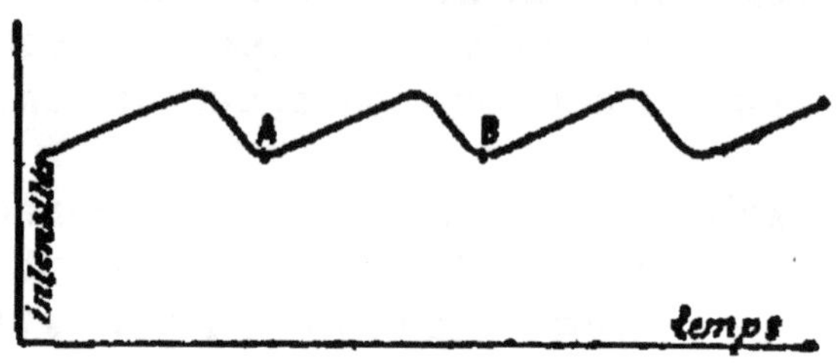

Fig. 9. — Courant périodique.

la courbe comprise entre deux points semblablement placés, A et B par exemple (fig. 9).

6° **Fréquence.** — On nomme *fréquence* d'un courant périodique le nombre de périodes par seconde. Lorsque le nombre de pé-

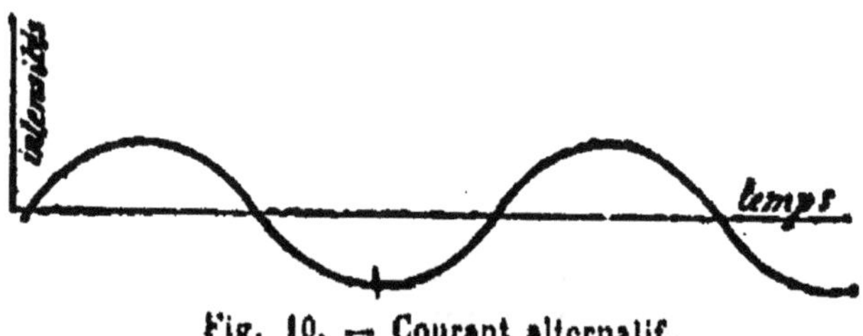

Fig. 10. — Courant alternatif.

riodes est considérable, de 150.000 à 1 million, le courant est désigné par sa fréquence même et on l'appelle *courant de haute fréquence*.

7° **Courant alternatif.** — On appelle plus spécialement *courant alternatif* un courant périodique dont la période se compose de deux demi-périodes, égales et de sens contraire (fig. 10). La forme de la courbe peut-être d'ailleurs quelconque.

On désigne aussi les courants périodiques, qui sont en même temps alternatifs, sous le nom de *courants ondulatoires*.

8° **Courant sinusoïdal.** — Enfin, on appelle *courant sinusoïdal* un courant ondulatoire dont l'intensité varie avec le temps suivant la même loi que l'élongation d'un pendule.

La courbe que représente cette forme de courant est une sinusoïde, c'est-à-dire une courbe (dans l'équation de laquelle entre un sinus) qui ressemble à celle obtenue par la représentation graphique d'un mouvement vibratoire, dans le cas d'un corps sonore par exemple. C'est la forme la plus simple des courants alternatifs.

L'introduction de cette forme de courants en électrothérapie est due à M. le professeur d'Arsonval ; l'application de ces courants porte le nom de *voltaïsation sinusoïdale*. Nous l'étudierons plus tard.

§ 8. — Densité électrique.

Nous ne devons pas terminer ces notions fondamentales sans dire quelques mots d'un facteur très important en électrothérapie, la *densité électrique*.

On appelle *densité électrique d'un courant le rapport de l'intensité de ce courant à la section du conducteur qu'il traverse.*

En sorte que l'on peut écrire

$$D = \frac{I}{S}.$$

Cette densité est, comme la densité ordinaire d'un corps, un nombre abstrait, puisqu'elle est exprimée par un rapport.

On peut cependant traduire ce rapport en langage ordinaire et dire que dans les applications médicales du courant, la densité représente le nombre de milliampères qui passe par centimètre carré d'électrode. C'est là le point important à considérer quand on applique le courant, sous une forme quelconque, au corps de l'homme.

La valeur absolue de l'intensité du courant n'est pas ici d'une grande utilité par elle-même : il faut en même temps considérer *la surface de l'électrode*. Les effets moteurs, les effets sensitifs, les effets électrolytiques dépendent à la fois des deux termes qui entrent dans l'expression de la densité électrique, c'est-à-dire de l'intensité, d'une part, et de la surface de l'électrode, d'autre part.

La négligence, de la part du médecin, de la considération

et de l'évaluation de la densité expose les malades à des effets douloureux et à la formation d'eschares.

On peut dire d'une manière générale que toutes les fois qu'avec une bonne électrode construite d'après les principes que nous exposerons plus tard, le malade ressent des phénomènes douloureux, c'est que la densité électrique est trop grande : il passe un trop grand nombre de milliampères par centimètre carré de peau recouverte.

Si on considère un circuit dans lequel se trouve le corps humain, la densité électrique possède une infinité de valeurs, suivant le point où on cherche à l'évaluer : si on imagine, par exemple, une section faite à l'intérieur du corps perpendiculairement aux lignes de flux centrales du courant (fig. 11), on trouvera une valeur très faible pour la densité électrique, bien que l'intensité du courant puisse avoir, elle, une grande valeur. Mais la recherche de la densité électrique dans le corps a une moins grande importance qu'aux points d'entrée et de sortie du courant, c'est-à-dire sous les électrodes.

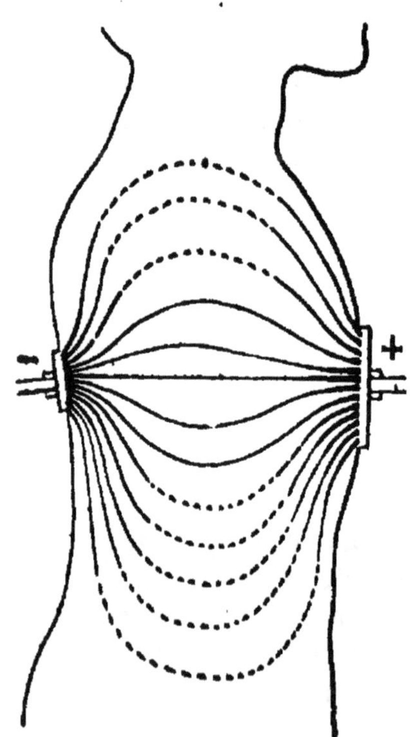

Fig. 11. — Représentation schématique de la densité du courant.

La notion de la densité électrique est utile non seulement dans les applications du courant constant (galvanique) ou alternatif, mais encore dans les applications d'électricité statique. Nous verrons plus loin le rôle de la densité dans l'excitation immédiate et dans l'excitation médiate à l'aide des étincelles électriques et aussi dans les effets produits par le souffle électrique, suivant l'angle du cône producteur de l'effluve et suivant le signe de la pointe.

CHAPITRE II

PRODUCTION DES DIFFÉRENTES FORMES DE COURANT UTILISÉES EN ÉLECTROTHÉRAPIE

Une des premières conditions à remplir pour un médecin électricien, c'est de savoir produire les diverses formes de courant qu'il peut avoir à utiliser. Aussi devons-nous étudier avec soin les moyens à employer pour arriver à cette production d'énergie électrique.

On peut classer les différentes catégories de courants utilisés en médecine d'après la *forme* de chacun de ces courants.

Nous avons à étudier successivement les sources d'énergie et les appareils correspondant aux cinq formes suivantes du courant :

1° La galvanisation ;
2° La voltaïsation sinusoïdale ;
3° La faradisation ;
4° La franklinisation ;
5° Les courants de haute fréquence.

Article I. — GALVANISATION.

La galvanisation est l'utilisation des courants galvaniques. Le courant galvanique est le courant qui est défini par une ligne parallèle à l'axe des temps, lorsque l'état permanent est établi. La forme de ce courant est, par conséquent, celle d'un courant constant (fig. 12).

Quel que soit le moment M, M', M″ auquel on considère ce courant, l'intensité OA est toujours la même. Il n'y a qu'aux moments de la fermeture et de la rupture qu'un état variable a lieu; mais nous ne nous occupons actuellement que de l'état permanent.

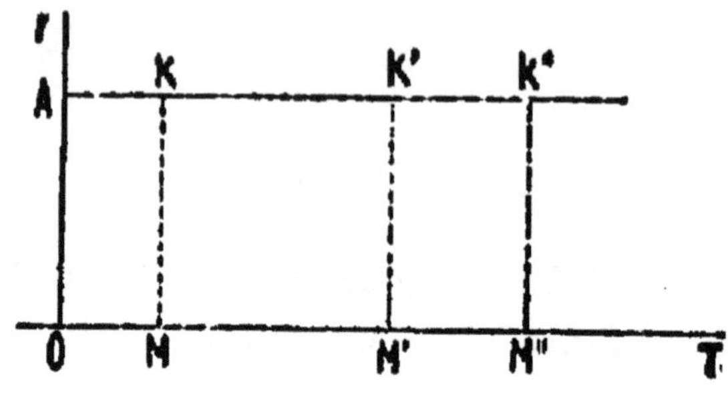

Fig. 12. — Courant galvanique.

Quels sont les procédés qui permettent d'obtenir le courant galvanique ? Il y en a deux principaux :

1° Les piles ;

2° Les accumulateurs.

On peut ajouter un troisième moyen de les produire, constitué par l'emploi des machines dynamos.

Nous allons maintenant étudier ces trois procédés de production du courant galvanique.

§ 1. — Piles.

La meilleure et la plus simple définition que l'on puisse donner de la pile est la suivante : *la pile est une machine qui sert à transformer l'énergie chimique en énergie électrique.* Le mot *machine* ayant ici la signification d'un appareil capable de transformer d'une manière continue et régulière une forme quelconque de l'énergie en une autre forme de l'énergie.

Si l'on examine ce qui se passe dans une pile quelconque, on trouve que le métal qui, presque toujours est du zinc, subit une action chimique, que son poids diminue pour donner naissance à un sel, et l'on voit en même temps de l'énergie électrique apparaître.

Si l'on réunit entre elles les deux bornes d'une pile à l'aide d'un conducteur, celui-ci deviendra le siège d'un courant électrique dont l'existence pourra être mise en évidence par l'un des nombreux effets de l'énergie électrique (déviation d'une aiguille galvanométrique, décomposition de l'eau, actions vaso-motrices aux points d'applications du courant, etc.).

Or, d'après ce que nous savons déjà pour qu'un courant existe dans un conducteur, il faut une différence de potentiel entre les extrémités de ce conducteur; bien plus, si l'on regarde de près, on voit que le courant qui s'est manifesté à travers le fil interposé, et constituant le circuit extérieur, n'est pas instantané, mais continue au contraire à exister tant que l'on maintient le contact entre les extrémités du conducteur et les bornes de la source électrique.

En s'appuyant sur cette remarque, on peut donner à la pile une autre définition correspondant bien aux phénomènes observés et dire : la pile est un appareil capable de maintenir entre ses deux pôles une différence de potentiel ou une force électromotrice.

1° Force électromotrice d'une pile. — La force électromotrice d'une pile ne dépend nullement des dimensions de l'élément; un élément Bunsen, par exemple, très grand ou très petit, aura toujours la même force électromotrice : celle-ci ne dépend que de la nature des réactions chimiques qui se passent dans la pile.

On peut calculer la force électromotrice d'une pile en appliquant la loi de Thomson :

Soit q la somme algébrique des quantités de chaleur provenant des réactions chimiques de la pile : on a

$$E = 0{,}0132 \times q.$$

Ainsi dans la pile Daniell, il y a formation de sulfate de zinc et décomposition du sulfate de cuivre : la première réaction dégage 54,8 calories; la seconde absorbe 29,5 calories. Par conséquent la quantité totale de la chaleur est

$$54{,}8 - 29{,}5 = 25{,}3 \text{ calories}$$

et la force électromotrice

$$E = 0{,}0132 \times 25{,}3 = 1^{v}{,}00.$$

Puisque nous nous occupons de la production des courants galvaniques, c'est-à-dire de courants dont l'intensité reste parfaitement constante, nous devons nous demander quelles sont les conditions que doit remplir une pile médicale pour que ce résultat soit obtenu.

Remarquons que la loi d'Ohm

$$I = \frac{E}{R}$$

montre que pour que I reste constant, il faut que E le soit.

2° **Polarisation.** — On ne peut donc utiliser, pour produire les courants galvaniques, n'importe quelle pile : il est nécessaire de faire un choix. Une première catégorie de piles à rejeter est celle où se manifeste le phénomène appelé *polarisation*.

Cette polarisation des électrodes est due à trois causes principales : 1° l'hydrogène qui se dégage au niveau du zinc se dépose autour de l'électrode positive et forme un enduit mauvais conducteur; 2° cet hydrogène tend à réduire le sulfate de zinc formé, d'où création d'une force contre-électromotrice qui diminue la force électromotrice de la pile ; 3° enfin, l'excitabilité du liquide va en s'affaiblissant, à mesure que la quantité de sulfate de zinc augmente.

Il faut donc, pour qu'une pile soit médicale, que les effets de polarisation soient aussi diminués que possible. Nous indiquerons plus loin quels sont les éléments qui réalisent cette condition.

3° **Force électromotrice disponible.** — Lorsque l'on considère une pile, il est nécessaire de se demander quelle est la valeur de sa force électromotrice disponible.

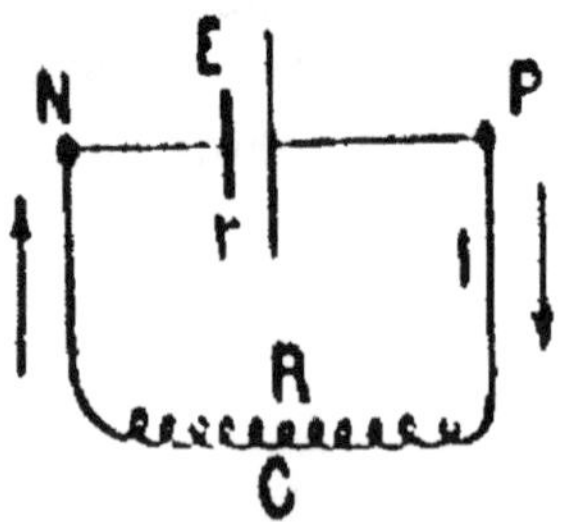

Fig. 13. — Circuit d'une pile.

Il faut en effet distinguer la force électromotrice d'une pile en circuit ouvert, ou force électromotrice totale E, de la force électromotrice disponible, aux bornes de la pile. Soit une pile et ses deux bornes N et P (fig. 13) auxquelles sont fixées les extrémités du circuit extérieur C dont la résistance est R. Dans la portion PCN du circuit, on a, d'après la loi d'Ohm

$$V_P - V_N = IR;$$

dans la portion NEP, on a de même

$$V_N - V_P = rI - E$$

r étant la résistance intérieure de la pile : cette dernière expression peut s'écrire (E étant plus grand que rI)

$$V_P - V_N = E - r.I.$$

Or, $V_P - V_N$, différence de potentiel entre les deux bornes, n'est autre chose que la force électromotrice disponible e. Par conséquent on peut poser

$$e = E - rI.$$

On voit que la différence de potentiel aux bornes est plus petite que la force électromotrice totale de la pile : ce qui peut être exprimé en disant qu'il y a, à l'intérieur de la pile, perte d'un certain nombre de volts due à la *résistance intérieure*.

Cet élément, résistance intérieure d'une pile, joue un rôle extrêmement important dans le choix des piles médicales : aussi devons-nous apporter un grand soin à son étude.

4° **Puissance d'une pile.** — Mais auparavant occupons-nous de la puissance d'une pile donnée et des conditions qu'il faut réaliser pour que cette puissance soit la plus grande possible.

D'après ce que nous avons dit, la puissance *utile* d'une pile dont la différence de potentiel aux bornes est e et qui fournit un courant d'intensité I a pour valeur

$$W = e \times I.$$

Nous venons de voir, d'autre part, que l'on a

$$E = e + r \times I.$$

On peut tirer de là

$$I = \frac{E - e}{r}.$$

Si nous remplaçons I par sa valeur, nous obtenons, comme expression de la puissance utile de la pile :

$$W = e \times I = \frac{e(E - e)}{r}.$$

Remarquons que le dénominateur r de cette fraction, c'est-à-dire la résistance intérieure de la pile que nous étudions, est constant : nous ne pouvons donc pas le faire varier.

Pour que la puissance soit maxima, il suffit de chercher les conditions qui rendent le numérateur le plus grand possible. Or, ce numérateur est le produit de deux facteurs e et $E - e$ dont la somme $e + E - e = E$ est constante. On sait que lorsque la somme de deux nombres est constante, leur produit acquiert sa valeur maxima lorsque ces deux nombres sont égaux. Par conséquent, c'est lorsqu'on aura

$$e = E - e$$

ou

$$e = \frac{E}{2}$$

que la puissance utile de la pile acquerra son maximum.

Ainsi, pour qu'une pile donnée travaille dans les conditions de puissance extérieure maxima, il faut que la différence de potentiel aux bornes soit la moitié de la force électromotrice de la pile. Ce résultat nous servira bientôt pour déterminer les conditions que doit remplir la résistance intérieure d'une pile médicale.

5° **Rendement.** — Cherchons maintenant à connaître la valeur du rendement d'une pile.

On appelle *rendement* d'une pile le rapport de la puissance extérieure *disponible* à la puissance *totale* produite. Cette définition est la même pour toutes les machines.

La valeur du rendement est par conséquent

$$\frac{e \times I}{E \times I} = \frac{e}{E}.$$

Si l'on remplace e par $E - r \times I$, on obtient

$$\frac{e}{E} = \frac{E - r \times I}{E} = 1 - \frac{r}{R} \times I.$$

Cette expression montre que le rendement d'une pile est d'autant plus élevé que l'intensité du courant qu'elle fournit est plus petite.

En langage ordinaire, ce résultat peut être exprimé en disant que le meilleur moyen d'utiliser une pile (économiquement parlant) est de lui faire débiter un courant très faible. C'est en effet la meilleure façon d'utiliser l'énergie chimique qui se passe dans la pile.

Mais avec cette source d'électricité ce n'est pas ce que l'on doit surtout chercher : c'est au contraire le maximum de puissance utile.

Dans ce cas, le rendement devient (puisque $e = \frac{E}{2}$),

$$\frac{e}{E} = \frac{\frac{E}{2}}{E} = \frac{1}{2}.$$

Ainsi, lorsqu'une pile fonctionne en produisant la puissance extérieure la plus grande possible, son rendement n'est que de $\frac{1}{2}$; il n'y a que la moitié de l'énergie chimique qui soit utilisée, le reste se transforme en chaleur.

6° **Résistance intérieure.** — Maintenant que nous savons dans quelles conditions une pile fournit le maximum de puissance utile, que nous savons aussi calculer son rendement, demandons-nous ce que doit être la *résistance intérieure* des différentes piles destinées aux usages médicaux.

Nous allons chercher dans quelles limites doit être comprise la valeur de la résistance intérieure des piles médicales, lorsque leur fonctionnement correspond à la production de la puissance utile maxima, ou en est très approché.

Nous savons que, dans ces conditions, l'on a $e = \frac{E}{2}$

Remplaçons e par cette valeur dans l'expression.

$$E = e + r \times I.$$

Il vient

$$E = \frac{E}{2} + r.I$$

ou

$$E = 2 \times r \times I.$$

On tire de là

$$r = \frac{E}{2 \times I}.$$

Pour pouvoir calculer r, donnons à l'intensité I la valeur que l'on ne dépasse guère en électrothérapie, soit 200 mA.

Pour le groupe de piles dont la force électromotrice est de 1 volt, on a

$$r = \frac{1^{v}}{2 \times 0^{A},200} = 2^{\omega},5.$$

Pour le groupe, dont la force électromotrice est de 1^{v}, 5, on a

$$r = \frac{1^{v},5}{2 \times 0^{A},200} = 3^{\omega},7.$$

Pour un troisième groupe, possédant une force électromotrice égale à 2 volts, on obtient

$$r = \frac{2^{v}}{2 \times 0^{A},200} = 5^{\omega}.$$

Ces résultats montrent qu'une pile appartenant à la catégorie des piles à faible force électromotrice pourra être utilisée en électrothérapie si sa résistance intérieure ne dépasse pas 2$^{\omega}$ 5 ; qu'une pile à force électromotrice moyenne, 1^{v}, 5, devra avoir une résistance ne dépassant pas 3$^{\omega}$7,; enfin qu'une pile à grande force électromotrice ne devra pas avoir une résistance intérieure supérieure à 5$^{\omega}$.

Or, certains traités d'électricité médicale impriment encore qu'une pile destinée aux usages médicaux doit avoir la résistance intérieure la plus considérable possible ! Ces auteurs pensent que pour qu'une pile fonctionne dans les meilleures conditions possibles, il faut que la résistance intérieure soit égale à la résistance extérieure : comme la résistance du corps humain est considérable, celle des piles devrait être aussi très grande.

D'abord, cela n'est vrai que lorsqu'il n'y a pas de force électromotrice inverse : or, dans les applications du courant électrique au corps de l'homme, il y a toujours, au niveau des électrodes, des phénomènes de polarisation qui sont loin d'être négligeables ; il y en a aussi dans les tissus eux-mêmes.

Ainsi, pour nous, toute pile dont la résistance intérieure sera plus grande que celle indiquée précédemment pour chaque groupe, sera une mauvaise pile médicale.

Notons en outre qu'il n'y a pas que la puissance extérieure de la pile qui augmente lorsque la résistance intérieure est faible : le rendement est, par là même, augmenté. Nous avons vu que le rendement a pour expression générale.

$$1 - \frac{r}{E} \times I.$$

Pour une intensité donnée que débite une pile également donnée, le rendement est d'autant plus grand que la résistance intérieure r de la pile est *plus petite*, puisqu'il faut retrancher de l'unité la fraction $\frac{r.I}{E}$.

Pour toutes ces raisons, une pile sera d'autant plus propre aux usages médicaux que sa résistance intérieure sera plus faible.

7° **Couplage des piles.** — Quel que soit le modèle de la pile choisie, les éléments peuvent être réunis, accouplés, de plusieurs manières. Ce couplage est nécessaire, car un seul élément est, dans la plupart des cas, et toujours dans les applications médicales, insuffisant.

Un principe qu'il faut connaître si l'on veut bien comprendre ce qui se passe dans les divers modes d'association des éléments est le suivant : dans une pile formée de plusieurs éléments accouplés d'une manière quelconque, *chaque élément se comporte comme s'il était seul.*

8° **Montage en série.** — L'association le plus souvent utilisée en électricité médicale est l'association en série (ou en tension).

Pour monter des éléments en série (fig. 14), on réunit un des pôles du premier au pôle de nom contraire du deuxième, puis l'autre pôle du deuxième au pôle de nom contraire du troisième et ainsi de suite; par exemple, le zinc du premier élément au charbon du deuxième; le zinc du deuxième au charbon du troisième, etc. Cette association se représente par le schéma ci-dessous (fig. 14).

La chaîne de tous ces éléments ainsi groupés peut être considérée et traitée dans tous les cas comme une pile unique; cette chaîne se termine nécessairement d'un côté par un charbon (ou un cuivre) qui est le pôle positif de la pile ainsi formée, de l'autre par un zinc qui en est le pôle négatif. Dans ce cas, les forces électromotrices s'ajoutent tout simplement; il en est de même des résistances intérieures; il serait facile de le démontrer en appliquant la loi d'Ohm.

En sorte qu'une pile composée de n éléments du même

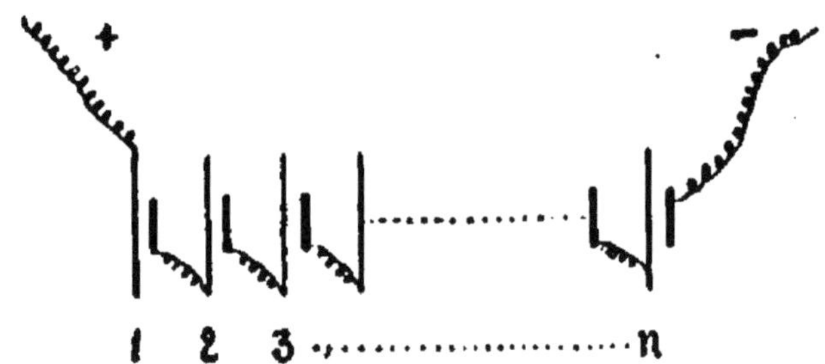

Fig. 14. — Montage en série.

modèle a une force électromotrice n fois plus grande que celle d'un seul élément; mais, en revanche, sa résistance intérieure est aussi n fois plus grande que celle d'un seul des éléments composants. Si cette résistance intérieure est de $0^{\omega},5$ par élément, la résistance intérieure de la pile sera $n \times 0^{\omega}5$. Si $n =$ 60, la valeur de la résistance de la pile sera de 30^{ω}.

Nous verrons dans quels cas l'on doit employer ce mode d'association.

0° **Montage en batterie.** — Un autre montage est le montage en quantité ou en batterie (fig. 15): il consiste à réunir tous les pôles positifs d'un côté, tous les pôles négatifs de l'autre. L'ensemble des premiers forme alors le pôle positif de la pile, l'ensemble des seconds forme le pôle négatif.

Comme il est aisé de le comprendre sans aucun calcul, la force électromotrice de la pile ainsi constituée *est la même* que celle d'un seul des éléments composants; on ne gagne donc rien de ce côté-là, en employant ce montage. Mais la résistance intérieure est divisée par le nombre des éléments.

Supposons que l'on veuille produire dans un galvanocautère dont la résistance est très faible (1), un courant de 15 ampères, avec des éléments dont la force électromotrice est de 2 volts et possédant une résistance intérieure de 0ω, 5 : combien faudra-t-il associer d'éléments en batterie? — Il suffit d'appliquer la loi d'Ohm; on doit avoir.

$$15^{A} = \frac{2^{v}}{ri}.$$

D'où :

$$ri = \frac{2}{15} = 0^{\omega},13.$$

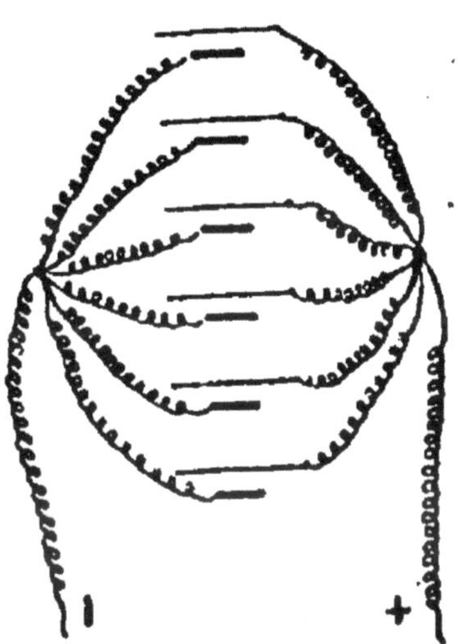

Fig. 15. — Montage en batterie.

Il faudra autant d'éléments qu'il y a de fois 0ω, 13 dans 0ω, 5, c'est-à-dire quatre éléments.

10° **Montage mixte.** — Un troisième mode d'association est l'association mixte (fig. 16) ; on peut former un certain nombre de groupes comprenant tous le même nombre d'éléments ; dans chaque groupe, les éléments sont réunis en série, puis tous les groupes, considérés chacun comme une pile unique, sont associés en batterie.

On peut encore faire l'inverse : monter dans chaque groupe les éléments en batterie et réunir tous les groupes en tension.

Cette association mixte est quelquefois avantageuse à utiliser en médecine ; c'est ainsi, par exemple, que pour actionner une bobine d'induction, il est commode, afin d'avoir beaucoup de quantité sans employer une très grande force électromotrice,

(1) H. Bordier et H. Chevalier, *Étude critique et expérimentale des galvanocautères et de l'anse électrothermique* (*Arch. d'électr. méd.*, 1893).

d'adopter ce montage mixte. On peut prendre six éléments divisés en deux groupes : chacun de ces groupes est constitué par trois éléments réunis en quantité et les deux groupes sont ensuite associés en tension.

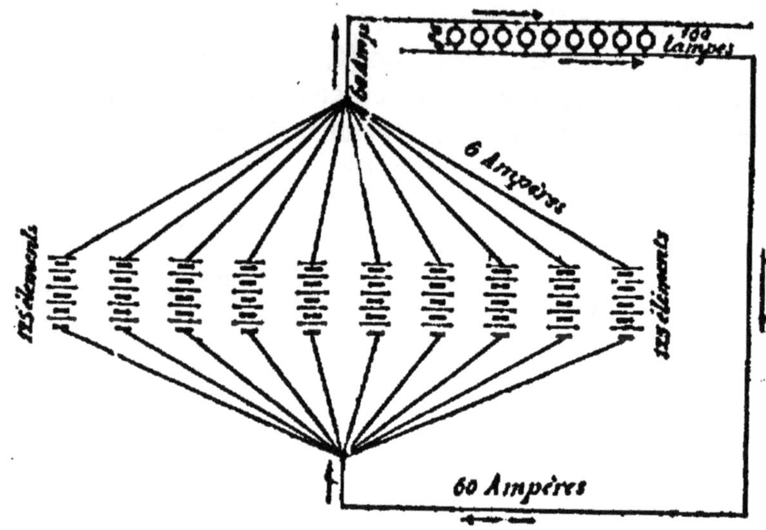

Fig. 16. — Montage mixte.

11° **Dépolarisants.** — Nous avons vu que la première condition que doit remplir une pile pour pouvoir servir aux usages médicaux, c'est de fournir un courant à intensité constante et, par conséquent, d'être impolarisable.

Pour présenter cette garantie, une telle pile doit nécessairement posséder un corps capable d'annihiler le principal élément de polarisation, l'hydrogène. Ce gaz, qui prend naissance au niveau du métal attaqué, le zinc, est entraîné, à l'intérieur de la pile, vers le pôle positif, cuivre, charbon, platine etc. Cet entraînement, comme il est facile de le voir, est dû au courant dont le sens est, à l'extérieur, du pôle + vers le pôle —, et à l'intérieur, du pôle — au pôle +.

Pour que l'hydrogène entraîné ne puisse pas venir se dégager autour du corps qui forme le pôle positif de la pile, il faut donc qu'il rencontre, avant ce corps, une autre substance qui, elle, l'absorbera, le fera disparaître en l'engageant dans une combinaison quelconque, non gazeuse. Cette substance-là s'appelle, précisément à cause de sa fonction, le *dépolarisant*.

Les dépolarisants sont nombreux; les uns sont solides, comme l'oxyde de cuivre, le bioxyde de manganèse, le chlorure d'argent, le sous-sulfate de mercure, etc.; les autres sont liquides, comme l'acide azotique, ou en dissolution, comme le sulfate de cuivre, l'acide chromique, etc.

La réaction qui a lieu au moment où l'hydrogène rencontre le dépolarisant est une réduction; par conséqent, tous les corps riches en oxygène peuvent être employés comme dépolarisants. On conçoit alors que la liste des différentes piles doive être très longue, car, dans presque toutes, c'est toujours le zinc qui est le métal attaqué et l'eau acidulée le liquide excitateur; ce qui varie surtout c'est la substance chargée du rôle de dépolarisant. Suivant la nature de cette substance, on obtient différentes piles dont nous allons indiquer les noms.

Prenons la série de celles où le liquide excitateur est l'eau acidulée, le zinc étant toujours la métal attaqué. Il suffit pour les désigner de nommer le dépolarisant et le corps qui sert de pôle positif.

Sulfate de cuivre et cuivre..........	Daniell, Callaud.
Acide azotique et charbon...........	Bunsen.
Acide chromique et charbon.........	Poggendorff, Becquerel, Grenet.
Sous-sulfate de mercure et charbon..	Marié-Davy.

Une seconde série de piles est constituée par celles dans lesquelles le liquide excitateur est un chlorure; ici il faut, pour les désigner, indiquer la nature du chlorure, puis celle du dépolarisant et celle du pôle positif :

Chlorure d'ammonium. Bioxyde de manganèse et charbon. — Leclanché, Bergonié.
— de sodium. Chlorure d'argent et argent. — Warren de la Rue.
— de zinc. Bioxyde de manganèse et charbon. — Gaiffe.

Enfin, on peut former une troisième série avec les piles dont le liquide excitateur est un alcali caustique, potasse ou soude; la réaction donne naissance alors à un zincate alcalin :

Potasse. Oxyde de cuivre et cuivre. — Lalande et Chaperon.

12° Piles médicales. — Nous avons ainsi dressé la liste des principales piles que l'on peut utiliser en électrothérapie ; mais dans cette liste nous devons faire un choix, surtout pour le cas où il s'agit d'une installation fixe, les piles étant placées une fois pour toutes. C'est d'ailleurs le seul moyen d'obtenir des courants capables de répondre à toutes les exigences de la thérapeutique.

Nous nous laisserons guider dans ce choix par les considérations suivantes :

1° La pile doit posséder d'abord la résistance intérieure la plus faible possible ;

2° Elle doit avoir une force électromotrice moyenne (1^v,5), de façon à éviter un trop grand nombre d'éléments ;

4° Elle doit avoir des dimensions ni trop grandes, ni trop restreintes ;

4° Elle ne doit pas dégager de produits odorants ou corrosifs ;

5° Elle ne doit pas demander un renouvellement des liquides trop fréquent et pour cela, elle ne doit pas travailler si on ne ferme pas le circuit extérieur.

Toutes ces conditions se trouvent parfaitement remplies dans un modèle que nous nous contenterons de décrire.

13° Pile Bergonié (fig. 17). — Chaque élément de cette pile se compose : 1° d'un vase en verre V de deux litres de capacité, dont les bords ont été enduits à chaud de paraffine ; 2° d'un vase poreux en charbon C dont la partie supérieure a été également paraffinée et contient du bioxyde de manganèse en grains comme dépolarisant ; à la partie supérieure du cylindre se trouve un écrou avec boulon de serrage ; 3° d'une lame de zinc amalgamé Zn, mesurant vingt-cinq centimètres de hauteur, six de largeur et huit millimètres d'épaisseur, également paraffinée à sa partie supérieure et portant, soudée sur sa tranche, une queue de cuivre ; 4° d'une augette en verre D, destinée à recevoir la partie inférieure de la lame de zinc, à recueillir le mercure qui pourrait s'en écouler et surtout à prévenir tout contact entre le zinc et le charbon de l'élément ; 5° d'un couvercle d'ébonite B, percé de trois trous : l'un circulaire pour l'extrémité du cylindre de charbon, l'autre rectangulaire pour laisser passer l'extrémité du zinc ; le troisième destiné à remplir l'élément du liquide excitateur et à compléter les pertes dues à la faible évaporation qui se produit. L'élément tout monté est représenté en A.

Comme on le comprend aisément, il est impossible qu'il se produise un court circuit dans cette pile, soit à la partie inférieure, soit à la partie supérieure : le zinc est séparé du charbon par des substances parfaitement isolantes, verre, paraffine, ébonite.

La force électromotrice de cet élément est de 1v,45 ; elle est

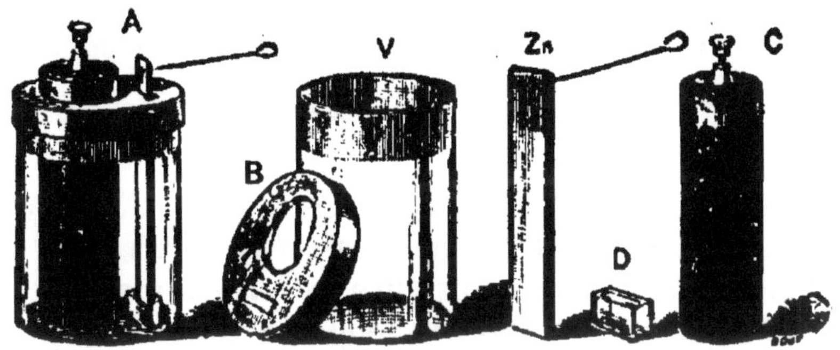

Fig. 17. — Pile médicale du docteur Bergonié.

très peu variable avec le temps. Cette pile fait donc partie de la catégorie des piles à force électromotrice moyenne.

La résistance intérieure, cette constante si importante dans une pile médicale, peut prendre des valeurs différentes, suivant que la dissolution active est plus ou moins concentrée. Cette dissolution doit être faite avec du chlorure d'ammonium cristallisé et pur dans de l'eau distillée. Si le titre de la dissolution est de 10 pour 1000, la résistance intérieure est de 2ω,3 ; si ce titre est de 30 pour 1000, la résistance est de 1ω,1 ; si on augmente la proportion de sel, à 130 pour 1000 par exemple, la résistance devient 0ω,1.

Des différents essais faits par M. Bergonié et par nous-même il résulte que c'est ce dernier titre, 130 grammes de sel ammoniac par litre d'eau, qui donne les meilleurs résultats, non seulement à cause de la très faible résistance intérieure, mais encore à cause de la conservation de la pile, sans formation de dépôt ou de cristaux. Avec cette solution, on peut voir les piles durer pendant plus de 18 mois sans être obligé de renouveler le liquide.

L'enduit de paraffine que portent et le vase en verre et le charbon et le zinc, empêche les grimpements de sels, en sorte que cette pile demande très peu de soins et peu de surveillance.

Les constantes de cette pile sont $1^v,45$ pour la force électromotrice et $0^\omega,1$, pour la résistance intérieure. Si l'on ferme un élément en court circuit, on voit que l'intensité est :

$$\frac{1,45}{0,1} = 14^A,5.$$

Évidemment, chaque élément serait incapable de produire quelque temps cette intensité très élevée; mais en le mettant dans les conditions de puissance extérieure maxima, il peut fournir pendant un temps très long une intensité constante.

L'élément que nous venons de décrire présente de tels avantages sur les autres, offre des qualités tellement précieuses pour les usages médicaux, qu'il est vraiment inutile de nous attarder à donner une description des autres piles, d'autant plus que cette description se trouve dans tous les traités d'électricité.

14° Piles transportables. — Indépendamment des piles à poste fixe, il existe des piles offrant certaines particularités de construction qui permettent de les transporter. Ces piles sont quelquefois utiles au médecin pour soigner des malades incapables de se rendre à son cabinet.

Les piles transportables actuellement en usage ne présentent pas la commodité que nous avons vu exister pour la pile précédemment décrite; leur résistance intérieure est très grande, à cause de leur petit volume et de la surface très restreinte du zinc; de plus, leur force électromotrice n'est pas toujours voisine de $1^v,5$.

Ce qui rend l'usage de ces piles incommodes, c'est le grimpement des sels qui se fait le long du charbon et des vases dans l'intervalle où le médecin ne s'en sert pas. En sorte que bien souvent, lorsqu'on veut employer une de ces batteries, on est obligé de procéder à un nettoyage soigneux, de rechercher les points où ont lieu les courts-circuits, de remettre du liquide lorsqu'il s'est évaporé, ce qui arrive souvent, etc. Ce sont autant d'inconvénients très sérieux qui rendent bien désagréable au médecin l'emploi de pareilles piles.

Un reproche général à adresser à toutes ces batteries de piles, c'est que les connexions sont cachées dans la boîte qui les renferme, si bien que si un contact a besoin d'être vérifié, on est gêné pour le trouver.

Le maniement de ces piles est, à part cet inconvénient, très simple; d'ailleurs chaque constructeur a soin de faire accompagner sa batterie d'une instruction qui en facilite l'emploi au médecin.

§ 2. — Accumulateurs.

Bien que le nom de *transformateurs* soit habituellement réservé à des appareils spéciaux rendant *instantanément*, sous une autre forme, l'énergie électrique qu'on leur a appliquée, on peut considérer aussi les accumulateurs comme de véritables transformateurs, mais *à action différée.*

On leur fournit en effet de l'énergie électrique et c'est aussi sous forme d'énergie électrique qu'ils la restituent, mais au bout d'un temps plus ou moins long, lorsque le moment est venu de s'en servir.

Au point de vue de la forme du courant qu'ils produisent, les accumulateurs se comportent comme des piles; ce sont donc des appareils qui peuvent servir aussi bien que les piles à obtenir des courants galvaniques.

1° Principe de l'accumulateur. — Pour bien comprendre ce qu'est un accumulateur, considérons un voltmètre dont les électrodes sont constituées par deux lames de platine, et placé dans le circuit d'une source électrique fournissant un courant constant.

Celui-ci traverse l'eau acidulée du voltmètre en allant, par exemple, de gauche à droite; on observe alors un dégagement de bulles gazeuses sur les deux lames, mais surtout sur la lame de droite, qui est l'électrode négative.

Après que le courant de la source a passé un certain temps, supprimons les communications primitivement établies et fermons le circuit du voltmètre sur un galvanomètre, ou un galvanoscope. Immédiatement, on constate une déviation de l'aiguille, ce qui indique évidemment l'existence d'un courant provenant du voltmètre.

Le passage du courant pendant un certain temps dans le voltmètre, c'est-à-dire dans un vase contenant de l'eau acidulée et deux lames d'un même métal a été capable de transformer ce simple appareil en une véritable pile, ainsi que l'a démontré la déviation du galvanoscope : d'où le nom de *pile secondaire* donné à cet appareil.

C'est à la polarisation des deux lames de platine sous l'influence du courant qu'est due la force électromotrice de la pile secondaire; les deux lames métalliques sont devenues deux pôles.

Cette polarisation des électrodes, nous avons cherché à la rendre aussi faible que possible dans les piles primaires pour lesquelles elle constituait un grave inconvénient; pour les accumulateurs, au contraire, c'est cette polarisation qui est recherchée et utilisée : plus sera intense et profonde la polarisation des électrodes d'une pile secondaire, et plus sera grande la quantité d'électricité accumulée dans cette pile secondaire, dans cet accumulateur.

Si l'on plonge dans un vase contenant de l'eau acidulée deux lames de plomb, et que l'on réunisse ces deux lames à une source de courant constant en activité, on trouve qu'après un certain temps de charge, ce nouveau voltmètre peut fournir un courant très intense et que, de plus, sa force électromotrice est relativement très élevée, puisqu'elle est égale environ à deux volts.

Tel est l'accumulateur de Planté (fig. 18). Pour augmenter la surface, Planté avait d'abord enroulé les lames de plomb l'une sur l'autre en interposant des bandes de caoutchouc afin d'en empêcher le contact ; la *capacité électrique* était ainsi augmentée. Mais les inconvénients de cet enroulement n'ont pas

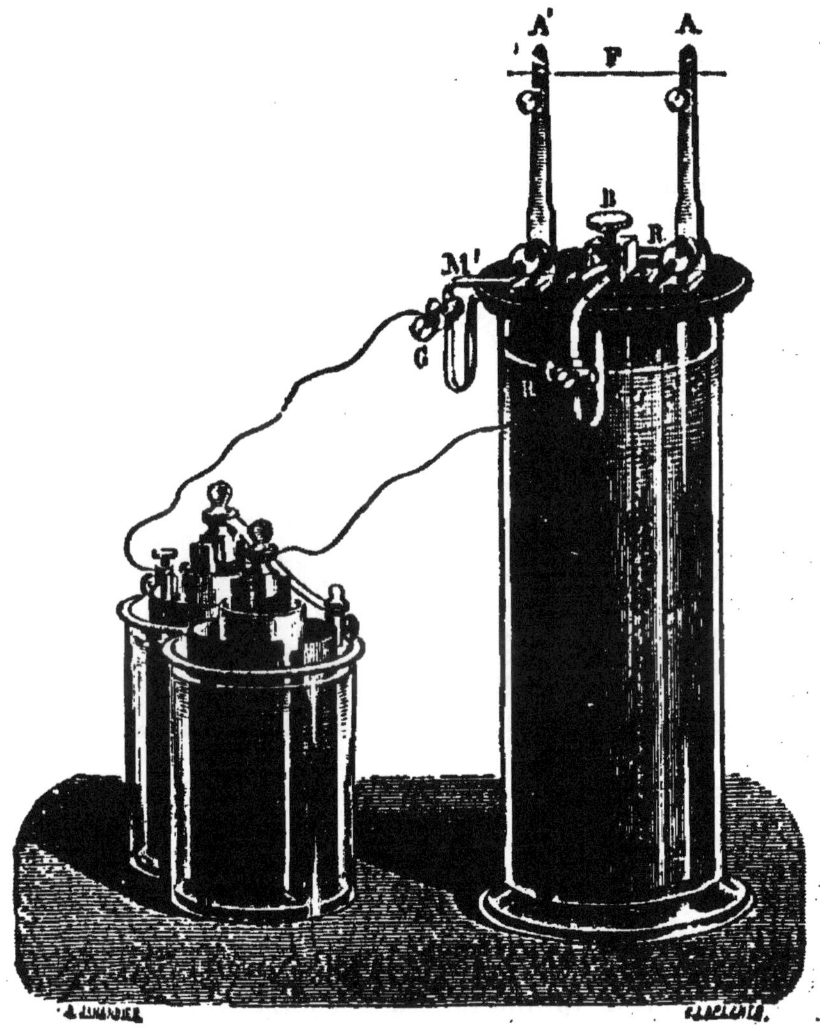

Fig. 18. — Pile secondaire de Planté.

tardé à apparaître et aujourd'hui, on l'a abandonné complètement.

Habituellement, les lames de plomb sont disposées parallèlement les unes aux autres dans une cuve rectangulaire en verre : ces lames sont réunies deux à deux en quantité, et chaque groupe constitue un pôle de l'accumulateur.

Il faut surveiller avec soin ces accumulateurs : les lames se gondolent et finissent par se toucher, à l'intérieur de l'accumulateur. On comprend facilement les dangers de ces courts circuits, tant à la charge qu'à la décharge ; on en reconnaîtra facilement l'existence, en mesurant la force électromotrice qui tombe alors de deux volts à une valeur voisine de zéro.

2° **Accumulateur à formation artificielle.** — Au lieu de dépen-

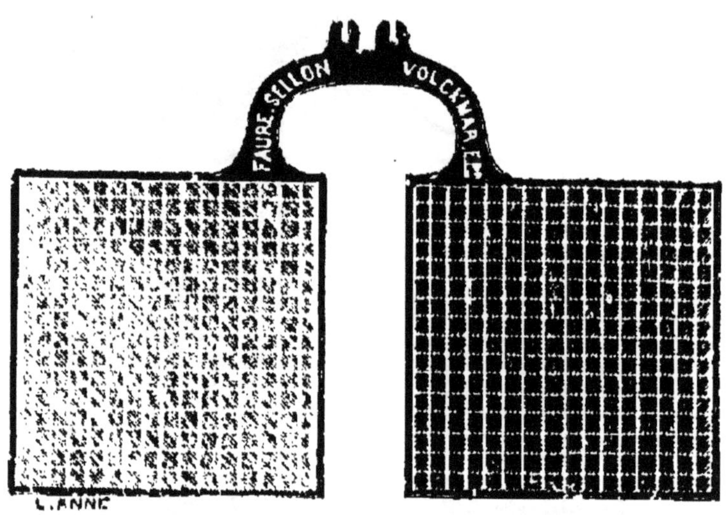

Fig. 10. — Nouvelle plaque jumelle Faure-Sellon-Volckmar.

ser de l'énergie électrique pour former les accumulateurs, on arrive aujourd'hui à obtenir cette formation d'une manière *artificielle* : l'idée de cette formation est due à Faure. Plus tard, le procédé fut perfectionné par MM. Sellon, Volckmar (fig. 10), Jullien, etc.

Le principe de la formation artificielle consiste à déposer artificiellement, toutes formées, les couches de matière active sur les carcasses métalliques. Pour obtenir pratiquement les matières actives, on emploie un artifice ; au lieu de prendre de l'oxyde puce, pour les lames positives, du plomb réduit pour les lames négatives, on dépose du minium sur les électrodes positives, et de la litharge sur les électrodes négatives, chacun de ces oxydes étant pris dans une pâte épaisse. Puis on fait passer le courant : celui-ci termine la formation en transformant le minium en bioxyde de plomb (oxyde puce) et la litharge en plomb réduit et poreux.

Mais il suffit d'une seule séance pour achever cette formation, contrairement à ce qui a lieu pour les accumulateurs à formation naturelle de Planté.

Le point difficile à réaliser, c'est l'obtention d'une pâte solide, ne se désagrégeant pas sous l'influence des charges répétées, et bien adhérente.

Pour augmenter la solidité des lames servant de support à la pâte, on ajoute au plomb un peu d'antimoine, 5 à 8 p. 100 environ.

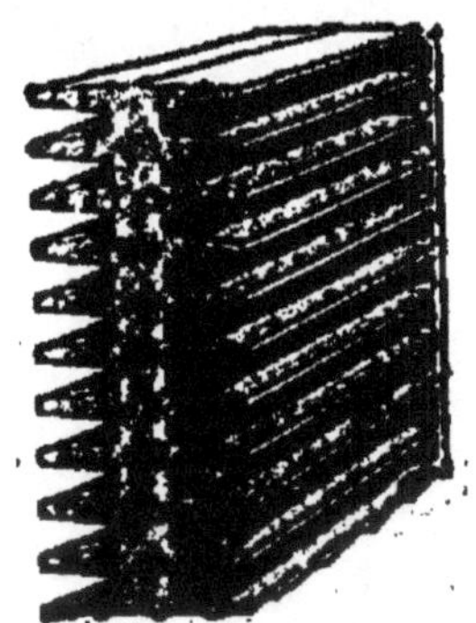

Fig. 20. — Plaque Tudor.

Comme liquide, on doit employer de l'eau acidulée faite avec de l'eau *distillée* 800 p. et de l'acide sulfurique *pur* 200 p. On évitera ainsi bien des détériorations rapides. Parmi les nombreux modèles d'accumulateurs, il en est un qui mérite une mention spéciale; c'est l'accumulateur système Tudor (fig. 20). Ce qui caractérise principalement ce type d'accumulateur, c'est la robustesse de ses électrodes, leur grand développement en surface et la faible quantité d'oxydes qu'il nécessite; ceux-ci, au lieu d'être supportés par un quadrillage en plomb simplement conducteur, sont logés dans les rainures parallèles d'une plaque en plomb pur ayant reçu précédemment une formation Planté.

Grâce à cette disposition, la capacité de l'accumulateur, au lieu de diminuer, va plutôt en augmentant.

Le type Tudor a été construit de manière à supporter facilement les efforts considérables qu'on est en droit de demander à un appareil de ce genre. De grands intervalles entre les plaques et le fond des récipients ont été ménagés pour que les oxydes qui tombent, sous forme de fine poussière, ne puissent, dans aucun cas, former des courts-circuits intérieurs (fig. 21).

3° **Charge des accumulateurs.** — Occupons-nous maintenant des règles pratiques à observer pour la charge d'une batterie d'accumulateurs (fig. 22).

Puisque l'accumulateur est une pile secondaire, il possède

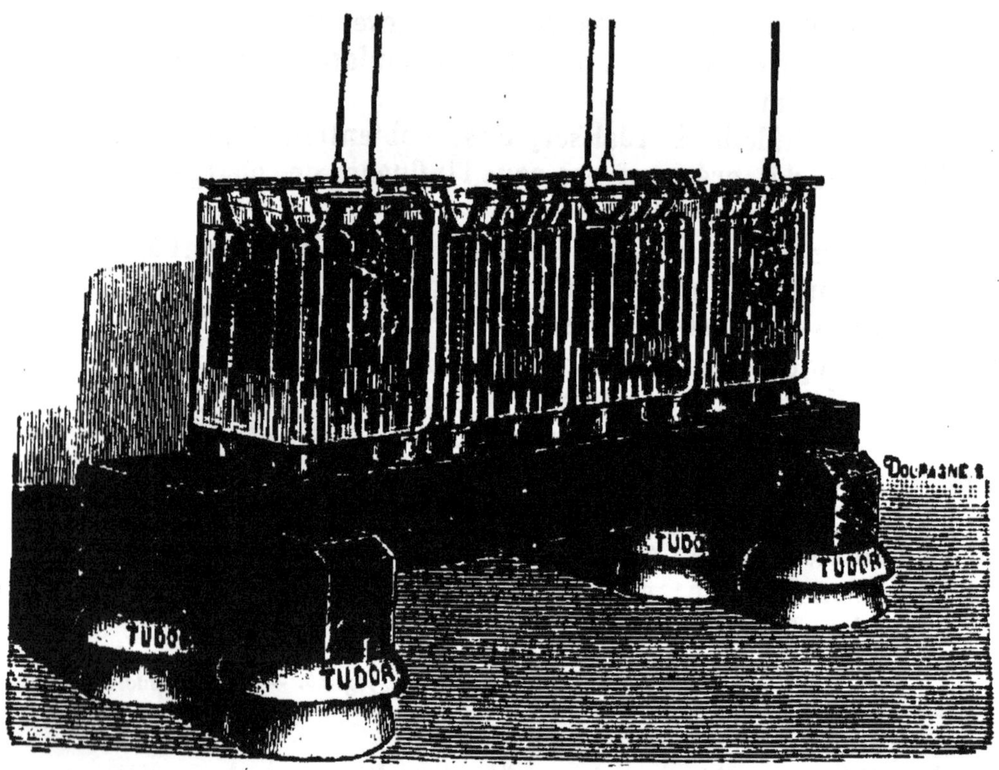

Fig. 21. — Accumulateur Tudor.

comme toutes les piles une force électromotrice inverse E'. Pour que la charge ait lieu, il est nécessaire par conséquent que la force électromotrice E de la source employée à charger l'accumulateur surpasse d'une certaine quantité la force contre-électromotrice de la batterie.

L'intensité du courant de charge est, en appelant R la résistance totale du circuit,

$$I = \frac{E - E'}{R}.$$

On voit que cette intensité de charge peut varier dans de larges limites, soit par une variation de la résistance R, soit par une variation de la force électromotrice E de la source.

Pour que la charge soit bien utilisée, pour que les couches actives soient bien adhérentes, il faut que l'intensité de charge ne soit ni trop forte, ni trop faible. C'est l'expérience et l'usage qui feront connaître la valeur la plus favorable ; d'ailleurs, chaque constructeur indique l'intensité à employer.

Un point très utile à connaître est le suivant : comment peut-on juger que la charge d'une batterie d'accumulateurs est terminée ?

On a plusieurs procédés à sa disposition. Le meilleur moyen consiste à étudier la force électromotrice de chaque élément à

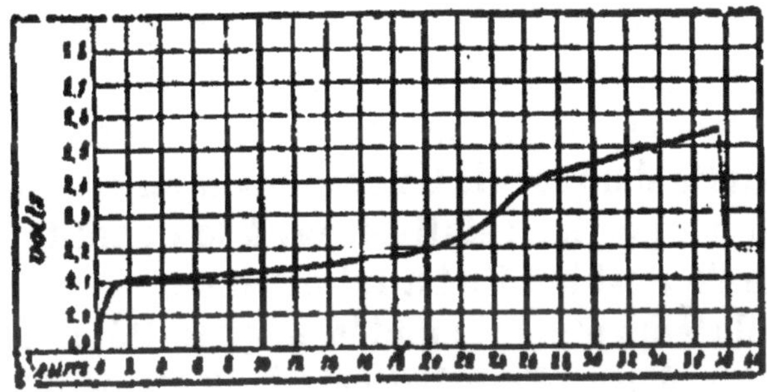

Fig. 22. — Courbe de la charge d'un accumulateur.

l'aide d'un voltmètre ; au début, si l'on considère une batterie qui vient d'être déchargée, on trouve que la force électromotrice est de $1^v,8$ par élément ; dans les premiers moments de la charge, cette force électromotrice s'élève rapidement à $2^v,1$ ou $2^v,2$, valeur qu'elle garde pendant tout le temps de la charge. Enfin, lorsque la charge est terminée, la force électromotrice monte rapidement à $2^v,5$. C'est à ce moment qu'il faut arrêter le courant de charge. La valeur finale $2^v,5$ tombe en quelques minutes à $2^v,1$, lorsque l'accumulateur est abandonné à lui-même.

Un autre procédé bien commode, mais moins précis que le précédent, consiste à observer les accumulateurs. Le courant de charge d'une batterie est utile tant qu'il sert à transformer en matière active les couches d'oxydes que portent les plaques déchargées. Lorsque cette transformation est complète, l'énergie électrique, n'étant plus employée à former des couches actives, s'emploie inutilement à décomposer l'eau des accumulateurs ; on voit alors se produire un dégagement gazeux, un bouillonnement très apparent. Ce bouillonnement est l'indice de la fin de la charge.

Les accumulateurs étant réunis en tension pour les usages généraux de l'électrothérapie, il est important de faire remarquer ici que la charge d'une batterie composée d'un nombre quelconque d'éléments, 40 par exemple, ne coûte pas plus que la charge d'un seul : ce fait paraît extraordinaire au premier abord, mais si l'on y regarde de près, on voit que c'est le *même courant* qui passe dans tous les accumulateurs et que, par conséquent, lorsque l'un est chargé, tous le sont. Donc, la capacité de l'ensemble des 40 accumulateurs montés en tension est égale à la capacité d'un seul. Ce résultat montre bien que le mot de capacité n'a pas ici, relativement à la quantité d'électricité, le sens que l'on est habitué à lui attribuer.

Si les accumulateurs étaient montés en quantité, il n'en serait plus de même, et la charge d'une batterie de 40 éléments exigerait 40 fois plus de quantité d'électricité que la charge d'un seul.

4° **Décharge des accumulateurs.** — La décharge d'une batterie d'accumulateurs demande autant de soins que la charge ; il est bon de ne pas employer pour la décharge des intensités bien élevées, c'est précisément le cas des courants utilisés en électrothérapie.

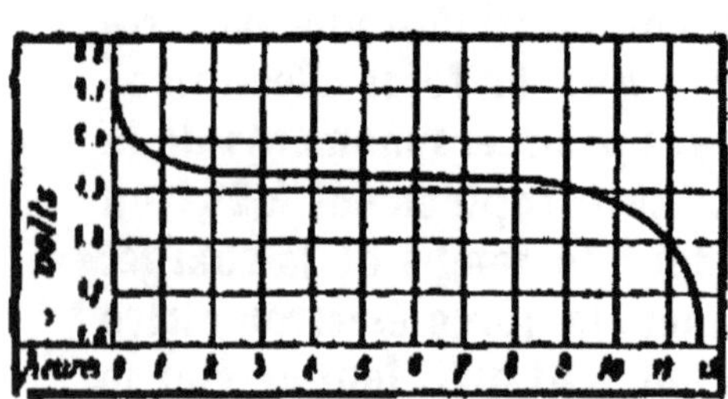

Fig. 23. — Courbe de décharge d'un accumulateur.

Pour reconnaître la *fin de la décharge*, on interroge la force électromotrice des accumulateurs ; il y a une *baisse brusque* qui se produit à ce moment. Lorsque cette force électromotrice est descendue à 1v,8, il faut recharger la batterie (fig. 23).

Pour bien comprendre le fonctionnement économique des accumulateurs, il est indispensable de connaître certaines constantes qui se trouvent mentionnées dans les catalogues des fabricants.

5° **Capacité utilisable.** — La *capacité utilisable* d'un accumulateur est la quantité d'électricité qu'il peut fournir à la décharge, lorsque la charge a été faite dans les conditions que nous venons d'indiquer.

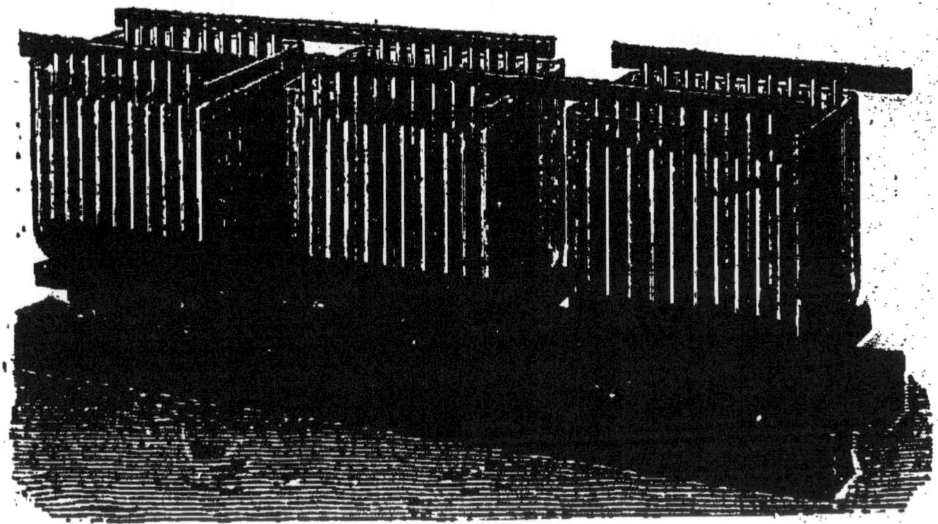

Fig. 24. — Isolement des accumulateurs.

— Il faut remarquer que la capacité d'un accumulateur est proportionnelle à la surface des plaques ou encore à leur poids; si donc on connaît la capacité utilisable par kilogramme de plaques, il sera facile d'avoir la capacité totale de l'accumulateur.

Ces capacités se mesurent en ampères-heure (quantité débitée par un ampère pendant une heure); elles varient de 9 à 13 ampères-heure par kilogramme de plaques.

6° **Installation d'une batterie.** — Les précautions à prendre pour l'installation d'une batterie d'accumulateurs sont exactement les mêmes que pour une batterie de piles: il faudra donc veiller avec soin à l'isolement des récipients.

Les étagères devront être en bois paraffiné, et devront reposer sur des isolateurs en porcelaine ou en verre. On ne saurait obtenir un isolement trop parfait, lorsqu'il s'agit de batteries destinées aux usages médicaux. Un bon procédé pour isoler les éléments consiste à les faire reposer sur du son de bois contenu dans une petite caisse paraffinée laquelle repose elle même sur des isolateurs en verre (fig. 24).

Le courant de la station centrale, ou de la dynamo, destiné à la charge des accumulateurs arrive à un tableau de distribution sur lequel doivent se trouver un commutateur, un ampèremètre et un voltmètre; ce dernier appareil étant placé en dérivation et un bouton permettant de l'établir à un moment voulu; on peut ainsi connaître le voltage sans faire passer continuellement le courant dans le voltmètre. Il est prudent de placer aussi sur ce tableau un disjoncteur automatique ou fusible. Enfin un rhéostat en fils de maillechort sert à faire varier et à régler l'intensité.

§ 3. — Machines dynamos et courants des stations centrales.

Depuis quelques années, les courants des machines dynamos sont utilisés en électrothérapie. Ces courants étant produits par le médecin lui-même ou provenant des stations centrales d'électricité.

Dans le premier cas, la dynamo à courant continu est mise en mouvement soit par un moteur à gaz, soit par un moteur électrique.

C'est ce dernier procédé qui est en général utilisé et c'est aussi celui qui est le mieux à la portée du médecin électricien. La disposition la plus commode consiste à donner au moteur électrique et à la dynamo-génératrice du courant à utiliser le même axe : on donne souvent à l'ensemble de ces deux machines le nom de *dynamo-moteur* ou de *moteur-dynamo*.

Le courant industriel, celui servant à l'éclairage par exemple, est envoyé aux balais du moteur et celui-ci entraîne dans son mouvement l'anneau induit du générateur dont les bornes sont mises en relation avec le circuit d'utilisation.

Un autre moyen permet d'utiliser le courant industriel à 110 ou à 120 volts : il consiste à utiliser le courant dérivé pris aux bornes d'un rhéostat à curseur.

Soit AB un fil très long sur lequel peut se mouvoir un curseur C. Fixons en A et en C deux fils allant au corps du malade. Si le curseur touche la borne A, tout le courant se fermera par AB et rien ne passera par EE'. Mais à mesure que l'on éloignera le curseur pour le rapprocher de B, l'intensité dans

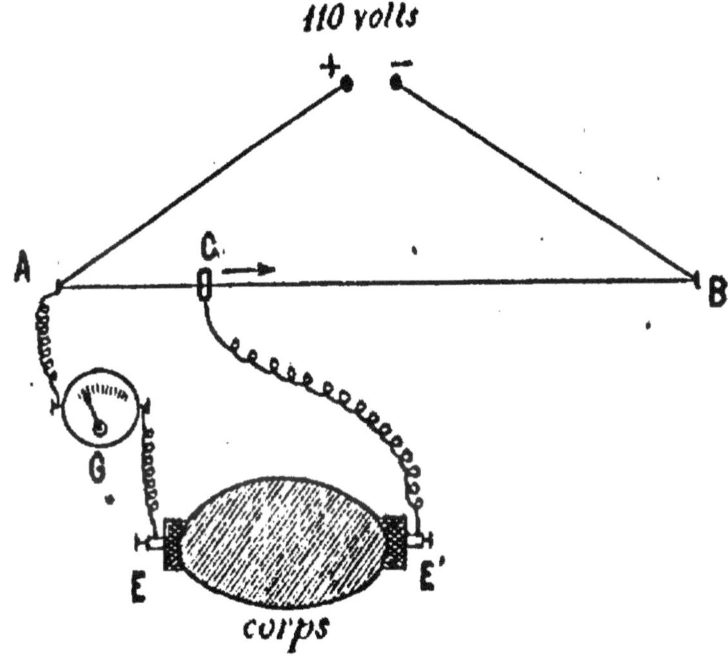

Fig. 25. — Schéma du réducteur de potentiel.

le circuit d'utilisation ira en augmentant progressivement d'après la loi des courants dérivés. On pourra donc ainsi faire croître l'intensité d'une manière très commode. Tel est le principe du rhéostat construit par Gaiffe et connu sous le nom de *réducteur de potentiel* (fig. 25).

Quand on a des galvanisations peu fines à faire, telles que la galvanisation de la région lombaire ou l'application d'un bain électro-lithimé, ou le traitement de l'obésité par des courants galvaniques à haute intensité, cet appareil peut rendre de grands services.

Malgré les variations qui peuvent se produire dans la consommation d'électricité des maisons placées sur le même secteur, l'intensité du courant pris aux bornes du rhéostat réducteur conserve une valeur très suffisamment constante par les applications dont nous venons de parler.

On peut encore, mais le procédé offre moins de sécurité, placer en tension sur le courant provenant des stations centrales un rhéostat à eau, comme un de ceux dont nous nous servons pour nos recherches d'électricité biologique à la Faculté de médecine : c'est un rhéostat (fig. 26) constitué par une éprouvette à dessécher les gaz, au fond de laquelle on place du coke concassé qui recouvre un gros crayon de charbon C muni d'une borne. Un autre gros charbon C' de lampe à arc terminé par de la soie de verre est mobile et est fixé à l'extrémité d'un lien inextensible portant un contrepoids P. Dans l'éprouvette on place de l'eau surmontée d'une couche de vaseline. On a soin de relier le charbon inférieur C au pôle positif de la canalisation à cause des actions électrolyques très vives à ce pôle.

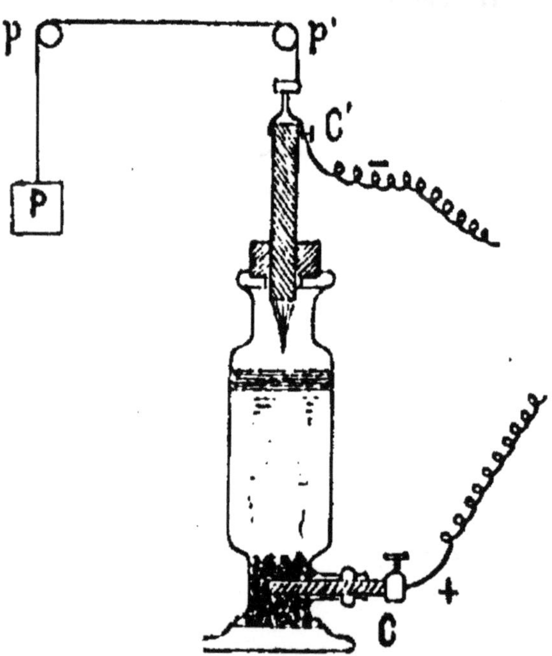

Fig. 26. — Rhéostat de l'auteur.

A mesure que l'on fait plonger le charbon dans le liquide, on voit l'intensité partie de zéro s'élever peu à peu jusqu'à la valeur voulue. De même en retirant le charbon C' de l'eau, le courant reprend une valeur nulle sans variation brusque.

L'utilisation directe du courant ne vaut évidemment pas l'usage d'une bonne batterie d'accumulateurs ou de piles : la sécurité est assurément moins grande. Cependant les inconvénients et les dangers que cette utilisation du courant industriel peut faire courir aux patients ont été certainement exagérés.

Entre les mains d'un médecin prudent, le courant continu des stations centrales sérieuses, des stations ne renversant pas le sens du courant et n'interrompant pas brusquement le circuit, pourra fournir d'excellents résultats dans les galvanisations demandant de fortes intensités et portant sur des régions du corps éloignées de la tête.

Article II. — VOLTAISATION SINUSOIDALE.

On appelle ainsi l'application des courants sinusoïdaux au corps de l'homme. Le nom de *voltaïsation sinusoïdale* a été créé par M. le professeur d'Arsonval qui a introduit ces courants en électrothérapie.

Nous avons déjà dit ce qu'on entend par *courant sinusoïdal* : c'est un courant alternatif, dont la valeur de la force électromotrice est, à un moment donné, exprimée par l'équation

$$e = \mathrm{E} \sin. 2\pi . \frac{t}{\mathrm{T}} .$$

Ainsi à un moment quelconque t, la force électromotrice e du courant sinusoïdal est l'ordonnée élevée en ce point t, et dont l'expression algébrique vient d'être indiquée.

Ce courant varie régulièrement : nous avons déjà dit que c'était la forme la plus simple des courants alternatifs; en effet, ce courant (fig. 27) part de zéro pour atteindre en E un maximum positif, revient peu à peu à zéro, en B, pour croître dans le sens négatif jusqu'en E' et revenir à zéro, en C, et ainsi de suite.

Comme on le voit, les quantités d'électricité (c'est-à-dire les aires AEB et BE'C) sont égales et de sens contraire.

Le temps que met le courant pour effectuer la double courbe, de A en C, s'appelle la *période* T du courant sinusoïdal. Le nombre de périodes par seconde est ce qu'on nomme la *fréquence* du courant.

Lorsque le courant est appliqué à l'organisme, il y a deux excitations par période; par suite, le mot fréquence se conçoit

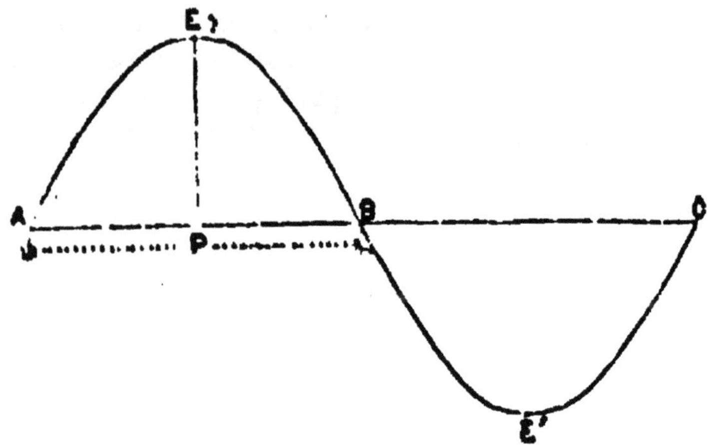

Fig. 27. — Courant sinusoïdal.

mieux si on le définit, comme M. d'Arsonval, le nombre *d'excitations* par seconde.

Voyons par quels appareils on peut arriver à obtenir des courants sinusoïdaux. Il faut que la force électromotrice, partie de zéro, aille en croissant régulièrement, puis décroisse jusqu'à zéro, et enfin, que la même variation se reproduise, mais en sens inverse. La première idée qui se présente à l'esprit, c'est d'employer une machine magnéto-électrique de Clarke par exemple; mais ainsi que M. d'Arsonval l'a montré expérimentalement, la variation de la force électromotrice induite, ne se fait pas du tout suivant une sinusoïde.

1° **Machine dynamo du professeur d'Arsonval.** — C'est M. d'Arsonval qui a surtout étudié le moyen pratique d'obtenir ces courants; il avait d'abord modifié la machine Pixii. Deux bobines induites étaient placées devant un aimant permanent servant d'inducteur, lui-même animé d'un mouvement de rotation. Cet aimant est circulaire et formé de disques d'acier fixés les uns sur les autres, les pôles étant sur les extrémités d'un même diamètre.

Mais, plus récemment, l'éminent professeur du Collège de France a modifié le procédé d'obtention de ces courants et

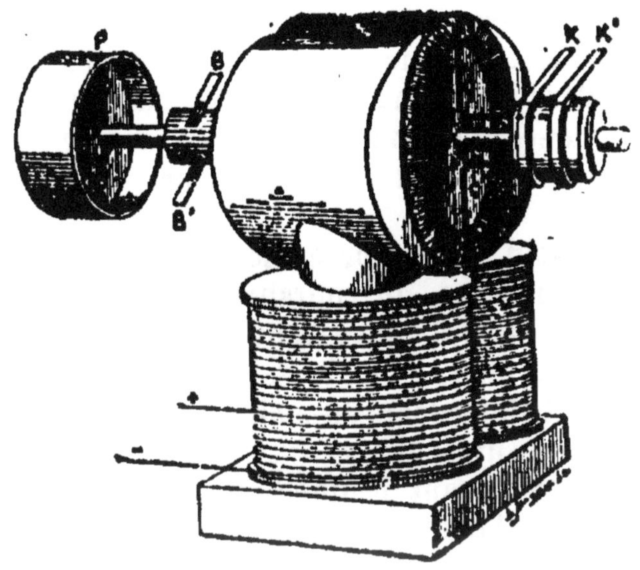

Fig. 28. — Machine dynamo à courants sinusoïdaux.

voici la machine la plus pratique pour la voltaïsation sinusoïdale (fig. 28).

Soit CC' un anneau de Gramme portant, d'un côté de l'axe, le collecteur ordinaire avec ses balais B,B' et de l'autre côté deux bagues métalliques isolées, communiquant respectivement avec chaque moitié de l'anneau par deux prises de courant situées sur l'induit à 180°.

L'anneau tourne dans un champ magnétique créé par un courant indépendant traversant l'inducteur par les fils marqués + et —.

Si l'on met l'anneau en mouvement par une force mécanique extérieure, on recueillera aux balais B,B' un courant continu et aux frotteurs K,K' un courant alternatif sinusoïdal.

En plaçant sur l'axe un indicateur de vitesse, on connaît à chaque instant la fréquence du courant. Quant à la force électromotrice maxima, elle est donnée tout aussi simplement, et d'une manière continue, par un voltmètre ordinaire à courant continu relié aux deux balais B,B'.

On fait varier la fréquence en changeant la vitesse de rotation, et la force électromotrice en modifiant le champ magnétique créé par l'électro-aimant. Le voltmètre donne aussitôt la valeur de l'ordonnée maxima et l'indicateur de vitesse (fig. 20) la fréquence. Les deux éléments du courant sont donc connus à chaque instant et l'on peut leur donner la valeur désirée.

Point n'est besoin d'une force mécanique extérieure pour faire, avec cette machine, du courant sinusoïdal; en effet, si l'on amène aux balais B,B' un courant continu provenant d'une source quelconque, piles, ligne d'éclairage, etc., on recueillera en KK' un courant sinusoïdal. On a ainsi un véritable moteur dynamo à courants sinusoïdaux.

Dans le cas où le courant destiné à mouvoir l'anneau est un courant à 110 volts, il faudra intercaler un rhéostat convenable pour obtenir un courant dont on pourra faire varier à volonté la période et la force électromotrice maxima.

Pour appliquer le courant sinusoïdal, on le fait arriver au corps du malade, soit à l'aide de l'eau d'une baignoire (bain hydro-électrique), soit à l'aide d'électrodes à applications locales.

2° **Courants polyphasés.** — On entend par courants polyphasés des courants alternatifs présentant entre eux une *différence de phase* ou un *décalage* d'une fraction de période.

Si l'on considère deux courants ayant une différence d'un quart de période, le premier est en retard d'un quart de période sur le second; l'on peut comprendre ce qui se passe en examinant le cas de deux pendules ayant même longueur : si l'on écarte ces deux pendules de leur position d'équilibre et que l'on abandonne le second au moment où le premier passe par la verticale, on dira que ces deux pendules présentent une différence de phase ou un décalage d'un quart de période; le second est en retard sur le premier d'un quart de période.

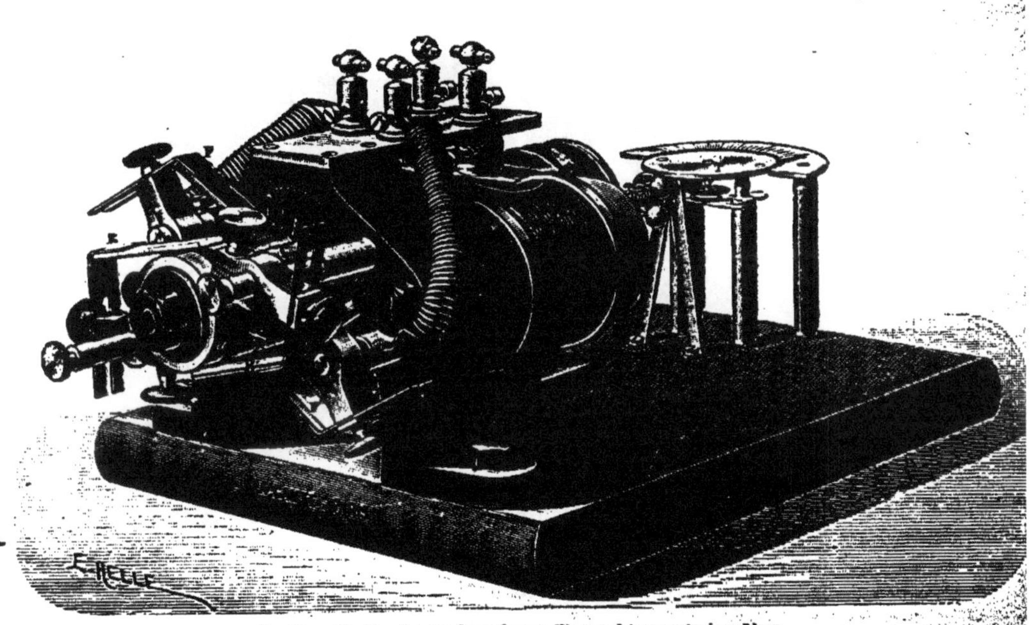

Fig. 29. — Machine dynamo du professeur d'Arsonval à courants sinusoïdaux.

Pour obtenir des courants sinusoïdaux, nous avons vu que l'anneau de Gramme avait été partagé en deux parties égales ; on obtiendra des courants *triphasés*, en le partageant en trois parties égales, chacune d'elles communiquant à un frotteur (fig. 31).

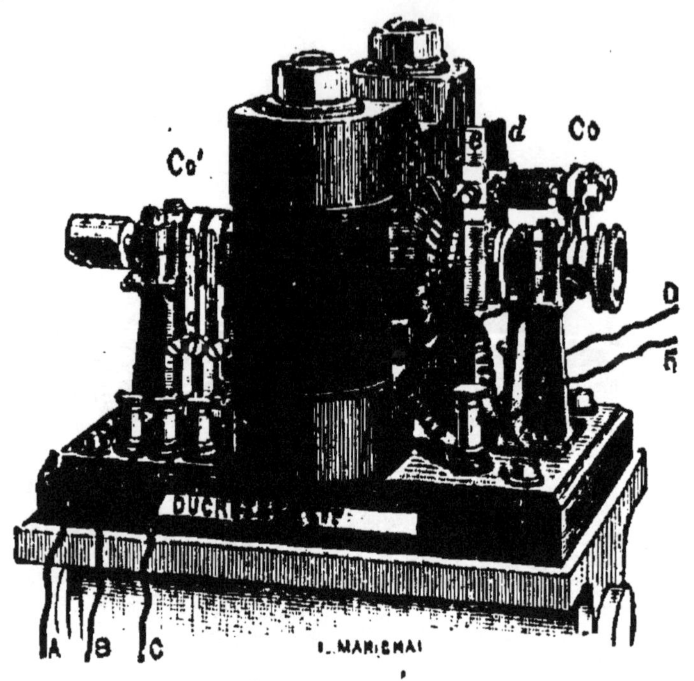

Fig. 30. — Machine à courants triphasés (Ducretet).

Pour appliquer ces courants triphasés à l'organisme, il est nécessaire qu'il y ait autant d'électrodes qu'il y a de frotteurs ; trois, dans ce cas.

M. d'Arsonval a commencé à étudier ces courants : il a trouvé qu'ils donnent des résultats de massage très curieux ; ils permettent également de trouver très simplement comment les courants se répartissent dans l'organisme.

Avec la machine décrite précédemment, on peut mesurer les constantes de ces courants comme celles des courants sinusoïdaux, c'est-à-dire très aisément.

Article III. — FARADISATION.

Les courants faradiques, ainsi nommés parce qu'ils sont dus à des phénomènes d'induction qui furent découverts par Faraday, en 1831, sont bien distincts des courants sinusoïdaux que nous venons d'étudier.

Ils en diffèrent, et par leur forme, et par leurs effets physiologiques. Ce sont bien des courants alternatifs, mais l'onde positive n'est plus semblable à l'onde négative et, de plus, ces deux ondes sont séparées par un certain intervalle.

La force électromotrice du courant de rupture est beaucoup plus grande que la force électromotrice du courant de fermeture; mais les quantités d'électricité qui prennent naissance dans le circuit induit sont égales, et de signes contraires.

§ 1. — Quelques considérations sur les phénomènes d'induction.

Nous verrons bientôt comment il faut expliquer cette forme particulière des courants faradiques, mais il est utile de rap-

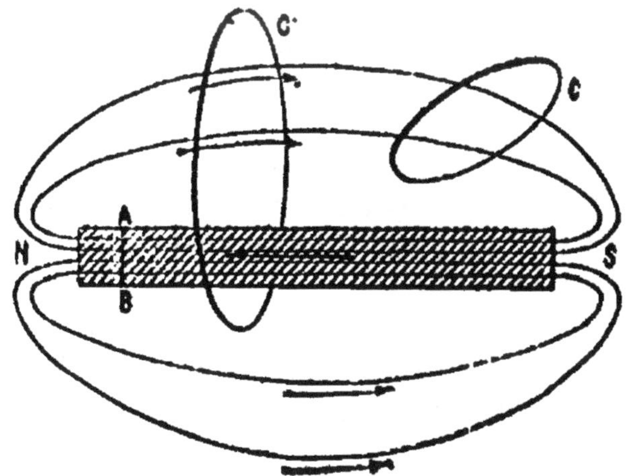

Fig. 31. — Flux d'induction.

peler d'abord quelques principes de l'induction, cette partie si importante de l'électricité.

Considérons une spire C fermée sur elle-même et placée dans un champ magnétique (fig. 31). Supposons que par une cause quelconque le flux qui la traverse vienne à varier, qu'il augmente ou qu'il diminue. L'expérience montre que la conséquence nécessaire de cette variation est l'apparition d'un courant dans la spire.

Un tel courant, engendré par la variation d'un flux d'induction s'appelle, pour cette raison, *courant d'induction* ou *courant induit;* la spire se nomme *l'induit* et le système qui produit le flux variable, *l'inducteur.*

La durée du courant induit est exactement égale à celle de la variation du flux inducteur.

Si on appelle I l'intensité du courant induit et R la résistance de l'induit, on a pour valeur de la force électromotrice d'induction

$$E = R \times I.$$

Si l'induit est formé, non pas d'une seule spire, mais d'une bobine à plusieurs tours, les forces électromotrices induites, dans chaque spire, s'ajoutent.

Voyons maintenant quel est le *sens* du courant induit. Ce sens est donné par la loi de Lenz qu'on peut énoncer ainsi : *Le courant induit a toujours un sens tel qu'il s'oppose à la cause qui le produit.*

1° Force électromotrice moyenne. — On peut connaître, dans certains cas, la valeur de la force électromotrice moyenne d'un courant induit : il faut pour cela savoir la façon dont varie le flux et la valeur de ce flux.

Lorsque ces deux éléments sont donnés, on obtient la valeur de la force électromotrice dans chaque spire en divisant le flux d'induction par le temps en secondes de sa variation et par le nombre 10^8.

Si la bobine a *n* spires induites enroulées autour d'une bobine inductrice, la force électromotrice cherchée est *n* fois plus grande que dans le cas d'une seule spire.

2° Self-induction. — Soit une bobine (fig. 32) parcourue par un courant provenant de la pile P ; d'après ce que nous savons, ce courant engendre à l'intérieur de la bobine un flux d'induction allant de S vers N. Supposons le courant rompu brusquement en A; le flux va disparaître aussi en un temps très court : or, cette variation de flux donne naissance à un courant induit dans la bobine elle-même.

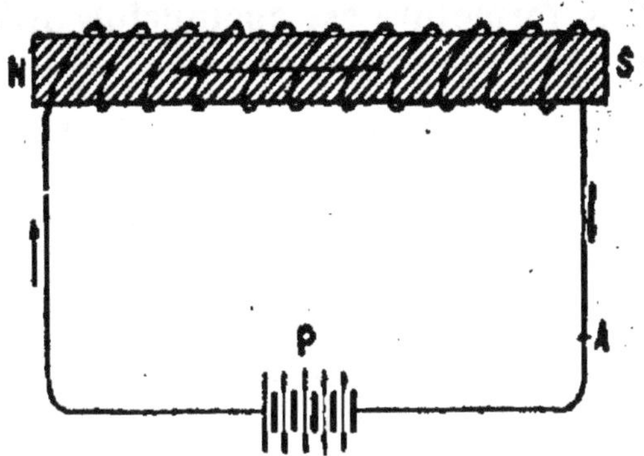

Fig. 32. — Self-induction.

Le sens de ce courant induit est facile à trouver d'après la règle du tire-bouchon : au moment de la rupture, le flux diminue, par conséquent le sens du courant est celui qu'il faut donner au tire-bouchon pour qu'il se déplace dans le sens du flux; ce sens est précisément celui du courant lui-même. La force électromotrice induite s'ajoute donc, au moment de la rupture, à celle du courant qui crée le champ magnétique.

La rapidité de la rupture étant très grande, la force électromotrice induite peut prendre une grande valeur; cette force électromotrice se manifeste habituellement par une étincelle qui prolonge le courant inducteur pendant un temps très court. Cette étincelle s'appelle *étincelle de rupture*.

Si, au lieu de rompre le courant en A, on le fermait brusquement, on verrait par un raisonnement analogue qu'une force électromotrice induite prendrait encore naissance dans la bobine, mais elle serait cette fois dirigée en sens inverse du courant inducteur : la force électromotrice de fermeture tend donc à s'opposer au courant primitif.

Les phénomènes de self-induction, qui rentrent bien dans la loi de Lenz, puisqu'ils s'opposent à la cause qui les produit, sont d'autant plus énergiques que le flux est plus grand : ils seront donc plus intenses pour une bobine munie d'un barreau de fer que pour une bobine sans fer.

Remarquons que la force électromotrice de fermeture s'opposant à l'établissement du courant inducteur, tout se passe comme si pendant cette période d'établissement, la bobine présentait une résistance apparente supérieure à sa résistance réelle : cette manière d'interpréter l'effet de la force électromotrice de fermeture est quelquefois utile.

§ 2. — Principe des bobines d'induction.

Quelle que soit la forme des bobines et des différentes pièces qui composent l'appareil employé, celui-ci est un transformateur à circuit magnétique ouvert. Le rôle d'un transformateur est le suivant : on lui fournit, par exemple, un courant à faible force électromotrice E et à forte intensité I, et il restitue un courant à faible débit I' et à fort voltage E' ; de sorte que (en faisant abstraction des pertes) l'on a

$$E \times I = E' \times I'.$$

Le courant que l'on envoie dans le transformateur s'appelle le *courant primaire ;* le courant induit que l'on recueille s'appelle le *courant secondaire* et les bobines correspondantes portent les mêmes noms.

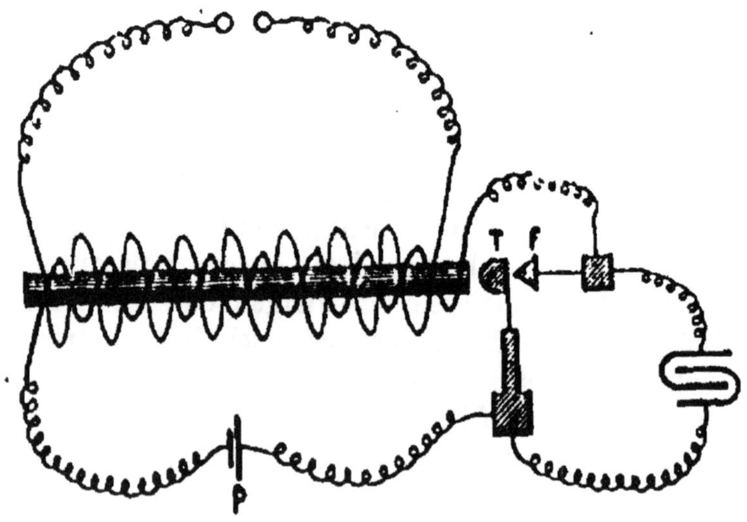

Fig. 33. — Bobine de Ruhmkorff.

Le transformateur qui sert en médecine à la production des

courants faradiques a pour type la bobine de Ruhmkorff (fig. 33).

Elle se compose d'un faisceau de fils de fer, et non pas d'un barreau unique de fer (pour éviter les courants de Foucault), sur lequel sont enroulés le primaire et le secondaire. Un courant, provenant d'une pile P ou d'un accumulateur, traverse le primaire et il est, en un point TF de son circuit, périodiquement interrompu.

Si le primaire était alimenté avec un courant alternatif, l'emploi d'un circuit magnétique ouvert serait très défectueux, tandis qu'en employant les états variables de fermeture et d'ouverture du courant galvanique, la force démagnétisante qui existe dans les circuits ouverts favorise les variations rapides du flux. Si le circuit magnétique était fermé, même avec du fer doux, ces variations seraient réduites à peu de choses, à cause de l'aimantation rémanente, toujours considérable dans les circuits magnétiques fermés.

1° **Interrupteurs.** — Pour interrompre périodiquement le courant fourni au primaire, les appareils employés pour la faradisation portent le plus souvent un trembleur dont la forme peut être quelconque.

Habituellement, il est constitué par une lame élastique fixée à l'une de ses extrémités et terminée par une masse de fer doux qui peut osciller entre une pointe fixe et le faisceau de fer placé à l'intérieur du primaire. L'extrémité de la pointe est platinée, ainsi que la partie de lame qui lui correspond : on diminue ainsi les chances de fusion du métal et la soudure qui en résulte, sous l'influence des étincelles de rupture de l'appareil. Ce trembleur a été imaginé par Neef.

Un autre interrupteur construit par Gaiffe se compose d'une lame de fer mobile autour d'un axe horizontal que soutiennent deux montants verticaux : au repos, la lame repose sur l'une des branches d'un levier coudé que l'on peut faire tourner autour d'un axe horizontal. En faisant varier la position du levier, on fait varier l'excursion de la lame et on obtient un nombre variable d'interruptions.

2° **Utilité du condensateur de Fizeau.** — Quel que soit l'interrupteur employé, on observe, au moment de la rupture du courant primaire, une étincelle entre les contacts de l'interrupteur. Ces étincelles de rupture qui sont dues, comme nous le savons, à la self-induction de la bobine primaire, doivent être évitées pour deux causes : la première est d'ordre physique, la seconde d'ordre biologique. Disons de suite que les inconvénients dont nous voulons parler sont supprimés par l'addition d'un condensateur placé en dérivation de part et d'autre de l'interrupteur, comme l'a fait, le premier, Fizeau.

A la rupture, les étincelles sont plus énergiques que celles

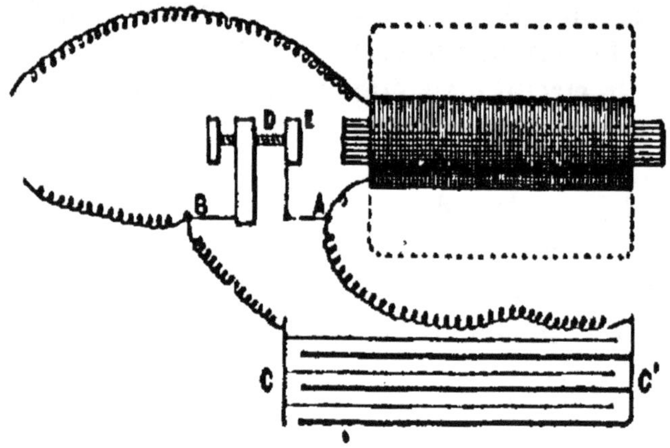

Fig. 34. — Bobine d'induction munie d'un condensateur.

qui seraient fournies par le courant inducteur seul; cette augmentation d'étendue de l'étincelle prolonge la durée du courant qui ne cesse qu'avec l'étincelle même. Il y a donc, non pas interruption brusque, mais diminution d'intensité du courant primaire avant la cessation.

Outre que l'action inductrice est moins énergique, la désaimantation du fer doux est moins brusque.

Lorsqu'un condensateur est adjoint à une bobine d'induction (fig. 34), les connexions étant en A et B, le courant dû à la self-induction charge le condensateur CC'. Mais, aussitôt, la décharge du condensateur a lieu par le fil de la bobine primaire et la pile; ce courant de décharge a un sens inverse à celui du courant primaire et désaimante instantanément le faisceau de fer doux :

le courant induit est donc de plus courte durée et, par conséquent, plus intense.

Une autre conséquence heureuse de l'emploi du condensateur de Fizeau, c'est de rendre les vibrations du trembleur bien régulières; ce que l'on reconnait à la régularité du son rendu par ce trembleur.

Au point de vue physiologique, l'adjonction d'un condensateur est également importante. La sensation que produit le courant faradique provenant d'une bobine donnée est bien différente, suivant que cette bobine est munie ou non d'un condensateur.

Il est facile de constater cette différence de sensation, en cherchant, à l'aide d'un rhéostat gradué, le moment d'apparition de la sensation, dans chaque cas.

L'expérience physiologique permet même (1) de choisir parmi les condensateurs celui dont la capacité convient le mieux pour un appareil faradique donné. Il suffit de prendre plusieurs condensateurs et de les essayer sur une même bobine; on verra que la sensation cutanée minima apparait pour des positions différentes du rhéostat, et qu'il existe une certaine capacité, à déterminer par l'expérience, ni trop forte, ni trop faible, qui donne au courant faradique des qualités qu'il n'a pas avec d'autres capacités. C'est ce condensateur-là qui doit être adjoint à une bobine destinée aux usages électrothérapiques.

§ 3. — Forme du courant faradique.

Supposons une bobine d'induction, munie de son condensateur, et demandons-nous, maintenant que nous avons vu comment s'engendre le courant faradique, s'il n'est pas possible de préciser la *forme* de ce courant.

Déjà nous avons dit que les quantités d'électricité qui correspondent aux deux ondes induites, de fermeture et de rupture, sont égales.

(1) H. Bordier, *De la sensibilité électrique de la peau*, Paris 1896.

D'après Blaserna, la durée respective de ces deux ondes est la suivante :

Courant induit de rupture	0s,00027
Courant induit de fermeture	0s,00048

Ces données numériques, dont il faut voir plutôt l'ordre de grandeur que la valeur absolue, nous permettent de représenter graphiquement la forme des courants faradiques et de voir qu'un certain intervalle sépare chaque onde induite.

Supposons un trembleur effectuant par exemple deux cents interruptions par seconde, ce qui est un nombre rarement atteint dans la pratique électrothérapique. Le temps qui s'écoule

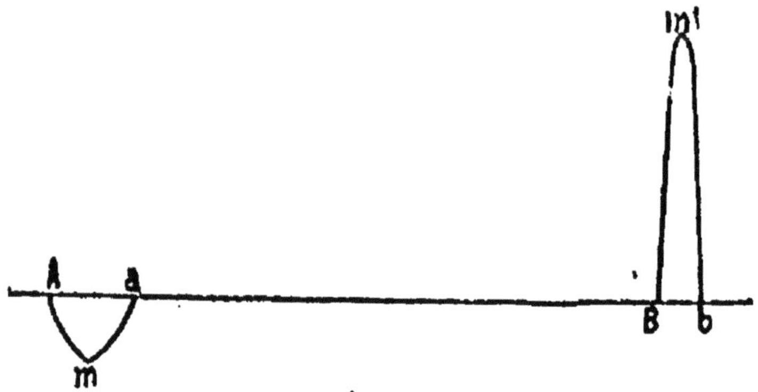

Fig. 35. — Forme du courant faradique.

entre le moment précis où une fermeture commence, et celui où une rupture a lieu, est de $\frac{1}{200}$ de seconde; entre une rupture et la fermeture suivante, il y a de même un intervalle de $\frac{1}{200}$ de seconde.

Prenons sur une droite (fig. 35) des points équidistants A, B, C... et représentant $\frac{1}{200}$ de seconde ou 0s,005. En A, commence un courant induit de fermeture ; en B, un courant de rupture, et ainsi de suite ; cherchons maintenant où se trouve la fin respective de chacun de ces courants.

Le courant de fermeture dure $0^s,00048$, c'est-à-dire à peu près $\frac{1}{10}$ du temps AB, soit A*a*; ce courant commence en A et finit en *a*. *De a jusqu'en B, il n'y a pas de courant.*

En B, commence le courant de rupture : sa durée est de $0^s,00027$, c'est-à-dire à peu près $\frac{1}{20}$ de l'espace BC, soit B*b*; de même pour les suivants.

Nous pouvons maintenant figurer par des courbes à chaque courant induit. Soit A*ma* l'onde de fermeture; l'onde de rupture a pour abscisse B*b*, quant à son ordonnée, elle doit être telle, ainsi que nous le savons, que sa surface soit égale à A*ma*; nous obtenons ainsi B*m'b*, etc.

On voit combien le courant faradique a une forme particu-

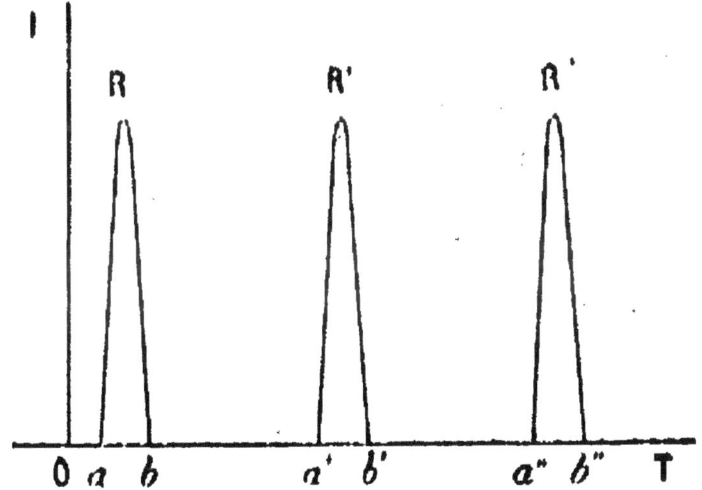

Fig. 36. — Ondes induites de rupture.

lière : la fin d'une onde est séparée du commencement de la suivante par un intervalle considérable; dans le courant sinusoïdal, au contraire, ces deux points sont confondus.

On conçoit aussi combien doivent être différents les effets physiologiques et thérapeutiques de ces deux catégories de courants alternatifs. L'excitation, dans le courant faradique, arrive brusquement, au lieu de se faire lentement et progressivement. Bien plus, si l'on admet, avec la plupart des électrophysiologistes, que le courant induit de fermeture est négligeable, à cause de ses effets très peu marqués sur les éléments contractiles du muscle, le courant faradique se réduit aux seules ondes de rupture $a R b$, $a' R' b'$, $a'' R'' b''$... séparées les unes des autres par un intervalle relativement très grand et qui varie avec la rapidité du trembleur de la bobine (fig. 36).

La propriété caractéristique des courants faradiques est donc de produire brusquement et par saccades les différentes excitations, motrices et sensitives.

§ 4. — Choix d'une bobine d'induction.

Une question qui est d'une haute importance pratique et qu'il faut se poser est la suivante : quel est le meilleur appareil faradique à employer pour les besoins courants de l'électrothérapie ?

Le Congrès des électriciens a recommandé, en 1881, l'emploi d'une bobine normale actionnée par un élément Daniell : les dimensions des bobines et des fils de cet appareil faradique sont les suivantes :

1° Bobine primaire :

Longueur de la bobine	88 millimètres
Diamètre —	36 —
Grosseur du fil	1 —
Résistance du fil	1,41 ohm (300 tours et 4 couches).

2° Bobine secondaire

Longueur de la bobine	63 millimètres.
Diamètre —	65 —
Grosseur du fil	0,23 —
Résistance du fil	282,9 ohms (5000 tours et 28 couches).

Une telle bobine est loin de répondre à tous les usages thérapeutiques : les dimensions des bobines sont bonnes, mais le fil de la bobine secondaire est trop fin et trop long, par conséquent trop résistant ; de plus, le nombre d'interruptions n'est pas indiqué. Un tel appareil serait bien fait pour agir sur la sensibilité, dans le traitement de certaines anesthésies.

Pour formuler d'un seul mot les critiques qui s'adressent à

un appareil construit dans les conditions ci-dessus, nous dirons qu'il donne trop de tension et pas assez de quantité.

Il ne faut pas oublier en effet que les courants faradiques sont surtout employés pour agir sur la contractilité musculaire et que celle-ci doit être provoquée avec le minimum de douleur possible.

Pour arriver à ce but, trois conditions doivent être remplies :

1° L'interrupteur ne doit pas effectuer un trop grand nombre de vibrations : 40 à 60 par seconde sont plus que suffisantes pour produire la tétanisation des muscles ; ce nombre est une limite supérieure.

2° Le fil de la bobine induite doit être gros, et non pas fin : avec une bobine primaire telle que celle conseillée par le Congrès des électriciens, le fil secondaire doit avoir un diamètre de 1mm,2 à 1mm,3 et une longueur suffisante pour que l'enroulement présente un nombre de spires assez considérable.

Si on désigne par e et E les forces électromotrices des courants inducteur et induit, par n_1 et n_2 les nombres des spires des deux courants, primaire et secondaire, on a

$$\frac{e}{E} = \frac{n_1}{n_2}.$$

Le rapport $\frac{n_1}{n_2}$ est le coefficient de transformation de la bobine. En enroulant le fil secondaire suivant un nombre de spires plus grand que celui formant l'inducteur, E est forcément plus grand que e, la force électromotrice du courant induit est plus élevée que celle du courant primaire. C'est donc une erreur de croire qu'il n'y aurait aucun avantage à prendre un fil de 1mm,2 à 1mm,3 comme fil induit, ainsi que le disent certains traités d'électrothérapie.

C'est surtout dans le choix du fil de la bobine secondaire que réside le moyen d'obtenir de bonnes contractions musculaires sans faire souffrir le patient (1).

3° L'appareil doit être muni du condensateur de Fizeau

(1) Bordier, *Congrès de l'Assoc. franç. pour l'avancement des sciences*, Tunis, 1897.

placé, comme nous l'avons vu déjà, en dérivation de part et d'autre du trembleur, sur le courant primaire. La capacité de ce condensateur ne doit pas être quelconque, si l'on veut obtenir l'effet sensitif le plus faible possible ; nous avons dit plus haut la façon de déterminer la capacité *optima*. Dans le cas de l'appareil considéré, une capacité d'un microfarad convient parfaitement.

Quelle source d'électricité galvanique doit-on employer pour actionner la bobine primaire? Ce qu'il faut fournir, ce n'est pas surtout de la tension, mais bien de la quantité.

On arrivera à alimenter très commodément une bobine médicale à l'aide d'un ou mieux de deux accumulateurs associés en tension. La charge de ces accumulateurs pourra être faite au moyen du courant d'éclairage : il suffit en effet de placer ces accumulateurs dans le circuit d'une lampe de 10 à 16 bougies. Chaque fois que la lampe sera allumée, il passera $\frac{1}{2}$ à $\frac{2}{3}$ d'ampère. Si l'on choisit la lampe qui sert le plus souvent, la charge des accumulateurs se fera continuellement et sans qu'il soit besoin de s'en occuper.

Il est bon de posséder au moins une seconde bobine induite, pour les cas où l'on veut agir énergiquement sur les nerfs sensitifs : on pourra prendre alors une bobine construite comme celle indiquée par le Congrès des électriciens, avec un fil de $0^{mm},25$ de diamètre et formant 5000 spires.

Voilà examinées et résolues les principales questions pratiques de la faradisation.

Ce qui précède contient évidemment implicitement la critique de tous ces petits appareils d'induction qui sont répandus à profusion dans le commerce et qui se trouvent dans les cabinets de beaucoup de médecins ! Ces bobines doivent être exclues d'*une manière absolue* du matériel électrothérapique, et réservées aux industriels des foires publiques !

Si Duchenne (de Boulogne) obtenait de si brillants résultats, c'est à « la puissance de son appareil » qu'il le devait : combien de fois ne le proclame-t-il pas (1) !

(1) DUCHENNE (de Boulogne), *De l'électrisation localisée.*

Il ne faut donc pas s'étonner de voir souvent l'application de la faradisation, faite avec ces petits appareils, être suivie de résultats bien peu encourageants et souvent refusée par les malades.

Ce qu'il faut savoir, ce que nous ne saurions assez répéter, c'est que ce n'est pas la méthode elle-même qui, la plupart du temps, est défectueuse, mais bien l'appareil qui a été employé. Il est regrettable que beaucoup de médecins jugent de la valeur de la faradisation, ou de toute autre forme de l'électricité, après l'avoir essayée sur des malades avec des appareils qui ne peuvent produire que de la douleur !

Article IV. — GALVANOFARADISATION.

Elle consiste à faire traverser une partie du corps du malade, à la fois par du courant galvanique et par du courant faradique, ces deux formes de courant étant amenées aux mêmes électrodes. Pour produire la galvanofaradisation, on introduit la bobine induite dans le circuit du courant galvanique. En choisissant convenablement l'énergie de la source galvanique, un seul rhéostat suffit à régler le courant galvanofaradique.

Quelle est la forme du courant galvanofaradique ? Pour arriver à l'établir, remarquons d'abord que ce sont les ondes induites de rupture qui agissent surtout dans le courant faradique : nous avons vu qu'une bobine secondaire possède, à cause de cette prédominance, une anode et une cathode, comme la source de courant galvanique.

Il y a donc à considérer deux cas : celui où la bobine est placée *en tension* dans le courant galvanique et celui où elle est placée *en opposition*.

La forme du courant galvanofaradique est très différente dans les deux cas.

Dans le premier cas, les forces électromotrices des deux courants composants s'ajoutent et la forme peut être représentée par la courbe, figure 37. Le courant résultant a donc une tension égale à la somme de celles des deux courants; en outre, la quantité d'électricité mise en jeu est beaucoup plus grande qu'avec le seul courant faradique. Pour ces deux raisons, les effets de la galvanofaradisation seront plus intenses que ceux de la faradisation, tout en étant du même ordre.

Dans le second cas, le pôle positif du courant galvanique au lieu d'être relié à la cathode de la bobine, comme précédem-

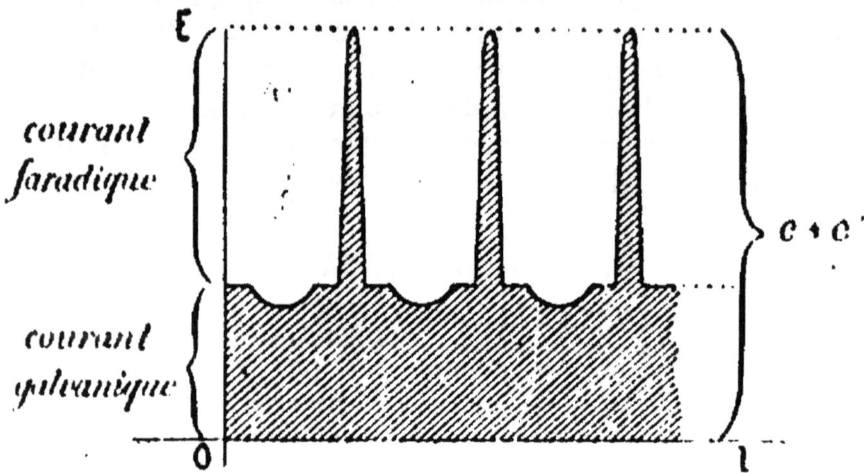

Fig. 37. — Forme du courant galvanofaradique, premier cas.

ment, est relié à l'anode : les deux sources sont donc ici en opposition.

Aussi la forme va être tout autre (fig. 38) : les forces électromotrices en effet se retranchent l'une de l'autre, si bien que la tension du courant galvanofaradique est, dans ce cas, égale à la différence de celles des deux courants composants. Mais il faut remarquer que, même en admettant que ces tensions soient égales, la force électromotrice du courant ne sera pas nulle constamment. Quand le courant faradique passera par l'ordonnée zéro, à la fin de chaque onde de rupture (les seules à considérer), le courant résultant aura une force électromotrice qui ira en croissant à ce moment-là et dont l'ordonnée maxima sera égale à celle du courant galvanique augmentée de la force électromotrice de l'onde induite de fermeture. Le courant résultant sera donc légèrement ondulatoire.

On comprend facilement combien les effets produits par la seconde disposition seront plus faibles que ceux de la première. Il faudra donc faire bien attention aux connexions à établir pour obtenir le courant galvanofaradique, sous peine de voir les excitations produites diminuer dans de très grandes proportions.

La galvanofaradisation est souvent utile en électrothérapie :

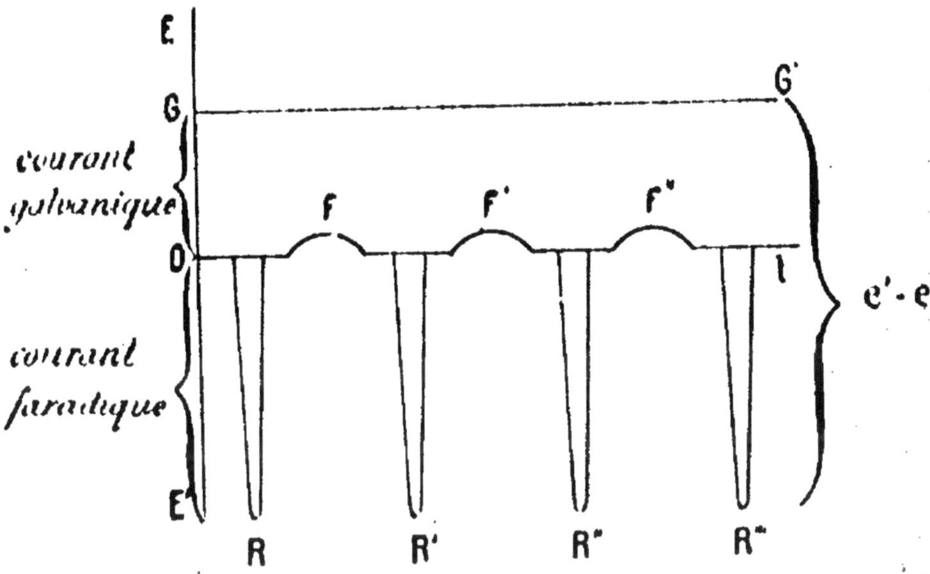

Fig. 38. — Courant galvanofaradique, deuxième cas.

elle fait contracter fortement les muscles, pendant qu'une quantité d'électricité, variable à volonté, traverse le segment du corps soumis à l'électrisation.

La sensation éprouvée, au niveau des électrodes, est bien différente de celle que produit chaque courant séparément; c'est la sensation du courant faradique qui domine, mais avec quelque chose de profond : on sent qu'il y a plus que de la tension et que l'énergie que ce courant galvanofaradique met en jeu est beaucoup plus grande que celle du courant faradique seul.

Article V. — FRANKLINISATION.

La franklinisation est l'application de l'électricité statique au corps de l'homme, dans un but thérapeutique. Comme son nom l'indique, c'est en souvenir de celui qui a, l'un des premiers étudié les phénomènes de l'électricité statique, que cette méthode a été appelée *franklinisation*.

C'est la forme de l'énergie électrique qui, la première, a été connue et qui, par conséquent, a été essayée la première sur le corps humain. Elle fut tour à tour employée comme une panacée universelle, puis délaissée ; il ne faut pas remonter bien loin pour la trouver condamnée. C'est ainsi que Duchenne (de Boulogne) a pu écrire (1) que « sa vertu thérapeutique est aussi peu appréciable que son action physiologique ». Il faut croire que ce grand observateur avait négligé d'examiner les résultats et les procédés de l'électricité statique pour ne s'occuper exclusivement que de la faradisation !

Cependant Duchenne n'a pas toujours été aussi ennemi de la franklinisation qu'il veut bien le dire, car il écrit plus loin : « L'électricité statique a guéri des chorées ou danses de Saint-Guy et un assez grand nombre d'affections nerveuses et paralytiques. »

Aujourd'hui, la franklinisation tient une grande place, bien méritée d'ailleurs, en électrothérapie.

La franklinisation comprend plusieurs modes d'application qui jouissent de propriétés physiologiques et thérapeutiques bien distinctes. Ces modes sont :

1° L'étincelle statique ;

2° La friction électrique ;

2° L'aigrette ;

4° Le souffle électrique ;

5° La douche statique ;

6° Le bain statique.

Nous étudierons ces six modes d'électrisation, mais, avant, nous devons indiquer le moyen de produire l'énergie électrostatique et choisir parmi les moyens nombreux qui existent, celui qui est le plus avantageux pour un médecin.

(1) Duchenne (de Boulogne), *loc. cit.*

§ 1. — Forme du courant dans la franklinisation.

Cherchons d'abord à connaître la forme du courant électrique que peut fournir une source d'électricité statique.

Deux cas sont à considérer : 1° le cas où la décharge a lieu par étincelles; 2° le cas où elle a lieu par aigrette ou par souffle.

1. *Décharge par étincelles.* — Lorsque deux conducteurs sont à des potentiels très élevés et très différents, par exemple les deux boules polaires d'une machine statique en marche, il tend à se faire entre eux un équilibre de potentiel : celui-ci aura lieu lorsque la différence de potentiel sera assez grande, ou la distance des deux conducteurs assez faible, pour que la résistance de l'air interposé puisse être vaincue.

A ce moment se produit une étincelle qui jaillit entre les deux conducteurs avec un bruit éclatant; cette étincelle est le résultat de la décharge disruptive et sa trajectoire représente le circuit qu'a suivi le courant entre les deux corps. Considérons un conducteur (la boule polaire d'une machine) porté à un potentiel suffisant pour qu'une étincelle jaillisse si on approche un corps relié au sol; après la décharge, les deux conducteurs sont au potentiel zéro. La différence de potentiel aura donc varié d'une certaine valeur V à zéro, pendant un temps t extrêmement court. En sorte que si on prend un point A dont l'ordonnée représente le potentiel du conducteur électrisé et que l'on porte à droite du pied de la perpendiculaire AP une distance très petite, PB, sur l'axe des temps, la droite AB sera la forme de la décharge qui constitue l'étincelle (fig. 39).

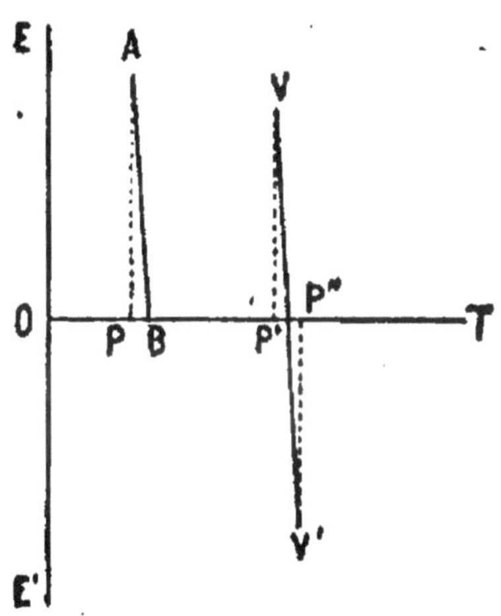

Fig. 39. — Décharge disruptive.

Si les deux conducteurs en présence étaient à des potentiels V et V_1, de signes contraires, on prendrait des points V et V', positif et négatif, dont les ordonnées seraient proportionnelles aux potentiels V_1 et V_2, mais distantes l'une de l'autre d'une quantité P' P" très petite. La forme du courant est alors VV'.

La valeur du temps PB, ou P'P", varie de 20 à 50 millionièmes de seconde, d'après les travaux de MM. Lucas et Cazin.

2° *Décharge par aigrette.* — L'équilibre électrique entre deux conducteurs électrisés peut se faire moins bruyamment : il suffit, pour cela, d'armer l'un d'eux de pointes plus ou moins aiguës ; il n'y aura plus alors d'étincelle, mais bien un bruissement particulier que l'on nomme *l'aigrette électrique.*

La décharge n'est plus brusque : elle se fait d'une façon continue et le conducteur, terminé en pointe, présente une lueur violacée. La forme de cette décharge disruptive diffère donc de celle du courant produit par l'étincelle, en ce que le temps est beaucoup plus grand : le courant n'est plus instantané.

§ 2. — Machines électrostatiques.

Ayant étudié les deux manières dont un conducteur relié à une source d'électricité statique peut être déchargé, nous devons maintenant considérer la source elle-même.

C'est en 1670 qu'Otto de Guéricke imagina sa machine statique à boule de soufre, et ce n'est qu'en 1768 que Ramsden construisit une machine à plateau de verre. Mais avant le perfectionnement de ce dernier, l'abbé Nollet, en 1734, avait pu tirer de son collaborateur Dufay, « la première étincelle qui soit sortie du corps humain ». Celui-ci avait été suspendu à l'aide de cordons de soie, puis frappé avec une peau de chat.

C'est à partir de la construction de cette sorte de machine, faite avec le corps humain lui-même, que les essais d'électrothérapie commencèrent.

Depuis Ramsden, les modèles de machines ont été en se multipliant et il n'entre pas dans le cadre de cet ouvrage d'en faire une description détaillée.

Les machines statiques se divisent en deux classes :

1° Celles où l'espace n'est pas modifié, et où c'est le frottement d'un corps mauvais conducteur qui est utilisé ;

2° Celles où il y a création d'un champ électrique, et où les phénomènes d'influence servent seuls à faire la transformation de l'énergie mécanique en énergie électrique.

On peut immédiatement éliminer la première catégorie de ces machines, comme non utilisables pour les besoins de l'électrothérapie et cela, pour deux raisons principales : 1° elles demandent une dépense considérable d'énergie mécanique provenant des frottements à vaincre ; ces frottements ont lieu au moyen de coussinets maintenus contre le plateau de verre à l'aide de deux ressorts ; il serait par conséquent très difficile et très dispendieux d'animer ces machines avec un moteur électrique, qui est si commode surtout aujourd'hui que l'on a le courant industriel à sa disposition ; 2° le débit de ces machines est trop faible pour permettre d'obtenir de bons résultats thérapeutiques.

Nous laisserons donc de côté toute cette classe de machines à frottement pour ne considérer que les machines dites *à influence.*

Ces machines produisent des différences de potentiel considérables qui nécessitent un isolement très soigné des corps bons conducteurs qui entrent dans leur construction.

Deux parties essentielles entrent dans toute machine à influence :

1° Un système créateur du champ électrostatique ;

2° Un système utilisant ce champ.

Le type de ces machines est l'électrophore de Volta dont la théorie doit être connue du lecteur.

Parmi les machines pratiques à influence, nous citerons celles de Carré, de Holtz, de Voss, de Wimshurst avec et sans secteurs. Mais, nous plaçant à un point de vue essentiellement pratique, nous devons encore faire un choix.

La machine de Carré est évidemment une bonne machine ; elle débite beaucoup et donne un potentiel très élevé ; elle a seulement l'inconvénient des machines à frottement, c'est-à-dire de demander beaucoup de travail mécanique pour vaincre la résistance opposée par les coussinets de la plaque de verre. De plus, elle est assez sensible à l'humidité et ne peut pas fonctionner par tous les temps.

La machine de Holtz n'a pas les mêmes inconvénients au point de vue de la dépense d'énergie mécanique ; mais elle en a un autre bien gênant pour un médecin : c'est la difficulté de son amorçage.

1° Conditions que doit remplir une machine médicale. — Nous sommes ainsi ramenés aux trois machines de Voss, de Wimshurst avec ou sans secteurs qui satisfont le mieux aux conditions que doit remplir une bonne machine statique médicale.

Quelles sont ces conditions ? — 1° Une bonne machine statique doit pouvoir fonctionner à tout moment : elle ne doit donc pas être sensible aux variations de l'état hygrométrique de l'air ambiant; 2° elle ne doit pas exiger une forte dépense d'énergie mécanique ; 3° elle doit avoir un grand débit et porter ses conducteurs à un haut potentiel.

Comme nous l'avons dit déjà, le meilleur moyen de mettre en mouvement une machine destinée à la franklinisation consiste à utiliser le courant industriel des stations centrales à l'aide d'une dynamo servant de moteur. Le malade peut ainsi être seul en présence du médecin, et, de plus, on est maître, en manœuvrant convenablement un rhéostat, de donner à la machine telle vitesse que l'on désire, ce qui est moins aisé lorsqu'on utilise l'énergie musculaire d'un domestique, pour tourner la manivelle de la machine.

Ces conditions sont bien remplies dans les trois machines citées plus haut. Mais il ne faut jamais perdre de vue que les effets thérapeutiques produits par la franklinisation, comme d'ailleurs par les autres modes d'électrisation, dépendent de la quantité d'énergie électrique appliquée au malade. On doit donc chercher à augmenter le débit autant que possible, et à obtenir des étincelles qui, quoique longues, ne soient pas microscopiques comme épaisseur, la machine n'étant pas pourvue de ses condensateurs.

C'est pour cette raison que nous donnons la préférence à la machine de Wimshurst.

Nous croyons être utile au lecteur en donnant la théorie de cette machine qui se trouve mal indiquée dans les auteurs.

2° Machine de Wimshurst sans secteurs. — Nous commencerons par la machine de Wimshurst sans secteurs, qu'on peut appeler aussi machine Truchot-Bonetti. Supposons le cas où la machine est formée de 2 cylindres d'ébonite (fig. 42) pour la commodité de la figure : soit en CC', et C_1 C'_1, les conducteurs

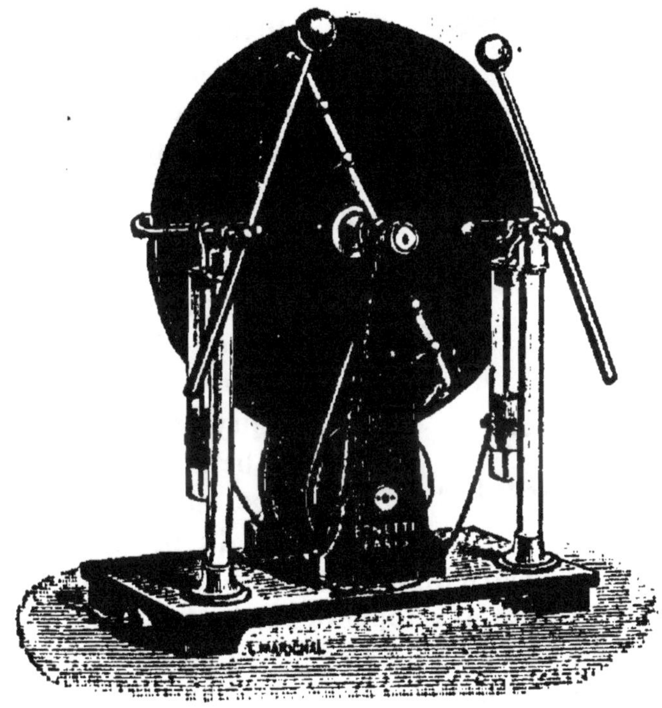

Fig. 40. — Machine de Wimshurst sans secteurs.

diamétraux munis de balais multiples, en P et P' les peignes; enfin, A et B les collecteurs de la machine.

Pour amorcer la machine, il suffit d'appliquer le doigt sec ou recouvert d'or mussif sur le cylindre extérieur ; l'expérience montre que le pôle positif se fixe sur le collecteur A, correspondant au sens de rotation de ce cylindre. Voici comment on doit expliquer le fonctionnement de cette machine : l'épiderme sec au contact de l'ébonite s'électrise *positivement* et crée immédiatement un champ électrique dont l'influence se fait sentir sur le balai C' qui laisse écouler des charges négatives sur le cylindre intérieur. Enlevons maintenant le doigt, sa présence est inutile; ces charges négatives en passant devant le balai C provoquent l'écoulement de charges positives qui viennent se fixer sur l'ébonite du cylindre extérieur; puis les charges que transporte le cylindre intérieur se présentent devant le peigne P' qui en subit l'influence; de l'électricité positive s'écoule par les dents et de l'électricité négative apparait sur le collecteur B.

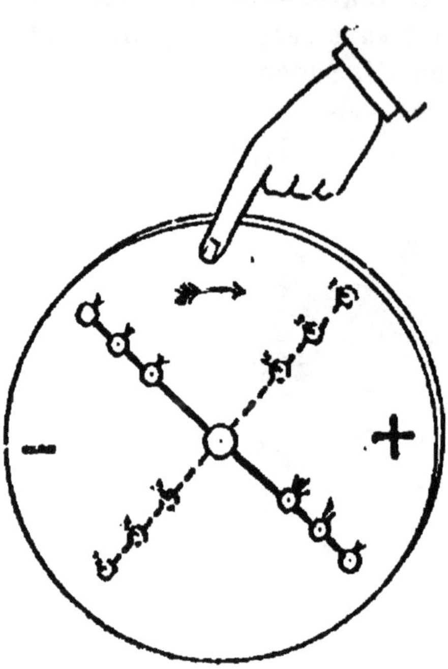

Fig. 41. — Amorçage de la machine.

Quant aux charges écoulées du balai C et qui sont positives, elles sont amenées en face du peigne P qui va laisser écouler de l'électricité négative pendant qu'une charge d'électricité positive se développera sur le conducteur A. La machine est d'ores et déjà amorcée.

Mais la charge des collecteurs va aller en augmentant : en effet, le conducteur BP' isolé sur des colonnes de verre et qui se trouve chargé négativement développe des phénomènes d'influence sur les balais C et C'_1, les plus près de lui : ces balais vont donc devenir le siège d'un écoulement d'électricité positive qui, entraînée par les deux cylindres dans le sens des flèches, viendront augmenter la charge positive du conducteur A.

De même le collecteur PA, chargé positivement, provoque de la part des balais C_1 et C' un écoulement de masses négatives qui, étant emportées par les deux cylindres en sens opposé, vont se présenter entre les dents du peigne P' et faire croître de plus en plus la quantité d'électricité du conducteur B. On voit ainsi que le fonctionnement de la machine est assuré et que tous les phénomènes observés sont expliqués. Ce qui prouve l'exactitude de cette théorie, c'est que la machine devrait pouvoir tourner et fonctionner après l'enlè-

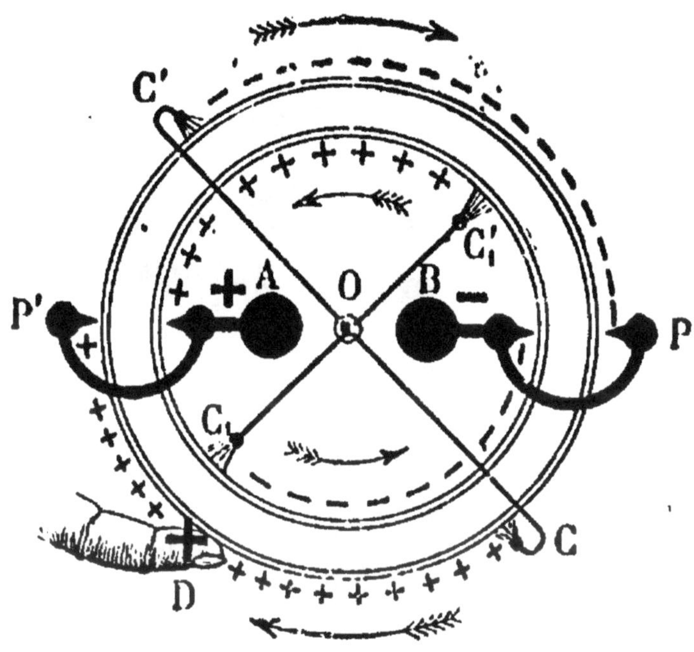

Fig. 42. -- Théorie de la machine sans secteurs.

vement des balais C_1 et C'_1 ; l'expérience prouve qu'il en est bien ainsi : le débit n'en est même pas diminué dans d'aussi grandes proportions qu'on pourrait le croire.

L'absence de secteurs sur les plateaux ou les cylindres et l'emploi de balais multiples constituent un perfectionnement de la machine primitive de Wimshurst, car le débit est plus considérable, toutes choses égales d'ailleurs, avec la machine sans secteurs.

Un autre avantage de cette dernière, c'est que le *renversement de polarité en marche n'est pas à craindre avec ce dispositif*. La machine ne s'amorce pas seule; avantage qui permet de changer sa polarité,

Si l'on veut renverser instantanément la polarité de la machine, il suffit de placer le doigt au même endroit, sur le plateau opposé.

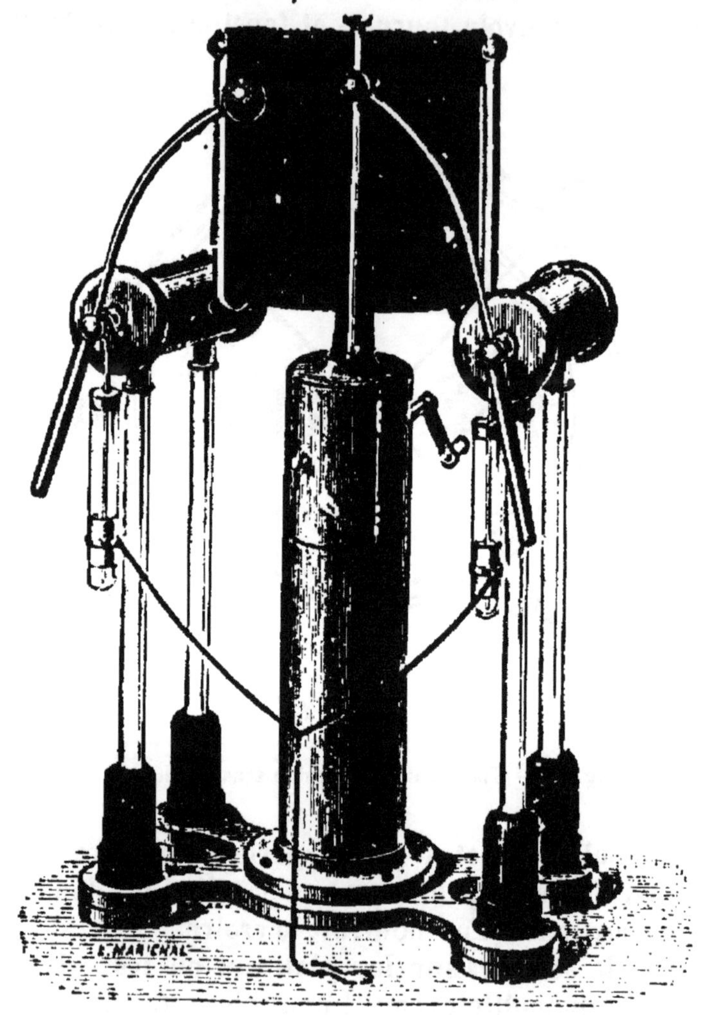

Fig. 43. — Grande machine Bonetti à cylindres.

La machine sans secteurs peut être à plateaux ou à cylindres ; on peut juxtaposer plusieurs plateaux, 4, 8, 10, etc. pour obtenir un plus grand débit.

Quant à la machine à cylindres que construit Bonetti, elle se compose de deux cylindres concentriques tournant autour d'un axe vertical; suivant les génératrices des cylindres sont fixés : 1° les peignes reliés à deux gros conducteurs portés par des pieds de verre solidement encastrés dans le bâti général de la machine; ces peignes sont formés, non par des pointes, mais par des lamelles dont le plan passe par l'axe des cylindres d'ébonite; 2° les balais multiples, régulièrement espacés, et frottant très légèrement sur les surfaces des cylindres.

Cette machine donne un débit considérable; la longueur des étincelles n'est limitée que par le rapprochement des pièces du bâti. L'amorçage se fait comme avec la petite machine à plateaux, c'est-à-dire avec le doigt sec. Le pôle positif va toujours se fixer sur la boule correspondant au sens de la rotation et *s'y maintient tant qu'on n'amorce pas la machine en sens inverse.*

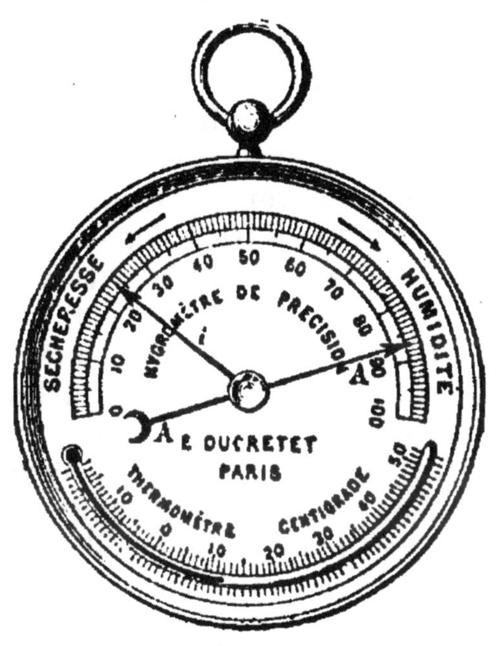

Fig. 11. — Hygromètre de Monnier (Ducretet).

Les soins à prendre pour le bon entretien de cette machine, sont les suivants :

Lorsque la machine vient de servir, il faut, à l'aide d'un linge, enlever la poussière qui est venue se déposer (la machine n'étant pas recouverte), sur la surface du cylindre extérieur d'ébonite et sur les lames qui constituent les peignes.

Il faut, si l'on veut obtenir un bon débit par n'importe quel temps, surveiller l'état hygrométrique de la pièce où est placée la machine.

La disposition en forme de cylindres se prête merveilleusement au chauffage électrique de l'ébonite : il suffit de placer suivant l'axe vertical de la machine un fil de ferro-nickel enroulé sur un cylindre creux isolant qu'on introduit comme une bague autour de l'axe : tous les points des cylindres sont alors également chauffés quand on fait passer un courant suffisant dans la résistance introduite sous les cylindres (Voir *Archives d'électricité médicale*, 1899, p. 217).

Quel que soit l'état hygrométrique de l'air la machine pourra débiter toujours une grande quantité d'électricité.

Lorsque l'état hygrométrique est faible, il est inutile de dépenser de l'énergie électrique sous forme de chaleur, la machine fonctionnant bien sans être chauffée : il est donc utile de disposer près de la machine un hygromètre dont les indications sont précieuses pour le médecin-électricien.

Nous nous trouvons très bien de l'hygromètre de Monnier (fig. 44) que nous utilisons depuis trois ans.

3° **Machine de Wimshurst avec secteurs.** — La théorie que nous avons donnée de la machine sans secteurs peut être appliquée à la machine avec secteurs, pour ce qui concerne le champ créé par les collecteurs et les phénomènes d'influence créés par ceux-ci sur les balais.

L'amorçage se fait ici automatiquement par suite d'une légère différence de potentiel qui s'établit entre les secteurs d'étain et les balais de clinquant qui appuient sur les premiers.

La cause de cette différence de potentiel est due soit au contact des métaux différents, soit à ce que les secteurs étant isolés sur du verre ou de l'ébonite s'électrisent par suite de la légère friction exercée sur eux par les balais. Quelle que soit la cause de l'électrisation des secteurs, un secteur qui est électrisé par exemple positivement et qui est entraîné par le plateau antérieur de gauche à droite, en arrivant en face du balai provoque l'écoulement d'une certaine quantité, d'abord très faible, d'électricité négative de ce balai ; celle-ci est communiquée au secteur qui se présente à ce moment-là et qui s'éloigne de droite à gauche en emportant cette charge négative. Les secteurs en continuant leur course arrivent respectivement entre les dents des peignes et là développent des phénomènes d'influence qui font apparaître une charge positive et une charge négative.

A partir de cette phase du fonctionnement, le même raison-

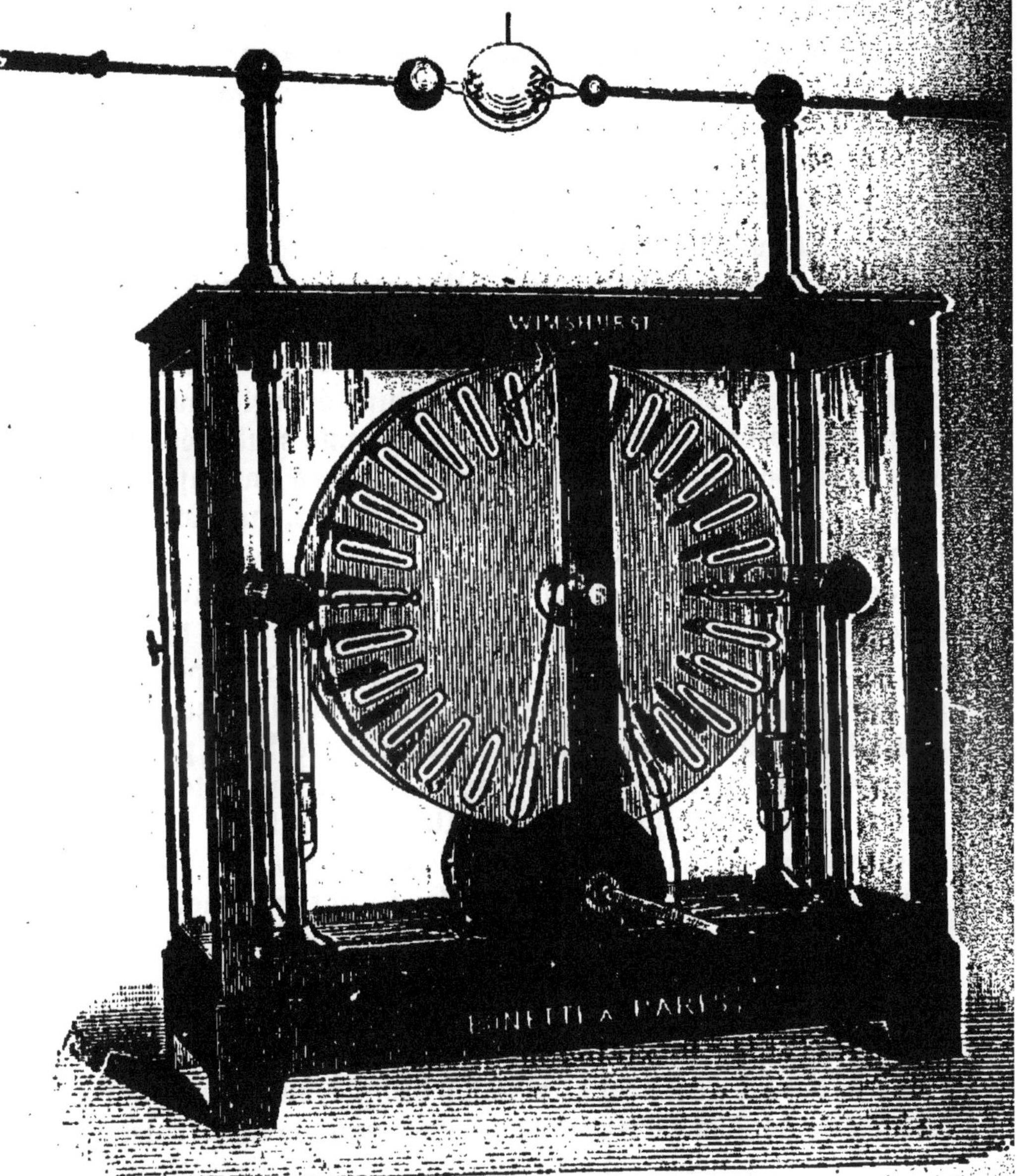

Fig. 45. — Machine de Wimshurst dans sa cage.

nement que celui exposé pour la machine sans secteurs s'applique exactement et, en le faisant, on voit que les charges des collecteurs A et B vont en croissant à mesure que la machine fait un plus grand nombre de tours; seulement ici l'électricité qui s'écoule de chaque balai est prise par les secteurs à mesure qu'ils viennent en contact avec eux. Il est donc inutile dans ce cas d'employer des balais multiples comme dans la machine sans secteurs.

4° Rendement des machines statiques. — Le *rendement* des machines statiques a été peu étudié jusqu'à présent : il serait cependant intéressant de savoir quelle est le modèle de la Wimshurst, avec ou sans secteurs, qui possède le plus grand rendement. Truchot a trouvé avec une Wimshurst sans secteurs que ce rendement est égal à 0,085. Pour une énergie fournie à la machine représentée par 1000, celle-ci donne seulement 85 ; ce chiffre est, comme on le voit, bien peu élevé par rapport aux rendements des autres machines électriques, accumulateurs, transformateurs, moteurs etc.

Les soins à prendre pour installer une machine statique consistent à ne pas la placer trop près d'un mur ou de tentures à cause des pertes occasionnées par les poils, les aspérités des corps voisins : le débit apparent de la machine est, dans ces conditions, très diminué, quoique le débit réel, et, par conséquent, le travail nécessaire à produire la rotation, reste le même.

Il faut aussi, toujours pour cette même raison, avoir soin d'essuyer les conducteurs de la machine, les pièces polaires et toutes les parties isolées, jusqu'au tabouret sur lequel est placé le malade.

ARTICLE VI. — FRANKLINISATION HERTZIENNE.

Après l'étude de la franklinisation simple, nous devons placer une méthode d'électrisation que l'on emploie avec raison de plus en plus en électrothérapie ; c'est la franklinisation hertzienne. Cette expression est assez explicite par elle-même et définit bien la forme de l'énergie électrique qu'elle utilise

La franklinisation hertzienne consiste en effet à produire des oscillations hertziennes avec la machine statique ; ce sont ces vibrations électriques qu'on utilise dans la télégraphie sans fil et qui ont été découvertes par l'illustre physicien de Bonn, Hertz.

Si l'on établit entre deux conducteurs BB' une différence de

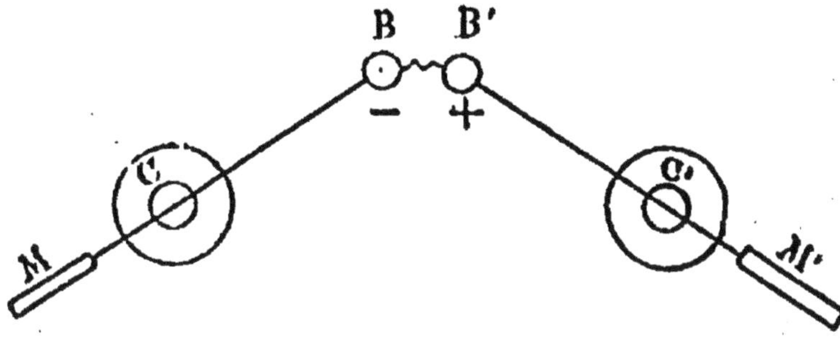

Fig. 46. — Différence de potentiel établie entre deux conducteurs.

potentiel graduellement croissante, il arrive un moment où la décharge a lieu et où l'on voit jaillir une étincelle entre les deux boules. La décharge sera oscillante si l'inégalité suivante, où R est la résistance électrique des conducteurs, C la capacité et L le coefficient de self-induction du système

$$R^2 < \frac{4L}{C}$$

est satisfaite, c'est-à-dire que la décharge oscillera alors (fig. 47)

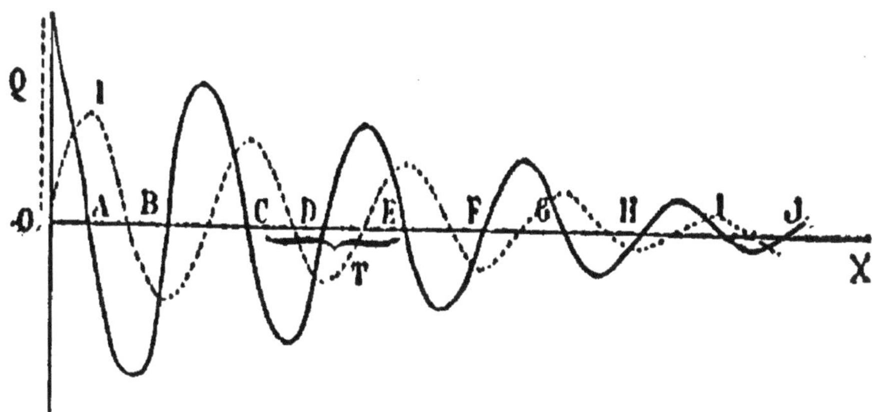

Fig. 47. — Décharge oscillante.

périodiquement entre des valeurs positives et négatives décroissant rapidement. Lorsque R est négligeable, la période T du mouvement oscillatoire ou de la décharge a pour valeur

$$T = 2\pi\sqrt{C.L.}$$

On peut calculer ce temps T quand on connaît C et L ; il est de l'ordre des cent millionièmes de seconde.

Mettons les deux conducteurs formant condensateur en relation avec les collecteurs d'une machine statique, lorsque celle-

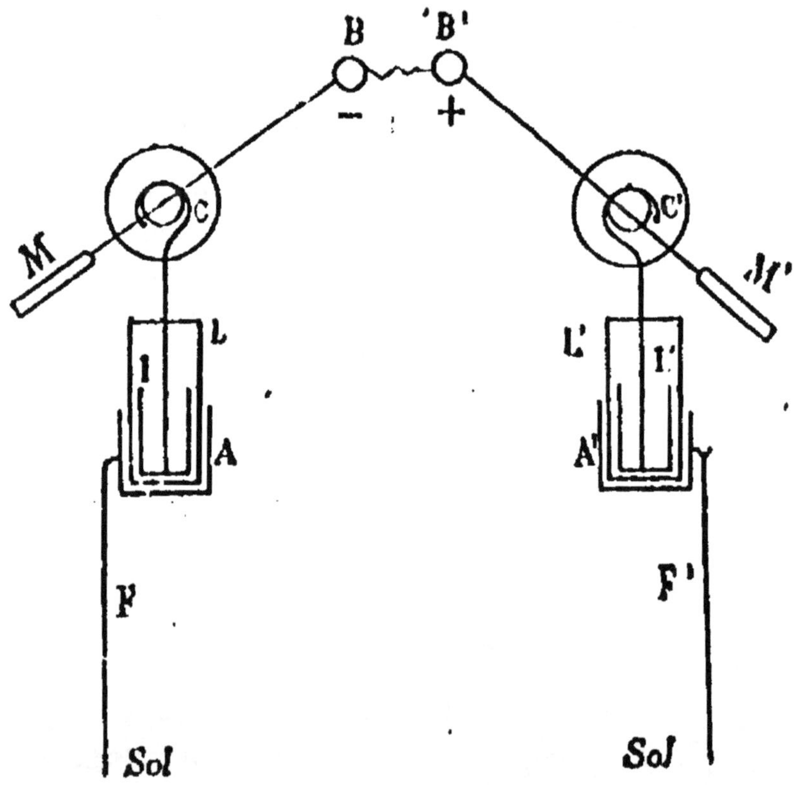

Fig. 48. — Champ hertzien concentré par les conducteurs F, F'.

ci fonctionnera les deux conducteurs seront portés à des potentiels égaux et de signe contraire ; à mesure que la décharge se fera, la charge primitive se reformera à sa valeur initiale et la décharge oscillante continuera, comme le ferait un diapason que l'on exciterait périodiquement. On obtient donc ainsi la continuité de la décharge oscillante.

Les oscillations hertziennes sont capables de donner naissance à des phénomènes de résonance, car elles produisent dans le milieu ambiant des ondes électriques.

L'espace environnant un vibrateur en activité et où un résonateur est susceptible de fonctionner s'appelle *champ hertzien*.

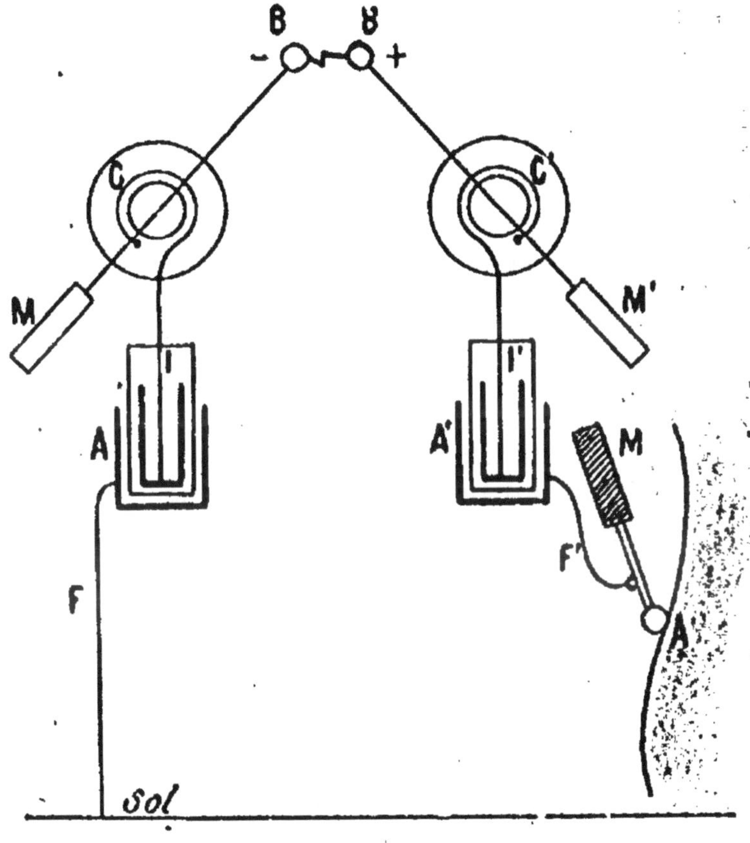

Fig. 49. — Franklinisation hertzienne.

Ce champ hertzien, au lieu de se répandre dans le milieu ambiant, peut être concentré à l'aide de deux fils ou chaînes (fig. 48) tendus à partir du vibrateur et reliés à deux plaques métalliques disposées à une faible distance des conducteurs du vibrateur-condensateur, mais séparés d'eux par un diélectrique, air ou verre.

C'est cette dernière disposition qui est utilisée dans l'application des phénomènes hertziens en électrothérapie. Pour procéder à la franklinisation hertzienne, en effet, on fixe aux collecteurs d'une machine statique deux bouteilles de Leyde par leurs armatures internes II' (fig. 49) ; les armatures externes AA' qui jouent ici le rôle des plaques métalliques servant à fixer les fils FF' destinés à concentrer le champ hertzien, sont reliées par un fil ou par une chaîne au sol, mais sur le trajet d'un des fils F' on interpose le corps du malade *non isolé* et dont la région à traiter est mise à nu.

Dans ces conditions, le champ est concentré par les chaînes qui pendent aux deux armatures externes des bouteilles de Leyde et aussi par le corps du malade.

Si l'on place l'excitateur sur le point moteur d'un muscle ou d'un nerf, on constate à chaque étincelle jaillissant entre les détonateurs de la machine une énergique secousse musculaire, en même temps que le malade éprouve une sensation de pincement profond.

Il faut remarquer que les bouteilles de Leyde suspendues aux collecteurs de la machine statique viennent augmenter le terme C, c'est-à-dire la capacité du vibrateur formé par les conducteurs et leurs boules polaires BB'.

Quant aux effets physiologiques de la franklinisation hertzienne, ils sont directement en rapport avec la capacité du vibrateur. Aussi a-t-on cherché à faire varier le terme C du vibrateur hertzien suivant les effets à obtenir. Un premier moyen consiste, comme nous le faisons, à posséder trois paires de bouteilles de Leyde, petites, moyennes et grandes. On obtient ainsi des effets différents, sensitifs et moteurs.

Un autre moyen permet de régler la capacité des condensateurs supendus à la machine : il suffit d'avoir des condensateurs de capacité variable.

Les condensateurs de Marie et Cluzet se composent d'un tube en ébonite, à l'intérieur duquel est collée une feuille d'étain qui est l'armature interne.

Un second tube en ébonite plus large que le premier porte extérieurement une feuille d'étain qui est l'armature externe : les deux tubes peuvent glisser l'un dans l'autre à frottement doux ; le tube extérieur est supporté par une crémaillière ayant 15 centimètres de course, ce qui permet d'écarter ou de rapprocher les armatures l'une de l'autre. Grâce à ce dispositif, on peut facilement réaliser la position et par suite la capacité qui convient à chaque cas particulier.

Article VII. — HAUTE FRÉQUENCE.

Les courants de haute fréquence ont été introduits, ainsi que les courants sinusoïdaux à basse fréquence, par M. le professeur d'Arsonval.

Le point de départ de ces courants de haute fréquence remonte aux belles expériences de Hertz sur les oscillations électriques qu'il démontra se propager à distance de la même façon que les ondulations lumineuses.

En 1889, M. Joubert remarqua, en répétant les expériences de Hertz à Paris, que la patte de la grenouille préparée à la façon de Galvani ne répondait pas aux excitations provenant de l'appareil qui exécutait jusqu'à 100 millions d'alternances par seconde.

M. d'Arsonval montra que ce n'était pas un fait isolé, et que les courants alternatifs produits par les appareils électro-magnétiques n'agissaient plus sur les nerfs moteurs et sensitifs, lorsque leur fréquence dépassait une certaine limite, environ 10000 alternances par seconde.

Il faut bien dire que le commencement des recherches de M. d'Arsonval remonte à l'année 1888 et que, dès cette époque, cet éminent physicien-biologiste avait pressenti qu'avec des oscillations suffisamment rapides, on pourrait faire passer à travers le corps des animaux des courants qui ne seraient nullement perçus. Mais l'alternateur dont disposait M. d'Arsonval ne lui avait pas encore permis de supprimer toute excitation. Ce résultat fut atteint en décembre 1890, en substituant à cette machine l'appareil de Hertz dont nous avons parlé.

§ 1. — Dispositif expérimental.

Dans le chapitre précédent nous avons vu qu'en rendant oscillante la décharge d'un condensateur, et pour cela il faut que l'on ait

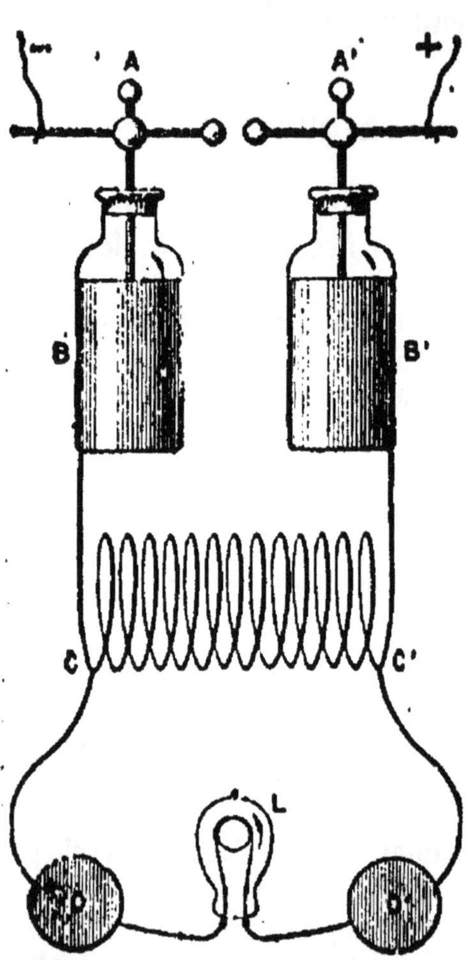

Fig. 50. — Courants alternatifs à grande fréquence. Dispositif du Dr d'Arsonval.

$$R^2 < \frac{4L}{C},$$

on obtenait comme valeur de la période un temps excessivement petit, de l'ordre des billionièmes de seconde. C'est à cause de l'énorme fréquence de ces courants qu'on leur a donné le nom de courants de haute fréquence.

Pour les obtenir, plusieurs dispositifs ont été imaginés ; nous n'indiquerons que les deux suivants dus à d'Arsonval.

Le premier consiste à monter en cascade deux bouteilles de Leyde dont les armatures internes A et A' sont reliées aux bornes d'une bobine de Ruhmkorff. Les armatures B et B' sont réunies entre elles par un solénoïde CC' formé d'un gros fil de cuivre faisant 15 à 20 tours. Dans ces conditions, chaque fois qu'une étincelle jaillit entre AA' un courant oscillant de haute fréquence prend naissance dans le solénoïde CC'. L'énergie des courants ainsi obtenus peut être mise en évidence en fixant aux extrémités du solénoïde deux fils tenus par deux personnes entre lesquelles est interposée une lampe L à incandescence.

Au lieu d'employer des bouteilles comme condensateurs, on peut prendre des condensateurs plans (fig. 51) formés chacun par une lame de verre sur les faces de laquelle sont collées des feuilles de papier d'étain.

Le second dispositif de d'Arsonval nécessite la possession d'un transformateur à circuit magnétique fermé et une prise de courants alternatifs.

Il comprend : 1° un circuit inoffensif parcouru par un courant alternatif à basse fréquence et à 110 volts ; 2° un second circuit dangereux parcouru par un courant de haut potentiel et de basse fréquence ; 3° le circuit parcouru par les oscillations de haute fréquence comprenant un solénoïde à gros fil.

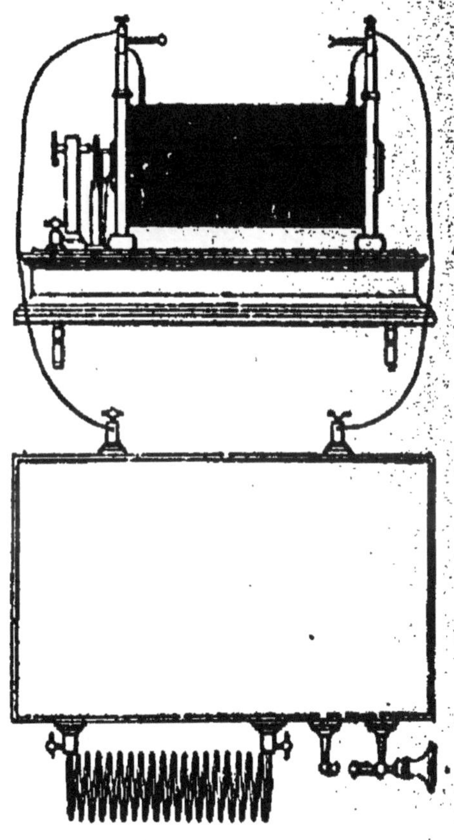

Fig. 51. — Montage de la bobine avec son condensateur statique du Dr d'Arsonval.

Le transformateur Labour est construit de manière à obtenir un bon isolement et un rendement considérable ; il est enfermé dans une caisse métallique et entièrement plongé dans de la paraffine qui rend l'isolement très sûr. Un courant primaire de 110 volts est lancé dans le transformateur et l'on recueille aux bornes du secondaire une tension de 15000 volts.

Les étincelles provenant des décharges des condensateurs sont tellement serrées avec ce puissant dispositif qu'il est utile pour empêcher la formation d'un véritable arc électrique de les souffler ; pour cela, on peut faire agir sur elles un champ magnétique intense, ou bien diriger dans l'intervalle des deux boules du détonateur le courant d'air d'une tuyère : la

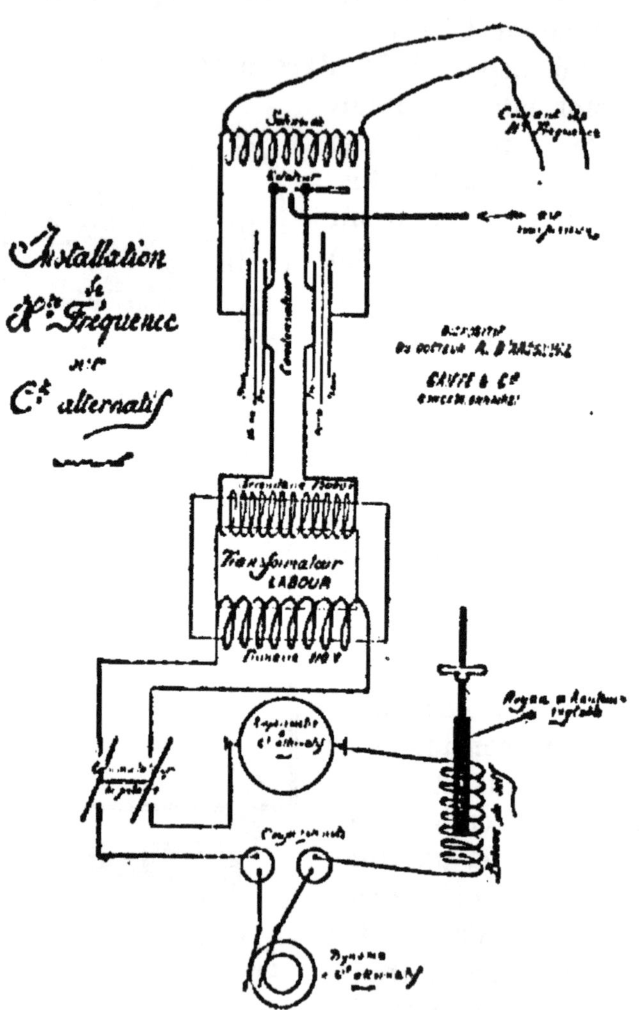

Fig. 52. — Dispositif puissant pour courant de haute fréquence.

pression peut être obtenue à l'aide d'une trompe soufflante ou d'une pompe à compression.

Enfin, le troisième circuit est constitué par les fils portant les armatures externes des condensateurs et par le solénoïde à gros fil : les fils d'utilisation des courants de haute fréquence partent des extrémités du solénoïde jouant le rôle de source.

On peut régler l'énergie électrique dépensée dans le primaire du transformateur à l'aide d'une bobine de self dont le noyau de fer est mobile ; en s'enfonçant ou en s'éloignant, ce noyau fait varier dans des proportions énormes la résistance apparente de la bobine.

§ 2. — Propriétés des courants de haute fréquence.

Les courants de haute fréquence se distinguent par trois propriétés essentielles des courants alternatifs ordinaires, propriétés qui sont dues à la fois à la grande fréquence et aux tensions élevées mises en jeu.

1° Ils donnent lieu à des phénomènes d'induction remarquablement intenses. La force électromotrice d'induction dans un conducteur voisin du système inducteur est égale au produit de l'intensité du courant par la fréquence.

Supposons une fréquence de 500 000 périodes par seconde et un courant moyen d'un ampère; la force électromotrice d'induction dans une spire sera la même que si un courant de 100 ampères, à la fréquence de 50, circulait dans 10 tours de fil. On comprend ainsi qu'avec la haute fréquence, la force électromotrice induite dans une seule spire soit considérable.

Dans un grand solénoïde, il suffit d'un tour induit pour allumer, par induction mutuelle, une lampe de 8 volts et un ampère.

2° Les courants de haute fréquence, dès que la moindre capacité entre en jeu, circulent aussi bien dans les circuits ouverts que dans les circuits fermés, en sorte que le contact avec un seul pôle suffit toujours pour donner du courant.

En effet, si faible que soit la capacité, la charge et la décharge répétées des centaines de mille fois par seconde, sous un potentiel élevé, représentent un courant moyen notable.

C'est ce qui explique les courants unipolaires et les étincelles que l'on obtient lorsqu'on touche un seul point du solénoïde. Dans ce cas, le corps constitue une surface isolée qui se charge à chaque oscillation d'une quantité à peu près constante, dès qu'il est à une certaine distance du solénoïde. La charge correspondante de signe contraire doit se trouver sur les parties du solénoïde qui sont, à ce moment, à un potentiel différent. Cette remarque permet d'expliquer pourquoi les étincelles que l'on tire du solénoïde sont maximum aux extrémités et minimum au milieu.

3° Les courants de haute fréquence permettent enfin d'observer des effets de résonance remarquables; mais ces effets n'ayant pas d'application en électrothérapie, nous n'insisterons pas.

1° Autoconduction. — La propriété des courants de haute fréquence de donner lieu à des phénomènes d'induction très intenses a été appliquée par M. d'Arsonval en électrophysiologie, et en électrothérapie.

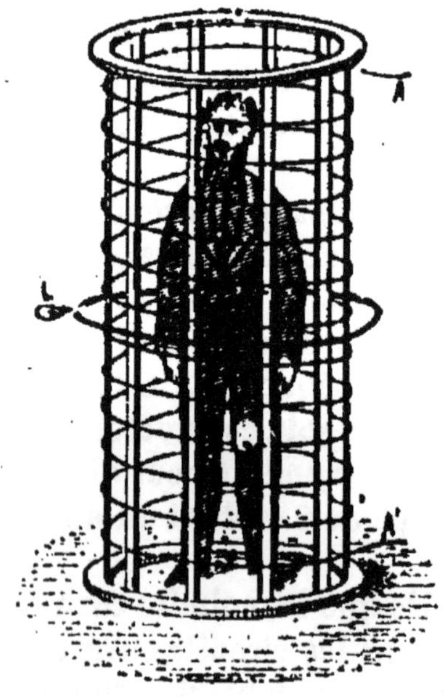

Fig. 53. — Dispositif pour l'autoconduction.

Sous le nom d'*autoconduction*, l'éminent professeur du Collège de France désigne une nouvelle méthode d'électrisation qui consiste à faire traverser le corps du malade sans que celui-ci ait une liaison quelconque avec la source électrique. Les courants qui circulent dans l'individu ne lui parviennent pas au moyen de conducteurs : *ils prennent naissance dans ses propres tissus, jouant le rôle de circuit induit fermé sur lui-même.*

Disons, sans y insister maintenant, que l'autoconduction est appliquée à l'aide d'un câble à lumière, soigneusement isolé, enroulé sur un cylindre de matière isolante. On constitue ainsi un solénoïde, dans l'intérieur duquel on place le sujet à électriser (fig. 53) : ce solénoïde tient lieu de celui que nous avons appelé plus haut CC.

La deuxième propriété des courants de haute fréquence, à savoir leur facile propagation dans les circuits ouverts, a donné naissance à deux autres procédés d'application : 1° les applications locales qui ne nécessitent aucun appareil spécial et que

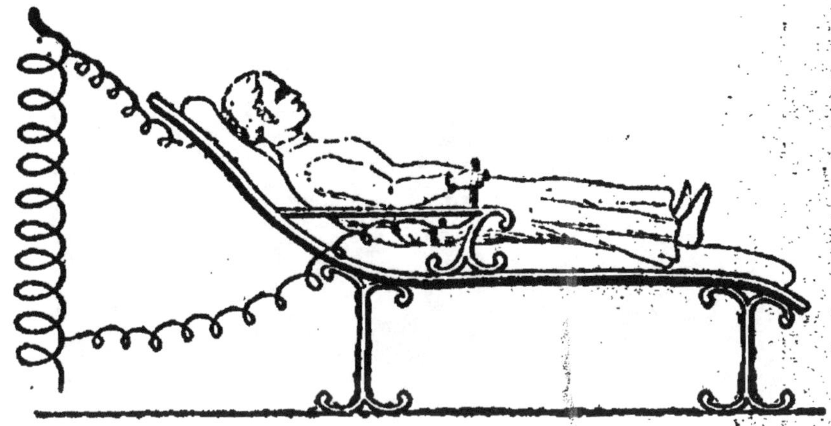

Fig. 54. — Lit condensateur.

leur nom caractérise suffisamment ; 2° les applications par condensation. Dans ce cas, le sujet est placé, étendu, sur un diélectrique (ébonite, verre, etc.), son corps est relié à l'une des

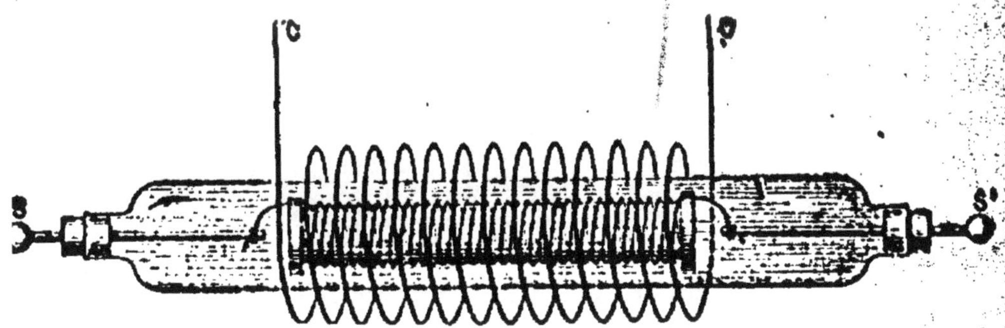

Fig. 55. — Bobine de haute tension (D'Arsonval.)

extrémités du solénoïde, et un point quelconque de la face opposée du diélectrique est réuni à l'autre extrémité du solénoïde : le sujet constitue ainsi l'une des armatures d'un condensateur.

Nous reviendrons plus loin sur la façon d'employer les courants de haute fréquence et sur leur mesure.

2° Élévation de la tension des courants de haute fréquence. — La tension déjà considérable des courants de haute fré-

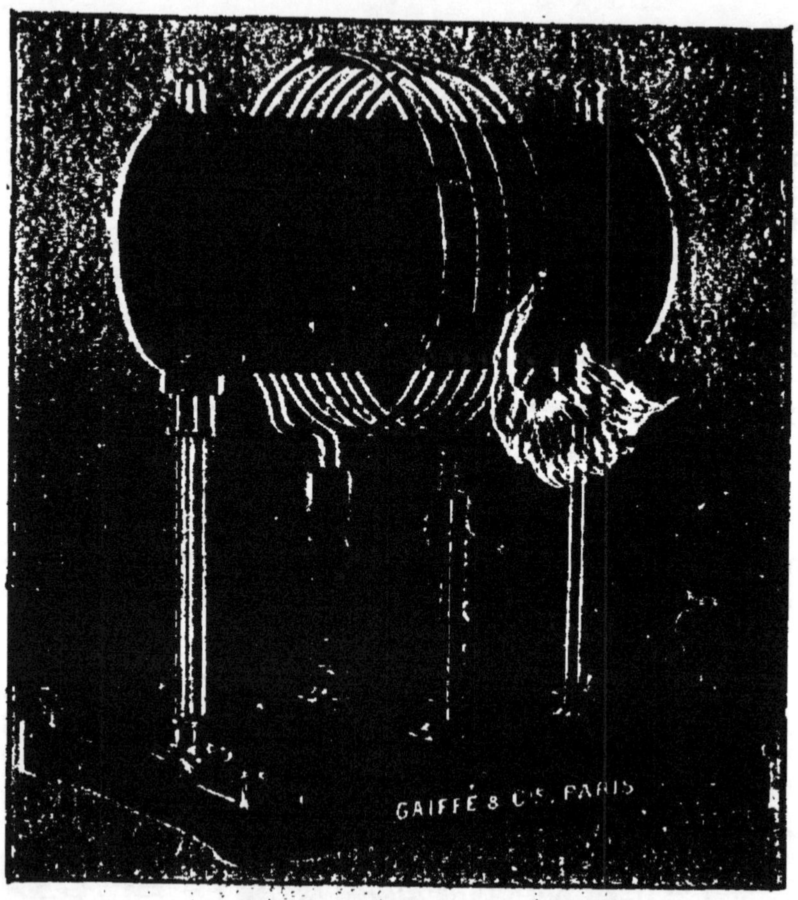

Fig. 56. — Nouvelle bobine bipolaire à haute tension du Dr d'Arsonval.

quence peut être encore augmentée en utilisant les phénomènes d'induction qu'ils sont capables de produire. Pour cela, il y a deux manières : la première indiquée par d'Arsonval et Tesla; la seconde par Oudin.

1° A l'intérieur du solénoïde ordinaire à gros fil CC' (fig. 55), on place une bobine à fil fin constituée par un grand nombre de tours; pour empêcher les étincelles dues à l'énorme tension obtenue, on isole les différentes spires de la seconde bobine par un isolant liquide qui se répare de lui-même s'il vient à être crevé; on se sert d'huile lourde. Aux bornes de la bobine à fil fin ou à une seule des bornes, on recueille une véritable gerbe d'étincelles pouvant atteindre 15 à 20 centimètres.

Au lieu de ce dispositif, on peut encore élever la tension en prenant un solénoïde à gros fil de grand diamètre intérieur et en enroulant sur un cylindre creux en ébonite (fig. 56) un fil de cuivre fixé à deux bornes terminales. Le solénoïde inducteur est mobile sur une planchette et peut être placé soit à une extrémité soit au milieu du solénoïde induit (d'Arsonval).

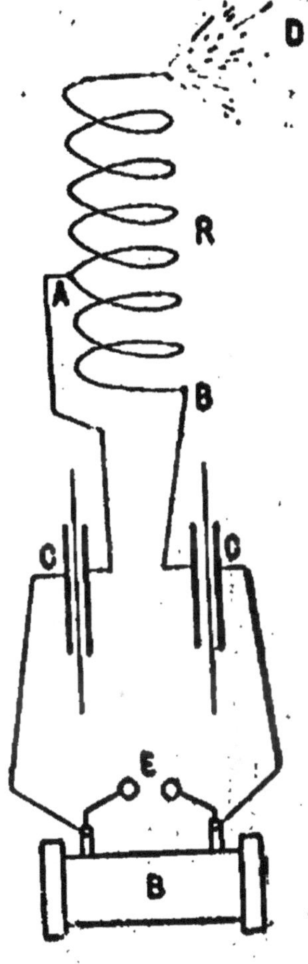

Fig. 57. — Solénoïde de haute tension du Dr Oudin.

2° Le second procédé consiste à faire agir le solénoïde à gros fil sur un autre solénoïde placé à la suite du premier et pour ainsi dire juxtaposé (Oudin).

La figure 57 montre en AB les deux extrémités du solénoïde habituel relié aux armatures externes des condensateurs : le fil de ce solénoïde se continue, comme on le voit, de A en D.

Si l'on rend le contact A mobile sur le fil de cuivre R, la tension du courant augmente jusqu'à une certaine position de ce contact A : l'augmentation de la tension se manifeste par la production d'une aigrette en D facile à observer, surtout dans l'obcurité.

Le second solénoïde placé à la suite du premier a été nommé *résonateur* par Oudin; mais comme il ne se produit pas ici les phénomènes de résonance que nous avons précédemment étudiés, il vaut mieux employer l'expression de *solénoïde à haute tension.*

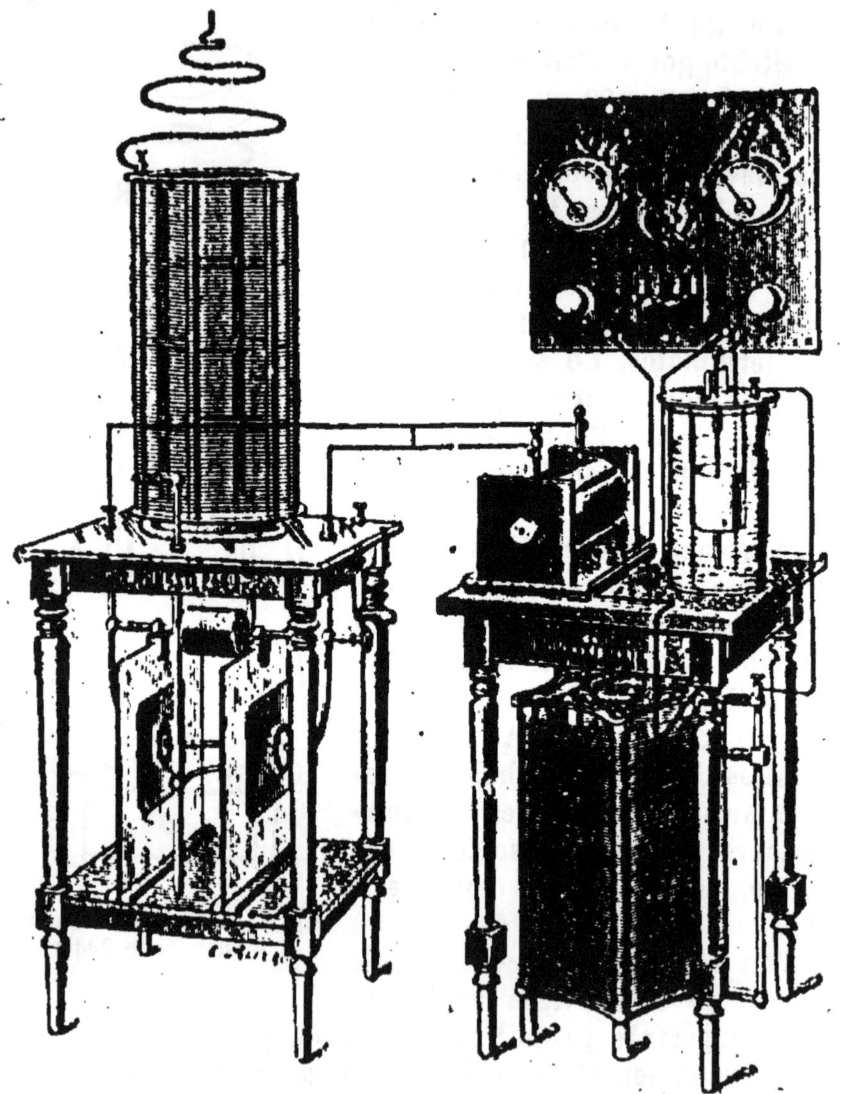

Fig. 58. — Appareil de haute fréquence et de haute tension.

On a construit un grand nombre de modèles de ce solénoïde à haute tension : celui représenté par la figure 58, et dans lequel nous avons substitué aux bouteilles de Leyde des condensateurs plans, nous paraît être un des plus robustes : il possède un grand rendement. C'est avec cet appareil que nous avons fait nos études sur l'ozone (*Archives d'électr. médicale*, 1901, p. 26).

L'avantage que nous trouvons à l'emploi des condensateurs plans au lieu des bouteilles ou des jarres de Leyde, c'est qu'avec de puissantes bobines et de fortes intensités, on ne s'expose pas à crever la paroi de verre constituant le diélectrique : avec des lames de verre planes, le parallélisme des faces est bien plus facile à réaliser qu'avec des bouteilles qui ont toujours une région où l'épaisseur du verre est plus faible et par laquelle se produit le percement du verre qui met le condensateur hors d'usage. C'est là un accident qui nous est arrivé fréquemment et qui nous a conduit au perfectionnement ci-dessus mentionné.

CHAPITRE III

APPLICATION DES DIFFÉRENTES FORMES DU COURANT ÉLECTRIQUE

Après avoir appris à produire les formes de courant utilisées en électrothérapie, il est logique de se demander quelles sont les méthodes à employer pour appliquer l'énergie électrique au corps humain dans le traitement des maladies.

Nous procéderons, pour exposer ces diverses méthodes, dans l'ordre suivant : nous indiquerons :

1° Comment on *mesure* le courant appliqué ;

2° Comment on le *gradue*, c'est-à-dire comment on l'amène de zéro à la valeur voulue ;

3° Comment on en *modifie la forme et le sens*, ce qui comprend les interrupteurs, les inverseurs, les métronomes, etc. ;

4° Comment on *applique* le courant, au sens propre du mot.

Article I. — MESURE DES COURANTS.

Les moyens employés pour toutes les formes du courant n'étant pas toujours les mêmes, il est nécessaire d'examiner chaque forme successivement et dans l'ordre suivi précédemment.

§ 1. — Courant galvanique.

A. Mesure des intensités. — L'élément le plus important à connaître et à déterminer, c'est l'*intensité* du courant.

On peut mesurer l'intensité d'un courant galvanique de plusieurs manières ; mais nous n'étudierons que la méthode utilisée en électrothérapie, la méthode des galvanomètres.

1° **Galvanomètres.** — Le principe des galvanomètres repose, comme on sait, sur l'expérience d'Œrsted : si on place parallèlement à une aiguille aimantée un conducteur et que l'on vienne à faire passer un courant galvanique dans ce conducteur, l'aiguille tend à se mettre en croix avec le courant.

Ampère a complété l'énoncé de cette loi en ajoutant : de façon à ce que le pôle austral de l'aiguille se place à la gauche du courant. On sait que la gauche d'un courant est celle d'un observateur placé parallèlement au courant, de manière à regarder l'aimant et à recevoir le courant par les pieds.

Les galvanomètres qui dérivent immédiatement de l'expérience d'Œrsted sont des appareils qui ne sont plus utilisés en électrothérapie, à cause de la lenteur avec laquelle ils se fixent. Ils ressemblent en cela aux balances à long fléau qui oscillent pendant de longues minutes avant de prendre la position d'équilibre ; ces balances ne sont plus utilisées dans la pratique pour la même raison.

2° **Galvanomètres apériodiques.** — Les appareils employés aujourd'hui pour connaître l'intensité d'un courant sont *apériodiques :* ils n'ont pas de période d'oscillation. Leur aiguille se fixe immédiatement et l'on connaît immédiatement aussi la déviation du galvanomètre.

Le principe de ces nouveaux galvanomètres repose sur l'inverse de l'expérience d'Œrsted : si l'on place parallèlement à un *conducteur mobile* un aimant et qu'un courant galvanique vienne à passer dans le conducteur, celui-ci tend à se mettre en croix avec l'aimant, de façon à ce qu'une fois le déplacement effectué, la gauche du courant soit tournée vers le pôle austral de l'aimant.

Le premier galvanomètre construit d'après ce principe est celui de Deprez et d'Arsonval : un circuit mobile est placé entre les deux pôles d'un aimant puissant en fer à cheval; celui-ci développe dans le circuit au moment où il se déplace, des courants induits qui amortissent instantanément les oscillations, car ils s'opposent au déplacement (loi de Lenz).

Tous les galvanomètres apériodiques dérivent de celui-ci : il n'y a que la forme extérieure qui soit modifiée.

3° Conditions à remplir par un galvanomètre médical. — Les galvanomètres médicaux actuellement utilisés sont basés aussi sur l'appareil de Deprez-d'Arsonval.

Avant de décrire ces galvanomètres, il est utile d'examiner les conditions que doit remplir un bon galvanomètre médical : 1° il doit être apériodique ; l'aiguille doit effectuer la déviation qui correspond à l'intensité du courant, d'une façon instantanée, et conserver ensuite cette déviation ; 2° il doit avoir une résistance intérieure aussi faible que possible ; 3° il doit avoir une graduation très nette, les divisions doivent être assez distantes

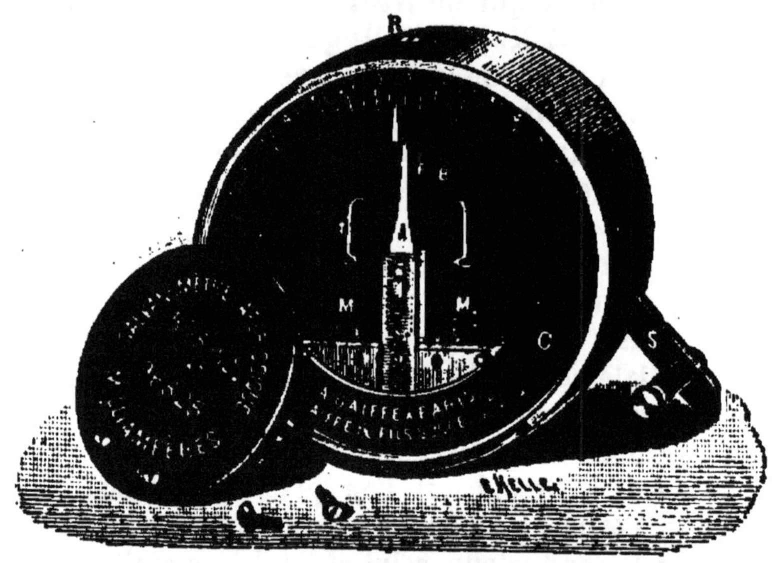

Fig. 59. — Milliampèremètre de Gaiffe.

les unes des autres pour que la lecture se fasse sans hésitation possible et à une distance suffisamment grande, deux ou trois mètres : ce qui exige une aiguille longue et une large graduation ; 4° enfin, il doit pouvoir fonctionner aussi bien dans un plan horizontal que dans un plan vertical.

4° Milliampèremètres. — Ces conditions sont remplies par la plupart des appareils médicaux fabriqués aujourd'hui. Les galvanomètres médicaux étant gradués en milliampères, on leur donne, à cause de cela, le nom *milliampèremètres*.

a. *Milliampèremètre de Gaiffe.* — Cet appareil (fig. 59) se composé d'un aimant fixe, d'une bobine mobile à l'intérieur de laquelle est une pièce en fer doux. L'aimant fixe et le fer doux aimanté par influence produisent sur le circuit mobile des actions tellement puissantes par rapport à l'aimant terrestre que ces dernières sont négligeables.

La bobine mobile est reliée à une aiguille qui se déplace sur un cadran divisé en milliampères. Le zéro est au milieu de la graduation, en sorte que, quel que soit le sens du courant, l'évaluation de l'intensité est possible.

L'aiguille est toujours au zéro avant l'observation.

Un autre milliampèremètre, très commode pour une installation fixe, parce que les déviations de l'aiguille se voient à une grande distance, a été construit, par la même maison, sur les indications de M. d'Arsonval (fig. 60 et 61).

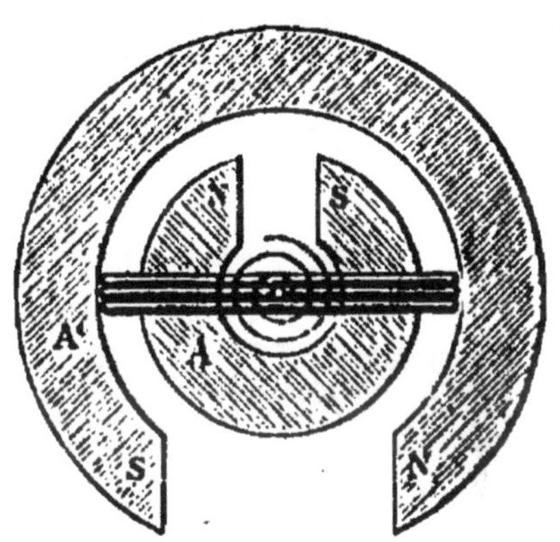

Fig. 60. — Galvanomètre d'Arsonval-Gaiffe (schéma).

b. *Milliampèremètre de Chauvin et Arnoux.* — Le second genre de milliampèremètres qu'il nous reste à décrire est celui de Chauvin et Arnoux.

Le cadre galvanométrique de cet appareil est, comme dans les précédents, mobile dans un champ magnétique : ce cadre est constitué par une couronne de fil de cuivre de haute conductibilité, logée entre deux bagues concentriques de cuivre électrolytique ; les deux extrémités du fil sont soudées respectivement à l'une et à l'autre bague (fig. 59).

Sur la bague extérieure (dont la dimension est celle d'une alliance ordinaire) vient se fixer le pivot supérieur qui porte, en même temps, l'aiguille indicatrice en aluminium et la béquille *b* qui lui fait équilibre par rapport à l'axe de rotation (fig. 63). C'est sur cette béquille que vient se fixer une des extrémités du ressort spiral S supérieur, en métal non magnétique (bronze d'aluminium), l'autre extrémité de ce ressort étant fixée sur la tête de vis dans laquelle est serrée la crapaudine en pierre fine qui doit recevoir ce pivot et l'isoler électriquement.

Sur la bague intérieure est un étrier sur lequel sont fixés le pivot et le spiral inférieur S'.

Le courant à mesurer arrive par les deux ressorts au cadre

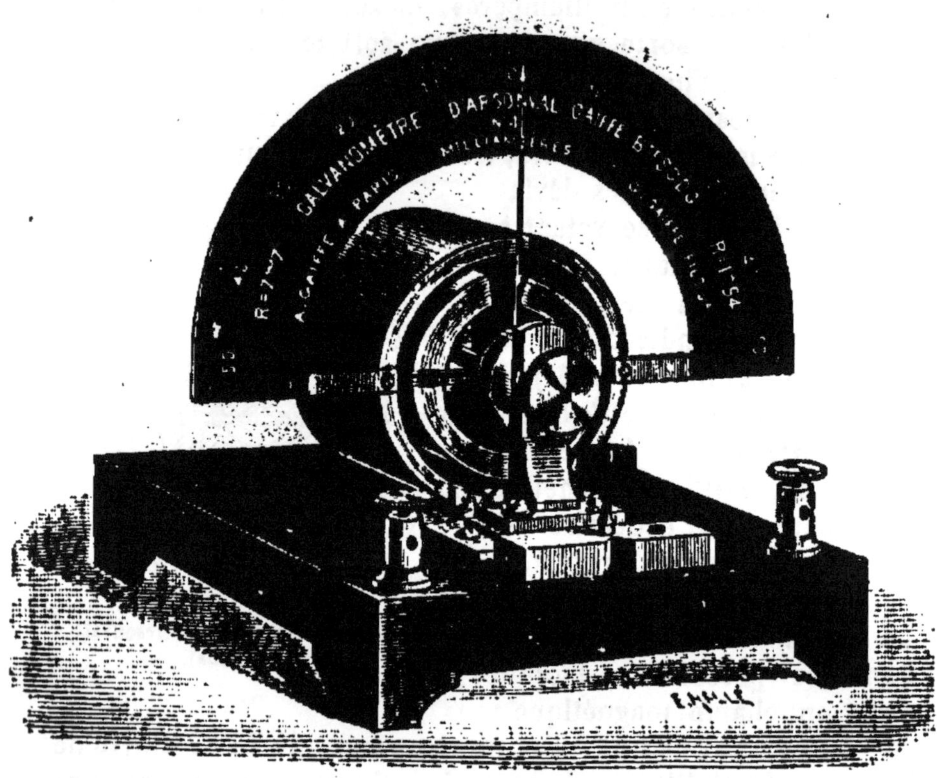

Fig. 61. — Galvanomètre d'Arsonval-Gaiffe.

mobile : l'équipage galvanométrique ainsi constitué est renfermé dans un tube à embase muni à ses deux extrémités de deux traverses portant les deux crapaudines. L'emploi de crapaudines en pierres fines permet de réduire considérablement les frottements des pivots.

A l'intérieur du cadre mobile est une sphère en fer doux E destinée à renforcer le champ magnétique créé par un aimant A en forme de couronne circulaire venu d'une seule pièce (fig. 60) :

la substance de cet aimant permanent est en acier au tungstène qui a l'avantage de conserver très longtemps le magnétisme ;

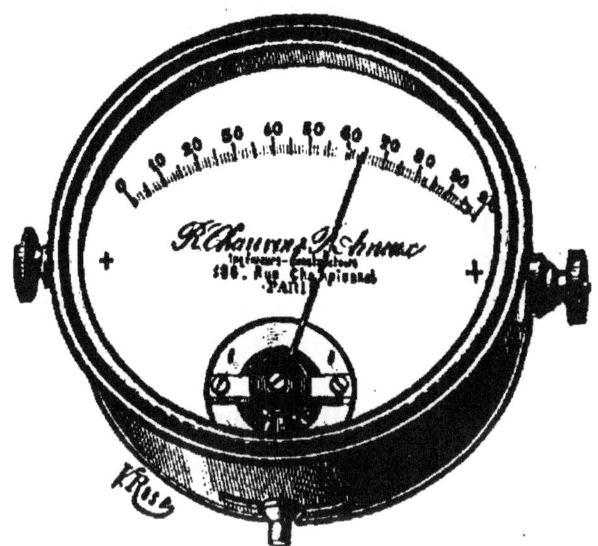

Fig. 62. — Milliampèremètre Chauvin et Arnoux.

propriété qui le fait employer dans les compteurs d'énergie électrique.

Une clé, placée à la partie inférieure de la boîte qui renferme

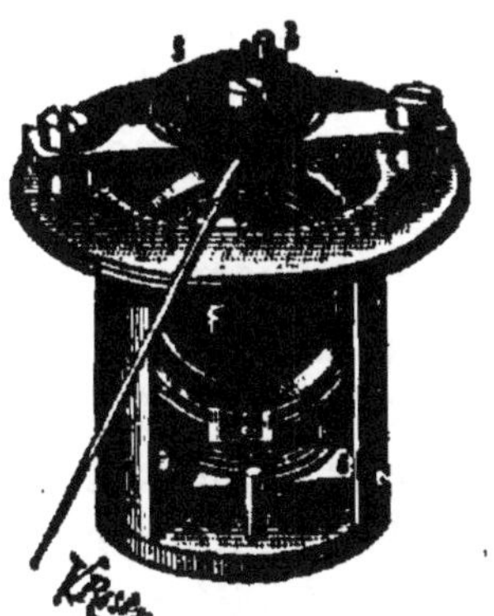

Fig. 63. — Tube à embase.

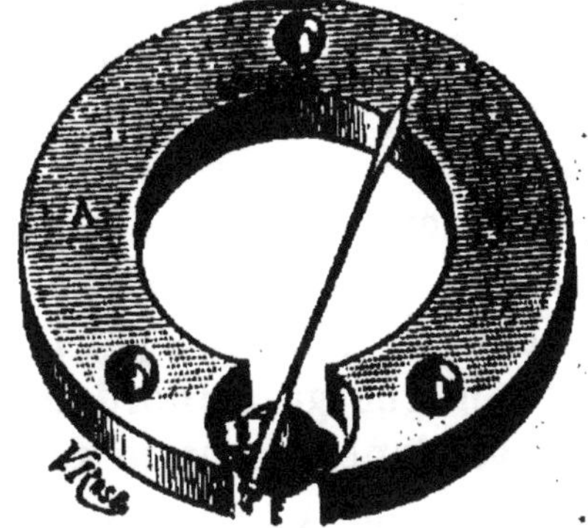

Fig. 64. — Bague et aimant permanent.

les différents organes, (fig. 61) permet de faire varier la sensibilité du galvanomètre de trois manières : cette clé, suivant qu'elle est maintenue au milieu de sa course, poussée à gauche ou à droite de cette position, commande trois shunts en cuivre de haute conductibilité qui multiplient les indications du milliampèremètre par 1 ; 2 ; 5.

La graduation va de 0 à 50 mA ; chaque division correspondant à 1 mA est divisée en deux parties, et la graduation peut se lire à une grande distance. En plaçant la clé, 1° au milieu, 2° à gauche, et 3° à droite, on peut mesurer les intensités suivantes : 1° de 0 à 50 ; 2° de 0 à 100 ; 3° de 0 à 250 mA.

Les résistances présentées par l'appareil pour ces trois sensibilités sont respectivement 2,4 ohms ; 1,2 ohms ; 0,4 ohms. Elles sont donc absolument négligeables par rapport à la résistance totale du circuit.

Avec l'un quelconque des milliampèremètre que nous venons de décrire, l'intensité sera mesurée très facilement et très exactement. Pour s'en servir, il faut évidemment placer l'appareil dans le courant même, et par conséquent *en tension*.

B. Mesure des forces électromotrices. — Cet élément du courant galvanique est bien moins facile à mesurer et à connaître que l'intensité. Il serait bon cependant de pouvoir déterminer, à un moment donné, la différence de potentiel qui existe entre deux points d'un circuit renfermant le corps humain et, en particulier, la différence de potentiel entre les électrodes.

Cette détermination peut être faite exactement avec un condensateur, un galvanomètre balistique et une clé de Morse.

Les bornes des électrodes EE' (fig. 65) appliquées sur le corps sont mises en communication avec un condensateur C et un galvanomètre balistique par l'intermédiaire d'une clé de Morse. Le courant charge d'abord le condensateur et la décharge de celui-ci est lancée dans le galvanomètre balistique dont on lit l'élongation sur une échelle graduée. Les déviations d'un tel galvanomètre sont proportionnelles aux quantités d'électricité et par suite aux différences de potentiel, lorsque, comme c'est le cas ici, la capacité du condensateur reste constante. On a, en désignant par α et α' les déviations du galvanomètre correspondant aux quantités Q et Q' d'électricité,

$$\frac{\alpha}{\alpha'} = \frac{Q}{Q'} = \frac{CV}{CV'} = \frac{V}{V'}.$$

Si on a déterminé α à l'aide d'une force électromotrice connue V, il suffira de mesurer α' pour avoir la différence du potentiel V' existant entre les électrodes

$$V' = \frac{\alpha'}{\alpha}.V.$$

L'unité de force électromotrice étant le volt, les appareils qui

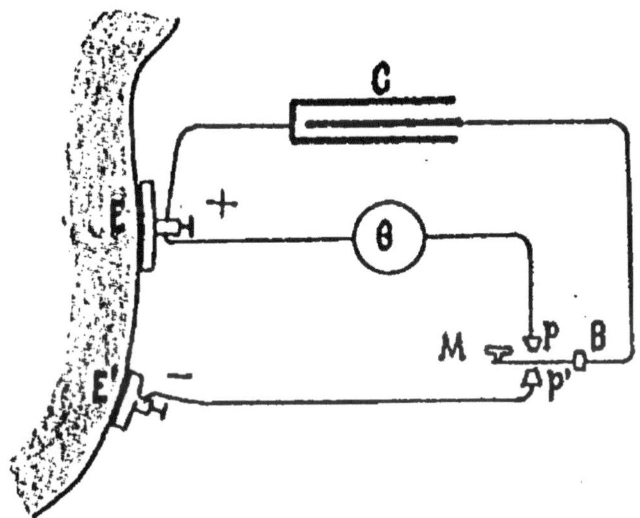

Fig. 65. — Mesure des forces électromotrices.

servent à mesurer les forces électromotrices s'appellent des *voltmètres*.

Le principe des voltmètres est le suivant : soient deux points A et B ayant une différence de potentiel E; si on les réunit par un conducteur comprenant un galvanomètre, ce conducteur sera traversé par un courant dont le galvanomètre fera connaître l'intensité par sa déviation. Mais l'établissement de ce conducteur diminue la différence de potentiel entre A et B; cependant, si le galvanomètre a une résistance considérable R, cette modification sera peu sensible et l'on aura

7.

$$I = \frac{E}{R}.$$

Si l'on place le même galvanomètre entre deux autres points A' et B' dont la différence de potentiel est E', on aura encore sensiblement

$$I' = \frac{E'}{R}.$$

Les déviations I et I' seront donc proportionnelles aux différences de potentiel E et E' et pourront les mesurer *en volts*. Mais on voit que ce n'est qu'à la *condition formelle que la résistance du galvanomètre soit considérable*.

Les voltmètres se placent en *dérivation* sur le circuit, aux points dont on veut mesurer la différence de potentiel.

Les voltmètres destinés à mesurer la différence de potentiel entre deux points d'un circuit très résistant, par exemple entre les deux électrodes appliquées sur un malade, doivent présenter une résistance beaucoup plus grande que les voltmètres industriels.

Aussi serait-il tout à fait illusoire de vouloir, en électrothérapie, mesurer avec un voltmètre industriel la différence de potentiel aux électrodes et combien seraient erronées des mesures de résistances de tissus faites en appliquant la loi d'Ohm avec un tel voltmètre !

§ 2. — Courants sinusoïdaux.

La mesure de ces courants est moins facile que celle des courants continus, car ils sont alternatifs. Les appareils les plus employés dans ce but sont les électrodyanomètres.

Un électrodynamomètre se compose essentiellement d'une bobine mobile suspendue à l'intérieur d'une bobine fixe : si un même courant passe dans les deux bobines, la bobine mobile subit une déviation qui est proportionnelle au carré de l'intensité, et *indépendante du sens du courant*. La bobine joue le rôle de l'aiguille d'un galvanomètre ordinaire.

Pour donner à ces appareils une sensibilité aussi grande que possible, avec la faible énergie des courants médicaux, la self-induction et la résistance doivent être diminuées. L'électro-dynamomètre de la maison Gaiffe (fig. 66 et 67) peut mesurer les courants sinusoïdaux depuis 10 jusqu'à 120 mA. Cette ampli-

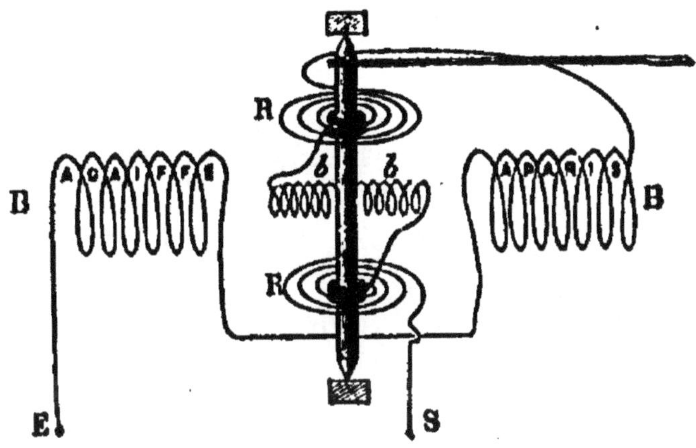

Fig. 66. — Schéma de l'électrodynamomètre universel.

tude est suffisante pour les applications hydro-électriques de la voltaïsation sinusoïdale. Elle est, au contraire, insuffisante lorsqu'on veut faire des applications locales en dessous de 10 mA.

Aussi, les mêmes constructeurs ont-ils cherché à obtenir la mesure de courants sinusoïdaux faibles ; ils y sont arrivés en employant, à la place d'une bobine mobile, une pièce de fer doux dont un contrepoids règle la marche.

Ces nouveaux milliampèremètres sont capables de mesurer des intensités comprises entre 5 et 30 mA. — On peut les munir d'un shunt lorsqu'on veut aller aux intensités 120 à 150 mA.

L'intensité indiquée par ces milliampèremètres est l'*intensité efficace* du courant sinusoïdal : l'intensité maxima est reliée à l'intensité efficace par l'équation

$$I_e = \frac{I_m}{\sqrt{2}} ;$$

En d'autres termes, l'intensité efficace est environ les 10/14 de l'intensité maxima.

L'avantage de ces appareils c'est qu'ils peuvent aussi bien

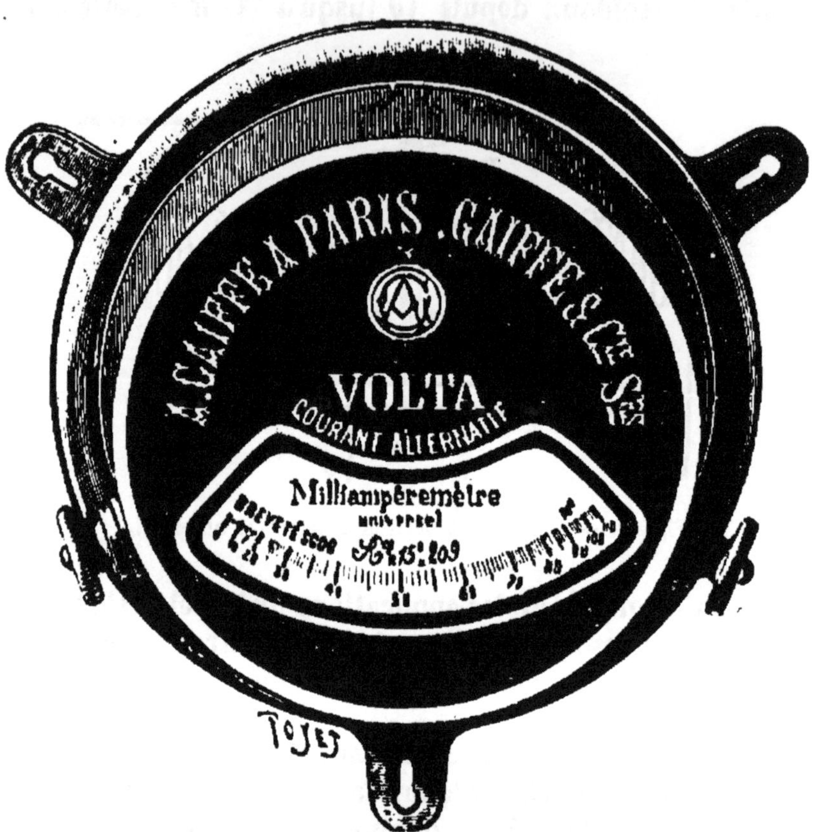

Fig. 67. — Électrodynamomètre de Gaiffe.

servir pour la mesure des courants galvaniques que pour celle des courants alternatifs : aussi les appelle-t-on souvent *milliampèremètres universels*.

§ 3. — Courants faradiques.

La mesure des courants faradiques est malheureusement bien moins facile à faire que celle des deux formes de courant que nous venons d'étudier. Combien serait utile cependant cette mesure en électrothérapie !

Jusqu'à aujourd'hui, les auteurs qui ont publié des observations ou des expériences physiologiques faites à l'aide du courant faradique se sont contentés d'indiquer la distance des deux bobines, primaire et secondaire. Cette indication ne correspond absolument à aucune mesure, car en admettant que tous les électriciens possèdent le même appareil d'induction, avec un trembleur effectuant le même nombre d'interruptions et actionné avec une source d'électricité ayant même intensité et même force électromotrice, il ne serait pas encore possible d'affirmer que l'intensité du courant faradique est la même pour une distance donnée des deux bobines.

C'est qu'en effet, il y a un élément d'une grande importance, et avec lequel il faut toujours compter en électricité médicale, c'est la résistance des tissus : cet élément est très variable, même sur un sujet donné et, entre plusieurs sujets, *a fortiori*. La distance des bobines devra être d'autant plus grande, pour une même intensité de courant faradique, que l'épiderme du malade sera moins résistant.

Il est aussi impossible de mesurer un courant faradique par la distance des bobines, que de mesurer un courant galvanique par le nombre d'éléments de pile employés, comme on le faisait autrefois et comme on l'entend malheureusement encore dire quelquefois.

Bien des tentatives ont été faites dans le but d'arriver à une mesure de ces courants. Boudet (de Paris) (1) avait imaginé son pont différentiel dans le but de connaître la résistance nécessaire à déséquilibrer une des deux bobines inductrices de cet appareil. Mais la connaissance de cette résistance ne fait pas mieux connaître l'intensité du courant faradique que la distance des bobines d'un appareil à chariot.

Si l'on se sert toujours du même courant inducteur, on peut, comme l'a fait M. d'Arsonval (2), graduer un appareil d'induction en coulombs. On mesure alors, pour diverses positions de la bobine induite, les quantités d'électricité du courant induit de rupture, au moyen du galvanomètre balistique.

(1) Boudet (de Paris), *Électricité médicale*, p. 369.
(2) D'Arsonval, *Arch. de physiologie*, 1889.

Les courants de rupture ayant tous même durée, on voit que le rapport des quantités d'électricité est égal au rapport des intensités, car l'on a pour chaque onde de rupture :

$$q = i.t \quad \text{et} \quad q' = i'.t$$

d'où

$$\frac{q}{q'} = \frac{i}{i'}$$

La mesure des courants faradiques sera commode le jour où l'on aura construit un appareil, semblable à un milliampèremètre, se plaçant dans le circuit et facile à lire.

§ 4. — Franklinisation.

La mesure de cette forme de courant électrique est moins entrée dans la pratique médicale que celle des courants précédents. Cependant les machines statiques sont des générateurs dont le courant agit par la quantité d'énergie mise en œuvre. Il est donc tout aussi nécessaire de faire des mesures dans les applications d'électricité statique que dans les autres formes utilisées en électrothérapie.

Les deux éléments à déterminer sont : 1° la différence de potentiel qui existe entre les deux pôles d'une machine statique ; 2° le débit qu'elle fournit.

1° Mesure du potentiel. — La méthode la plus commode pour cette mesure consiste à déterminer la longueur des étincelles que la machine peut faire jaillir entre deux sphères *de diamètre donné*.

Il est important de tenir compte de la grosseur des boules destinées à mesurer la longueur de l'étincelle.

Voici deux tableaux auxquels il suffira de se reporter lorsqu'on voudra déterminer le potentiel d'une machine statique, suivant que l'on prendra des sphères de 1 centimètre ou de 2,2 cent. de diamètre.

DISTANCES EXPLOSIVES (longueurs des étincelles).	DIFFÉRENCES DE POTENTIEL EXPRIMÉES EN VOLTS. sphères de 1 cent.	sphères de 2,2 cent.
0,1 cent.	4.830	5.490
0,5 —	16.800	26.730
1 —	25.440	48.600
1,5 —	»	57.000
2 —	31.350	76.800
5 —	45.900	»
6 —	»	101.400
9 —	»	115.800
10 —	56.100	»
12 —	»	124.200
15 —	61.800	117.800

Ainsi que l'indiquent ces tableaux, le potentiel d'une machine augmente à mesure que la distance explosive croît; il arrive cependant un moment où l'étincelle ne peut plus jaillir. La machine se décharge alors par l'air ambiant et par les peignes ou les lames : à ce moment-là le potentiel est maximum.

Le potentiel d'une machine électrostatique augmente avec le diamètre des plateaux, c'est-à-dire avec la surface de ces plateaux. Il y a donc intérêt à employer les machines qui développent la plus grande surface.

Par les tableaux précédents, on voit que le potentiel des machines statiques est extrêmement élevé. Pour donner une idée de cette grande force électromotrice, prenons le cas d'une machine donnant des étincelles de 6 centimètres entre deux boules de 22 millimètres de diamètre.

Le potentiel correspondant est égal à 101.400 volts : par conséquent la force électromotrice de cette machine est comparable à celle d'une batterie de piles en tension composée de plus de 100.000 éléments Daniell.

Mais si le potentiel est très élevé, en revanche le débit est très faible, ainsi que nous allons maintenant le voir.

2° Mesure du débit. — Le *débit* d'une machine statique est ce que nous avons appelé l'*intensité* pour les courants précédemment étudiés : c'est par conséquent la quantité d'électricité fournie par la machine pendant une seconde.

Le débit d'une machine statique se mesure à l'aide de la bouteille électrométrique de Lane dont la capacité a été déterminée (1). On sait que la bouteille de Lane est une bouteille de Leyde dont l'armature interne est munie d'une sphère métallique et dont l'armature externe est en communication électrique avec une tige terminée par une sphère de même diamètre; cette tige est graduée en millimètres et une vis micrométrique permet de régler la distance des deux boules.

Pour mesurer le débit, on fait communiquer l'une des armatures de ce condensateur avec l'un des pôles de la machine, l'autre pôle étant au sol, ainsi que l'armature externe de la bouteille.

On met alors en action la machine et l'on compte le nombre n d'étincelles pendant t secondes.

Supposons que la capacité de la bouteille électrométrique soit de 0, 1 microfarad, que les boules aient 22 millimètres de diamètre, et que leur distance soit de 1,5 centim.

La quantité d'électricité débitée par la machine est donnée par la formule

$$Q = C \times V.$$

Dans l'exemple choisi, C = 0 farad 0000001; V est le potentiel qui correspond à une longueur 1,5 cent. d'étincelles avec des boules de 22 millimètres c'est-à-dire 57000 volts, d'après le tableau.

On a donc

$$Q = 0^{\text{farad}}0000001 \times 57000 = 0^{\text{coulomb}}0057.$$

Voilà la quantité débitée à chaque étincelle; puisqu'on a compté n étincelles pendant t secondes, le débit de la machine est évidemment

$$D = \frac{0^{c}0057 \times n}{t}.$$

Si $n = 14$ et $t = 30''$ on a

$$D = \frac{0^{c}0057 \times 14}{30} = 0^{\text{coulomb}}00266.$$

(1) L'unité de capacité électrique est le *farad* : c'est la capacité d'un conducteur dont le potentiel augmente d'un volt pour une augmentation de charge d'un coulomb. Cette unité étant très grande (la capacité de la Terre n'est que de 0 farad 000708) on emploie une unité un million de fois plus petite qu'on appelle le *microfarad*.

Certains auteurs confondent la mesure du débit avec celle du potentiel et prétendent connaître le débit en déterminant simplement la distance explosive. La technique que nous venons d'indiquer montre que la mesure du débit exige au moins un condensateur de capacité connue.

Nous devons indiquer une autre méthode, publiée tout récemment par M. d'Arsonval, permettant de mesurer très simplement le débit des machines statiques : elle consiste essentiellement à terminer par une pointe le pôle inactif de la machine et à placer en regard de cette pointe l'anémomètre de Richard. Le vent électrique fait tourner l'anémomètre avec une grande vitesse et on mesure le débit de la machine, par l'intensité du vent qu'elle produit.

Ce procédé est d'une sensibilité extraordinaire : pour le mettre en pratique, il suffit de connaître la relation qui existe entre le débit en coulombs et la vitesse du vent électrique. C'est ce que nous cherchons à déterminer en ce moment.

Le débit d'une machine est proportionnel à sa vitesse de rotation, cela se conçoit aisément.

3° **Débit apparent et débit réel.** — Le débit est modifié par plusieurs causes : ainsi, le voisinage de pointes autour des conducteurs, l'état hygrométrique de l'air ambiant, la présence de poussières sur les conducteurs, etc., font énormément varier le débit. Il y a donc lieu de distinguer un *débit apparent* et un *débit réel*.

Le débit apparent est celui que l'on mesure avec la bouteille de Lane ; c'est-à-dire la quantité d'électricité disponible aux pôles.

Mais ce débit est loin d'être toujours égal au débit réel ; celui-ci est la quantité d'électricité que fournit réellement la machine, quantité qui se traduit par l'énergie nécessaire à la rotation de la roue de la machine, c'est-à-dire par l'indication de l'ampèremètre placé dans le courant destiné à mettre le moteur en mouvement. Il se compose, par suite, et du débit apparent et des pertes dues aux causes multiples signalées plus haut.

Il y a, on le comprend, grand intérêt à ce que ces deux débits soient aussi voisins l'un de l'autre que possible, à cause de l'énergie dépensée pour la rotation de la machine. On devra donc veiller avec soin à ce que tout ce qui est capable de faire diminuer le débit apparent soit supprimé.

C'est encore pour que le débit apparent soit le plus voisin possible du débit réel qu'il faut éviter de se servir, pour faire asseoir le malade, d'un siège possédant des angles, ou d'un tabouret présentant des parties saillantes. Ces pièces font en effet partie des collecteurs de la machine lorsqu'ils sont en communication avec l'un des pôles, et l'on doit veiller soigneusement à leur construction.

§ 8. — Courants de haute fréquence.

On peut mesurer ces courants en recherchant quelle est l'élévation de température produite par un petit solénoïde sur un thermomètre à mercure, dont le réservoir est placé au centre du solénoïde : les courants de Foucault, prenant naissance dans la masse mercurielle, font monter la colonne thermométrique dont la lecture peut renseigner sur l'intensité du champ électrique employé.

M. d'Arsonval, à qui est due cette ingénieuse méthode, a trouvé un moyen qui permet de connaître, en milliampères, l'intensité du courant de haute fréquence.

Le principe est le suivant : un fil métallique, tendu en ligne droite et fixé à ses deux extrémités, est parcouru par le courant à mesurer : la décharge allonge ce fil et cet allongement est mesuré par la flèche que prend son milieu.

Il suffit pour cela de suspendre, au milieu du fil tendu horizontalement, un faible poids, à l'aide d'un fil qui déplace une aiguille sur un cadran divisé.

On gradue l'appareil empiriquement en le comparant à un ampèremètre étalonné, les deux appareils étant traversés par le même courant continu (fig. 68).

La résistance du fil étant très grande, on n'emploie ce galvanomètre que pour les courants de haute fréquence. Cette résistance est suffisante pour se servir de l'appareil comme d'un voltmètre, si on le place en dérivation sur une spire de haute fréquence.

Le fil est tendu dans une boîte qui le soustrait au refroidissement dû aux courants d'air; l'aiguille peut être toujours ramenée au zéro, en agissant sur un bouton placé entre les deux bornes (fig. 68).

On peut avoir à mesurer les courants de haute fréquence :

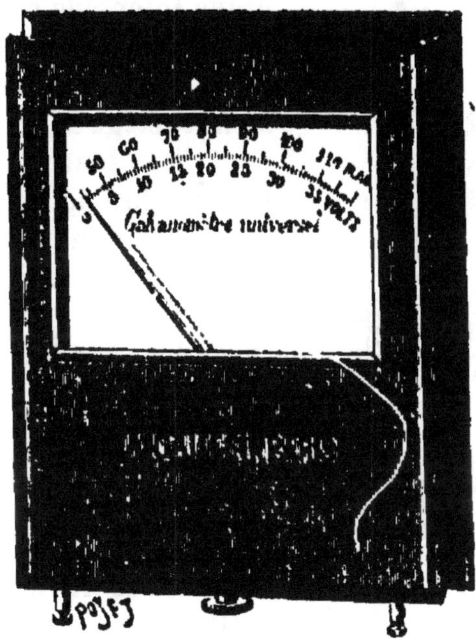

Fig. 68. — Galvanomètre universel.

1° lorsqu'on fait une application directe et locale; 2° lorsqu'on applique la méthode de l'autoconduction.

Dans le premier cas, on place l'appareil en tension sur l'un des fils qui relie le malade au petit solénoïde; on lit alors directement le nombre d'ampères et de fractions d'ampères qui passent dans le corps du patient.

Dans le deuxième cas, on ne peut plus placer l'appareil en tension dans le circuit traversé par les courants de haute fréquence, à cause de la trop grande intensité de ces courants; mais on s'en sert alors comme d'un voltmètre, en le mettant en dérivation sur une ou deux spires du grand solénoïde ; on a ainsi un renseignement utile, car l'action des courants de haute fréquence est proportionnelle à la force électromotrice mesurée.

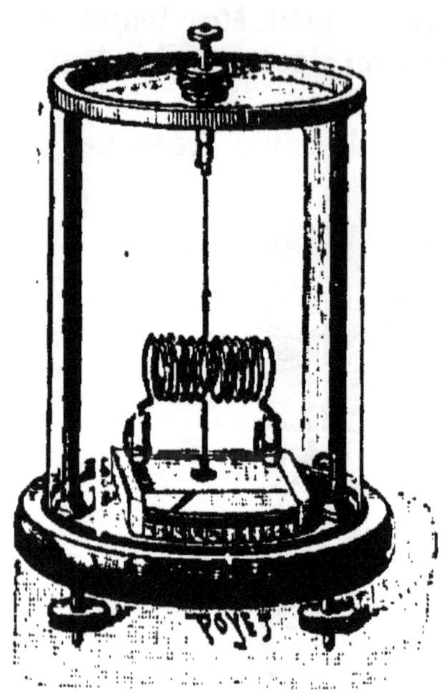

Fig. 69. — Ampèremètre de haute fréquence.

Enfin, on peut relier le galvanomètre universel à un anneau métallique placé à l'intérieur du grand solénoïde et voir ainsi que les corps conducteurs voisins de ce solénoïde sont bien réellement le siège de courants induits dont l'existence est prouvée par la déviation de l'aiguille.

Plus récemment, la maison Gaiffe est arrivée à construire un ampèremètre capable de mesurer les grandes intensités. Ce nouveau galvanomètre (fig. 69) est fondé sur la réaction électrodynamique d'un solénoïde sur un anneau métallique suspendu en son centre par un fil de torsion. Une aiguille qui se meut avec lui se déplace entre le cadran gradué et le bâti de l'appareil, ce qui amortit suffisamment les oscillations (fig. 69).

En terminant ce paragraphe, nous devons rappeler que les formules du courant continu ne peuvent pas servir pour évaluer l'énergie dépensée dans un circuit de haute fréquence. On s'exposerait alors à commettre de grosses erreurs, dans l'évaluation de l'énergie du courant par exemple, provenant de ce que l'on n'a pas tenu compte du décalage.

Article II. — GRADUATION DU COURANT.

Après avoir appris à mesurer les différents ordres de courant, il est utile de connaître quelles sont les méthodes à employer pour *graduer* ces courants, c'est-à-dire pour leur donner l'intensité voulue en partant de zéro et les ramener à zéro une fois l'application terminée.

La question de la graduation des courants est assurément l'une des plus importantes de la technique électrothérapique ; elle mérite donc d'être traitée avec soin. Nous allons l'examiner successivement pour chaque modalité électrique.

§ 1. — Galvanisation.

La loi d'Ohm.

$$I = \frac{E}{R + r}$$

dans laquelle R représente la résistance comprise entre les électrodes et r la résistance du reste du circuit, montre que l'intensité d'un courant galvanique peut être modifiée, soit par une variation de la force électromotrice E du courant, soit par une variation de la résistance r du circuit, dans la partie placée extérieurement aux électrodes.

La varation de E est obtenue dans les petits appareils dits médicaux, à l'aide de collecteurs, tandis que la variation de r s'obtient, en électrothérapie, à l'aide d'un appareil appelé *rhéostat*.

L'emploi des collecteurs est absolument défectueux et voici pourquoi : l'introduction d'un élément de pile dans un circuit, même sans ouvrir ou fermer ce circuit, produit des variations, des à-coups vraiment trop brusques pour qu'on puisse opérer sans danger.

Il suffit d'essayer la galvanisation de certaines régions, comme les yeux, ou de faire l'électrolyse de tumeurs placées dans le voisinage de la tête, pour se convaincre des inconvénients et même des dangers que peut occasionner l'emploi des collecteurs.

Une autre considération importante, c'est qu'avec les collecteurs seuls on ne peut pas obtenir une intensité très faible, comme cela est nécessaire par exemple pour l'épilation électrique.

Enfin, dans les recherches d'électrodiagnostic, l'usage des collecteurs est mauvais, car on ne peut pas avec eux déterminer exactement l'intensité nécessaire à la production de l'excitation minima, soit motrice, soit surtout sensitive.

1° Principe des rhéostats. — Nous sommes ainsi conduits à examiner le deuxième moyen propre à faire varier l'intensité ; il consiste à modifier la résistance r du circuit : pour cela, on

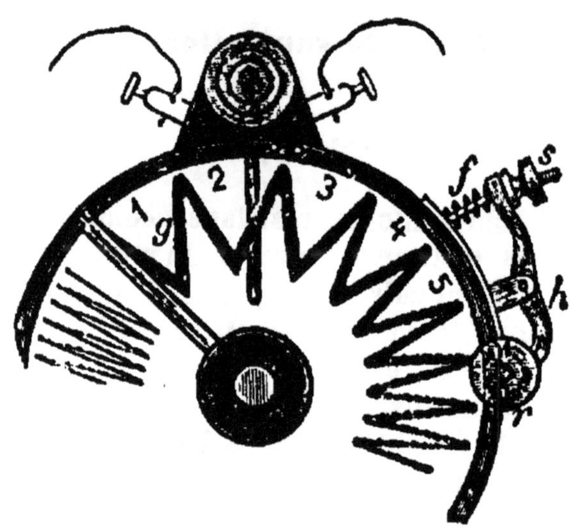

Fig. 70. — Rhéostat de Lewandowski.

introduit dans le circuit *un conducteur dont la résistance peut être modifiée à volonté*. Un tel conducteur est un *rhéostat*.

En électrothérapie, où les résistance sont considérables, les conducteurs servant de rhéostats doivent être eux-mêmes très résistants. Aussi est-ce à ces liquides que l'on s'adresse habituellement, et en particulier à l'eau.

Cependant il existe quelques rhéostats qui utilisent des corps solides ; tel est celui de Lewandowski (fig. 70). Ce rhéostat paraît pouvoir rendre de grands services pour la graduation des courants galvaniques. Il se compose d'un conducteur en graphite replié en zigzag sur un disque circulaire ; la section de ce graphite varie et va en diminuant progressivement ; à l'aide d'un bain de mercure, le contact s'établit en des points variables du conducteur de graphite et l'on peut ainsi faire varier d'une façon progressive l'intensité du courant.

2° Rhéostats à liquide. — Il est très important en électricité médicale que les rhéostats que l'on emploie ne fassent pas croître brusquement l'intensité à partir de zéro : celle-ci doit croître d'une façon tout à fait lente et passer d'abord par des valeurs très petites, des centièmes, puis des dixièmes de milliampères avant d'atteindre 1 mA. Cette condition délicate à réaliser est cependant obtenue dans un rhéostat aujourd'hui très répandu : c'est celui du professeur Bergonié (fig. 71). Il est formé par une large éprouvette en verre contenant de l'eau ordinaire dans laquelle plongent des lames de charbon destinées à faire varier la longueur et la section de la colonne liquide qui forme le rhéostat proprement dit. On fait plonger plus ou moins les lames de charbon dans l'eau au moyen d'une roue à crémaillère qui meut l'ensemble du système, comme un piston dans son corps de pompe ; de chaque côté de la tige de ce piston sont deux tringles de laiton passant, à frottement dur, dans les bornes qui servent à relier le rhéostat au circuit général.

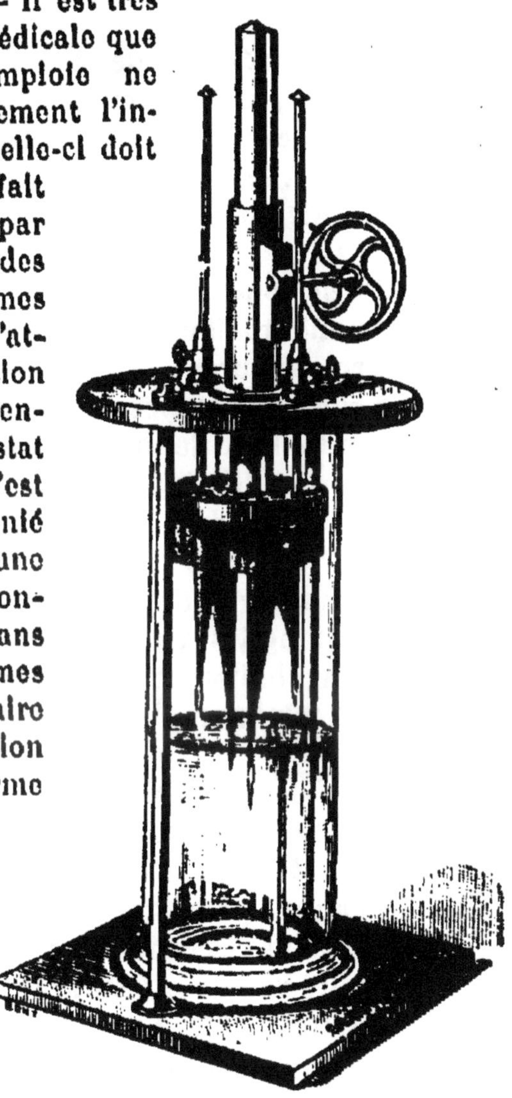

Fig. 71. — Rhéostat du Dr Bergonié.

Pour faire varier dans d'aussi larges limites que possible la résistance de l'appareil, on a donné aux lames de charbon un profil d'arc de parabole et la tranche est progressivement amincie.

Ces lames sont réunies deux à deux en quantité par des blocs de charbon, mais chacun des groupes est isolé de l'autre par une pièce intermédiaire en ébonite. Les lames de charbon sont prolongées à leur partie inférieure par un faisceau de fils de verre qui retient toujours par capillarité une certaine quantité d'eau.

Il est facile de comprendre comment on fait usage de l'appareil : la crémaillère étant au haut de sa course, les pinceaux en fils de verre affleurent juste le liquide et leur distance est maxima. Le rhéostat est à ce moment à son maximum de résistance. Fait-on tourner le pignon commandé par la roue, les pinceaux plongent de plus en plus et l'extrémité des lames vient toucher le liquide; la résistance de l'appareil a diminué sensiblement.

La surface immergée des lames s'accroît progressivement à mesure que l'on agit sur le pignon et l'épaisseur du liquide interposé va en diminuant de plus en plus. La résistance du rhéostat est au minimum, lorsque la crémaillère est au bas de sa course.

La résistance de ce rhéostat peut aller jusqu'à 1/2 mégohm et descendre à 20 ou 30 ohms, avec tous les intermédiaires.

Lorsqu'on manie avec soin la roue qui meut la crémaillère, l'aiguille du galvanomètre se déplace avec une vitesse uniforme et sans à-coup. Dans ces conditions, si le temps employé à parvenir à l'intensité voulue est suffisant, la douleur accusée par le malade est très faible. La durée de cette période doit être d'une à deux minutes, autant que possible.

Ainsi, avec ce rhéostat, tous les desiderata que nous avons énoncés plus haut sont satisfaits, et, comme nous l'avons dit, c'est un appareil excellent.

3° **Rhéostat à trois liquides.** — Un autre modèle, qui ne le cède en rien au précédent et qui a été imaginé également par M. Bergonié, est celui que nous allons décrire avec la modification que nous lui avons apportée et qui en fait un rhéostat très pratique.

Il se compose d'un tube en U contenant de l'eau dans laquelle peuvent plonger, plus ou moins, deux crayons de charbon de 1 centimètre de diamètre taillés en pointe et terminés par des faisceaux de soie de verre maintenus contre le charbon au moyen d'un fil de platine de 1/10 de millimètre de diamètre environ (fig. 72).

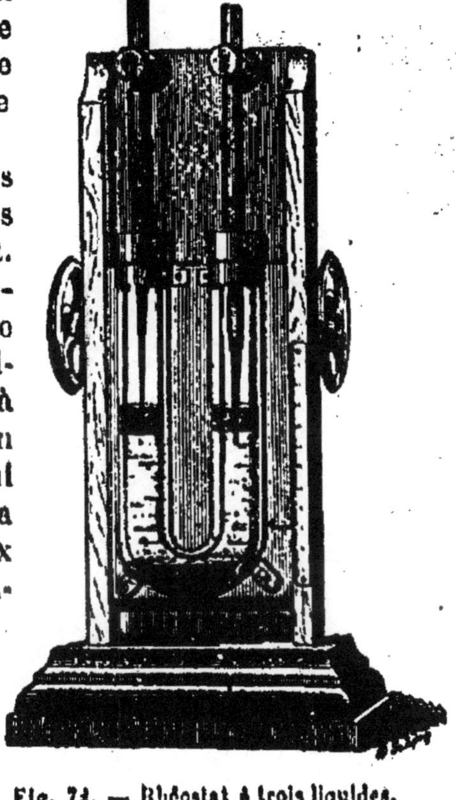

Fig. 71. — Rhéostat à trois liquides.

Les charbons sont fixés et serrés dans des bornes qui sont reliées au conducteur amenant le courant. Le tube en U est au contraire mobile; il est fixé sur une planchette qui porte en arrière, et en son milieu, une crémaillère verticale, à laquelle correspond un petit pignon traversé par un axe horizontal qui est terminé par deux volants. La planchette mobile glisse dans deux rainures ménagées dans des montants latéraux et une lame élastique placée en arrière fait que le glissement est dur, si bien que le tube reste à telle hauteur qu'on le désire.

Pour permettre au courant de croître très lentement à partir de zéro, les deux charbons ne sont pas à la même hauteur; l'extrémité du faisceau de fils de verre du plus élevé forme un cône dont l'angle est très petit (côté gauche de la figure 60); de plus, on a placé à la surface de l'eau, dans chaque branche, une couche d'huile de vaseline d'environ 1 centimètre de hauteur.

Dans ces conditions si l'on agit sur l'un des volants, le système étant d'abord au bas de sa course, on voit l'aiguille du galvanomètre parcourir d'un mouvement très lent l'espace compris entre zéro et 1 mA.

A mesure que les charbons plongent davantage l'intensité va en augmentant, aussi doucement qu'on le désire.

Si, maintenant, on manœuvre le volant en sens inverse, l'in-

Fig. 73. — Rhéostat du Dr Guilloz.

tensité décroît peu à peu et l'aiguille revient au zéro sans aucune saccade et très régulièrement.

Pour diminuer la résistance minima du rhéostat, lorsque les charbons plongent au maximum dans le liquide, on a placé au fond du tube une masse de mercure qui sert à réunir métalliquement les deux branches du tube.

Ce rhéostat est donc à trois liquides : huile de vaseline, eau, mercure. L'huile de vaseline, outre l'avantage d'avoir une résistance extrêmement grande, présente celui d'être fixe et d'empêcher l'évaporation de l'eau sous-jacente : le niveau du liquide reste ainsi très longtemps constant.

En résumé, toutes les conditions auxquelles doit satisfaire un bon rhéostat médical sont, avec cet appareil, complètement remplies, et la graduation du courant galvanique est ainsi d'une facilité remarquable.

4° Rhéostat de Guilloz. — Cet autre rhéostat permet la graduation facile du courant : il se compose de deux récipients en verre dans lesquels plongent des charbons munis de bornes et d'un tube de caoutchouc servant à relier entre eux les deux récipients au moyen d'ajutages appropriés. De l'eau ordinaire ou légèrement acidulée remplit les deux vases communicants. A l'aide d'une vis de pression placée sur le trajet du tube élastique, on peut faire varier la section du conducteur liquide. Au début d'une application, la vis est serrée à fond de manière à écraser complètement le tube : puis cette vis est peu à peu desserrée jusqu'à ce que l'intensité ait acquis la valeur désirée.

§ 2. — Faradisation.

Nous aurons peu de chose à ajouter, lorsque nous aurons dit que la meilleure façon de graduer les courants faradiques consiste à employer un rhéostat à liquide.

Ceux que nous avons donnés comme étant les meilleurs sont tout indiqués pour la graduation de ces courants.

A mesure que l'on tourne le pignon, l'intensité, qui d'abord était nulle, croît très lentement et le malade sent, pour ainsi dire, naître le courant au niveau de l'électrode active. La manœuvre du rhéostat est la même que dans le cas du courant galvanique.

Des autres moyens employés autrefois pour faire varier l'intensité des courants faradiques, nous dirons peu de chose.

Ces moyens consistaient :

1° A rapprocher plus ou moins les bobines l'une de l'autre; le principe de cette graduation a été imaginé par Rognetta.

2° A retirer, plus ou moins, un cylindre de cuivre placé, soit entre le faisceau de fer doux et la bobine inductrice, soit en dehors de la bobine induite.

Ces procédés, imaginés par Duchenne (de Boulogne), constituaient, à l'époque à laquelle ils ont été trouvés, un très grand progrès et l'on est pris d'admiration pour cet illustre médecin (1), si l'on remarque que c'est sans des connaissances en physique bien approfondies qu'il est arrivé à inventer ces procédés basés sur des phénomènes qu'il ignorait (production des courants de Foucault).

Quoi qu'il en soit, ces moyens doivent être abandonnés, aujourd'hui surtout que nous avons à notre disposition des méthodes beaucoup plus commodes, et s'appliquant aussi bien aux courants galvaniques qu'aux courants faradiques.

§ 3. — Franklinisation.

La méthode des rhéostats n'a pas encore été appliquée à ce genre d'électrisation. Cela tient à la haute tension des courants fournis par les machines statiques et à la difficulté de trouver des corps assez résistants pour cette électricité.

On peut cependant régler le débit d'une machine statique à l'aide d'un rhéostat, mais à la condition d'actionner cette machine par un moteur électrique et de placer le rhéostat sur le courant qui va au moteur.

Ainsi que nous le savons, le débit est proportionnel à la vitesse de rotation des plateaux ou des cylindres; il s'ensuit qu'en donnant à la machine une vitesse convenable, on obtiendra tel débit que l'on voudra.

§ 4. — Franklinisation hertzienne.

Pour graduer l'énergie appliquée sur un malade au moyen de cette franklinisation spéciale, nous avons vu précédemment qu'on peut employer, soit plusieurs paires de condensateurs de

(1) Voir MOTET, Notice sur Duchenne (de Boulogne), *Archives d'élect. méd.* 1869, p. 138, et BRISSAUD, Œuvre scientifique de Duchenne, *Arch. d'élect. méd.* 1899, p. 437.

capacités croissantes, soit une seule paire mais de capacité variable et réglable. On peut aussi utiliser un rhéostat particulier qui n'est autre qu'un condensateur dont le diélectrique peut prendre une épaisseur variable (A. Weil). Nous ne reviendrons pas ici sur ces différents procédés.

§ 8. — Haute fréquence.

Ces courants devant être, dans l'autoconduction, aussi intenses que possible, il n'y a guère lieu de rechercher les moyens propres à en faire varier l'intensité. Cependant, on pourra toujours en diminuer la puissance en plaçant, sur le courant qui actionne la bobine primaire du transformateur, un rhéostat convenable. Pour les applications locales, on peut graduer l'énergie en prenant un plus ou moins grand nombre de spires du solénoïde à haute fréquence; la sensation devient douloureuse si l'on prend un nombre de spires assez considérable. On peut encore faire varier la distance des boules du détonateur, les effets sensitifs étant proportionnels à la longueur des étincelles.

Article III. — MODIFICATION DU SENS ET INTERRUPTION DES COURANTS.

Nous allons étudier maintenant quels sont les moyens utilisés en électrothérapie pour changer le sens du courant, et pour interrompre ou rétablir ce courant.

Les appareils qui permettent d'atteindre ce but sont, pour le premier cas, les *renverseurs de courant;* pour le deuxième cas, les *interrupteurs de courant.*

§ 1. — Renverseurs de courant.

Ces appareils sont destinés à changer rapidement le sens d'un courant, sans être obligé de déplacer les électrodes appliquées sur le malade.

Dans la recherche des réactions électriques d'un muscle ou

d'un groupe musculaire, par exemple, le renverseur est indispensable; le médecin tenant l'excitateur d'une main n'a qu'à placer la manette de l'instrument alternativement dans les positions normale et inverse.

Le renverseur de courant est installé sur le circuit qui relie la source d'électricité au corps du malade.

Lorsque la manette occupe la situation normale, il joue simple-

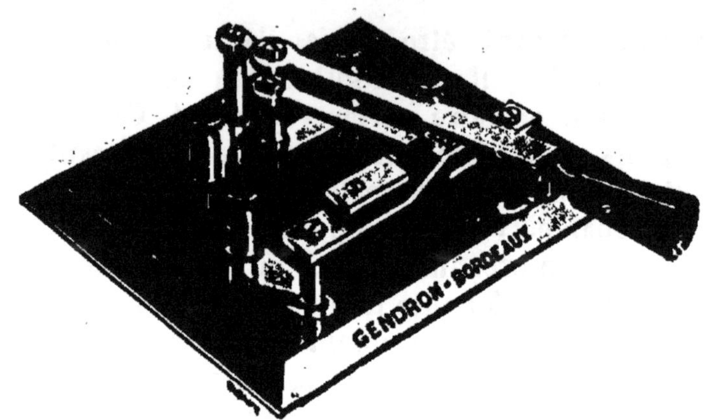

Fig. 74. — Renverseur du Dr Debédat.

ment le rôle de conducteur; si, au contraire, la manette est tournée du côté opposé, les pôles sont renversés.

Les conditions demandées à un renverseur de courant pour les besoins médicaux nous permettent d'éliminer immédiatement toute une série de petits appareils qui étaient employés autrefois, alors que le matériel électrothérapique était moins perfectionné.

1° Renverseur de Debédat. — Dans ce renverseur (fig. 74), toute complication cachée aux yeux est supprimée; les contacts sont larges et les frottements excellents. La manette est en ébonite et se manœuvre aisément, soit de droite à gauche, soit de gauche à droite.

En dessous de ces deux positions extrêmes, se trouvent deux plaques en ivoire portant les indications : *Normal-Inverse*.

Les fils de la pile aboutissent à deux lames de laiton, portant deux bornes larges et épaisses, qui, sur la figure 75, sont marquées par les signes + et —; elles sont croisées en X au milieu de leur trajet et parallèles entre elles, avant et après l'entre-croisement.

Les fils allant au malade, aboutissent à deux frotteurs articulés sur les pièces métalliques L, L' (fig. 75); ils sont mus par la manette isolante et font changer le signe, suivant qu'ils portent à droite ou à gauche, sur la règle formée par les lames conductrices.

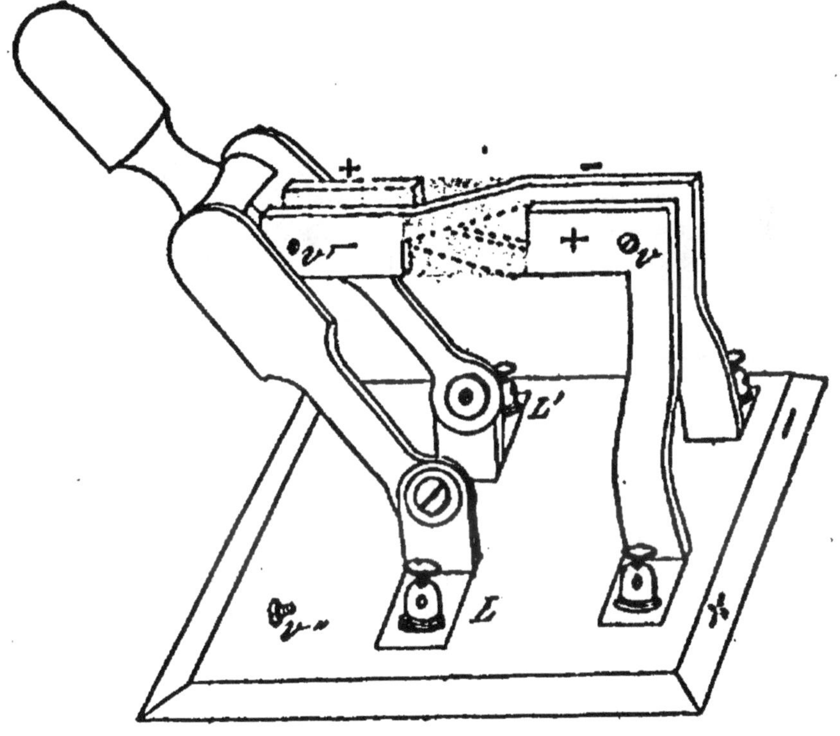

Fig. 75. — Renverseur du Dr Debédat (schéma).

Une vis de serrage, annexée au manche, permet de régler le frottement à volonté. Ce mécanisme permet, comme on le voit, de suivre aisément la direction du courant dans la ligne. Sa solidité est parfaite. En somme, c'est un appareil excellent.

2° **Renverseur de Siemens-Halske.** — Le renverseur de Siemens-Halske, modifié par Brenner, se compose d'un disque en ébonite portant deux lames métalliques, de chaque côté d'un même diamètre, et laissant entre elles un petit intervalle; ce disque est mis en mouvement au moyen d'une manette, comme celle des anciens collecteurs.

La course de la manette est limitée, à gauche et à droite, par deux arrêts fixés dans le socle. Quatre contacts, obtenus à l'aide de larges bandes métalliques, appuient fortement sur les deux bandes demi-circulaires du disque (fig. 76).

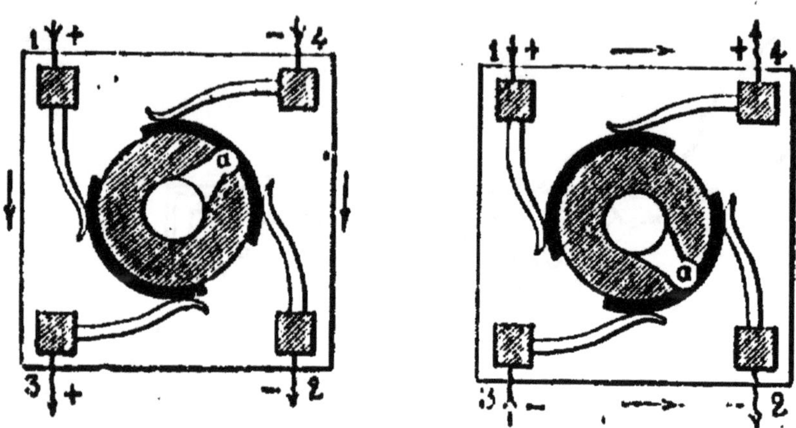

Fig. 76. — Renverseur de Siemens-Halske, dans deux positions successives.

Le courant à renverser a ses connexions en 1 et 2 et les fils qui se rendent au malade sont fixés aux bornes 3 et 4.

Supposons le renverseur dans la position I, la manette étant en haut de sa course; le courant part de la borne 3, va au malade et revient à la ligne par la borne 4.

Plaçons maintenant la manette en bas, la borne 3 devient négative et la borne 4 positive; le renversement a donc bien eu lieu, et l'on en suit parfaitement le mécanisme. Cet appareil est simple, sa construction est robuste : autant de qualités qui le rendent précieux.

3° **Renverseur de Mergier et Courtade.** — Un autre renverseur de courant, qui peut en même temps servir d'interrupteur, a été imaginé par Mergier et Courtade; il est très pratique, car on peut le construire soi-même (fig. 77).

Il se compose de deux clés de Morse présentant les connexions suivantes : la pièce d'appui de chaque levier est réunie à une électrode; les plots situés en avant et en arrière des pivots sont reliés deux à deux en quantité et communiquent respectivement avec les deux pôles de la source d'électricité.

Il est facile, en faisant un petit croquis, de voir que si l'on appuie sur l'une des manettes le courant qui, lorsque les clés sont au repos, ne passe pas, est établi en rendant les électrodes positive et négative, et que si l'on appuie au contraire sur la manette de l'autre clé, les électrodes prennent le signe inverse de celui qu'elles avaient auparavant.

L'avantage de ce renverseur, c'est de ne faire passer le cou-

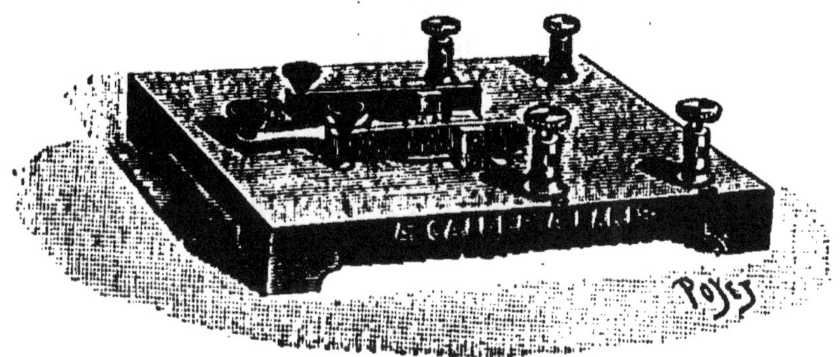

Fig. 77. — Renverseur de Mergier et Courtade.

rant qu'au moment où l'on en a besoin et, de plus, de *fermer en court circuit les électrodes et le corps du sujet :* cette disposition permet au courant dû à la polarisation des électrodes et des tissus de s'écouler et de ne pas venir augmenter ou diminuer l'action du courant primaire avec lequel on explore l'excitabilité nerveuse ou musculaire.

Pour que cet appareil fût parfait, il faudrait que le socle sur lequel sont fixées les clés de Morse soit, non pas en bois, mais en ébonite ou en fibre végétale : le bois sec est un assez bon isolant, mais lorsqu'il est humide, il peut laisser passer le courant, ce qui doit être évité avec soin.

4° Renverseur de Schulmeister. — Nous indiquerons à la suite de ces renverseurs, qui se placent à poste fixe, un appareil qui permet le renversement du courant, tout en laissant une main libre au médecin; l'inverseur est logé dans le manche même de l'électrode exploratrice (fig. 78).

Cet appareil a été imaginé par Schulmeister, de Vienne. Les bornes A et B communiquent avec le pôle + de la pile, les bornes A' et B' avec le pôle —; l'électrode active P_a communique avec la plaque isolée C', l'électrode indifférente P_i avec la plaque isolée C.

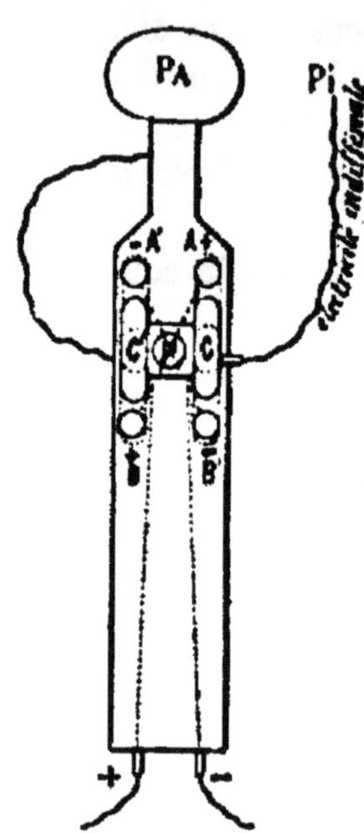

Fig. 78. — Renverseur de Schulmeister.

Lorsque les plaques C et C' ne communiquent avec aucune des bornes A, A', B, B', le courant est interrompu; si à l'aide du pouce, placé sur un bouton P, on fait glisser en avant les pièces C et C' de façon à les mettre en contact avec les boutons A, A', on voit que l'électrode indifférente P_i se trouve mise en communication avec le pôle positif de la pile et l'électrode P_a avec le pôle négatif.

Si on ramène en arrière les pièces C et C' de façon à les mettre en contact avec B et B', le courant est renversé, l'électrode P_i devient négative et P_a positive.

Cette disposition a l'avantage de permettre au médecin de faire varier l'intensité du courant, en même temps qu'il produit les renversements ou les interruptions : l'œil peut ainsi rester fixé sur le muscle exploré et le médecin peut observer les phénomènes qui s'y passent.

§ 2. — Interrupteurs de courant.

Les interrupteurs de courant sont des appareils destinés à interrompre et à rétablir le courant à un moment quelconque. Ils servent, soit à établir d'une façon définitive le courant, au commencement par exemple, d'une séance, pour amener le courant galvanique ou faradique au corps du malade, soit à rompre et à rétablir ce courant, pendant que le corps du sujet est traversé par lui : dans ce dernier cas les périodes d'état variable, de fermeture et de rupture, entrent alors en jeu.

Les modèles d'interrupteurs sont nombreux : un des plus

simples, lorsqu'on ne veut qu'établir une fois pour toutes le courant, c'est l'interrupteur à fiche. Comme on le voit (fig. 79), il se compose de deux lames de cuivre fixées sur une lame iso-

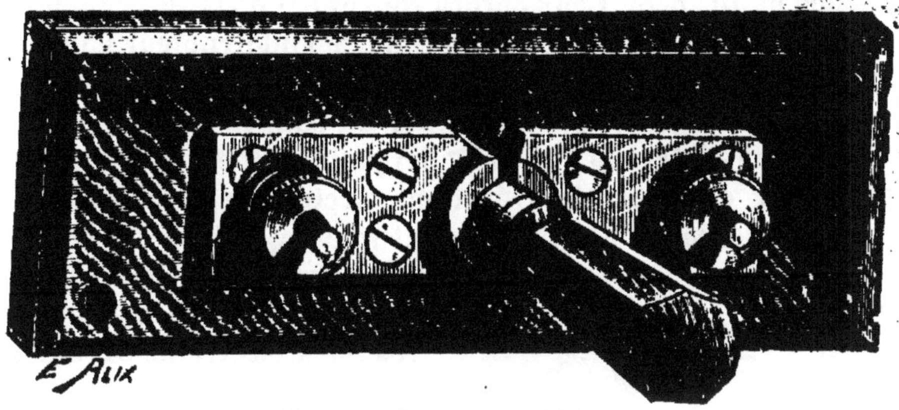

Fig. 79. — Interrupteur à fiche.

lante, fibre végétale ou ébonite, qui peuvent être réunies à l'aide d'une fiche.

Pour produire des périodes d'état variable de fermeture et de rupture à volonté, on se sert plus commodément d'appareils pouvant se déplacer et se mettre facilement sous la main du médecin.

1° **Interrupteur médical.** — Un interrupteur excellent, cons-

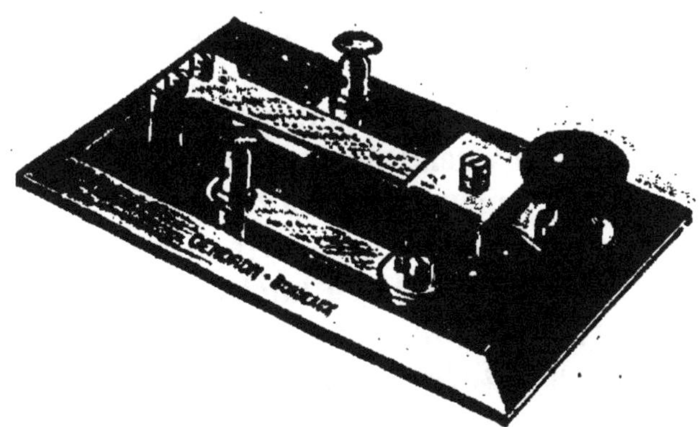

Fig. 80. — Interrupteur médical.

truit d'ailleurs pour les usages médicaux est celui que nous représentons (fig. 80).

Il se compose d'une lame élastique, solide et assez résistante, munie d'une pomme sur laquelle on appuie pour obtenir les interruptions; cette lame touche, en exerçant une forte pression, l'extrémité d'une vis que porte une bande métallique fixée solidement au socle. Deux bornes reliées par de larges contacts aux deux lames permettent d'introduire l'interrupteur dans le circuit. Enfin le socle est en ébonite. Cet appareil est simple, peu encombrant, et peut se fixer sur un panneau.

2° Manche à interrupteur du Dr Bergonié. — Il est très souvent utile, pour examiner les réactions électriques d'un malade, d'avoir l'interrupteur complètement sous la main, c'est-à-dire dans le manche même de l'électrode exploratrice (fig. 81). L'examen électrique est ainsi rendu très commode.

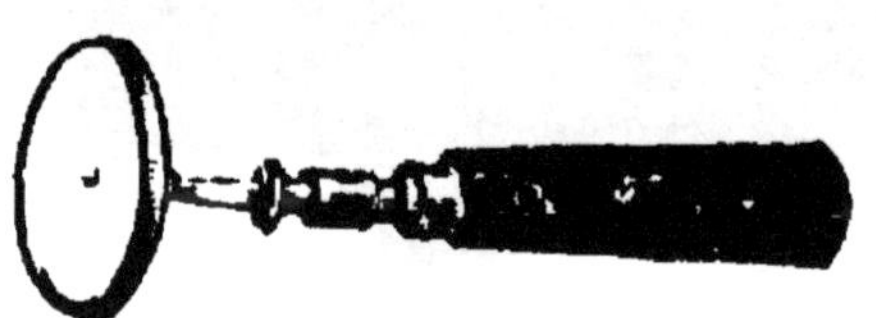

Fig. 81. — Manche à interrupteur du Dr Bergonié.

C'est de l'ébonite qui a été choisi comme substance isolante et non pas du bois, comme cela existe dans les petits manches (sans interrupteur d'ailleurs) que l'on voit habituellement.

Le conducteur qui traverse le manche est interrompu en un point et, à l'aide d'un bouton, on peut, en appuyant, couper le circuit en ce point. Si on cesse d'appuyer, les deux parties du conducteur reviennent au contact.

Pour éviter l'oxydation, et par suite un contact défectueux, on a platiné les deux extrémités correspondantes du conducteur. La longueur de ce manche est de 20 centimètres. La partie en ébonite a la forme d'un tronc de pyramide octogonale dont les bases ont respectivement 3 centimètres et 2 centimètres de largeur. Cet appareil constitue une pièce indispensable dans toute installation électrothérapique, même la plus modeste.

3° Interrupteurs automatiques. — Les interrupteurs que nous venons de décrire interrompent et rétablissent le courant, seulement lorsque le médecin agit soit sur une manette, soit sur un bouton.

Il est commode, dans certains cas, de faire produire automatiquement les interruptions et les rétablissements d'un courant (galvanique ou faradique). M. le professeur Bergonié a donné le nom de *courants rythmés* aux courants périodiquement interrompus, mais interrompus de telle sorte qu'une interruption de $\frac{1}{n}$ de seconde soit suivie d'un rétablissement durant aussi $\frac{1}{n}$ de seconde. Le moteur auquel il a eu recours pour atteindre ce but est le *métronome*.

4° Métronome interrupteur. — Le métronome interrupteur est un métronome de Maelzel, qui porte en avant une petite cuve en bois de forme parallélipipédique contenant du mercure. Sous l'impulsion du mouvement pendulaire effectué par le métronome, deux pointes viennent tour à tour plonger dans la masse de mercure. Un des fils de la ligne communique avec le balancier, l'autre avec le mercure (fig. 82).

Dans ces conditions, supposons que l'on ait fixé la petite masse mobile du balancier de façon à faire effectuer 30 oscillations complètes au métronome ; il se produira dans le circuit 30 interruptions et 30 rétablissements de courant, de telle manière que le courant sera interrompu et rétabli rythmiquement et chaque fois pendant 1 seconde.

Cet appareil est bien précieux en électrothérapie et il rend tous les jours d'immenses services.

5° Renverseur rythmique automatique du professeur Bergonié. — Les appareils que nous venons de décrire ne produisent que des interruptions du courant. Mais, dans certaines applications électrothérapiques, cela ne suffit pas.

C'est ainsi que dans le traitement de l'occlusion intestinale, par exemple, la grande intensité nécessaire à faire contracter énergiquement les fibres lisses de l'intestin, si l'on employait les seules interruptions, pourrait déterminer la formation d'eschares au voisinage de l'excitateur rectal.

Cet inconvénient peut être évité, en renversant brusquement un courant d'intensité moyenne avec lequel aucun danger n'est plus à redouter. Remarquons en effet que la différence de potentiel, dont est fonction l'excitation produite, devient le double, si, au lieu d'interrompre simplement le courant, on renverse en même temps.

L'emploi de courants successivement interrompus et re

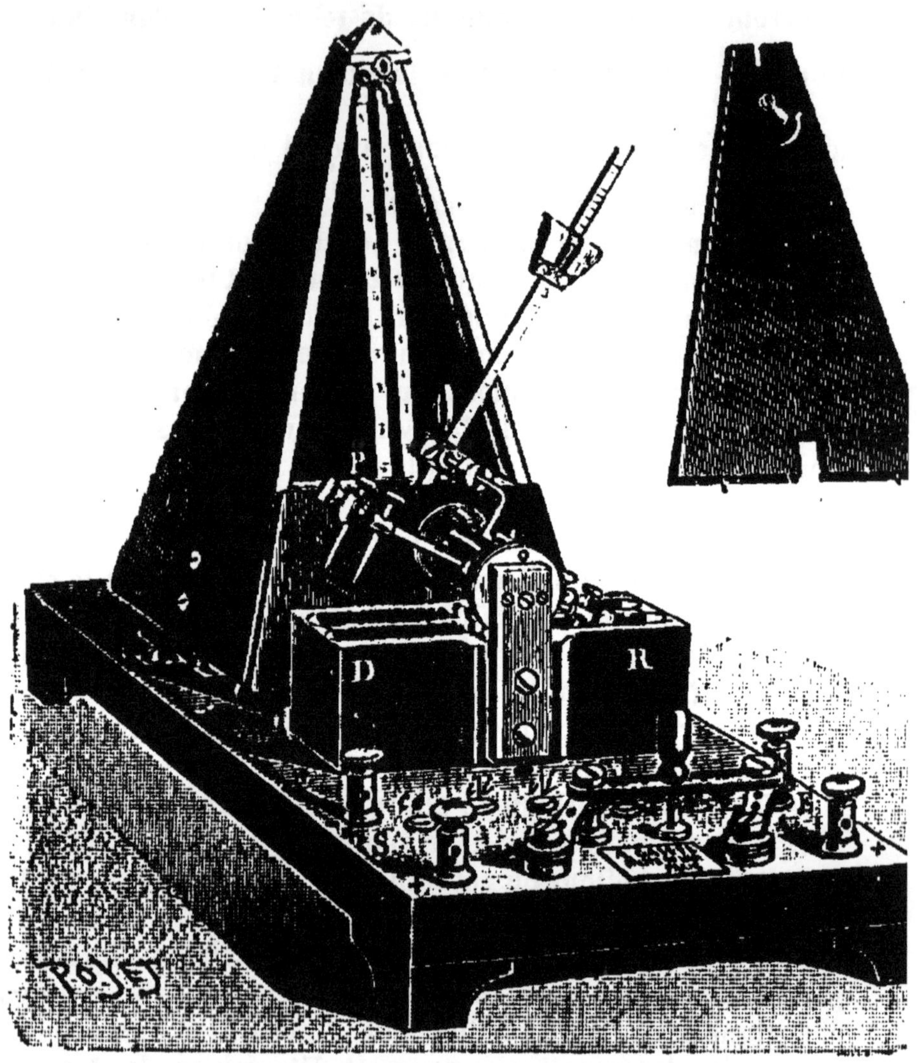

Fig. 82. — Métronome du professeur Bergonié (Modification du Dr Huet).

versés s'appelle, en électrothérapie, *alternatives voltiennes*

Pour obtenir aussi commodément des alternatives vol tionnes que de simples interruptions, le professeur Bergoni a imaginé un *renverseur rythmique automatique* qui est pré cieux pour la simplicité et la perfection de son mécanisme, ainsi que pour les renseignements cliniques qu'il peut fournir.

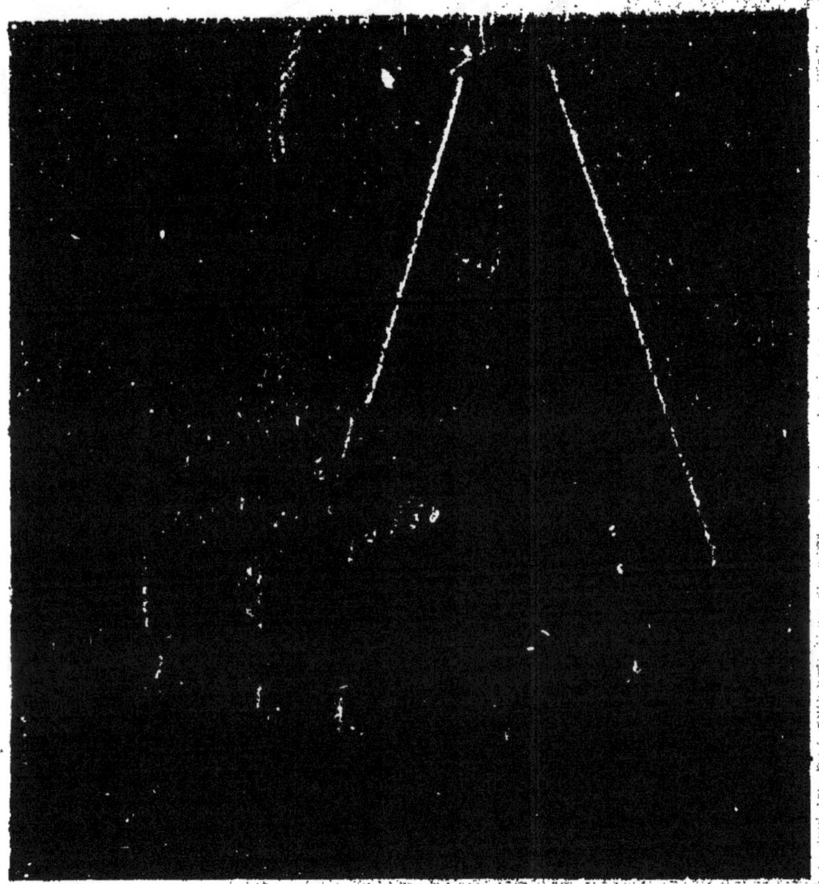

Fig. 83. — Renverseur rythmique automatique du professeur Bergonié.

Il se compose d'un axe horizontal oscillant sous l'impulsion du métronome, et avec des vitesses variables à volonté (fig. 83).

Perpendiculairement à l'axe sont fixées quatre tiges recourbées à angle droit qui viennent plonger dans quatre cuves rectangulaires contenant du mercure.

L'axe porte un petit cylindre en ébonite sur lequel sont fixées deux bandes métalliques A et B (fig. 84) avec lesquelles les quatre tiges sont réunies de la façon indiquée par la figure schématique.

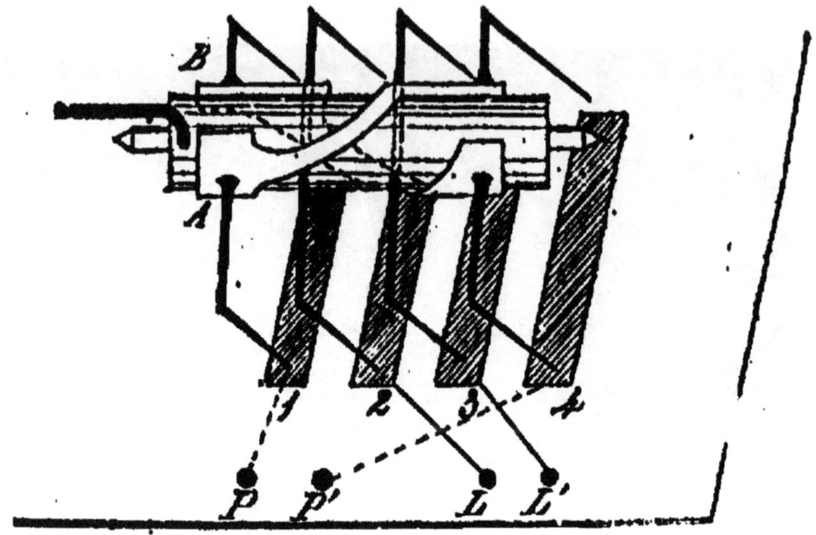

Fig. 84. — Renverseur rythmique automatique du professeur Bergonié (schéma).

A chaque oscillation du métronome, il y a inversion du courant qui se rend aux électrodes. Une même électrode devient

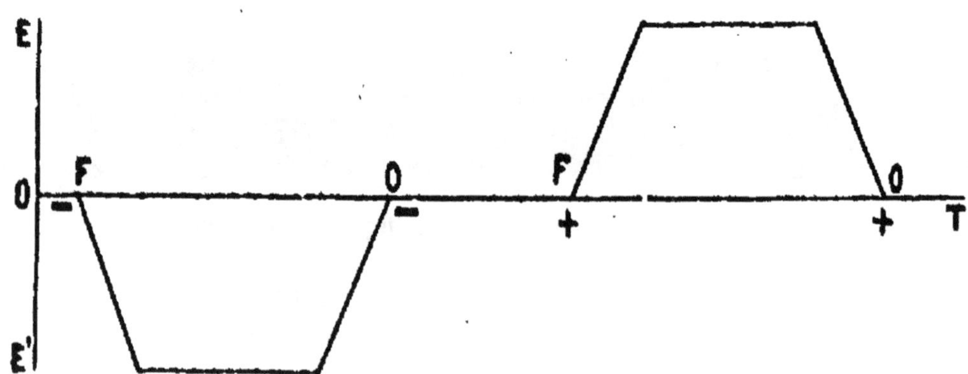

Fig. 85. — Alternatives voltiennes.

ainsi tantôt positive, tantôt négative et, à son niveau, on obtient la série des phénomènes suivants que l'on peut représenter graphiquement par la figure 85 :

Négative, 1° état variable de fermeture ; 2° état permanent du courant ; 3° état variable d'ouverture ; 4° interruption ;

Positive, 1° état variable de fermeture ; 2° état permanent du courant ; 3° état variable d'ouverture ; 4° interruption, et ainsi de suite.

Par la quantité de mercure contenue dans les cuves, on peut régler la durée d'immersion des pointes, de façon que les interruptions durent le même temps que le passage du courant.

Nous reviendrons sur cet appareil lors de l'étude du syndrome de dégénérescence, pour montrer les bons résultats qu'il permet d'obtenir dans les recherches d'électrodiagnostic.

6° **Modification de M. Huet.** — En utilisant comme conducteurs du courant les axes et les pivots qui servent à la rotation de la pièce supportant les tiges plongeantes, M. Huet a pu réduire à quatre ces tiges plongeantes (fig. 82). Des ressorts en spirale assurent une communication régulière, d'une part, entre les parties de l'axe reliées aux tiges plongeantes et, d'autre part, entre les pivots et leurs supports.

Cette modification a permis de réaliser facilement un dispositif destiné, soit à laisser passer le courant d'une façon continue, soit à l'interrompre régulièrement, sans en changer la direction, soit enfin, comme dans le modèle précédemment décrit, à l'interrompre en changeant alternativement sa direction.

L'addition d'une manette double a réalisé ce triple résultat.

Une autre modification portant sur le métronome lui-même a été effectuée par M. Huet : elle consiste à faire produire un bruit différent lorsque la tige oscillante incline à droite ou à gauche ; on peut reconnaître à l'oreille, et sans le secours de la vue, la position du balancier, c'est-à-dire le pôle excitateur, lorsqu'on emploie l'appareil comme renverseur de courant.

On peut ainsi, tout en observant les réactions de l'organe exploré, suivre l'action de l'un ou de l'autre pôle dont le signe se trouve indiqué par un phénomène acoustique.

Ainsi disposé, ce métronome peut rendre de grands services en électrothérapie.

ARTICLE IV. — APPLICATION PROPREMENT DITE DU COURANT. — ÉLECTRODES ET EXCITATEURS.

Lorsque l'on veut faire traverser le corps, ou une partie du corps de l'homme, par le courant électrique, on relie aux pôles de la source d'énergie électrique, des appareils de formes variées, qui sont ensuite placés au contact, ou à distance, du sujet à électriser : ces appareils se nomment des *électrodes* et, s'ils servent à produire une excitation, des *excitateurs*.

Les électrodes et les excitateurs peuvent se diviser en deux groupes :

1° Les appareils qui servent à appliquer la galvanisation, la voltaïsation sinusoïdale et la faradisation ;

2° Ceux qui servent à appliquer la franklinisation et les courants de haute fréquence.

Nous décrirons donc séparément ces deux catégories d'appareils.

§ 1. — Électrodes.

La méthode qui est aujourd'hui universellement adoptée en électrothérapie, c'est la méthode monopolaire. Elle consiste à placer en un point du corps une large électrode que l'on appelle *électrode indifférente*, à cause de la faible densité du courant à son niveau, pendant qu'une autre électrode, de surface plus petite, est mise en contact aussi immédiat que possible avec le nerf ou le muscle à électriser ou à exciter : cette deuxième électrode, sous laquelle la densité électrique est la plus grande, se nomme *électrode active* ou *différente*.

La construction des électrodes, leur grandeur, leur forme ont une importance extrême : cependant, on rencontre encore bien souvent des électrodes absolument défectueuses et insuffisantes.

Une électrode se compose d'une partie solide et d'une partie molle et spongieuse, placée entre la partie solide et la peau du malade. La partie solide doit être en métal, le charbon peut être aussi employé, mais il présente l'inconvénient de ne pas être souple et de se briser facilement. Le choix de la substance qui recouvre le métal, le nombre de couches spongieuses employé, le degré d'imbibition de la masse spongieuse, constituent autant de facteurs très importants qu'il est utile d'examiner brièvement.

Le rôle que doit jouer une électrode est, non seulement de permettre l'entrée ou la sortie du courant, mais de rendre l'application de ce courant aussi peu douloureuse que possible.

Si l'on se servait d'une simple plaque de métal ou de charbon comme électrode, on obtiendrait, même avec une très faible intensité, une sensation excessivement douloureuse.

Lorsqu'on applique le courant dans certaines régions douées d'une grande sensibilité électrique, comme la face, on remarque que certaines électrodes permettent d'employer un courant très intense, tandis que d'autres électrodes, de même surface, et avec une même intensité produisent une sensation douloureuse.

Nous avons pu démontrer expérimentalement (1) que ces différences dans les effets sensitifs sont dues à la valeur de la résistance électrique des électrodes et aussi au rapport qui existe entre la résistance de l'électrode et celle de l'épiderme sous-jacent.

Nos expériences montrent que la résistance d'une électrode doit être aussi voisine que possible de celle de la peau, pour que la sensibilité cutanée soit faiblement excitée par un courant donné. Or, les électrodes en peau de chamois ou en amadou, que l'on rencontre si fréquemment, ont, lorsqu'elles sont bien imbibées, et formées d'une seule couche spongieuse (ce qui est le cas le plus habituel), une résistance beaucoup trop faible.

On ne peut pas dire *a priori* quelle est la substance à employer de préférence à telle autre : il faut considérer en même temps le nombre de couches sous lequel on la prend, la façon dont elle est imbibée, etc. Ce que l'on peut poser en principe, c'est qu'une électrode sera d'autant plus utilisable qu'elle possédera une résistance plus voisine de celle de l'épiderme bien humecté.

C'est pour cette raison que les électrodes en argile et par-

(1) H. Bordier, *De la sensibilité électrique de la peau*, Paris 1890.

chemin que M. Luraschi a indiquées (1) permettent d'appliquer des courants très intenses sans occasionner une bien grande douleur ; le parchemin humide a une résistance de même ordre de grandeur que celle de la peau humaine qu'il recouvre.

Leuillieux préconise l'emploi de papier d'amiante qui est aussi une argile chimiquement parlant ; ce papier se laisse facilement imbiber et adhère bien à la peau, le courant est amené à ces électrodes au moyen d'une feuille de papier d'étain.

On peut obtenir d'excellentes électrodes en recouvrant la plaque métallique sur son pourtour d'une lame de caoutchouc assez épaisse, de façon à ne pas exposer le malade à être mis en contact avec une portion périphérique dénudée : cette plaque est ensuite recouverte d'un grand nombre de couches de gaz fine, environ 40, de mêmes dimensions que la plaque métallique ; enfin, une toile fine, mais solide, recouvre le tout et est cousue sur les bords de l'électrode (fig. 86).

Dans ces conditions, lorsque l'imbibition est complète, on a une électrode qui satisfait parfaitement aux conditions énoncées plus haut.

Un point de la plus haute importance pratique est le choix du métal des électrodes destinées à être reliées au *pôle positif* quand on fait de la galvanisation. Lorsque ces électrodes sont construites avec des plaques de cuivre nu ou nickelé, elles ne tardent pas à se recouvrir d'une couche de carbonate et de sous-oxyde de cuivre, ainsi que nous l'avons déterminé. Ces deux produits possèdent une résistance considérable, si bien que le courant est obligé de passer par les points de moindre résistance et de se distribuer d'une façon très irrégulière sur la peau ; d'où production d'eschares.

Nos recherches nous ont montré que c'est l'aluminium qu'il vaut mieux employer pour ces électrodes positives : mais il est encore bien préférable d'utiliser du cuivre platiné, comme nous le faisons depuis quelque temps. La couche de platine quoique mince empêche la formation des composés électrolytiques : on a ainsi des électrodes dont le métal est inaltérable.

(1) Luraschi, *Archives d'électr. méd.*, 189[illegible], p. 22[illegible].

Les électrodes doivent de plus, être graduées : si l'on veut pouvoir fixer exactement les conditions dans lesquelles on se trouve placé, lorsqu'on fait une application de courant, il est indispensable d'indiquer la densité de ce courant, sous l'élec-

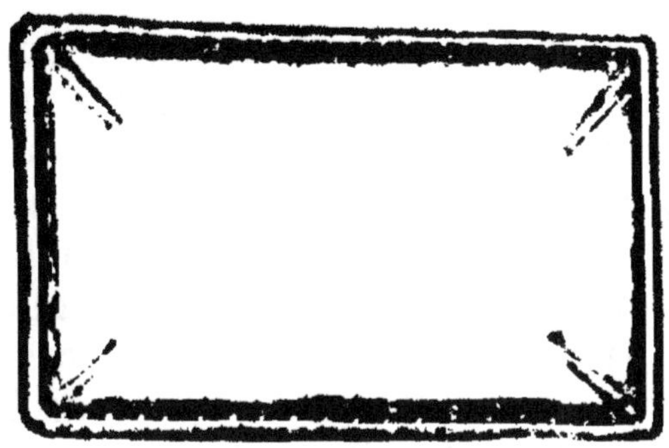

Fig. 36. — Électrode spongieuse.

trode indifférente et surtout sous l'électrode active ; pour cela, il est nécessaire de connaître la surface de chaque électrode. Cette surface doit être gravée sur le métal, quelle que soit la forme de l'électrode.

1° **Électrode indifférente.** — La surface de l'électrode indifférente doit être aussi grande que possible, de façon à pouvoir donner au courant une intensité aussi grande qu'il est nécessaire, sans que les phénomènes physiques ou physiologiques soient sensibles à son niveau.

Pour les applications habituelles, cette surface sera de 150 à 200 centimètres carrés ; dans les applications nécessitant de fortes intensités, comme le traitement de l'obésité ou des fibromes, la surface devra être beaucoup plus considérable : cette électrode doit avoir de 1000 à 1500 centimètres carrés.

2° **Place de l'électrode indifférente.** — On doit encore se demander quelle est la région la plus favorable pour appliquer l'électrode indifférente. Il est, en effet, commode de mettre cette électrode toujours au même point. Erb recommande la région sternale ; mais il ressort d'empreintes que nous avons prises sur différents sujets (1), que les points de contact entre

(1) H. Bordier, *loc. cit.*

l'électrode et la peau sont bien plus nombreux, lorsqu'on choisit la région dorsale située immédiatement au-dessous de la nuque. C'est donc en ce point qu'il est préférable de placer l'électrode indifférente, dans la plupart des applications électrothérapiques.

Il y a un autre avantage à choisir la région dorsale : l'électrode est maintenue solidement en place. Il suffit de faire appuyer le malade au dossier de la chaise ou du fauteuil, ce qui ne peut être fait lorsque l'électrode est sur le sternum.

Lorsqu'on veut localiser l'action du courant, n'électriser qu'une jambe, par exemple, l'électrode indifférente n'est plus plane, elle revêt la forme d'une fraction de cylindre dont le diamètre se rapproche de celui du membre considéré.

3° **Électrodes actives.** — Les électrodes actives, ou différentes, peuvent avoir des formes variées, suivant les usages auxquels elles sont destinées : leur surface est très variable également ; le médecin doit en posséder un grande nombre, de façon à n'être jamais arrêté par le défaut d'une électrode.

Lorsque l'on veut exciter un muscle ou un nerf, par exemple, avec les courants faradiques rythmés, une électrode de 20 centimètres carrés est très commode ; si l'on a à exciter un groupe musculaire, la surface devra être plus grande, 60 à 100 centimètres carrés.

Pour maintenir en place l'électrode active, il est commode d'employer un lien de caoutchouc qui entoure le membre, en même temps que l'électrode ; cette substance possède deux avantages sur les autres liens : elle est mauvaise conductrice, et de plus, élastique. La pression peut donc toujours être suffisante pour établir un bon contact entre la peau du sujet et l'électrode.

4° **Imbibition des électrodes.** — Les électrodes, avant d'être appliquées sur le corps d'un malade, doivent être complètement humectées : pour cela, on se sert d'eau chaude dont la température est comprise entre 35° et 40°. L'eau chaude présente l'avantage de ne pas produire de sensation désagréable sur la peau et surtout celui de ramollir facilement et rapidement la couche cornée de l'épiderme ; son emploi est bien préférable à celui de l'eau froide.

L'eau salée qui était autrefois employée doit être absolument abandonnée : elle expose à des inconvénients qui résultent des actions électrolytiques et qui auraient vite détérioré les électrodes.

5° **Pinceau de Duchenne.** — Il existe encore une sorte d'électrodes, entièrement métallique, c'est le *pinceau* ou la *brosse* de Duchenne (de Boulogne) : cet excitateur est formé d'un faisceau de fils de laiton que l'on peut fixer à un manche.

Les sensations qu'il produit sont tout autres que celles dues aux autres électrodes.

§ 2. — Excitateurs.

On réserve en général l'expression d'excitateurs pour les

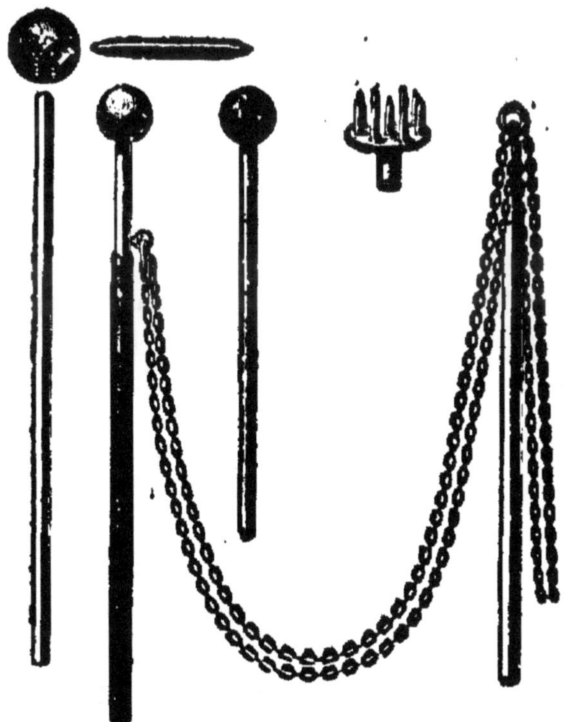

Fig. 87. — Excitateur pour étincelles immédiates. (Sur la figure, on voit aussi deux excitateurs pour souffle électrique.)

appareils servant à appliquer la franklinisation, simple ou hertzienne, et les courants de haute fréquence.

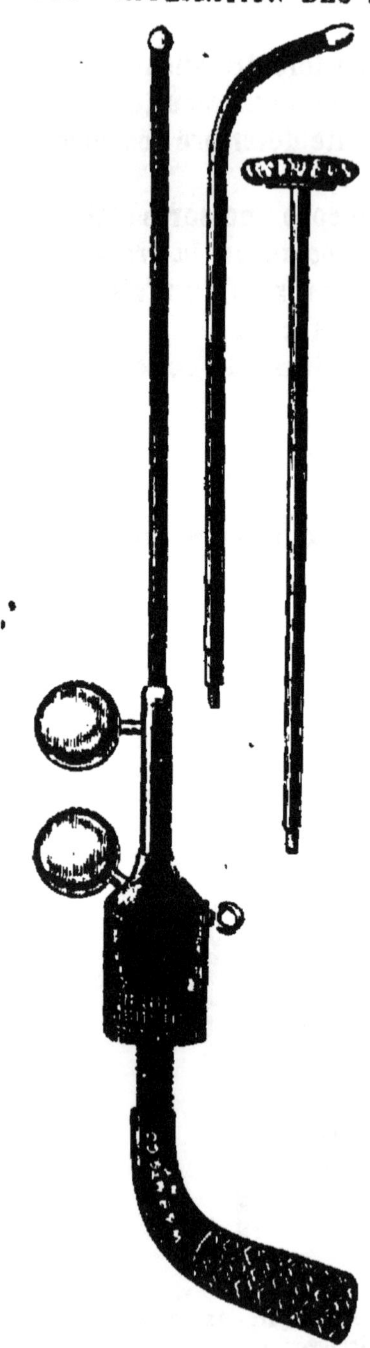

Fig. 88. — Excitateur de Morton.

1° **Excitateurs immédiats.** — Les excitateurs immédiats sont formés d'une boule sphérique portée par un manche isolant, en ébonite ou en verre ; à cette boule est fixée une chaîne qui passe dans un anneau porté par un second manche isolant que le médecin tient, comme le premier, entre ses mains (fig. 87). L'extrémité de la chaîne est reliée, soit à un pôle de la machine (le malade étant relié à l'autre), soit au sol.

On peut changer les boules excitatrices et les prendre plus ou moins grosses, suivant les effets moteurs, ou sensitifs, à produire.

2° **Excitateurs médiats.** — Les excitateurs médiats servent à appliquer l'étincelle d'une façon indirecte : celle-ci ne jaillit plus entre la peau et une boule, mais bien entre deux boules placées en tension sur l'un des conducteurs ; une boule ou une masse métallique de forme donnée est appliquée sur la région à exciter et joue absolument le rôle d'une électrode ordinaire.

Un des premiers excitateurs médiats vraiment pratique est celui que fit construire en 1890, le Dr W. Morton (1). Il se compose de deux boules métalliques dont l'une mobile est en connexion électrique avec l'un des collecteurs de la machine pendant que l'autre est reliée à une sorte d'élec-

(1) *New-York Neurological society*, 2 déc. 1890.

trode spongieuse ou métallique que l'on applique sur le patient (fig. 88).

En 1894 (1), Roumaillac a décrit et publie un excitateur médiat qui est très sensiblement le même que celui de Morton. Il se compose d'une partie fixe en ébonite creusée d'une gouttière dans laquelle s'engage la deuxième pièce formée d'une réglette mobile en ébonite; cette réglette porte une graduation en millimètres.

Deux tiges métalliques terminées par des boules sont fixées dans chacune de ces pièces. Les boules entre lesquelles jaillissent les étincelles ont un diamètre de 22 millimètres et les nombres lus sur la réglette mesurent l'écartement des boules (fig. 89).

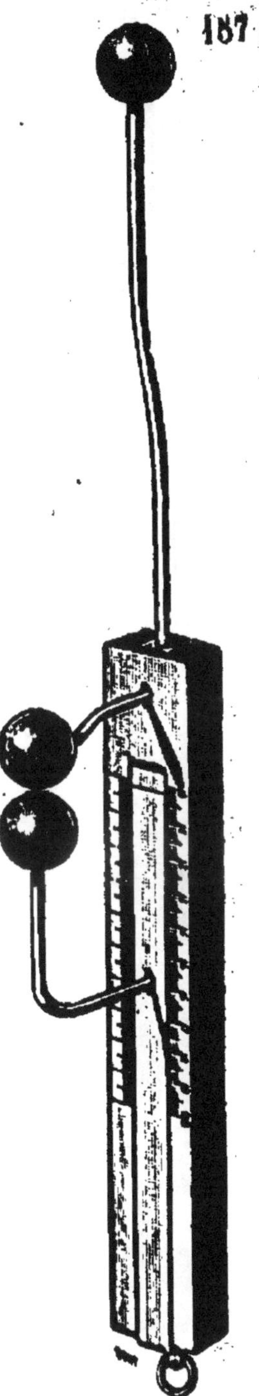

Fig. 89. — Excitateur de Roumaillac.

Pour se servir de l'un ou de l'autre de ces appareils on le prend à pleine main par la partie postérieure et l'on applique la boule-électrode sur le point à exciter : en déplaçant la réglette, on donne aux étincelles la longueur voulue qu'il est très facile de connaître.

Ces appareils sont très commodes et permettent de produire l'excitation médiate, en mesurant exactement la longueur de l'étincelle, mais ils peuvent aussi servir à l'excitation immédiate : pour cela, il suffit de rendre tangentes les deux boules.

Un autre excitateur médiat que nous devons signaler est celui qu'emploie Bonetti pour l'excitation des tubes de Crookes et qui a été introduit dans le ma-

(1) Roumaillac, *Archives d'électr. méd.*, 1894, p. 351.

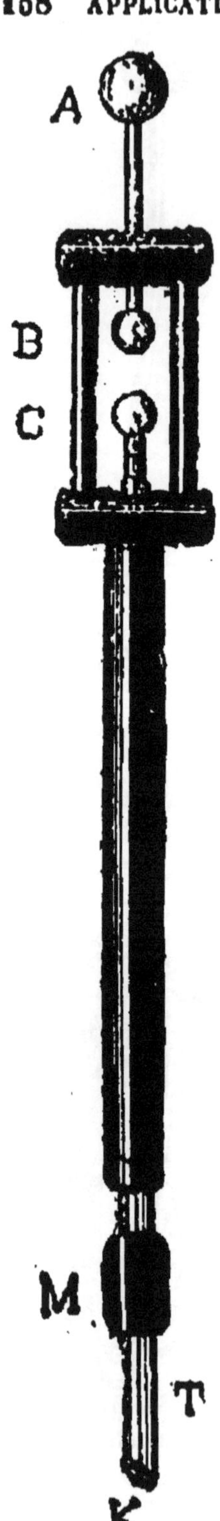

Fig. 90. — Excitateur du Dr Bergonié.

tériel électrothérapique par M. Bergonié : il se compose d'un manche en ébonite que l'on prend à la main et dans l'intérieur duquel est fixée une tige conductrice terminée par une boule C de 22 millimètres de diamètre ; dans le manche, le conducteur glisse à frottement dur. Un cadre en ébonite dont l'autre petit côté porte un conducteur isolé terminé par deux boules A et B, complète l'appareil. On peut régler facilement la longueur des étincelles jaillissant entre les boules de 22 millimètres en faisant glisser la tige conductrice dans le manche ; celle-ci porte une graduation qui permet de connaître la longueur des étincelles (fig. 90).

Pour relier cet excitateur médiat à la machine statique, on emploie un fil souple comme celui des lampes portatives à incandescence et on l'enferme dans un tube en caoutchouc épais dit tube à vide ; le conducteur est terminé par un crochet D et une boule qui évite les déperditions d'électricité.

3° Excitateurs pour souffle électrique. — Les excitateurs destinés à produire le souffle électrique sont constitués par des tiges métalliques terminées en pointe.

La pointe se place ici à distance du sujet, en face de la région à effluver.

Les constructeurs ont l'habitude de construire des pointes à angle aigu : d'après les recherches que nous avons faites (1), il y a intérêt au contraire à ce que le cône formant la pointe ait un angle droit, ou légèrement obtus. Le vent est ainsi plus intense et la surface impressionnée par le souffle est plus grande.

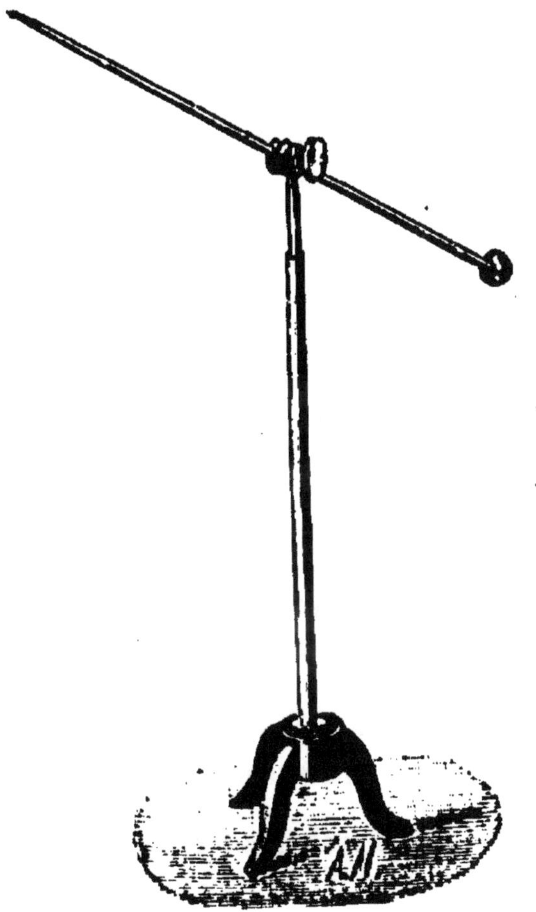

Fig. 91. — Pointe à effluve sur son pied.

Le souffle électrique peut être appliqué, soit avec une seule pointe, soit avec plusieurs, implantées dans le même support, suivant l'effet à obtenir.

Quel que soit l'appareil producteur du souffle, on l'applique

(1) Bordier, *C. R. Académie des sciences*, décembre 1895.

de deux façons : 1° en isolant le malade sur le tabouret ; dans ces conditions, le malade étant relié à l'un des pôles de la machine, l'excitateur est mis en communication, soit avec le sol (fig. 91), soit avec l'autre pôle de la machine ; le malade est ainsi soumis à l'action du bain électrostatique et à celle du souffle émis par la pointe ; 2° en n'isolant pas le malade : la pointe isolée est reliée à l'un des pôles de la machine. Ici, le malade n'est soumis qu'à l'action du souffle.

Lorsque, le malade étant assis sur le tabouret, on descend au-dessus de sa tête un disque armé de pointes, ou l'araignée de Truchot, le souffle auquel il est soumis prend le nom de *douche statique*. Ce disque est relié à une chaîne qui permet de le placer à une distance plus ou moins grande de la tête du sujet.

4° **Excitateurs pour aigrette.** — Un bon moyen d'appliquer l'aigrette est de remplacer la sphère métallique de l'excitateur à étincelles par une sphère de bois ou d'un corps médiocrement conducteur.

On peut encore se servir d'un balai formé par un faisceau de tiges de chiendent ; ces tiges sont serrées dans un anneau métallique qui peut se visser au manche isolant de l'excitateur à étincelles.

§ 3. — Excitateurs pour courants de haute fréquence.

L'excitateur le plus généralement employé est celui imaginé par Oudin : il se compose d'une tige en charbon ou en métal,

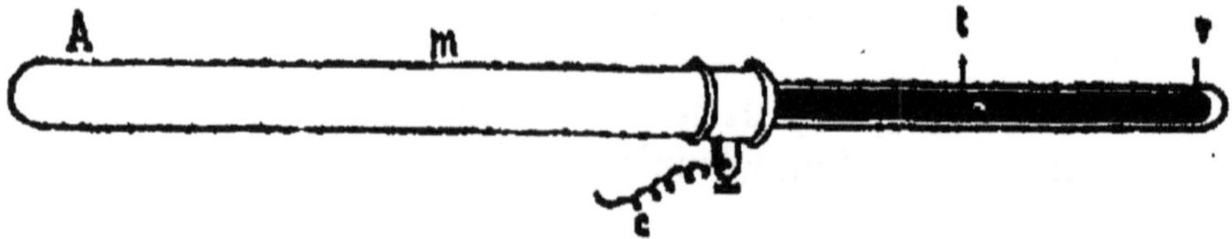

Fig. 92. — Excitateur de Oudin.

portée par un manche isolant, et engainée dans un tube de verre V (fig. 92).

On relie la tige conductrice à l'extrémité du solénoïde à haute tension du même auteur, au moyen d'une chaîne C fixée à la borne que porte le manche de l'excitateur. Ce système constitue avec les téguments du patient un condensateur qui se décharge à chaque oscillation par une pluie d'étincelles très fines, formant autour du tube de verre une gaine lumineuse d'un très bel effet.

Les étincelles de haute fréquence sont réglées en donnant au solénoïde de grande tension une longueur convenable par rapport à celle du solénoïde inducteur ; on peut ainsi agir différemment suivant le but à obtenir et la sensibilité des tissus.

Une modification apportée par M. Bisserié à cet excitateur

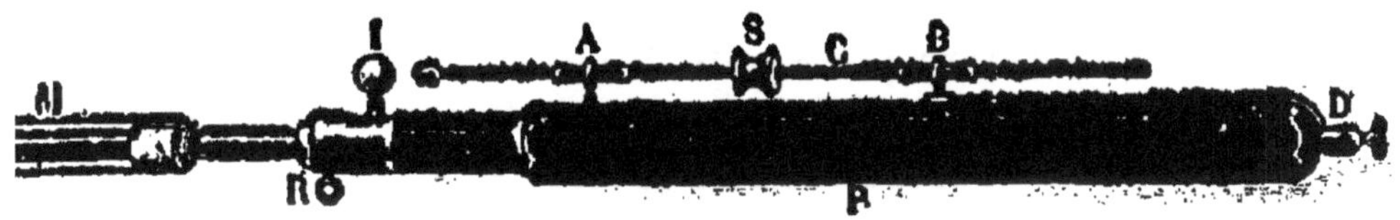

Fig. 93. — Excitateur du Dr Bisserié.

permet de régler l'énergie appliquée sur un malade : une borne D est reliée à une tige terminée par une olive qui se trouve en face d'une boule I en relation avec le solénoïde. On fixe à la borne D une chaîne en communication avec le sol ; on pousse le bouton S jusqu'à ce que l'olive touche la boule I. Si l'appareil fonctionne, les courants qui arrivent en R vont au sol par la tige C et la chaîne et il n'y a pas production d'étincelles au niveau du manchon M. En écartant l'olive de la boule, les étincelles et les effluves en M augmentent de plus en plus pendant qu'entre la boule I et l'olive des étincelles jaillissent sans discontinuer ; mais si l'on écarte de plus en plus l'olive, il arrive un moment où la dérivation à la terre ne peut plus se faire et alors l'effet maximum a lieu en M (fig. 93).

CHAPITRE IV

ÉLECTROPHYSIOLOGIE

Maintenant que nous savons produire les différentes formes du courant, les mesurer, les graduer et les appliquer, il faut nous demander quels sont les phénomènes qui se passent normalement dans l'organisme humain, lorsqu'on le met dans le circuit de chaque source d'énergie électrique.

Nous devons suivre pour cette étude la même méthode que dans les chapitres précédents, c'est-à-dire examiner chaque forme de courant séparément et successivement.

Article I. — GALVANISATION.

C'est la forme de courant qui, à cause de la facilité de sa mesure, nous retiendra le plus longtemps. Nous distinguerons de suite deux cas bien différents au point de vue des effets physiologiques : 1° L'état permanent du courant, atteint par une variation très lente de l'intensité ; 2° L'état variable du courant. Les phénomènes biologiques dus à l'état permanent, obtenu par une variation très lente de l'intensité, doivent eux-mêmes être séparés en deux groupes : ceux qui se passent lorsque le courant est amené au corps humain à l'aide d'électrodes ordinaires spongieuses, ou de bains, et ceux qui se passent lorsque le courant est appliqué au moyen de corps métalliques ou de charbon (aiguilles, hystéromètres, etc.).

§ 1. — Courant appliqué à l'aide d'électrodes ordinaires.

Supposons que l'on ait placé sur la peau d'un sujet deux électrodes constituées par une couche très épaisse de feutre, ayant été au préalable très bien imbibé d'eau : lorsque le courant aura été amené lentement, à l'aide d'un rhéostat convenable, à l'intensité voulue, quels sont les phénomènes physiologiques que l'on va observer ? Le courant, arrivant par l'électrode positive, rencontre d'abord la peau qui possède une très grande résistance, à cause de la couche cornée de l'épiderme, puis les lignes de flux du courant pénètrent dans les tissus sous-jacents et se dirigent par les voies de moindre résistance, vers l'électrode négative pour revenir à la source d'électricité (fig. 94).

Pour comprendre les effets du courant constant ainsi appliqué,

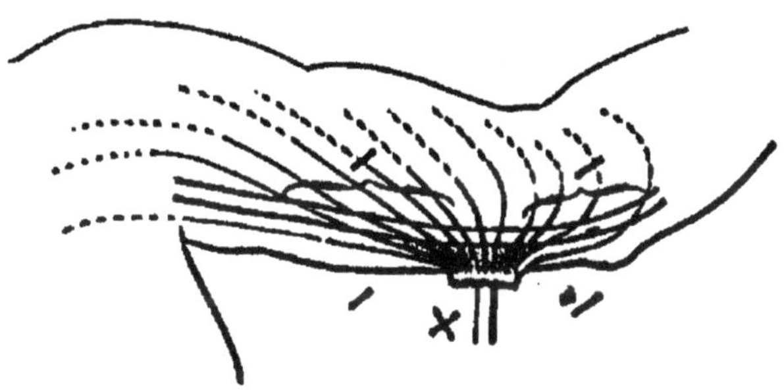

Fig. 94. — Représentation schématique, d'après Erb, de la répartition des lignes de flux, lors de l'application unipolaire de l'électrode sur un membre.

il faut se rappeler que le corps de l'homme et des animaux ne peut pas être comparé à un conducteur métallique, mais bien au premier abord à un conducteur électrolytique.

1° **Transport des ions**. — Prenons trois capsules renfermant : la première, de la potasse ; la seconde, de l'eau ; la troisième du sulfate de soude. Relions par des mèches de coton mouillées la première et la seconde, la seconde et la troisième capsule ; puis, faisons traverser ce conducteur électrolytique par un courant, le pôle positif étant dans la potasse.

Lorsque le courant aura passé pendant quelque temps avec une intensité suffisante, nous trouverons par l'analyse chimique que la première capsule renferme, en plus de la potasse, de l'acide sulfurique ; et la dernière de la potasse, en plus du sulfate de soude primitif. Il y a donc eu, dans cette expérience due à Davy, un transport de l'ion négatif K vers la cathode.

2° Conducteur vivant. — Dans le conducteur électrolytique représenté par le corps d'un animal, les masses électriques sont liées aux ions qui, comme dans l'expérience précédente, se déplacent avec ces masses; il en résulte que pendant le passage d'un courant à travers le corps, il y a toujours des déplacements de matières. Examinons quels sont les déplacements et quelle en est la nature au niveau de chaque électrode.

a. A l'électrode positive, un double mouvement électrique se produit : des masses positives se dirigent de l'électrode humide vers les tissus à travers la peau, pendant que d'autres, négatives, vont de l'organisme vers l'électrode. A ce double mouvement correspond un double transport d'ions : des cathions, liés aux masses positives, sont empruntés au liquide qui imbibe l'électrode et passent dans les tissus; 2° des anions, liés aux masses négatives, sortent de l'organisme et pénètrent dans le liquide de l'électrode.

b. A l'électrode négative, les échanges sont inverses, c'est-à-dire que : 1° des cathions sortent des tissus de l'organisme et passent dans le liquide de l'électrode; 2° des anions passent de l'électrode dans les tissus sous-jacents.

Que le courant soit appliqué au moyen d'électrodes ou de bains d'eau, les échanges que nous venons d'examiner restent les mêmes entre les tissus et l'eau.

La confirmation de la théorie physique du transport des ions dans les tissus vivants a pu être faite expérimentalement.

Nous avons observé (1) sur un goutteux soumis au traitement électro-lithiné que : 1° l'ion lithium pénétrait dans l'organisme en se dirigeant suivant le sens même du courant; et 2° que l'ion acide urique sortait de l'organisme en remontant le sens du courant. Nous reviendrons d'ailleurs sur cette intéressante constatation à propos du traitement de la goutte.

D'autre part, M. Leduc a aussi mis en évidence le transport des ions à travers les tissus vivants : pour cela il a mis deux animaux en série traversés par le courant qui dans le premier animal entrait par un bain de sulfate de strychnine et sortait

(1) *Congrès de l'A. F. S. A.* Paris, 1900.

par une solution de chlorure de sodium où plongeait le second animal; le courant sortait de ce dernier par une solution de sulfate de strychnine. Avec un courant suffisamment intense, on constata que le premier animal ayant la strychnine à l'anode fut tué en quelques minutes en présentant des convulsions, tandis que le second qui avait la strychnine à la cathode n'était nullement incommodé. En remplaçant la solution de strychnine par du cyanure de potassium, M. Leduc vit que l'animal ayant la cyanure à la cathode mourait en quelques minutes, l'autre continuant à se bien porter (1).

3° **Effets électrolytiques à travers les tissus.** — Demandons-nous maintenant quels sont les phénomènes biologiques qui se produisent sous l'influence du courant dans les tissus eux-mêmes compris entre les deux électrodes : ces tissus sont traversés par des lignes de flux et sont, par conséquent, le siège d'un transport d'ions, comme tout conducteur électrolytique. Ce transport se fait, soit à travers les différentes parties d'un même tissu, soit à travers les parties constituantes de deux tissus juxtaposés.

Les échanges qui résultent du transport des ions dans un même tissu n'en modifient pas la composition chimique, car, pour un même tissu, la composition du milieu de chaque cellule est uniforme. Par conséquent, chaque point cède au suivant ce qu'il vient de recevoir du précédent; en d'autres termes, chaque cellule cède à la suivante ce qu'elle reçoit de la précédente. Lorsque les échanges se font entre deux tissus voisins de nature différente, la composition chimique de chaque tissu tend à se modifier, car le liquide qui les imprègne diffère d'un tissu à l'autre; en sorte que chacun d'eux peut recevoir du voisin les éléments étrangers.

Ainsi donc, l'état du courant établi à travers le corps d'un animal peut arriver à modifier la constitution du milieu liquide qui imprègne chaque tissu. Ces modifications sont évidemment proportionnelles à l'intensité du courant employé, et si les effets sont difficiles à apprécier d'une manière objective, dans le cas

(1) *Congrès de l'A. F. S. A.* Paris, 1900.

des courants appliqués sur l'homme, dans les conditions ordinaires, il n'en est plus de même lorsque l'intensité est très forte ; si celle-ci atteint une grande valeur, les ions transportés par le courant peuvent produire des pertubations considérables dans l'organisme et même la mort, ainsi que l'a établi d'Arsonval.

4° Force électromotrice de polarisation. — Les tissus qui ont été traversés pendant un certain temps par un courant pris

Fig. 93. — Dispositif pour la mesure de la polarisation des tissus.

dans son état permanent, sont, comme tout électrolyte, le siège d'une force électromotrice inverse de polarisation que l'on peut mettre en évidence et mesurer par la méthode de Weiss. On se sert de deux cristallisoirs C et C', contenant de l'eau salée où l'on fait plonger les mains du sujet K : deux électrodes en platine relient cette eau aux fils du circuit d'une source P de courant constant. Le dispositif employé nécessite encore deux clés, un condensateur M et un galvanomètre G. Les connexions étant établies comme le représente la figure, on comprend que si on abaisse la clé A, la pile est hors du circuit ; mais le courant provenant de la polarisation des tissus placés entre les deux cristallisoirs C et C' se rend par le fil E au condensateur M qui est en relation avec le sol T, de même que le cristallisoir F. Si alors on vient à abaisser la clé placée au dessus de C, le condensateur se décharge dans le galvanomètre balistique G dont on lit l'élongation. Connaissant la déviation a du miroir galvanométrique, produite par le même condensateur chargé avec une différence de potentiel V, on a, pour la force électromotrice de polarisation x, et pour une déviation a'

$$\frac{a}{a'} = \frac{V}{x}$$

d'où la valeur de x. Dans le cas où le courant se propage dans le corps humain d'une main à l'autre, Weiss a trouvé que la force électromotrice de polarisation des tissus interposés varie de 0,25 à 0,20 volt.

Indépendamment des phénomènes qui se passent dans l'intimité des tissus traversés par le courant galvanique, il y a aussi à s'occuper des actions que produit ce courant sur les ramifications nerveuses cutanées au niveau des électrodes.

Ces actions sont de trois sortes :

a. Actions sur les nerfs vaso-moteurs ;

b. Actions sur les nerfs sensitifs ;

c. Actions sur les nerfs gustatifs et salivaires.

5° Action du courant sur les nerfs vaso-moteurs. — Les phénomènes vaso-moteurs, à l'anode et à la cathode, sont connus depuis longtemps.

Lorsqu'on a appliqué le courant galvanique pendant quelques minutes, sous une densité un peu forte, on voit apparaître une rougeur très manifeste aux deux pôles et qui peut durer des heures entières.

Si la densité électrique dépasse une certaine valeur, qui dans les applications électrothérapiques, ne doit jamais être atteinte, on voit apparaître, par places, de petits cercles colorés d'abord en gris ardoisé, mais qui deviennent, quelques heures après, des phlyctènes très nettes.

Les actions vaso-motrices dues au courant ne sont pas les

mêmes aux deux pôles : leur mesure exacte a pu être faite par nous-même (Congrès de l'association française pour l'avancement des sciences, Bordeaux, 1895), grâce à l'emploi de l'électrode spéciale imaginée par M. Bergonié (fig. 96).

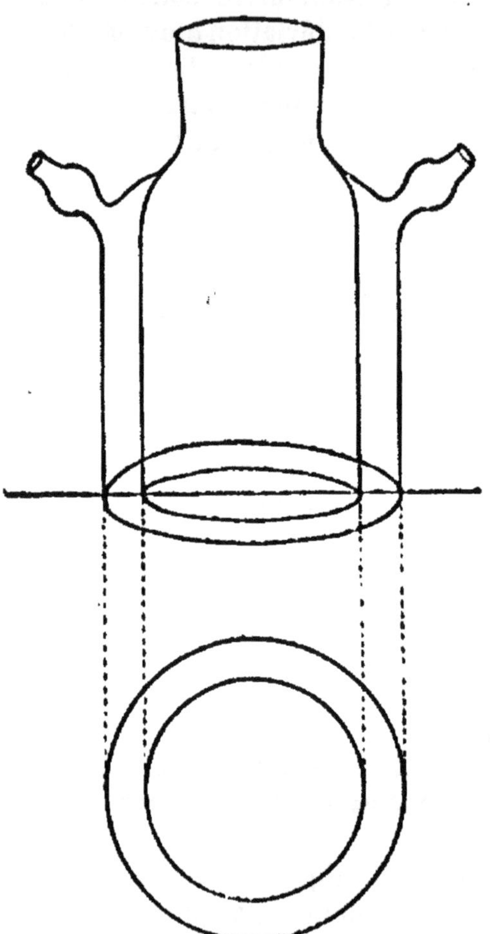

Fig. 96. — Cupule électrode.

Deux cylindres de verre concentriques sont soudés à leur partie supérieure et leurs bases, bien rodées peuvent s'appliquer hermétiquement sur la peau. Dans le bouchon du cylindre intérieur passait un thermomètre à température locale de Seguin, tandis que dans l'espace annulaire était placée de l'eau, reliée à l'un des pôles de la source galvanique.

Le thermomètre n'était ainsi soumis qu'aux variations de température éprouvées par la peau placée au centre de l'anneau suivant lequel entrait ou sortait le courant.

Dans ces conditions, en ayant eu bien soin de ne pas commencer une expérience avant que la colonne thermométrique ne soit bien stationnaire, nous avons constaté, en utilisant un courant de densité usuelle, que l'élévation de température locale due aux actions vaso-motrices du courant n'a, ni la même valeur, ni la même allure, à l'anode et à la cathode.

L'accroissement thermométrique est toujours plus grand sous l'anode que sous la cathode. De plus, si l'on construit l courbe de l'élévation de température, en prenant pour ordonnées les accroissements, et pour abscisses les minutes, on obtient, pour l'anode, une courbe à *convexité* tournée vers le haut, tandis que, pour la cathode, la *convexité* est tournée vers le bas et la courbe est tangente, pendant les deux ou trois premières minutes, à l'axe des temps (1).

Les constatations expérimentales précédentes sont bien d'accord avec ce que l'on observe. A l'anode, dit Erb, se manifeste instantanément une rougeur intense, foncée et pareille à l'écarlate; après l'ouverture, la rougeur se maintient très longtemps, surtout lorsque le courant employé est très intense.

A la cathode, on voit fréquemment, au début, un rétrécissement des vaisseaux et de la pâleur de la peau, puis une rougeur pâle et rosée; lors de l'ouverture, une rougeur longue et intense se montre et reste à la place de l'électrode.

6° **Actions sur les nerfs sensitifs.** — Les actions du courant sur les nerfs sensitifs constituent le phénomène le plus apparent et le premier observé. Volta a défini la sensation produite : « Pendant que le courant passe, on éprouve à la peau une sensation de picotement brûlant qui augmente avec l'intensité du courant. »

La sensation est continue, comme le courant lui-même ; elle est picotante et donne à la peau l'impression d'une chaleur qui, si l'intensité est suffisante, se convertit en une brûlure uniforme pouvant causer les douleurs les plus vives.

Il faut noter que si la densité électrique acquiert une certaine valeur, les excitations sensibles se manifestent non seulement aux points immédiatement recouverts par l'électrode, mais aussi dans la région de distribution du nerf cutané dont les terminaisons assurent la sensibilité à la peau et dont le tronc tombe sous l'électrode.

La sensation picotante se produit parfois sans traces de rougeur, de même aussi qu'il y a souvent rougeur, sans sensation de douleur et de brûlure. Dans certaines affections, comme dans le tabes, on constate quelquefois que l'application de

(1) Bordier, *De la sensibilité électrique de la peau*, Paris, 1896.

courants très intenses provoque à peine une rougeur de la peau : la sensibilité électrique étant très diminuée, les actions vaso-motrices n'apparaissent pas.

Les sensations produites à l'anode et à la cathode sont différentes : la sensation du pôle négatif a été reconnue, depuis longtemps, comme la plus prononcée et la plus douloureuse ; elle revêt l'impression d'une brulûre, comme celle que produit la pâte de moutarde ou un sinapisme.

La sensation due au pôle positif en diffère quantitativement

Fig. 97. — Excitation de la sensibilité cutanée par le courant galvanique.

et qualitativement : le picotement est moins profond, quoique la peau placée sous l'électrode paraisse plus chaude. Avec un peu d'habitude, on distingue aisément l'une de l'autre ces deux sensations.

Lorsqu'on établit le courant d'une façon lente, à l'aide d'un rhéostat approprié, l'intensité, partie de zéro (fig. 97), croît peu à peu pour atteindre une valeur Mt qu'elle conserve pendant toute la durée du passage du courant galvanique. Les nerfs moteurs ne sont pas excités, dans ces conditions, mais les nerfs sensitifs commencent, un instant après que le courant est fermé, à subir une excitation ; l'ordonnée *mt'*, à partir de laquelle cette excitation a lieu, est très faible, et le temps ot' constitue la période d'excitation sensitive latente.

La sensation qui débute en t' croît, elle aussi, peu à peu jusqu'au moment t où le courant acquiert sa valeur constante. La sensation dont la représentation graphique est $t'N$ ne conserve pas, elle, cette valeur Nt : elle diminue légèrement et progressivement; en sorte qu'après un certain temps, on peut donner à l'intensité du courant une valeur que le sujet n'aurait pu supporter tout d'abord sans douleur. Les nerfs sensitifs subissent donc, comme les nerfs moteurs, la loi physiologique de la fatigue.

Le mécanisme de ces effets sensitifs du courant est évidemment complexe; les actions électrolytiques y prennent une certaine part, surtout lorsque l'électrode est mal construite, mais il faut aussi admettre que le courant agit directement, en tant qu'agent physique, pour produire l'excitation des filets nerveux sensitifs, absolument comme il agit sur les filets nerveux sécrétoires (glandes salivaires et autres).

Le courant galvanique joue réellement par lui-même le rôle d'un excitant aussi bien pour les terminaisons sensitives que pour les nerfs moteurs.

7° **Actions sur les nerfs gustatifs et salivaires.** — Lorsque le courant galvanique est appliqué dans le voisinage de la tête ou du cou, ce qui est fréquent en électrothérapie, le malade accuse dès le commencement du passage du courant la production d'un goût particulier et d'une salivation plus abondante qu'à l'état normal.

Le goût est tout à fait celui d'une saveur métallique, styptique comme celle du fer.

Ces phénomènes gustatifs et salivaires ont été de notre part l'objet de recherches (Voir *Archives d'électr. médicale*, 1899, p. 231) qui nous ont démontré que la sensation gustative est le résultat de l'excitation par les lignes de flux du courant des nerfs gustatifs qui alors répondent à leur manière comme tout nerf de sensibilité spéciale : les nerfs optique, acoustique, excités de même par le courant électrique, donnent lieu respectivement à une sensation de lumière ou de son.

Quant à la salivation, elle est produite par l'excitation des nerfs salivaires : nos expériences ont mis en évidence que, toutes choses égales d'ailleurs, le pôle positif fait saliver davantage que le pôle négatif.

Quant à la composition de la salive résultant de l'action des deux pôles, nous avons trouvé que la quantité de sulfocyanure de potassium renfermée dans l'unité de volume de chaque salive reste la même, quel que soit le signe du pôle actif. Il en est de même relativement à la teneur des deux salives en ptyaline.

Le goût particulier provoqué par le passage du courant n'est donc pas du tout dû à une différence de composition de la salive sécrétée par l'un et l'autre pôle, mais seulement à l'excitation des filets nerveux gustatifs de la langue par les lignes de flux du courant.

Notons enfin que c'est le pôle négatif qui produit le goût métallique (goût électrique) le premier, avant le pôle positif, et que la réaction de la salive est alcaline, quel que soit le pôle actif.

§ 2. — Courant appliqué avec des électrodes métalliques.

Étudions maintenant le deuxième cas : l'une des électrodes ou les deux électrodes sont métalliques et constituées par des aiguilles enfoncées dans les tissus. Dans ces conditions, des phénomènes électrolytiques prennent fatalement naissance dans les tissus.

1° Électrolyse des tissus vivants. — Indépendamment des actions interpolaires que nous avons vu se produire précédemment, nous devons surtout nous occuper ici de celles qui se passent au voisinage immédiat des électrodes.

Voyons d'abord la composition de l'électrolyte constitué par les tissus : on peut admettre que ceux-ci consistent, au point de vue physique, en un substratum poreux imprégné d'eau dans laquelle se trouvent des sels dissous. Ces sels sont surtout le chlorure de sodium, le sulfate, le carbonate et le phosphate de soude ; d'après Hope-Seyler, 1000 grammes de sérum contiennent 4 gr. 92 de NaCl et seulement 0 gr. 44 de sulfate de soude, sel qui cependant vient immédiatement après le chlorure de sodium. On peut donc considérer que l'électrolyte formé par les tissus équivaut à une solution de sel marin à 5 p. 1000.

2° Effets secondaires de l'électrolyse. — L'effet électrolytique du courant constant sur une telle solution se traduit par la séparation des ions Cl et Na. Le sodium se porte à l'électrode négative où il donne naissance, en présence de l'eau, à la formation de soude; ce qui est une action secondaire de l'électrolyse;

$$2Na + 2H^2O = 2(NaOH) + H^2$$

et il se dégage un gaz qui est de l'hydrogène.

3° Effets tertiaires de l'électrolyse. — Mais les produits formés secondairement aux électrodes lors de l'électrolyse des tissus vivants, produisent sur les tissus des actions auxquelles Bergonié a très judicieusement donné le nom d'actions tertiaires de l'électrolyse : elles consistent, soit en effets de destruction des tissus, soit en effets de coagulation.

Les actions tertiaires sont proportionnelles aux quantités de composés formés au niveau des électrodes; dans le cas où il y a effet de destruction, l'étendue du tissu détruit est proportionnelle à la quantité d'électricité qui le traverse, c'est-à-dire au produit de l'intensité par le temps. Il résulte de là que les actions tertiaires seront les mêmes, chaque fois que le produit $I \times t$ aura la même valeur. Ainsi les effets électrolytiques seront les mêmes dans les deux cas suivants :

1° Intensité du courant 0,012 ampère; durée de l'application du courant, cinq minutes; 2° intensité de 0,030 ampère; durée deux minutes : en effet, dans les deux cas, le produit $I \times t$ est égal à 3,6 coulombs.

Ces données sont utiles à connaître lorsqu'on opère sur l'homme dans un but thérapeutique, car les effets sensitifs, étant fonction de l'intensité du courant, seront bien diminués si l'on prend une intensité peu élevée.

4° Méthodes électrolytiques applicables aux tissus vivants.

— Examinons maintenant quelles sont les méthodes permettant d'utiliser convenablement les actions tertiaires du courant : il y en a deux principales ; la méthode monopolaire et la méthode bipolaire.

a. *Méthode monopolaire* (fig. 98). — Une des électrodes seulement est métallique ; l'autre est une électrode ordinaire, ou un bain d'eau. Si l'on enfonce dans les tissus d'un animal une aiguille, par exemple en platine, les lignes de flux divergeront à partir

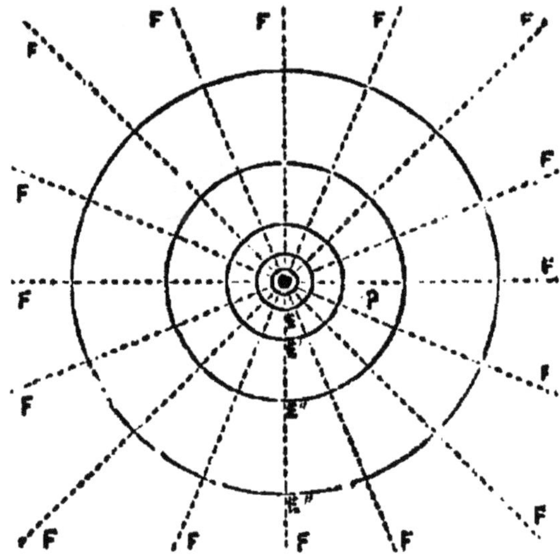

Fig. 98. — Lignes de flux et lignes équipotentielles (méthode monopolaire).
FFF, lignes de flux ; E, E', E'', lignes équipotentielles.

du point correspondant à l'aiguille et, si le conducteur est homorésistant les lignes de flux s'écarteront également dans toutes les directions : en sorte que si l'on considère l'unité de surface, 1 centimètre carré, placé à différentes distances de l'aiguille, cette surface sera traversée par un nombre de lignes d'autant plus petit qu'elle sera située plus loin ; en d'autres termes, la densité électrique est ici d'autant plus grande que l'on considère un point plus rapproché de l'aiguille. C'est aussi aux points où la densité est la plus grande que les actions tertiaires ont la plus grande énergie : la destruction électrolytique est donc plus intense dans les parties situées tout autour de l'aiguille implantée.

b. *Méthode bipolaire* (fig. 99). — Les deux électrodes sont ici métalliques : supposons deux aiguilles introduites dans les tissus, l'une positive, l'autre négative ; les lignes de flux, si l'on admet que la région traversée par le courant est homo-résistante, se dirigent d'une aiguille à l'autre, c'est au voisinage de la ligne droite réunissant les deux aiguilles que le nombre de ces lignes est plus élevé.

C'est aussi sur cette ligne interpolaire et dans le voisinage,

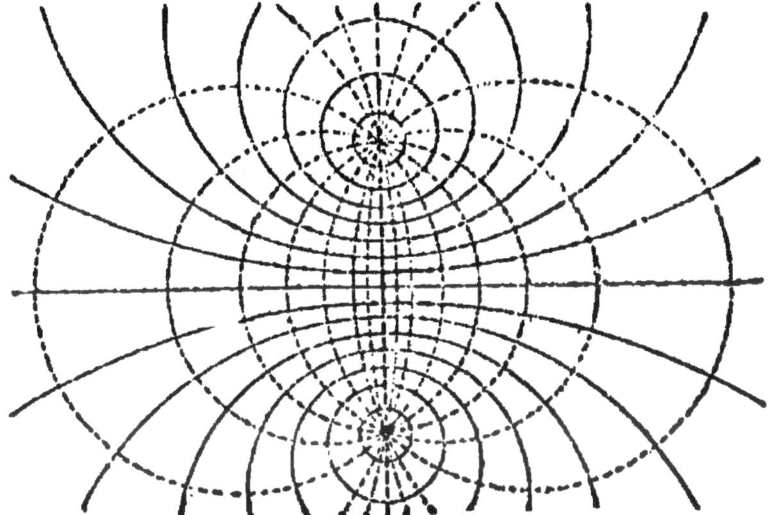

Fig. 99. — Lignes de flux et équipotentielles (méthode bipolaire). Lignes de flux en pointillé ; lignes équipotentielles en trait plein.

que la densité électrique est la plus grande. D'après ce que nous avons dit plus haut, les actions tertiaires seront surtout importantes sur la ligne des pôles, c'est-à-dire que les tissus situés le long de cette ligne seront soumis à des actions de destruction beaucoup plus profondes que celles des régions situées tout autour des aiguilles.

Lorsque la distance des aiguilles est faible, cette destruction est tellement accusée le long de la ligne interpolaire que l'on peut arriver à détruire complètement les tissus placés sur cette ligne : on produit ainsi une véritable section électrolytique (Bergonié). Cet effet de destruction maxima le long de la ligné des pôles a été quelquefois obtenu involontairement par des médecins qui ignoraient les considérations que nous venons d'exposer. Lorsqu'on retire les aiguilles des tissus, il se fait habituellement un léger écoulement de sang à la place occupée par l'électrode négative; on peut l'éviter en renversant le courant, de façon à rendre, pendant quelques instants, positive cette aiguille. Une remarque à faire, c'est qu'après le renversement on est obligé de diminuer beaucoup la résistance du circuit pour revenir à la même intensité; il est probable que les composés chimiques libérés ou formés secondairement autour des électrodes métalliques donnent naissance à une force électromotrice de sens inverse qui équivaut à une résistance ajoutée dans le circuit.

5° **Influence de la nature du métal de l'électrode. — Électrodes solubles.** — Quelle doit être la nature du métal constituant les aiguilles? Dans la méthode monopolaire et lorsque c'est le pôle négatif qui est utilisé, comme on doit le faire pour obtenir des effets de destruction, le métal peut être quelconque, excepté en aluminium. Dans la méthode bipolaire, puisque l'une des aiguilles doit être positive et qu'il y aurait attaque de la plupart des métaux, il est utile de se servir de platine, et mieux de platine iridié qui est plus rigide. Enfin, dans certains cas, on a besoin de produire un composé par action secondaire au niveau de l'électrode positive; si l'on prend par exemple une aiguille en cuivre rouge et qu'on l'enfonce dans les tissus, en la reliant au pôle positif, le chlore provenant de l'électrolyse des liquides de l'organisme forme du chlorure et de l'oxychlorure de cuivre aux dépens du métal de l'électrode; on donne à une telle aiguille le nom d'électrode soluble. Les composés ainsi formés se diffusent dans les tissus et peuvent donner lieu à des actions thérapeutiques utiles à connaître (traitement des granulations de la conjonctive, ozène, etc.).

6° **Électrolyse du sang.** — Parmi les tissus dont nous étudions les phénomènes électrolytiques, il en est un qui mérite d'être examiné à part, c'est le sang, ce tissu à cellules spéciales dont la substance intercellulaire est liquide.

Prenons du sang défibriné et plongeons-y deux lames, ou deux aiguilles en platine; lorsque le courant aura passé un certain temps, retirons les électrodes : nous constaterons la formation d'un caillot noir, dur, volumineux, au pôle positif, tandis qu'au pôle négatif, le caillot est mou et peu adhérent. Cette différence tient à l'inégal pouvoir de coagulation des deux pôles sur l'albumine, ou plutôt sur les albumines du sérum.

La coagulation est produite par l'action du chlore et des composés chlorés sur l'albumine du sang : en effet, si on fait passer un courant dans de l'albumine pure, on n'observe pas de caillot autour des électrodes ; mais si on additionne l'albumine d'un peu de sel marin, aussitôt la coagulation devient apparente, surtout autour du pôle positif. Puisque c'est au chlore qu'est dû ce caillot que l'on obtient pendant l'électrolyse du sang ou du sérum on a pensé à utiliser l'action secondaire de l'électrolyse sur le métal de l'électrode de manière à faire former un composé ayant une action coagulante plus grande que le chlore seul ; si l'on prend une aiguille en fer comme électrode positive, il se forme du chlorure de fer, dont l'action coagulante est bien connue. On augmente ainsi, par un même courant et dans les mêmes conditions, le volume du caillot obtenu. Cette coagulation énergique de l'albumine du sang par l'électrolyse positive, au moyen d'une aiguille de fer, est utilisée en thérapeutique pour le traitement des anévrismes : le caillot formé peut être obtenu assez volumineux pour remplir complètement le sac de l'anévrisme.

§ 3. — États variables.

Bien différents sont les phénomènes ı ologiques produits par les états variables du courant galvanique.

Nous avons supposé, jusqu'à présent, que le courant avait atteint une intensité maxima et *constante* par une variation très lente. Ici, nous considérerons, au contraire, le cas où cette intensité est atteinte *brusquement* et où elle revient *brusquement* aussi à zéro.

Les périodes d'établissement et de rupture du courant s'appellent les *périodes d'état variable de fermeture et d'ouverture* (fig. 100). Les états variables peuvent être représentés par les courbes OA et BT : si l'on ne connaît pas exactement la forme de ces courbes, on sait, d'après les mesures de Blaserna, que les abscisses OP et P'T sont égales, respectivement, à 0,00018 seconde et à 0,00027 seconde.

Ces périodes de fermeture et de rupture agissent d'une certaine façon, et suivant des lois bien constantes, sur les nerfs moteurs, ainsi que sur les muscles.

1° **Lois de Pflüger.** — Occupons-nous d'abord des phénomènes moteurs.

C'est Pflüger qui a le premier établi les réactions motrices qui suivent l'application des états variables du courant galvanique sur les nerfs moteurs.

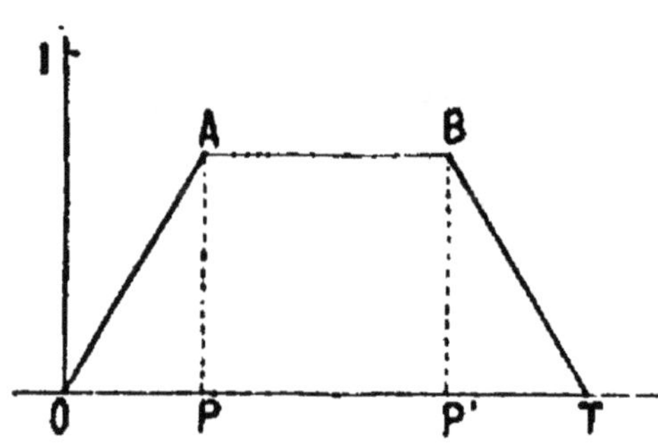

Fig. 100. — États variables de fermeture et de rupture.

La succession des effets dus à des intensités croissantes porte le nom de *lois des secousses* ou *lois de Pflüger* : elles se rapportent à trois valeurs types du courant et sont relatives aux excitations bipolaires :

1° Avec un courant faible, deux secousses se produisent, une à la fermeture, l'autre à l'ouverture, que le courant soit ascendant ou descendant ;

2° Avec un courant moyen, quatre secousses ont lieu : deux à la fermeture, deux à l'ouverture, pour chaque direction du courant ;

3° Avec un courant fort, il n'y a plus que deux secousses, l'une à la fermeture du courant descendant, l'autre à l'ouverture du courant ascendant.

Mais, quelque grand que soit l'intérêt qui s'attache à ce genre d'expériences, faites avec des courants ascendants ou descendants, sur des nerfs d'animaux exposés à l'air libre, aux variations consécutives de température et d'humidité ou de siccité, on ne peut en tirer raisonnablement des déductions entièrement applicables à l'homme, alors qu'il s'agit de nerfs et de muscles ayant conservé tous leurs rapports anatomiques et situés plus ou moins profondément sous les téguments.

Nous laisserons donc de côté cette méthode exclusivement physiologique, méthode de direction du courant, pour n'étudier que la méthode monopolaire du professeur Chauveau, car c'est elle que nous appliquons, soit dans les recherches d'électro-diagnostic, soit dans le traitement des maladies.

Examinons donc ce qui se passe lorsqu'on opère, comme dans le cas de l'homme, au travers des téguments, et en soumettant un point de l'organisme seulement à l'action des états variables du courant, à l'aide d'une électrode active.

Si on fixe une grenouille sur la planchette du myographe de Marey, son gastrocnémien étant attaché au levier du myographe, et qu'on excite, à l'aide d'une électrode active faite avec un petit tampon de peau de chamois, le nerf sciatique, à travers la peau, on observe les phénomènes moteurs suivants, bien étudiés par Boudet (de Paris) (fig. 101) (1) : avec un courant de 0,5 mA (ligne 1) une secousse énergique se produit, suivie d'une contraction tonique légère, à la fermeture. Il n'y a rien à l'ouverture.

Si on laisse passer le courant pendant une minute, et qu'on reproduise les états variables de fermeture et de rupture, la secousse de fermeture diminue d'amplitude (ligne 2) et, en même temps, la contraction tonique tend à disparaître.

Enfin, si on excite après avoir fait passer le courant pendant 22 minutes (ligne 3), l'amplitude de la secousse de fermeture est encore plus faible, et la secousse d'ouverture commence à se dessiner, quoique encore très faiblement. Les résultats sont les mêmes quel que soit le pôle relié à l'électrode active.

Si nous avons mentionné cette expérience, c'est pour montrer combien agissent les phénomènes de polarisation, soit polaire, soit interpolaire, sur les secousses produites par les états variables, et quelle importance doit leur être accordée.

C'est à eux qu'est certainement due la confusion et le désordre qui règnent parmi les faits d'électrophysiologie relatifs aux

(1) Boudet (de Paris), *Électricité médicale*, Paris 1888, p. 52

secousses galvaniques. Ces faits sont, pour cette raison, difficiles à coordonner et on est loin encore d'avoir une loi générale permettant de connaître les conditions dans lesquelles la contraction musculaire est provoquée.

La méthode bipolaire, dans laquelle des électrodes métalliques sont placées directement en contact avec un nerf mis à nu, con-

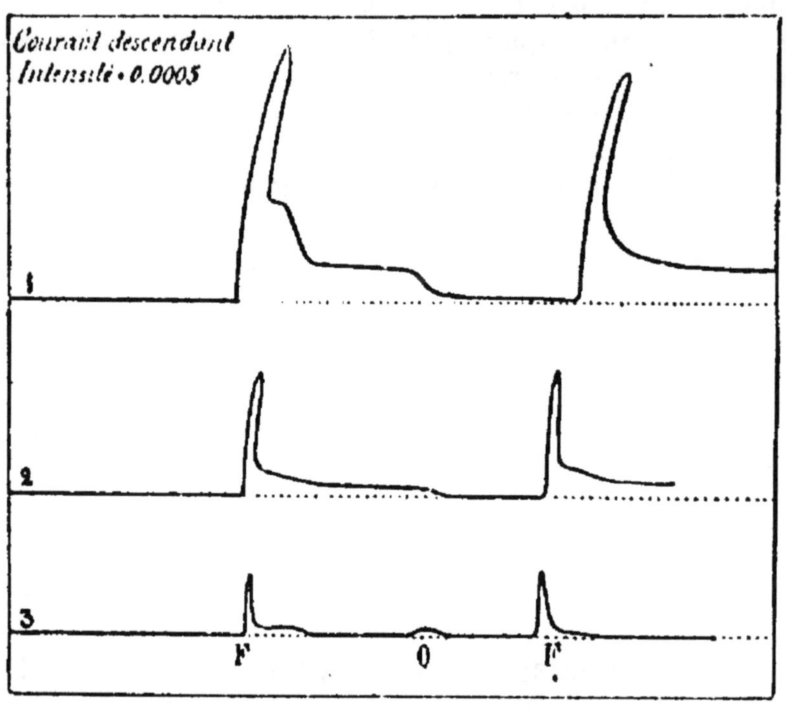

Fig. 101. — Excitations galvaniques de fermeture et d'ouverture à des moments variables.

dition extrêmement favorable pour le développement d'une polarisation intense, n'a pas peu contribué à fournir de nombreuses contradictions qui rendent bien touffues les lois des excitations galvaniques !

2° Expériences M. Chauveau. — Grâce cependant aux beaux travaux de M. Chauveau, et à l'emploi de la méthode monopolaire, nous possédons des données exactes sur ces phénomènes moteurs. Voici comment on peut énoncer les faits observés :

A la fermeture, et avec des intensités galvaniques régulièrement croissantes, l'action du pôle positif, mesurée par la grandeur et la durée des contractions, croît d'une manière constante, tant que le muscle n'a pas atteint le maximum d'effet qu'il peut produire; l'action du pôle négatif croît d'abord, puis reste stationnaire et enfin décroît légèrement.

Dans tous les cas, il y a un point d'excitation neutre, pour lequel l'excitation positive et l'excitation négative sont égales.

A l'ouverture, c'est toujours le pôle positif qui commence à produire les secousses; cette apparition est plus ou moins prompte, elle est surtout influencée par la position du point neutre.

On a donc, d'après ces données,

		Fermeture.	Ouverture.
D'abord	1°	NeFeS > PoFeS	NeOS < PoOS
Puis	2°	NeFeS = PoFeS	NeOS = PoOS
—	3°	NeFeS < PoFeS	NeOS > PoOS

(*Ne* = négatif; *Fe* = fermeture; O = ouverture; *Po* = positif; S = secousse).

3° **Résultats d'Erb.** — Le professeur Erb a donné, pour le cas de l'excitabilité galvanique faite sur l'homme, toujours par la méthode monopolaire, des résultats bien moins nombreux dans sa notation.

Il admet seulement trois degrés d'excitabilité, quand le courant va en croissant.

1° *Courant faible.* — Il n'y a que la secousse due à la fermeture avec le pôle négatif qui se montre (Ca*Fe*S).

2° *Courant plus fort.* — On constate une secousse plus forte à la fermeture et avec le pôle négatif; en plus, apparaissent deux secousses au pôle positif, à la fermeture et à l'ouverture.

3° *Courant très fort.* — On observe un tétanos à la cathode, au moment de la fermeture, et des secousses musculaires à l'anode-fermeture, à l'anode-ouverture et à la cathode-ouverture, cette dernière étant très faible.

Voilà pour l'excitabilité qualitative produite par les états variables.

Si on considère l'excitabilité au point de vue quantitatif, avec un même courant, on a, d'après Erb, les valeurs suivantes : si la secousse de la *Ca*O est représentée par 1, les autres sont représentées par

*Ca*FeS = 8
A*n*FeS = 2 = A*n*OS.

Pour arriver à donner une valeur numérique à ces différentes secousses, il faut tenir compte de deux facteurs très importants : 1° la grandeur d'excitation du pôle agissant ; et 2° la densité du

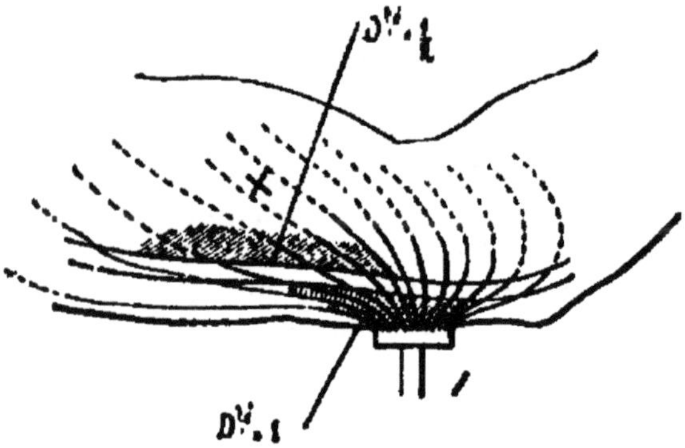

Fig. 102. — Représentation schématique de la différente densité au pôle actif (—) et au pôle virtuel (+).

courant au point excité. En sorte que si I représente l'intensité d'une secousse et si on exprime par E et par D les deux facteurs dont il vient d'être question, on a :

$$I = E \times D.$$

Admettons, avec Erb, que la grandeur d'excitation de la cathode soit exprimée par 1 et celle de l'anode par $\frac{1}{2}$; que la densité du courant, sous l'électrode active, dans la partie à hachures noires du schéma (fig. 102) soit égale à 1 et qu'elle soit, par contre, égale à $\frac{1}{2}$, dans la partie à hachures claires (l'électrode indifférente est appliquée dans la région dorsale, nous l'avons dit).

Dans ces conditions, si l'on vient à produire une *CaFe*, l'intensité de la secousse sera représentée par $1 \times 1 = 1$. Mais lors de l'ouverture du courant, l'excitation n'aura plus lieu à la cathode réelle; elle aura lieu à l'anode virtuelle (hachures claires) avec une intensité égale à $\frac{1}{2} \times \frac{1}{2} = \frac{1}{4}$.

Supposons maintenant que l'électrode active soit positive, l'excitation de *AnFe* n'a pas lieu à l'anode réelle, mais bien à la cathode virtuelle (hachures claires) avec une intensité égale à $1 \times \frac{1}{2} = \frac{1}{2}$. Lors de l'ouverture du courant, l'excitation a lieu sous l'électrode positive (hachures sombres) avec une intensité égale à $1 \times \frac{1}{2} = \frac{1}{2}$. D'après cela, on a, pour les différentes secousses produite par les états variables, et pour un même courant,

$$Ca\text{FeS} = 1 \text{ ou } 4$$
$$An\text{FeS} = \frac{1}{2} \text{ ou } 2$$
$$An\text{OS} = \frac{1}{2} \text{ ou } 2$$
$$Ca\text{OS} = \frac{1}{3} \text{ ou } 1.$$

4° Excitation directe des muscles. — Lorsqu'on agit directement sur le muscle, en produisant les états variables de fermeture et d'ouverture, les résultats se présentent sous une forme bien plus simple.

La secousse de fermeture, quel que soit le pôle actif, est plus grande que celle d'ouverture. Si l'intensité du courant est faible, la secousse d'ouverture tend à disparaître la première, et arrive à manquer complètement.

Toujours, c'est au pôle négatif que la contraction de fermeture galvanique est la plus forte.

Lorsqu'on veut examiner facilement l'action des états variables du courant galvanique, il est commode d'avoir recours au renverseur rythmique du professeur Bergonié que nous avons décrit plus haut, et de placer sur le muscle à exciter un myographe de Marey. Le graphique 103 se rapporte au muscle biceps excité au moyen d'une électrode de 10 centimètres carrés de surface, avec un courant croissant d'une intensité très faible à une intensité suffisante pour produire un commencement de tétanos à la cathode. Sur la première ligne A, les excitations sont faites avec le courant minimum : la seule excitation efficace est la

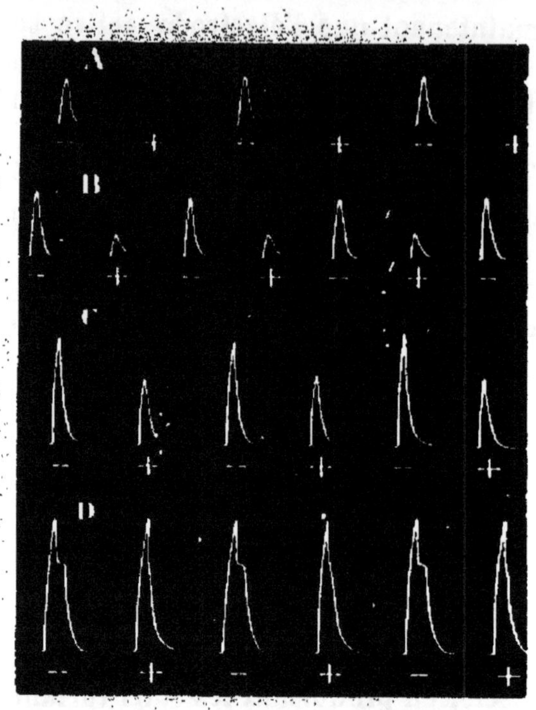

Fig. 103. — Excitation du biceps à l'aide du renverseur automatique du professeur Bergonié, courant progressivement croissant.

CaFeS. Les trois autres excitations ne sont suivies d'aucune contraction.

En B, l'intensité a augmenté, la *CaFeS* est devenue plus grande, l'*AnFeS* est déjà très visible, bien que très faible.

En C, l'intensité a encore augmenté. Les deux excitations efficaces ont donné des contractions plus énergiques.

Enfin, en D, avec une intensité plus grande encore, on obtient un commencement de tétanos à la *CaFe* et une forte contraction à l'*An Fe*.

En poussant encore plus loin l'intensité, on aurait obtenu

AnOS, puis CaOS ; mais, à l'état physiologique, ces secousses sont très difficiles à obtenir. Nous verrons plus loin qu'il n'en est pas de même dans certains états pathologiques.

Article II. — VOLTAISATION SINUSOIDALE.

Les effets physiologiques de cette forme de courant ont été étudiés par M. le professeur d'Arsonval qui l'a introduite en électrothérapie.

A cause de la variation très régulière de l'intensité pendant la rotation de l'appareil, qui ne produit, ni à-coups, ni crochets, les courants sinusoïdaux n'impressionnent pas douloureusement les nerfs sensitifs, lorsque la fréquence est faible : ils se rapprochent, au point de vue de l'action sur la sensibilité, des courants galvaniques et ne présentent pas la brusquerie des courants faradiques,

M. d'Arsonval a étudié l'action de la voltaisation sinusoïdale sur l'homme et sur les animaux.

Il a constaté chaque fois une augmentation des échanges gazeux respiratoires ; il faut noter que ces courants étaient appliqués sans produire la moindre contraction musculaire ; pour cela, les animaux étaient placés dans un bain dont l'eau était traversée par les courants sinusoïdaux.

Ces résultats montrent évidemment d'une façon irréfutable que ce genre de courants agit puissamment sur la nutrition des tissus.

Comment peut-on interpréter physiologiquement cette action ? Il faut se reporter aux expériences récentes de Ayrton et Perry, de Maneuvrier et Chapuis, sur le transport des ions dans le cas des courants alternatifs.

Ces auteurs ont montré que lorsqu'il y a électrolyse, dans un voltmètre par exemple, l'ion positif et l'ion négatif apparaissent en même temps sur chaque électrode, et que les conditions qui rendent plus accusée l'électrolyse sont une faible fréquence et un haut voltage.

M. Labatut s'est demandé si ces courants peuvent donner naissance à un déplacement d'ions dans le corps humain. Le courant était appliqué à l'aide de bains-électrodes contenant de l'azotate de pilocarpine; on a fait varier la fréquence depuis 6 jusqu'à 120 périodes par seconde; la force électromotrice était de 37,6 volts.

Les manifestations dues à l'action de la pilocarpine sur les glandes sudoripares se sont montrées *simultanément aux deux électrodes* : très accusée pour les faibles fréquences, la sudation (révélée par la méthode du Dr Aubert, de Lyon) (1), est allée en décroissant à mesure que la fréquence a augmenté, sans disparaître cependant complètement, malgré la vitesse maxima donnée à la machine.

Puisqu'il y a apparition d'ions aux électrodes, il y a fatalement dans l'espace interpolaire, c'est-à-dire dans les tissus, transport de ces mêmes ions, et, par suite, échanges de proche en proche, chaque point ou chaque cellule cédant à la suivante ce qu'elle venait de recevoir de la précédente.

Ces échanges tendent à modifier la composition chimique des différents tissus, bien que les ions ne soient pas libérés au sein même des tissus, mais seulement déplacés.

C'est évidemment dans ces phénomènes de transport et de déplacement d'ions par le courant sinusoïdal que réside en grande partie la cause de l'exagération des combustions respiratoires constatée par M. d'Arsonval et confirmée par les applications thérapeutiques.

Cette même accélération des actes nutritifs et, en particulier, des oxydations, a lieu aussi chez l'homme malade, notamment chez certains obèses dont la nutrition paraît recevoir, sous l'influence du courant sinusoïdal, comme un coup de fouet et prendre, en la conservant, une allure normale.

Un point intéressant à noter, c'est que la voltaïsation sinusoïdale donne lieu à une contraction énergique des fibres lisses, alors que, dans certains cas, elle est sans action sur les fibres striées : cette remarque du professeur d'Arsonval a de l'importance, non seulement en physiologie, mais aussi en électrothérapie.

(1) Voy. *Dictionnaire encyclopédique des sciences médicales*, article Sueur.

Article III. — FARADISATION.

Les courants faradiques constituent la forme du courant électrique la plus propre à provoquer la contraction musculaire. Nous devons, à propos de l'étude de leurs effets physiologiques, dire quelques mots de cette contraction.

1° Phénomènes moteurs. — L'excitation d'un muscle est directe lorsque l'excitant (ici le courant électrique) agit directement sur le muscle lui-même.

Elle est indirecte quand l'excitation est portée sur le nerf moteur du muscle.

L'excitation indirecte produit toujours une contraction bien plus forte que l'excitation directe, car en excitant le nerf moteur, toutes les fibres musculaires qu'il innerve sont excitées en même temps; l'action est au contraire plus localisée, lorsque l'excitation n'intéresse qu'une partie des fibres du muscle.

2° Mécanisme du tétanos. — Une seule excitation de courte durée (par exemple une onde induite de rupture du courant faradique) provoque une secousse musculaire simple.

Si on analyse la courbe d'une secousse tracée par un muscle (fig. 104) à l'aide d'un appareil appelé *myographe*, on voit qu'elle se décompose en trois périodes :

1° Période d'excitation latente ;

2° Période d'énergie croissante;

3° Période d'énergie décroissante.

La période 1 (fig. 104) d'excitation latente, ou mieux d'énergie latente, est l'intervalle qui s'écoule entre le moment où le muscle est excité et celui où il commence à se contracter : sa durée, chez l'homme, varie de 0,004 à 0,01 de seconde.

La période d'énergie croissante 2 s'étend depuis le début de la contraction jusqu'au maximum du raccourcissement; le muscle se contracte d'abord lentement, puis plus rapidement, et, finalement, la contraction se ralentit de nouveau; sa durée est d'environ 0,03 à 0,04 de seconde; elle est d'autant plus courte que l'excitation est plus faible et que le muscle est moins fatigué.

La période d'énergie décroissante 3 est en général un peu plus longue que la précédente.

Après que le muscle s'est relâché, quelques contractions, ou plutôt quelques ondulations légères dues à l'élasticité du muscle, ont lieu; leur existence n'est pas bien certaine, car suivant certains auteurs elles seraient produites par le levier inscripteur.

Supposons maintenant le cas de deux excitations successives

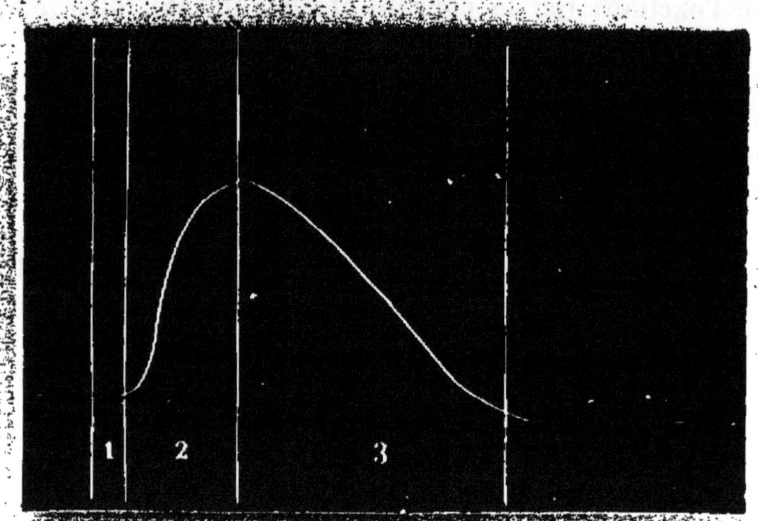

Fig. 104. — Analyse de la courbe du raccourcissement musculaire (Beaunis).

du muscle; si la seconde excitation a lieu après la terminaison de la secousse première, il se produit simplement une seconde secousse.

Si la deuxième excitation a lieu pendant la période d'énergie croissante ou la période d'énergie décroissante de la secousse précédente, il se produit un nouveau raccourcissement qui s'ajoute à celui de la première secousse.

Enfin, si la seconde excitation vient frapper le muscle pendant la période d'excitation latente de la première secousse, il ne se produit qu'une seule secousse.

Lorsqu'on veut, à l'aide de la seconde excitation, provoquer le plus grand raccourcissement possible du muscle, celle-ci doit être portée $\frac{1}{20}$ de seconde après l'application de la première.

Au lieu de deux excitations successives, supposons le cas où plusieurs excitations se succèdent rapidement : le muscle n'a pas le temps de se relâcher dans les intervalles des excitations, il conserve un certain degré de raccourcissement, et ses contractions et relâchements alternatifs ne sont plus indiqués que par une sorte de tremblotement convulsif ; cet état du muscle porte le nom de *tétanos*.

Le tétanos n'est pas une contraction uniforme, continue, mais une forme de mouvement discontinu, résultant de la superposition des secousses musculaires. Rappelons, en passant, que toute contraction volontaire prolongée se compose, chez l'homme, d'une série de secousses isolées qui se succèdent rapidement; on peut, en effet, y reconnaître l'existence de vibrations intermittentes qui atteignent leur maximum dans le tremblement. Le nombre de ces vibrations est assez variable ; il est de 8 à 12 par seconde dans les contractions lentes, et de 18 à 20 dans les mouvements rapides.

La production du tétanos nécessite un certain nombre, variable d'ailleurs, d'excitations à la seconde. Il y a un rapport intime entre la durée des secousses musculaires et la production du tétanos; plus les secousses sont allongées, plus le tétanos se produit facilement, avec un nombre d'excitations qui ne suffirait pas à faire entrer en tétanos un muscle à secousses brèves. Aussi, tout ce qui allonge la durée de la secousse musculaire facilite la production du tétanos.

La fusion des secousses (fig. 105) qui constitue le tétanos est due à l'élasticité musculaire; elle joue ici le même rôle que l'élasticité artérielle, transformation d'un mouvement saccadé en mouvement continu.

Lorsqu'on prolonge longtemps la tétanisation d'un muscle, ou d'un groupe de muscles, celui-ci finit par se relâcher, alors même que les excitations continuent : le relâchement est d'abord rapide, puis plus lent. C'est là un phénomène de fatigue musculaire.

Quand la tétanisation cesse, le muscle ne reprend pas de suite sa longueur primitive ; mais il conserve, pendant un certain temps, un léger raccourcissement.

Dans le cas de la voltaïsation sinusoïdale, nous avons vu qu'en réglant convenablement la fréquence et la force électromotrice moyenne, c'est-à-dire en produisant des ondes très

Fig. 103. — Fusion des secousses et tétanos.

étalées, ni le muscle, ni le nerf ne sont excités ; il n'y a ni contraction, ni douleur.

Avec le courant faradique, au contraire, chaque vibration du trembleur donne naissance à une contraction musculaire. Pour que le tétanos se produise, dans ces conditions, il faut que le muscle de l'homme reçoive de 20 à 30 excitations par seconde : c'est la limite inférieure.

A mesure que le nombre des excitations augmente, la contraction tétanique va aussi en augmentant ; mais il y a une limite supérieure, à partir de laquelle la tétanisation, non seulement n'augmente plus, mais diminue et finit par disparaître complètement.

Cette limite a été reconnue par M. d'Arsonval être comprise entre 2 500 et 5 000 excitations par seconde.

3° **Polarité de la bobine de Ruhmkorff.** — Quoique le courant des bobines de Ruhmkorff soit alternatif, ainsi que nous l'avons démontré, on peut reconnaître qu'il existe une anode et une cathode à toute bobine induite.

Cela tient à la prédominance de la force électromotrice et de l'intensité, en un mot, de l'énergie électrique, que possèdent les ondes induites de rupture sur celles de fermeture. Cette prédominance peut être mise en évidence par l'expérience : si l'on munit les deux bornes d'une bobine de Ruhmkorff un peu puissante de deux fils rigides, dont les extrémités peuvent être rapprochées ou éloignées à volonté, on constatera, en produisant des alternatives de fermeture et de rupture du courant primaire, que la décharge, sous forme d'étincelle, peut se faire entre les deux extrémités des fils seulement au moment des ruptures, si peu que la distance des extrémités devienne un peu grande.

Seules, les étincelles dues aux ondes induites de rupture, pour-

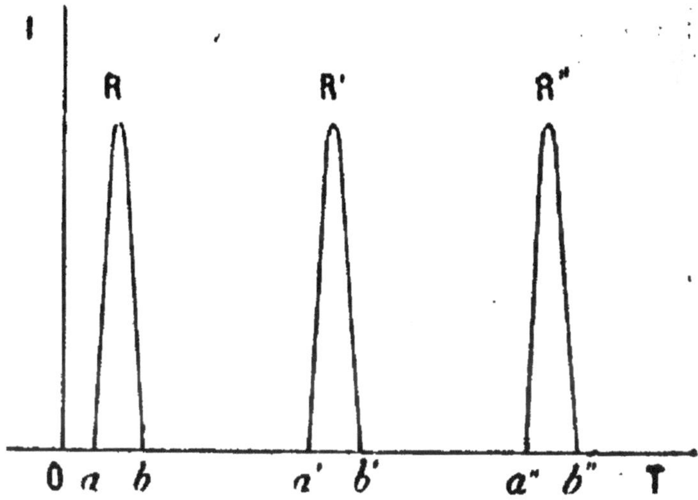

Fig. 106. — Ondes induites de rupture.

ront jaillir entre les deux parachutes. En ne tenant pas compte des ondes induites de fermeture (fig. 106), tout se passera donc comme si la bobine induite fournissait un courant de même sens allant, à l'extérieur de la bobine, d'une borne vers l'autre : la borne de départ représente l'anode ; la borne d'arrivée, la cathode.

Un moyen facile pour reconnaître le signe des bornes d'une bobine consiste à relier un petit tube de Geissler à ces deux bornes ; le côté du tube où se constate une lueur violacée autour du fil de platine est le côté correspondant à l'anode, l'autre restant obscur.

Un autre moyen, physiologique celui-là, consiste à éprouver la sensation du courant faradique fourni par la bobine, en appliquant sur une région du corps deux électrodes égales et mouillées ; la sensation est plus vive sous l'électrode correspondant à la cathode. Une confirmation du signe des pôles peut être obtenue en renversant le sens du courant allant aux électrodes, au moyen d'un renverseur. On constate alors que la sensation devient plus forte sous l'électrode qui tout à l'heure était en communication avec l'anode.

Il est utile de déterminer une fois pour toutes le signe des bornes de la bobine dont on se sert pour le courant faradique ; il suffira d'actionner la bobine avec du courant continu dont le sens ne sera pas changé, pour que les bornes conservent une polarité constante. Cette détermination des pôles ayant été faite, on observera que les excitations portées sur un nerf ou sur un muscle sont prédominantes quand l'électrode active est reliée à la cathode : c'est une propriété physiologique qui peut être utilisée en électrothérapie et qu'il était bon de signaler. C'est aussi un moyen pour reconnaître le signe des pôles d'une bobine induite.

4° **Caractéristique d'excitation.** — Un point intéressant à connaître, lorsqu'on s'occupe de la contraction musculaire, est ce que M. d'Arsonval a appelé la *caractéristique d'excitation* : on appelle ainsi la courbe obtenue en portant le temps en abscisses et les variations de potentiel en ordonnées.

C'est cette courbe qui règle les effets physiologiques moteurs des différentes excitations que l'on peut appliquer sur les muscles ou sur les nerfs.

Dans le cas des courants faradiques, la caractéristique d'excitation, relative au courant induit de rupture, est telle que la variation de la force électromotrice est représentée par une ascension brusque de la courbe et que le temps correspondant à cette variation est excessivement court. C'est ce qui explique la facilité avec laquelle les courants faradiques provoquent la contraction et la tétanisation musculaires.

Comme M. d'Arsonval l'a démontré expérimentalement, cette caractéristique d'excitation peut être modifiée, en allongeant le temps de la variation de la force électromotrice induite. Il a placé, d'après le procédé de Masson, un condensateur en dérivation sur la bobine induite. Cette addition a pour but, comme il serait facile de le prouver, d'augmenter la capacité de la bobine et, par suite, le temps de chaque décharge induite.

On a, en effet, en appelant t le temps de la variation de potentiel, C la capacité de la bobine et r sa résistance :

$$t = C \times r.$$

Puisque r est constant, on voit que t est proportionnel à C.

Si la capacité du condensateur est telle qu'elle rende dix fois plus grande la capacité du système, le temps devient lui-même dix fois plus grand et les effets physiologiques sont complètement modifiés, surtout du côté de la sensibilité cutanée.

Sur la variation de ces phénomènes sensitifs par l'adjonction à la bobine induite de capacités variables, nous avons basé une méthode de mesure des capacités électriques qui présente le grand avantage d'être applicable à la mesure de la capacité électrique du corps de l'homme (1).

Quoi qu'il en soit, la faradisation est le procédé de choix pour agir sur la contractilité musculaire : elle est donc essentiellement apte à provoquer artificiellement une gymnastique musculaire, sans que l'excitabilité volontaire ne joue aucun rôle.

5° **Effets physiologiques de la faradisation.** — Les recherches les plus probantes sont celles de Debédat (2).

Ces expériences ont été faites sur des lapins dont on a faradisé, pendant un temps donné, et toujours de la même façon, un muscle, ou un groupe de muscles symétrique d'un autre qu'on ne touchait pas.

Pour éviter les contractures, plus ou moins durables, provoquées par certains expérimentateurs et pour se placer dans des conditions aussi rapprochées que possible de celles qui président au fonctionnement des muscles sous l'action de la volonté, Debédat a appliqué aux différents muscles faradisés

(1) *C. R. Académie des sciences*, 1893.
(2) Debédat, *Archives d'élect. méd.*, 1894, p. 69.

l'excitation rythmique : l'intermittence ainsi produite dans la contraction est nécessaire dans les actes exécutés par le muscle.

Les courants faradiques étaient rythmés à l'aide du métronome que nous connaissons déjà ; les excitations étaient, dans ces expériences, localisées, d'après le procédé de Duchenne (de Boulogne), aux muscles fémoraux postérieurs, d'un seul côté du lapin.

Le nombre des applications du courant faradique rythmé a été de 20, et la durée de chaque expérience de 4 minutes.

Comme l'auteur s'en est assuré, le poids des muscles fémoraux postérieurs est exactement le même, de chaque côté : la balance était le réactif le plus sensible et le plus précis pour apprécier les variations dues à l'électrisation ; les résultats expérimentaux acquièrent, par cela même, une rigueur presque absolue.

Les excitations faradiques étaient réglées à raison de 30 par minute ; il y avait, par conséquent, tétanisation pendant une seconde, et repos du muscle pendant une seconde.

Donnons, pour faire saisir l'importance des résultats, les chiffres d'une expérience :

Poids initial du lapin au début	892 grammes.
Poids final après 20 séances	1150 —

		Côté droit non faradisé.	Côté gauche seul faradisé.
		gr.	gr.
Poids des muscles fémoraux postérieurs.	Biceps	4,60	6
	Demi-tendineux	1,40	2,10
	Demi-membraneux	3,50	5

L'hypertrophie produite par la faradisation rythmée est bien mise en évidence par ces nombres.

La palpation percutanée avait permis également de se rendre facilement compte de l'augmentation de volume.

L'examen histologique a montré que les muscles hypertrophiés avaient toutes les apparences des muscles normaux : « Les fibres sont régulières, les noyaux de sarcoplasme se sont laissé admirablement colorer par le carmin, ils sont plus apparents que sur les muscles normaux ; la striation est très nette, très régulière, le tissu interstitiel est à peine apparent et présente çà et là quelques capillaires sanguins normaux. Pas de lipomatose du muscle : l'hypertrophie a donc porté sur le tissu musculaire lui-même. »

Ces résultats sont probants, en ce qui concerne l'action de la faradisation sur la nutrition musculaire.

Si des courants modérés amènent une augmentation dans le volume et le poids des muscles faradisés, des courants mal appliqués peuvent, en revanche, produire, par une tétanisation prolongée, par exemple, un effet exactement opposé à celui qui précède.

Debédat, pour montrer les inconvénients de la faradisation faite sans connaissance préalable des lois de l'électricité biologique, a employé le même courant qu'il rythmait tout à l'heure ; il ne s'agit donc pas ici de courants très intenses, mais bien de courants laissés trop longtemps sur le même point. La durée de chaque expérience a été la même, 4 minutes. Voici les résultats :

Poids du lapin au début	682 grammes.
— après 20 jours	720 —

		Côté non faradisé.	Côté faradisé.
		gr.	gr.
Poids des muscles fémoraux postérieurs.	Biceps	3,20	3,03
	Demi-tendineux	1,20	1,20
	Demi-membraneux	2,40	2,23

Il y a eu ici atrophie de la substance musculaire. Dans les muscles atrophiés, on constate des lésions de la fibre musculaire elle-même sans réaction apparente de tissu interstitiel.

Ces lésions sont caractérisées : 1° par des inégalités de coloration dans la continuité des fibres qui, sous l'influence du carmin ont pris par places une teinte variant du rouge vif au gris jaunâtre ; 2° par des troubles de la striation ; 3° par la déformation des fibres elles-mêmes qui sont onduleuses et présentent en certains points des cassures latérales et transversales.

A un fort grossissement, on est frappé de l'inégalité de volume des fibres musculaires : elles sont latéralement bordées par un ou deux noyaux allongés, placés côte à côte, détachés de l'élément contractile. Le protoplasma est, çà et là, séparé du noyau périphérique par un espace clair coloré en jaune par l'acide picrique. Entre les fibres, on voit des capillaires gorgés de sang. En résumé, il existe des lésions parenchymateuses du tissu contractile dont les éléments sont atrophiés sans systématisation, et qui, parfois même, ont subi une dégénérescence granuleuse (1).

Ces résultats d'expériences physiologiques permettent de comprendre que les effets thérapeutiques pourront être, suivant le mode d'application du courant faradique, bons ou mauvais.

Si, dans le cas d'une atrophie musculaire d'origine traumatique, par exemple, la faradisation est appliquée à la facon de la dernière expérience (et c'est de cette façon que l'on voit malheureusement le faire beaucoup de médecins), il est évident que non seulement l'atrophie ne sera pas améliorée, mais au contraire aggravée.

6° **Phénomènes sensitifs.** — Les effets sensitifs du courant faradique sont très variables : lorsque le courant croît peu à peu, on peut distinguer une sensation de chatouillement, de fourmillement, puis de picotement, lequel ne tarde pas à se transformer en une sensation de brûlure très douloureuse; la douleur atteint son maximum quand on emploie, comme électrode, le pinceau ou la brosse métallique de Duchenne (de Boulogne).

Aux points recouverts par l'électrode active, on peut distinguer l'apparition de la chair de poule, à laquelle s'ajoute assez rapidement une rougeur plus ou moins intense, mais qui est surtout nette avec le pinceau.

Nous avons étudié ces actions vaso-motrices produites par le courant faradique (2) : nous avons eu soin de les étudier séparément avec une bobine induite à fil gros, à fil moyen, et à fil fin.

Nous avons vu précédemment que le rapport des forces

(1) *Archives d'élect. méd.*, 1891, p. 69.
(2) Bordier, *loc. cit.*

électromotrices, inductrice et induite, est égal à celui du nombre des spires ou des tours des deux bobines, primaire et secondaire

$$\frac{e}{E} = \frac{n_1}{n_2} = \text{coefficient de transformation.}$$

Dans nos trois bobines ayant les mêmes dimensions extérieures, diamètre et longueur, le nombre des tours de chaque fil est évidemment le plus petit avec le fil gros, et le plus grand avec le fil fin ; au lieu de noter ce nombre de tours que nous ne connaissions pas, nous avons mesuré la résistance du fil de chacune des trois bobines : cet élément peut servir dans ce cas à être renseigné sur le coefficient de transformation de chaque bobine induite. Ces résistances ont été trouvées égales à 1 ohm, 15 ohms et 1000 ohms.

Nous avons ainsi observé que, toutes choses égales d'ailleurs, les phénomènes vaso-moteurs sont d'autant plus accusés que la résistance de la bobine est plus grande; les expériences ont été faites, et avec une électrode liquide, et avec le pinceau de Duchenne; dans ce dernier cas, l'accroissement thermométrique local a été beaucoup plus prononcé que dans les autres expériences.

Une étude, qui nous semble bien propre à montrer la différence entre les diverses bobines induites que l'on peut utiliser, est celle qu'il nous a été donné de faire sur la densité électro-faradique, c'est-à-dire sur la variation des effets sensitifs avec la surface des électrodes.

Le réactif utilisé pour ces expériences a été la sensation minima au seuil de l'excitation sensitive.

La surface des électrodes a varié insensiblement de 2,6 centimètres carrés à 200 centimètres carrés; le moyen utilisé pour apprécier l'intensité du courant (n'oublions pas qu'il s'agit ici d'effets comparatifs) aurait pu être la mesure de la distance des bobines primaire et secondaire; mais, quoique le procédé ne soit pas plus rigoureux, nous avons préféré relever la position du rhéostat à liquides (page 132) au moment de l'apparition de la sensation dans chaque cas.

Si l'on construit, pour chaque bobine induite, la courbe dont les abscisses sont les surfaces des électrodes, et dont les ordonnées sont les diverses positions du rhéostat, on obtient des graphiques (fig. 107) qui montrent nettement, non seulement la variation de la sensibilité faradique avec la densité électrique, mais aussi la variation des effets sensitifs avec les trois bobines étudiées et avec la surface recouverte par l'électrode.

L'examen de ces courbes (fig. 107) montre que pour faradiser

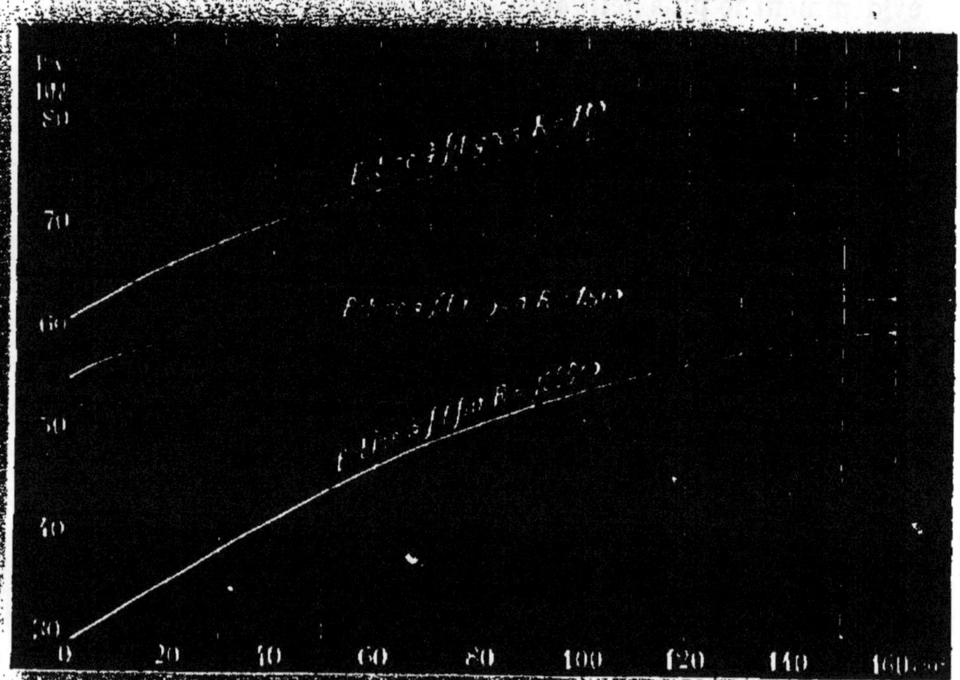

Fig. 107. — Variation de la sensibilité farado-cutanée avec le nombre de tours du fil induit des bobines.

avec le minimum de douleur, il faut s'adresser ni à une bobine à fil moyen, ni, encore moins, à une bobine à fil fin, mais, au contraire, à une bobine ayant un nombre de tours n_2 peu élevé par rapport au nombre n_1, de la bobine primaire, c'est-à-dire à une bobine induite dont le coefficient de transformation $\frac{n_1}{n_2}$ ne soit pas trop grand.

En d'autres termes, il faut rechercher non de la tension qui agit sur les nerfs sensitifs, mais de la quantité qui agit sur les nerfs moteurs et sur les muscles.

Les phénomènes sensitifs produits par la faradisation dépendent aussi et du nombre des vibrations de l'interrupteur, et de la façon dont se fait l'interruption.

Il serait trop long de s'arrêter à toutes ces considérations, bien intéressantes cependant, mais que le lecteur trouvera traitées en détail dans notre ouvrage sur la *Sensibilité électrique de la peau.*

Article IV. — FRANKLINISATION.

Il faut, pour faire l'étude des effets physiologiques dus à cette forme d'électricité, considérer séparément les différentes méthodes d'électrisation statique.

§ 1. — Étincelles.

Lorsqu'une étincelle jaillit entre un conducteur électrisé et la peau, on éprouve, au point frappé, le sensation d'une piqûre accompagnée d'un choc.

La sensation de piqûre existe seule lorsque les étincelles sont très petites.

L'énergie emmagasinée dans une étincelle est, en désignant par V le potentiel de la machine et par C sa capacité :

$$W = \frac{1}{2} C.V^2.$$

Cette formule permet d'expliquer pourquoi la sensation de choc est d'autant plus prononcée que le potentiel est plus élevé et que la machine est armée de condensateurs plus puissants.

1° Actions vaso-motrices. — L'application d'étincelles sur la peau est accompagnée de phénomènes vaso-moteurs intéressants à connaître, car ils permettent de comprendre le mécanisme de l'action thérapeutique des étincelles que certains médecins sont trop disposés à mettre sur le compte de la suggestion. Cette étude a fait de notre part le sujet de recherches (1).

(1) *C. R. Académie des sciences*, avril 1893.

Pour apprécier les actions vaso-motrices de l'étincelle, nous avons cherché à déterminer les variations de la température locale cutanée des points électrisés, sans que l'indication du thermomètre pût être influencée : 1° par la température propre de l'étincelle ; 2° par l'air échauffé par elle.

Dans toutes les expériences, il y a eu élévation de température aux points frappés par l'étincelle.

Les effets produits par les étincelles positives ont été séparés de ceux dus aux étincelles négatives. Les actions vaso-motrices se sont montrées, dans toutes les expériences, plus importantes avec les étincelles positives qu'avec les négatives.

Les téguments présentent, au début, de la pâleur qui est ensuite remplacée par de la rougeur ; quand les étincelles ont jailli pendant quelques minutes au même point, on voit apparaître, plusieurs heures après, une phlyctène, qui laisse, après sa guérison, une coloration brune de l'épiderme.

Dans certains états pathologiques, notamment dans le goitre exophtalmique, les effets vaso-moteurs de l'étincelle statique sont tellement accusés qu'ils ont fait donner le nom de *dermographisme électrique* (1) aux signes que l'on peut tracer sur la peau au moyen des étincelles.

2° **Phénomènes moteurs.** — Indépendamment des actions vaso-motrices dont nous venons de parler, l'étincelle statique produit des contractions musculaires. Ce moyen d'excitation tend aujourd'hui à être de plus en plus employé, soit pour l'électro-diagnostic, soit pour l'électrothérapie de certaines affections.

Nous sommes encore obligé d'avoir recours à nos expériences personnelles pour faire connaître les conditions physiologiques et physiques qui accompagnent la contraction musculaire provoquée à l'aide des étincelles (2).

Dans le cas où nous avons voulu produire l'excitation médiate, nous avons employé un excitateur médiat (fig. 108) : les étincelles dont la longeur peut être très exactement mesurée, jaillissent entre les boules BB', et la boule E repose sur le muscle à exciter. Le flacon de verre F ne sert que de support isolant.

(1) *Archives d'élect. méd.*, 1894, p. 506.
(2) *Archives d'élect. méd.*, 1894, p. 513.

Une première question à se poser est celle de l'influence du

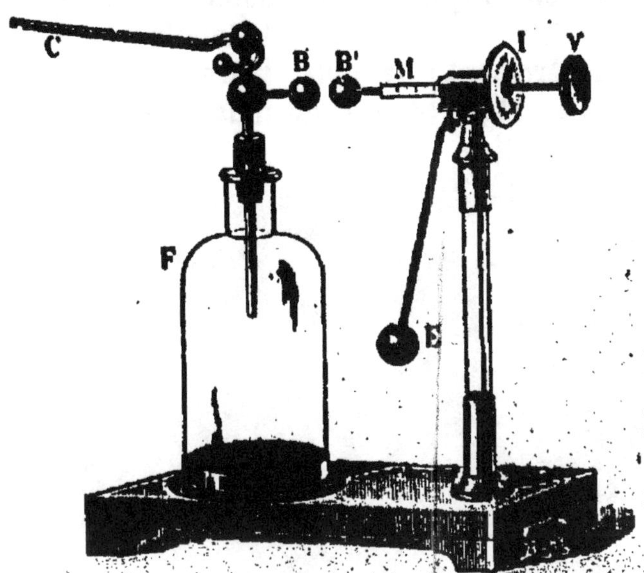

Fig. 108. — Excitateur médiat de l'auteur.

signe de l'étincelle sur l'énergie de la contraction ; à l'aide

Fig. 109. — Influence du signe de l'étincelle.

d'un myographe de Marey, nous avons pu étudier avec soin cette influence sur l'homme.

Le graphique (fig. 109) montre que la contraction ne se produit pas de la même façon avec les deux étincelles : la courbe du pôle négatif s'élève brusquemment, tandis que celle du positif s'incline légèrement ; de plus, l'étincelle négative paraît avoir provoqué un léger tétanos du muscle, ce qui n'existe pas pour l'étincelle positive.

Fig. 110. — Influence de la longueur des étincelles sur la grandeur de la secousse.

Il y a donc, entre les contractions provoquées par les deux étincelles, une différence très nette qui rappelle beaucoup la différence d'action de la cathode et de l'anode des courants galvaniques à la fermeture.

En opérant sur la grenouille et en portant l'excitation médiate sur le nerf sciatique, nous avons enregistré les secousses du muscle gastrocnémien en nous servant du myographe ordinaire de Marey. Les résultats ont été exactement les mêmes que ceux obtenus cinq ans auparavant sur l'homme. C'est donc une loi générale.

Un deuxième point, que notre méthode a permis de résoudre facilement, est celui qui est relatif à la longueur des étincelles. Le graphique obtenu avec des étincelles de 10, 15, 20, 25 millimètres (fig. 110) montre que l'énergie de la contraction croît beaucoup plus vite que la longueur de l'étincelle. En mesurant la hauteur de chaque secousse, nous avons pu établir la loi suivante : *La grandeur de la contraction musculaire est directement proportionnelle au carré de la longueur des étincelles.*

L'influence du diamètre des excitateurs a été également étudiée : dans ce cas, il s'agit évidemment d'excitation immédiate. Avec une même longueur d'étincelle (15 millimètres), on a provoqué les contractions musculaires avec des sphères ayant pour diamètres respectifs 12, 18, 39, 59 millimètres.

La loi qui se dégage de l'examen des graphiques obtenus est la suivante : *L'énergie de la secousse est proportionnelle au diamètre des excitateurs.*

Ce résultat trouve son explication dans la considération de la formule

$$Q = CV,$$

la quantité d'électricité contenue dans un conducteur, chargé au potentiel V, est proportionnelle à la capacité C de ce conducteur : comme il s'agit ici de sphères, C est égal au rayon R, et la formule devient

$$Q = RV.$$

Enfin, nous avons examiné l'influence de la densité électrostatique sur la grandeur de la contraction. On sait que la densité électrique est le rapport de la quantité d'électricité qui, dans l'unité de temps, traverse un conducteur donné, à la section de ce conducteur.

Dans le cas des excitateurs directs, il est évident que la surface de la peau frappée par l'étincelle est très petite. Par conséquent, pour un certain potentiel V, et pour un excitateur donné, la densité est, en désignant par θ la durée de la décharge et par s la section de l'étincelle

$$D = \frac{C.V}{\theta.s}.$$

Dans ces conditions, on obtient une certaine secousse musculaire (Et. directe) (fig. 111) ; si, maintenant, on se sert d'un excitateur médiat, en employant une même distance explo-

Fig. 111. — Excitation immédiate et excitation médiate.

sive, et avec les mêmes boules, la densité devient plus petite, puisque s augmente, et la secousse obtenue est moins énergique, comme le montre la figure 111 (Et. médiate).

Pour bien être fixé sur l'influence de la densité électrostatique, nous avons placé à notre appareil des excitateurs de grosseur très différente, et nous avons inscrit les contractions correspondantes. L'examen du graphique (fig. 112) indique nettement que la grandeur de la contraction diminue à mesure que la densité devient plus petite ou (ce qui est la même chose) à mesure que la surface cutanée recouverte par l'excitateur augmente (1).

Ces résultats montrent que, toutes choses égales d'ailleurs,

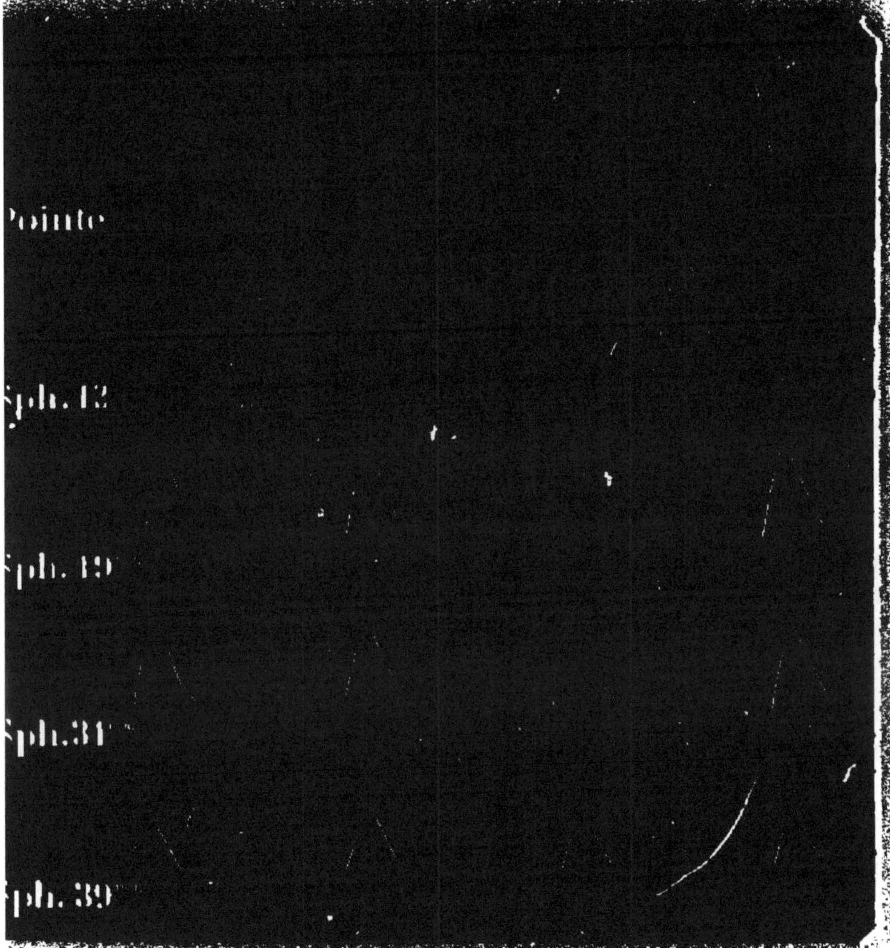

Pointe

Sph. 12

Sph. 19

Sph. 31

Sph. 39

Fig. 112. — Influence de la densité électrostatique sur l'énergie de la contraction musculaire.

la contraction musculaire est plus énergique avec un excitateur immédiat qu'avec un excitateur médiat; mais en revanche, la sensation est moins douloureuse avec ce dernier mode d'excitation.

(1) *Arch. d'élect. méd.*, 1894, p. 513.

§ 2. — Souffle électrique.

Nous avons indiqué plus haut la façon dont on applique ce souffle. Boudet (de Paris) avait émis la loi suivante : Le diamètre de la surface influencée par la pointe de décharge est égal à une fois et demie la distance qui sépare la pointe de cette surface (1). D'après cette donnée, que beaucoup d'auteurs classiques ont reproduite, il semblerait que la surface de la peau soumise au souffle soit indépendante et du signe de l'électricité qui s'écoule par la pointe, et de l'angle au sommet de cette pointe. Il n'en est rien, comme l'ont mis en évidence les expériences que nous avons communiquées au Congrès de médecine interne (Bordeaux, août 1895).

Si l'on se sert, comme réactif, du papier ioduré amidonné qui brunit sous l'action du souffle, on constate que, dans les mêmes conditions, le souffle négatif produit une teinte moins large, mais plus foncée, que le souffle positif, celui-ci est beaucoup plus éparpillé que celui-là : en d'autres termes, la densité électrostatique est plus petite avec le souffle positif qu'avec le souffle négatif.

La sensation de vent éprouvée sur la peau au moyen du souffle n'est pas la même, suivant que l'électricité qui s'écoule est positive ou négative : en mesurant, avec une sorte d'anémomètre, l'intensité de ce vent, nous avons pu établir que le vent négatif *souffle* plus fortement que le vent positif.

Enfin, l'influence de l'angle des pointes est importante à considérer, au point de vue de l'étendue de l'action du souffle dirigé sur la peau.

Des recherches entreprises dans ce sens, nous ont amené à cette conclusion que *la surface impressionnée par le souffle est d'autant plus grande que l'angle de la pointe est plus grand* : c'est avec un angle de 90°, ou même un peu plus grand, que l'effet est *optimum*.

L'effluve statique possède une action sédative manifeste qui

(1) Boudet (de Paris), *Électricité médicale*, p. 121.

est mise à profit, soit dans le traitement de certaines douleurs neurasthéniques, ou encore dans celui de la migraine.

Il était intéressant de rechercher la nature et la valeur des actions vaso-motrices produites par le souffle électrique.

En prenant toutes les précautions que demandent des recherches de ce genre, nous avons établi que des actions vaso-motrices importantes ont lieu sous l'influence du souffle électrique : elles sont différentes, suivant le signe de l'électricité qui s'écoule par la pointe (fig. 113). Le souffle négatif produit

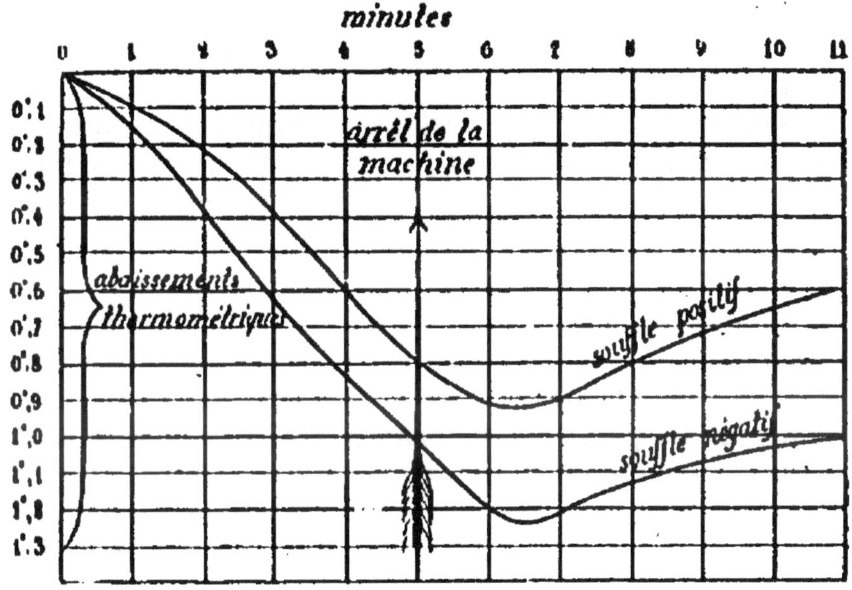

Fig. 113. — Effets vaso-moteurs du souffle.

un abaissement de la température locale cutanée plus grand que le souffle positif; de plus, l'abaissement thermométrique continue après l'arrêt du souffle, et la température ne reprend sa valeur initiale que très lentement. Il faut noter encore que la région soumise au souffle conserve pendant plusieurs heures l'odeur d'ozone.

La mesure des actions vaso-motrices produites par le souffle permet de comprendre la sensation de fraîcheur que l'on éprouve, soit dans le cas du souffle ordinaire, soit dans le cas de la douche statique. Le fait que la température locale ne revient que longtemps après à son point de départ, laisse à penser que l'action est bien plus profonde que celle que produirait un banal courant d'air.

§ 3. — Bain électrostatique.

Le sujet, placé sur le tabouret isolant et mis en communication avec l'un des pôles de la machine, est porté au même potentiel que la machine elle-même : l'électricité s'échappant par toutes les aspérités du corps, celui-ci est parcouru par un courant de haute tension.

La sensation éprouvée n'est pas désagréable ; on ressent, lorsqu'on s'observe avec soin, une impression comparable à celle d'un voile de gaze qui vous frôlerait la figure.

L'action du bain statique est manifeste, même sur les sujets sains.

Examinons successivement les différentes fonctions affectées par le bain.

1° Tension artérielle. — Sous l'influence du bain, le pouls devient plus fréquent : l'augmentation peut atteindre, comme chez M. Truchot (1), 20 p. 100.

Si, après avoir soumis un sujet à une série de bains statiques on vient à les suspendre, la fréquence du pouls se maintient à la valeur atteinte pendant les premières applications de la franklinisation, et ce n'est que quelques jours après le dernier bain que le pouls diminue de fréquence, pour ne redevenir normal qu'une huitaine de jours plus tard.

La tension artérielle est augmentée : tous les expérimentateurs sont d'accord sur ce point. Une expérience faite par Charcot démontre nettement l'influence du bain sur cette tension : un homme avait été saigné, l'écoulement sanguin était arrêté ; on soumit le sujet au bain statique, et le sang recommença à couler.

Stepanow, Eulenburg, ont constaté que la partie ascendante

(1) Truchot, *Archives d'élect. méd.*, 1894, p. 49.

du tracé sphygmographique s'élève davantage et que le dicrotisme devient plus accusé sous l'influence du bain.

2° Température. — La température centrale subit une modification : elle s'élève légèrement. Si l'on suit la marche de la température pendant plusieurs séances de bain statique, on trouve que, peu à peu, cette température s'élève et qu'après huit à dix bains : par exemple, elle prend une valeur plus élevée qu'avant les bains, Truchot a ainsi vu sa température buccale passer de 36°6 à 37°4, cette température étant prise, dans chaque cas, au même moment de la journée et dans les mêmes conditions. Cette température a repris, après les bains, lentement, sa valeur initiale.

3° Force dynamométrique. — Peu d'observateurs ont pensé à mesurer la force dynamométrique des sujets en expérience. M. Truchot, en se soumettant lui-même aux bains, a constaté que la force de flexion de la main droite était, après chaque bain, supérieure de 2 kilos à sa valeur prise avant. Par contre, cette force, après une série de bains, est devenue un peu plus faible qu'avant l'expérience.

4° Combustions respiratoires. — Si l'on mesure l'oxygène absorbé et l'acide carbonique exhalé, on trouve qu'il se fait une augmentation sensible sous l'influence des bains statiques. C'est ce qu'a observé M. d'Arsonval, aussi bien sur les animaux que sur l'homme. Il a trouvé aussi que la capacité respiratoire du sang augmente d'un huitième à un sixième.

5° Sécrétions. — La sécrétion des glandes sudoripares est augmentée par le bain statique. Chez les sujets très irritables, on voit apparaître des gouttes de sueur au front et dans les mains surtout.

La sécrétion la plus importante à considérer est évidemment l'urine. Le volume de l'urine varie peu, par l'application du bain. Pour apprécier les variations dans les éléments urinaires, sous l'influence de la franklinisation, il fallait de nombreuses analyses, faites pendant plusieurs jours d'applications statiques. C'est ce qu'a compris Truchot dont nous allons faire connaître les recherches.

Les deux premiers bains diminuent la proportion d'azote total et ne modifient pas les autres éléments. Le coefficient d'oxydation (Robin), ou rapport de l'urée à l'azote total, se trouve augmenté, 91 au lieu de 76. Ce résultat indique que les combustions internes ont été améliorées, puisqu'une plus grande proportion d'azote est éliminée sous forme d'urée.

Si les bains sont appliqués trop souvent, par exemple tous les jours, ou si les séances sont trop longues, ce qui est tout à fait le cas où s'est placé M. Yvon (bains quotidiens de deux heures de durée !) et dont nous allons faire connaître un travail récent, en un mot, si l'on en abuse, on constate un effet tout opposé. L'analyse montre que le chiffre de l'azote total augmente en même temps que diminue la proportion de l'urée.

M. Yvon, dans un long mémoire paru récemment (1), a démontré l'efficacité du bain statique et confirmé les résultats précédents. Malgré le faible débit de sa machine et son faible potentiel, puisqu'elle ne donnait que 9 centimètres d'étincelle au maximum, les bains auxquels il s'est soumis ont amené de notables modifications dans sa nutrition, c'est-à-dire dans la quantité d'urée et d'acide phosphorique éliminés en vingt-quatre heures, même après cinq bains seulement. En effet, avec les chiffres qu'il publie nous obtenons le tableau suivant :

		Urée	Acide phosphorique.
Avant		26gr,30	2gr,72
Pendant	1er bain	22gr,86	2gr,33
	2e —	23 gr.	2gr,42
	3e —	20gr,67	3gr,33
	4e —	26gr,32	2gr,7
	5e —	23gr,5	2gr,33
Après...	1er jour après	21gr,20	2gr,68
	2e —	24gr,04	2gr,41

Nous voyons que l'urée, de même que l'acide phosphorique, vont en diminuant d'une manière générale après que les bains ont commencé et que ces produits continuent à décroître après l'arrêt des bains.

Il y a donc eu manifestement une influence de l'électricité

(1) *Archives d'élect. méd.*, 1900.

statique sur les processus nutritifs : l'urée passe de 26gr,30 à 24gr,04 et l'acide phosphorique de 2gr,72 à 2gr,41.

Dans la deuxième série des expériences de M. Yvon, on trouve les chiffres de 24gr,11 d'urée avant, 21gr, 61 après; et 2gr,55 d'acide phosphorique avant contre 1gr,96 après, le nombre des bains ayant été de six et les analyses faites pendant dix jours.

Il ne faut pas, pour se rendre compte des processus de la nutrition, faire le total des nombres trouvés et prendre la moyenne, mais au contraire voir la marche générale des phénomènes avec le temps; autrement on arrive à une fausse interprétation des faits observés.

Il n'est donc pas douteux que la franklinisation agisse puissamment sur la nutrition générale, en activant les échanges, en augmentant l'intensité des combustions internes dont les produits ultimes sont modifiés qualitativement.

On comprend dès lors pourquoi des séances assez espacées produisent des résultats très favorables, en améliorant les combustions organiques, en augmentant la proportion d'urée par rapport à l'azote total, tandis que *des applications trop fréquemment renouvelées font dépasser le but et diminuent l'urée en augmentant la proportion des autres composés azotés* qui caractérisent une désassimilation moins parfaite : la machine humaine brûle alors non davantage, mais plus vite, et par conséquent plus mal.

De ces recherches, il résulte que la franklinisation est une méthode d'électrisation que l'on doit appliquer avec circonspection et dont on ne peut pas dire que si elle ne fait pas de bien, elle ne fera pas de mal.

Article V. — FRANKLINISATION HERTZIENNE.

Le caractère dominant de la franklinisation hertzienne, c'est de donner naissance à une énergique contraction de la fibre musculaire.

A chaque excitation résultant de la transmission du champ hertzien au muscle ou au nerf placé sous l'excitateur, et au moment où la décharge oscillante se fait entre les boules polaires de la machine statique, il se produit une secousse profonde du muscle ou du groupe de muscles situés dans le voisinage de l'excitateur.

La profondeur à laquelle l'excitation musculaire provoquée par la franklinisation hertzienne peut se faire sentir fait de cette électrisation l'un des modes les plus favorables que nous connaissons pour agir sur les organes profonds, tels que l'estomac ou l'intestin, sans être obligés d'introduire dans ces organes une électrode quelconque.

Nous avons cherché expérimentalement à nous rendre compte des modifications de volume que subit l'estomac quand l'excitateur relié à l'armature externe d'une des bouteilles de Leyde est appliqué sur la région cutanée pré-stomacale. Pour cela, nous avons opéré sur un chien dans l'estomac duquel nous avons introduit une vessie destinée à indiquer, par les variations de pression subies par l'air contenu, les mouvements provoqués par les excitations hertziennes percutanées.

La vessie, une fois gonflée d'air pour l'obliger à épouser la forme de l'estomac, était reliée par un tube de laiton, puis de caoutchouc à un tambour de Marey dont le style appuyait sur un cylindre enregistreur. La surface de la membrane élastique de notre tambour était très grande, afin de diminuer les chances de rupture possibles sous l'effort de l'animal qui, de temps en

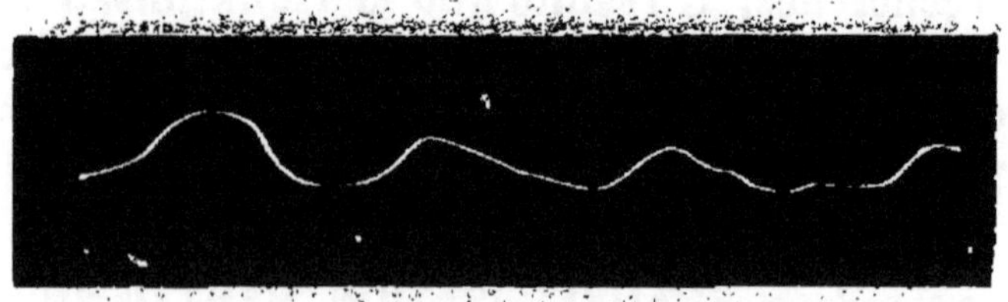

Fig. 114. — Excitation de l'estomac.

temps, se débattait. Malgré la moins grande sensibilité résultant d'une grande surface mobile du tambour, on voit nettement sur la graphique (fig. 114) qu'à chaque excitation le style du tambour a été soulevé et a tracé une courbe onduleuse très marquée. Il y a donc, à chaque excitation portée sur la région pré-stomacale au moyen de l'excitateur *appliqué sur la peau*, des modifications parfaitement accusées du volume de l'estomac. C'est un premier point important à noter à cause du parti qu'on en peut tirer dans l'électrothérapie des dilatations stomacales, comme nous le verrons plus tard.

Nous avons cherché aussi à savoir si l'excitation hertzienne se comportait comme l'excitation franklinienne simple par rapport à la polarité de l'excitateur.

Nous avons relié successivement l'excitateur à l'armature externe de la bouteille de Leyde suspendue au pôle négatif de la machine (cette armature est alors positive); puis à l'armature externe de la bouteille fixée au pôle positif, armature chargée par conséquent d'électricité négative.

Le graphique (fig. 115) montre très bien qu'il y a prédomi-

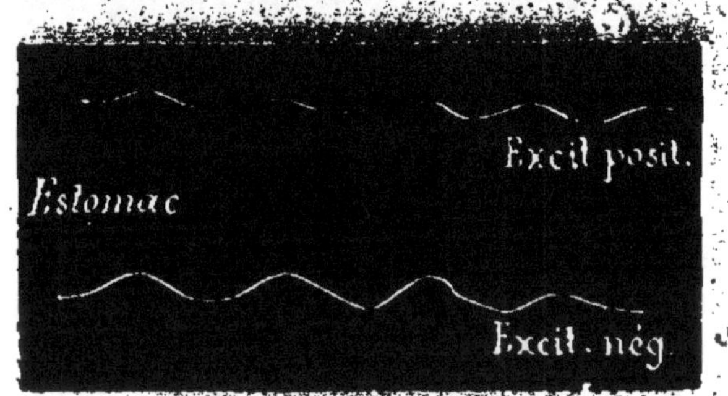

Fig. 115. — Différence des excitations neuranthésique.

nance de l'excitation quand l'excitateur est relié à l'armature externe chargée négativement. Le relèvement du style est bien plus marqué dans le cas de l'excitation négative que dans celui de l'excitation positive.

D'où cette conséquence pratique : pour obtenir le maximum de profondeur dans l'excitation par la franklinisation hertzienne, on doit prendre l'armature externe de la bouteille suspendue au pôle positif de la machine, et dont l'armature externe est chargée négativement.

Nous avons constaté également que les excitations hertziennes percutanées agissent fortement pour modifier le volume du rectum dans lequel nous avions introduit un ballon de caoutchouc gonflé et relié au tambour de Marey. Dans ce cas, nous avons pu agir aussi directement au moyen d'une électrode métallique formée par le tube métallique, servant à faire communiquer le ballon avec le tambour et relié à l'armature externe du condensateur voisin.

L'excitation ainsi produite directement est beaucoup plus forte, toutes choses égales d'ailleurs, que lorsque l'excitation

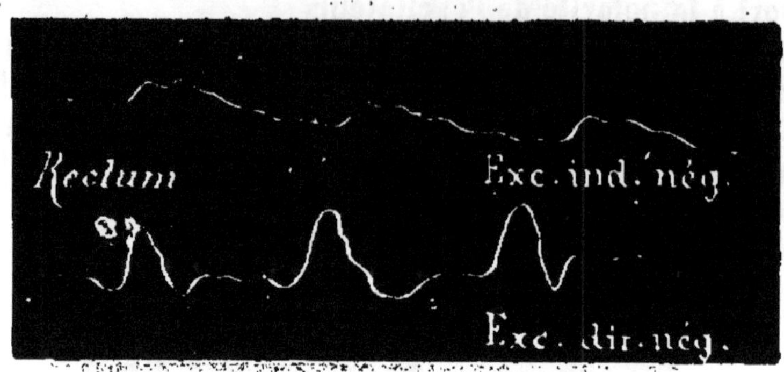

Fig. 116. — Excitation du rectum.

hertzienne est percutanée et, par conséquent, indirecte. Toujours on trouve que l'excitation négative l'emporte sur la positive, comme nous l'avons déjà vu plus haut. Le résultat plus marqué de l'excitation directe dans les mouvements du rectum trouvera ses indications en thérapeutique pour le traitement des constipations rebelles. Nous décrirons plus loin l'excitateur rectal que nous avons fait construire pour ce traitement.

De ces expériences, il résulte bien clairement que le médecin électricien possède dans cette modalité électrique un puissant moyen d'agir sur des organes situés profondément et, cela, de l'extérieur. Aussi, la franklinisation hertzienne est-elle appelée, selon nous, à prendre une place de plus en plus importante en électrothérapie.

Article VI. — COURANTS DE HAUTE FRÉQUENCE.

Les différents modes d'utilisation de ces courants sont :

1° L'application directe ;

2° L'autoconduction.

3° La condensation.

Il convient d'étudier séparément, et successivement, les effets physiologiques produits par chaque méthode d'application de ces courants.

1° Application directe. — Celle-ci se fait simplement en appliquant sur la peau du sujet un excitateur métallique relié à l'une des extrémités du solénoïde en communication avec les armatures des condensateurs de l'appareil, pendant que l'autre extrémité est ou reliée au sol (application monopolaire) ou reliée à un autre excitateur également placé sur le corps (application bipolaire). Quel que soit le procédé employé, on constate que la sensibilité est peu excitée; le sujet n'éprouve qu'une sensation faible. Il en est de même de la contractilité musculaire : les muscles du sujet restent au repos le plus absolu, et cependant les courants que nous considérons sont capables de porter à l'incandescence une série de lampes électriques, placées sur le circuit dont le corps du sujet fait partie.

Lorsque le courant est trop fort, on éprouve seulement, aux points d'application, une faible sensation de chaleur.

Le professeur d'Arsonval, qui a le premier étudié ces actions physiologiques, a pu faire traverser son corps par des courants de plus de 3000 mA, sans éprouver la moindre douleur, tandis que des courants d'une intensité dix fois moindre seraient extrêmement dangereux si la fréquence, au lieu d'être de 500000 à 1000000 par seconde, était abaissée à 100, comme cela a lieu pour les courants industriels.

Dans les premières communications du professeur d'Arsonval sur cette intéressante question d'électro-physiologie, en 1890 et 1891, l'éminent professeur du Collège de France avait émis deux hypothèses pour expliquer l'absence de sensations et de contractions : ou bien 1° ces courants, à cause de leur énorme fréquence, ne pénètrent pas et s'écoulent à la surface des conducteurs, comme le fait l'électricité statique; 2° ou bien, nos nerfs sensitifs et moteurs sont organisés pour répondre seulement à des vibrations de fréquence déterminée, comme cela se présente pour les nerfs de sensibilité spéciale : on sait en effet que notre rétine n'est pas affectée par des vibrations trop lentes (infra-rouge), ou trop rapides (ultra-violet) ; que, de même, notre nerf acoustique n'est pas impressionné si les vibrations du corps élastique sont inférieures à 32 par seconde, ou supérieures à un certain nombre (variable avec les sujets), 40000 à 60000 par seconde.

Parmi les deux hypothèses précédentes, la première doit être écartée de suite : le corps humain ne se comporte pas en effet comme un conducteur métallique ; la pénétration de ces courants est en raison directe de la racine carrée de la résistance spécifique et en raison inverse de la racine carrée de la fréquence. Si d'ailleurs le courant s'écoulait par l'épiderme, étant donnée sa résistance spécifique très grande, sa température dépasserait 1000°, avec une intensité de 1 ampère seulement. Les courants de haute fréquence, pénètrent dans l'organisme ; la meilleure preuve qu'on puisse en donner, c'est que ces courants vont influencer des centres nerveux profondément situés. L'organisme est donc traversé, sans manifester aucune réaction, par des courants dont l'énergie le détruirait si la fréquence était abaissée.

C'est la deuxième hypothèse émise par M. d'Arsonval qui est la vraie : il y a absence d'excitation, en même temps que production de phénomènes inhibitoires.

L'inhibition peut être mise en évidence par l'expérience. Les tissus traversés par ces courants deviennent rapidement moins excitables aux excitants ordinaires. Cette diminution se traduit même par une analgésie remarquable qui frappe les points par où le courant pénètre dans le corps : c'est en employant surtout la friction (excitateur recouvert de flanelle ou de papier huilé) que l'analgésie est facilement produite ; elle peut persister pendant vingt minutes à une demi-heure.

2° Autoconduction. — Dans ce cas, les tissus sont placés dans le champ électrique oscillant, créé par un solénoïde qui entoure de toutes parts l'individu. Les tissus vivants sont alors le siège de courants induits extrêmement énergiques, grâce à la fréquence de la source électrique ; ils se comportent comme des conducteurs fermés sur eux-mêmes, et sont parcourus par des courants d'induction d'une grande intensité.

Ces courants induits, qui constituent l'autoconduction de d'Arsonval, ont leur siège dans l'organisme lui-même et agissent sur les centres nerveux et sur les organes situés même très profondément.

Ils ne produisent aucune douleur, ni aucun phénomène conscient chez l'homme qui est soumis à leur action; ils agissent néanmoins énergiquement sur la vitalité des tissus. Le système vaso-moteur est fortement influencé : si l'on place, par exemple, un manomètre à mercure dans la carotide d'un chien, on voit la pression artérielle tomber de plusieurs centimètres, sous l'influence de l'autoconduction.

On peut constater le même phénomène chez l'homme, à l'aide du sphygmographe de Marey. Il y a donc inhibition manifeste du système nerveux vaso-moteur, en dehors de toute sensation consciente.

Si l'on continue à soumettre, pendant un temps assez long, le sujet à l'autoconduction, on voit la peau se vasculariser et se couvrir de sueur, conséquence naturelle de l'action sur les vaso-moteurs.

M. d'Arsonval a pu faire des recherches sur les modifications apportées par ces courants dans les combustions respiratoires : pour cela, il a placé un animal dans un solénoïde approprié (fig. 117), l'animal n'ayant aucun contact avec le fil parcouru par le courant de haute fréquence.

Dans ces conditions, M. d'Arsonval a trouvé une augmentation dans l'intensité des combustions respiratoires, c'est-à-dire une plus grande proportion d'oxygène absorbé et d'acide carbonique exhalé. Si l'on détermine en même temps la température centrale du lapin, on constate qu'il n'y a pas d'élévation de cette température.

Il faut noter encore que le rythme et l'amplitude des mouvements respiratoires de l'animal augmentent d'une façon notable, comme le montre bien l'inscription de ces mouvements sur le cylindre de Marey.

Enfin, des expériences calorimétriques ont également été

tentées par M. d'Arsonval sur l'homme à l'aide de son anémo-calorimètre (1).

Quand le courant n'est pas lancé dans le solénoïde, la chaleur rayonnée par le sujet en expérience ne détermine qu'une rota-

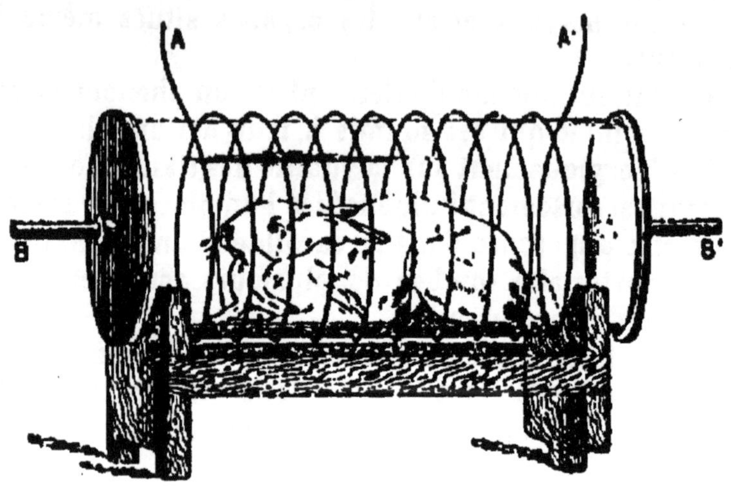

Fig. 117. — Lapin soumis à l'autoconduction.

tion peu rapide des ailettes de l'anémomètre; il en est autrement lors du passage des courants : il y a une grande différence entre le nombre de tours enregistrés dans le premier cas et dans le second.

Les courants de haute fréquence augmentent donc, la quantité de chaleur produite par l'homme soumis à leur action.

Ces résultats calorimétriques ont été confirmés sur les animaux par nous-même avec la collaboration d'un de nos élèves, M. Lecomte. Nous avons opéré sur le lapin en nous servant d'un calorimètre dont les indications sont plus précises encore que celles de l'anémo-calorimètre, du calorimètre à rayonnement de d'Arsonval, muni d'un vase compensateur identique au récipient calorimétrique proprement dit.

La puissance calorifique, c'est-à-dire la quantité de chaleur dégagée par kilogramme de lapin et en une heure, a été mesurée, après étalonnage préalable du calorimètre, au moyen de l'effet Joule, pendant une période de huit jours avant l'action

(1) Voir Bordier, *Précis de physique biologique*, Paris, 1899.

des courants. La moyenne des résultats a été sur un premier lapin de 2519 calories; sur un autre lapin, de 3312 calories. On a alors soumis l'animal à l'autoconduction en le plaçant dans un panier cylindrique en osier, en dedans duquel était une feuille hémi-cylindrique d'ébonite de 4 millimètres d'épaisseur; à l'extérieur de la corbeille d'osier, un fil bien isolé était enroulé en solénoïde et relié aux armatures externes de deux condensateurs de notre puissant appareil de haute fréquence : bobine de 55 centimètres d'étincelles, interrupteur de Venhelt. Chaque séance quotidienne durait quinze minutes.

En sortant du solénoïde, l'animal était porté dans le calorimètre.

Dans ces conditions, nous avons trouvé comme moyenne de la puissance calorifique 2722 calories, soit une *augmentation* moyenne de 203 calories pour le premier lapin et 3580 calories soit une augmentation moyenne de 268 calories, pour le second lapin.

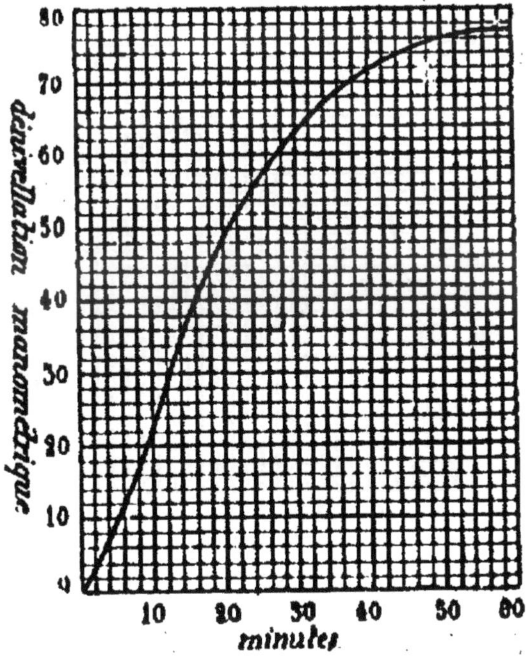

Fig. 118. — Vitesse de la radiation calorique avant l'autoconduction.

Nous avons en outre noté, toutes les minutes, l'accroissement de la dénivellation manométrique pendant l'établissement du régime permanent, pour connaître la vitesse de la radiation calorique *avant* l'action et *pendant* l'action des courants de haute fréquence. En portant en abscises les minutes et en ordonnées les accroissements de la dénivellation du manomètre différentiel utilisé, on peut facilement construire une courbe par points.

Si l'on compare les courbes correspondant à la période préliminaire à celles de la période d'action, on constate une différence notable, comme on peut le voir sur les figures 118 et 119 qui représentent deux courbes prises au hasard sur notre cahier d'expériences.

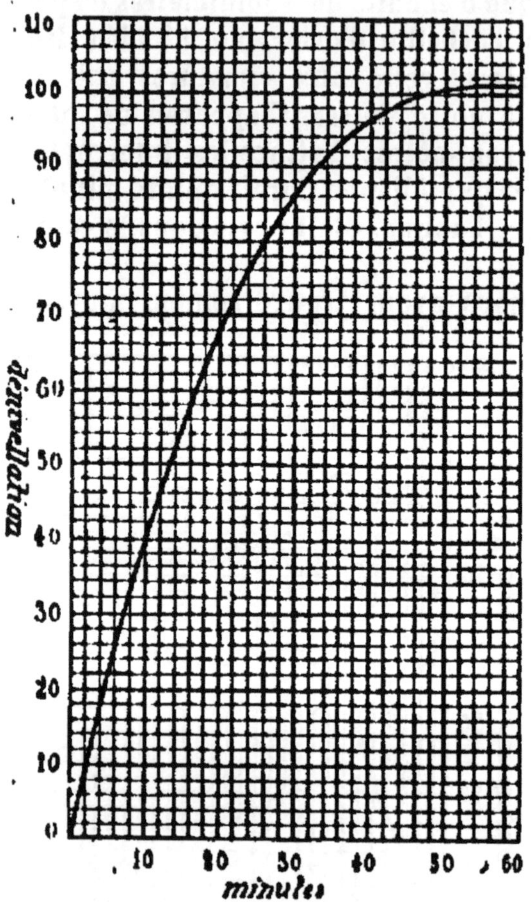

Fig. 119. — Vitesse de la radiation après l'autoconduction.

On remarque que la courbe correspondant à l'action des courants se relève beaucoup plus verticalement et que l'état permanent, quoique situé à un niveau plus élevé, s'établit plus rapidement. C'est encore là une preuve de plus de l'augmentation de la quantité de chaleur rayonnée sous l'influence des courants de haute fréquence.

Ces résultats montrent très nettement, et sans discussion possible, que l'auto conduction est accompagnée de modifications sensibles dans la calorification des animaux non susceptibles, eux, de suggestion. Il est superflu en outre de faire remarquer qu'il n'y avait ici aucun effet sensitif, grâce à la précaution prise de placer l'animal sur de l'ébonite.

Enfin, des recherches faites sur l'homme au point de vue de la modification apportée dans les produits urinaires ont été publiées par Vinaj et Vietti, de Turin.

Ils ont trouvé que l'auto-conduction produit une augmentation de l'acidité urinaire, de l'azote total, de l'urée et des phosphates. Il y a donc exagération du métabolisme azoté.

3° **Condensation.** — Le troisième mode d'application des courants de haute fréquence est la condensation : le sujet dans ce cas constitue l'armature d'un condensateur relié à une des extrémités du solénoïde; le diélectrique est formé par l'air retenu dans les tissus d'un matelas, en-dessous duquel est fixée une lame de métal formant la seconde armature du condensateur et mise en communication avec l'autre extrémité du solénoïde à gros fil.

Avec un appareil puissant de production des courants de haute fréquence, l'intensité pouvant traverser le système peut atteindre, d'après les mesures de d'Arsonval, 300 mA.

Peu de recherches ont été faites sur l'action physiologique de ce mode d'application de la haute fréquence : M. Bonniot a étudié sur l'enfant les modifications apportées dans la calorification. Il s'est servi pour cela de l'anémo-calorimètre de d'Arsonval, recouvert entièrement à sa face externe de papier d'étain relié à une des extrémités du solénoïde, pendant que l'enfant était couché sur une lame métallique en relation avec l'autre extrémité du solénoïde. Dans ces conditions, le diélectrique est constitué par l'air interposé entre les deux parties métalliques et la paroi en bois du calorimètre.

La première constatation faite a été un abaissement brusque de la quantité de chaleur produite par l'individu en expérience, suivie d'une augmentation de cette chaleur dépassant la normale.

Sur l'animal, nous avons fait aussi avec M. Lecomte des recherches dans le même sens : un lapin, dont on avait préalablement déterminé la puissance calorifique à l'aide du calorimètre à rayonnement, était placé sur une plaque de cuivre reliée à l'une des extrémités du solénoïde; cette plaque reposait sur une lame d'ébonite de 4 millimètres d'épaisseur, et en dessous d'elle était une seconde plaque de cuivre en relation avec la deuxième borne du solénoïde à gros fil.

Un certain nombre d'expériences nous ont démontré que, dans ces conditions, la puissance calorifique de l'animal diminuait.

4° **Effets sur les micro-organismes et leurs toxines.** — Les courants de haute fréquence agissent sur d'autres éléments que ceux qui composent les tissus des animaux; MM. d'Arsonval et Charrin ont communiqué à la Société de biologie les résultats d'expériences dont nous devons dire quelques mots.

C'est sur les toxines microbiennes que les recherches de ces deux savants ont porté. Ils ont d'abord essayé l'action directe des courants de haute fréquence : aux deux extrémités du petit solénoïde étaient reliés deux fils de platine plongeant dans un tube en U où se trouvait de la toxine diphtérique.

Dans ces conditions, l'action chimique est nulle, bien que l'intensité du courant soit de plusieurs ampères; l'échauffement de la toxine était évité en plongeant le tube dans un vase réfrigérant : la température du liquide est ainsi toujours restée en dessous de 18°.

MM. d'Arsonval et Charrin ont électrisé pendant un quart d'heure une toxine diphtérique très active; 2,5 centimètres cubes ont été injectés à trois cobayes, et la même toxine, non électrisée, à trois autres servant de témoins.

Les trois témoins sont morts en 20, 24 et 26 heures, tandis que les trois cobayes qui avaient reçu la toxine électrisée *n'ont même pas été malades*. Les courants à haute fréquence ont donc enlevé toute toxicité à la toxine diphtérique, en l'absence de toute action chimique, par simple ébranlement moléculaire.

Pour savoir si la toxine électrisée est capable de devenir un vaccin, les mêmes expérimentateurs ont fait les expériences suivantes : ils ont inoculé un demi-centimètre cube de culture diphtérique à trois cobayes ayant reçu, sept jours auparavant, 2,5 centimètres cubes de toxine diphtérique soumise à l'action de la haute fréquence ; 3 cobayes témoins ont été en même temps inoculés, le 3 février 1896.

Deux des témoins succombèrent le 5 février; le troisième témoin fut trouvé mort, le lendemain 6 février.

Parmi les animaux vaccinés, un succomba le 7 février; les deux autres, au contraire, ont survécu.

Comme le font remarquer avec raison les auteurs de ces remarquables expériences, ces cobayes ont été inoculés uniquement dans le but de juger de l'atténuation des toxines électrisées, et non dans celui de vacciner ces animaux : il est très probable que si l'on avait, suivant les règles usitées en pareil cas, procédé par doses faibles d'abord, puis progressivement croissantes, on aurait obtenu une immunité plus complète.

Quoi qu'il en soit, on peut conclure de ces recherches que les toxines électrisées augmentent la résistance des animaux.

En soumettant à l'influence de la haute fréquence directe une culture pure de bacille pyocyanique, MM. d'Arsonval et Charrin ont constaté qu'après l'électrisation ce bacille ensemencé sur agar se développe en conservant sa fonction chromogène intacte, tandis que la culture électrisée présente, au contraire, une atténuation marquée de cette fonction ; c'est, par conséquent, le bouillon de culture qui a subi une modification, et non pas le bacille lui-même.

MM. d'Arsonval et Charrin ont fait agir sur ce même bacille, non seulement le courant direct de haute fréquence, mais aussi le même courant à distance, par la méthode de l'autoconduction : ils ont constaté que, dans ces conditions, le bacille pyocyanique est influencé.

Ce résultat démontre d'une manière évidente que l'autoconduction est le seul procédé qui assure la production d'un courant dans les particules matérielles les plus ténues telles que les microbes : la densité du courant est ici très grande, car la particule électrisée joue le rôle d'un conducteur induit, fermé sur lui-même en court circuit : c'est ce que ne peut donner aucun autre procédé d'électrisation.

Les résultats des belles expériences de MM. d'Arsonval et Charrin permettent d'espérer qu'il sera possible, dans un avenir qui n'est peut-être pas très éloigné, de pouvoir atténuer les toxines *directement dans l'organisme*, sans altérer les éléments constitutifs des tissus, à l'aide de courants de haute fréquence.

CHAPITRE V

ELECTRODIAGNOSTIC

L'électrodiagnostic est l'ensemble des procédés d'investigation que le médecin emprunte à l'énergie électrique, prise sous l'une quelconque de ses formes, pour éclairer, soit le diagnostic, soit le pronostic des divers états pathologiques.

Le cadre de ce chapitre nous paraît devoir être plus étendu qu'on ne l'a fait jusqu'ici; il ne doit pas être limité aux seules paralysies et atrophies.

L'électrothérapie, dont l'électrodiagnostic constitue une préface indispensable, ne comprend pas, comme beaucoup de médecins semblent le croire, que le traitement des maladies nerveuses.

Les limites de la thérapeutique électrique se sont de beaucoup agrandies depuis les premiers médecins électriciens, depuis Duchenne (de Boulogne). Il en a été, par conséquent et nécessairement, de même de celles de l'électrodiagnostic.

Dans ce chapitre, où sont exposés les différents signes que l'on peut tirer des manifestations présentées par l'organisme sous l'influence de l'électricité, dans le but d'obtenir des renseignements pour le diagnostic ou pour le pronostic des maladies, nous consacrerons une partie à l'électrodiagnostic des affections autres que celles des nerfs et des muscles.

L'ordre dans lequel nous allons étudier l'application de l'énergie électrique au diagnostic est le suivant :

1° Électrodiagnostic des maladies nerveuses;

3° Électrodiagnostic basé sur les variations de la résistance électrique des tissus ;

3° Électrodiagnostic en gynécologie.

ARTICLE I. — ÉLECTRODIAGNOSTIC DES MALADIES NERVEUSES.

Cette partie de l'électrodiagnostic est basée sur l'examen des réactions électriques des nerfs et des muscles.

Nous avons vu quelles sont ces réactions à l'état physiologique : toute réaction, nerveuse ou musculaire, qui fait exception à celles-ci est pathologique.

L'exploration électrique permet de porter, avec certitude, des conclusions fermes sur la durée probable d'une maladie, sur sa gravité, sur son pronostic : elle est d'un très haut intérêt, dans beaucoup de maladies et son importance est considérable pour la solution des problèmes pathologiques.

Le but principal de la méthode consiste à localiser le courant sur les parties à explorer, en évitant, autant que possible, de faire éprouver aux parties voisines des excitations qui ne leur sont pas destinées.

C'est évidemment la méthode monopolaire qui doit être exclusivement employée. L'électrode active doit être choisie petite, de façon à obtenir sous elle la densité nécessaire, et adaptée à un manche isolant muni d'un interrupteur; le plus commode est celui du professeur Bergonié (p. 200).

L'électrode indifférente sera choisie, au contraire, aussi grande que possible ; on doit l'appliquer sur une région, toujours la même, autant que faire se peut, et cette région sera, nous avons dit pourquoi, la région dorsale, en dessous de la nuque.

On doit, de plus, explorer les réactions électriques toujours suivant une seule et même méthode, si l'on veut obtenir des résultats comparables permettant de tirer des conclusions positives et sûres.

Il faut d'abord s'exercer avec soin et assiduité sur soi-même, et chercher à acquérir une grande sûreté de main, une grande dextérité dans le maniement de ses appareils et dans l'application des résultats de ses recherches ; c'est par là seulement que le jugement pourra offrir quelques garanties et que les indications d'un médecin pourront mériter quelque créance.

La recherche des réactions électriques n'est pas aussi facile qu'on le croirait après une étude superficielle : il faut une grande habitude, de la dextérité technique et un jugement expérimenté pour faire une recherche électrique qui mérite confiance ou émettre un avis décisif, quand il s'agit de modifications délicates.

Les renseignements que peut fournir l'examen des réactions électriques dans les différentes affections nerveuses constituent de véritables syndromes : et c'est sous ce titre que nous étudierons la partie de l'électrodiagnostic consacrée aux maladies nerveuses.

Les syndromes électriques ont été décrits en assez grand nombre et nous allons les exposer avec autant d'ordre que possible.

Nous allons d'abord examiner les syndromes électriques caractérisés par les réactions anormales, à la suite de l'excitation faradique ; puis, nous étudierons les syndromes liés aux modifications de l'excitabilité galvanique ; enfin, nous nous occcuperons des syndromes électriques relatifs à la modification de la secousse musculaire.

§ 1. — Excitabilité faradique.

Ce n'est pas un des moindres mérites de Duchenne (de Boulogne) que d'avoir utilisé les variations de l'excitabilité quantitative des nerfs et des muscles sous l'influence du courant faradique, et d'avoir pu, dans bien des circonstances, tirer des conclusions bien établies sur l'état anatomique des nerfs et des muscles, ainsi que des inductions tout à fait exactes, positives ou négatives, sur le siège véritable d'une lésion quelconque ou sur le pronostic d'affections diverses. Il est donc juste de donner au médecin électricien un syndrome auquel correspond cette réaction.

1° Diminution de l'excitabilité faradique ou réaction de Duchenne (de Boulogne). — La diminution de l'excitabilité faradique est fréquemment constatée : on la trouve dans un grand nombre de maladies nerveuses ou musculaires Elle est caractérisée par une diminution de la résistance du rhéostat placé dans le circuit pour provoquer une faible contraction, ou par l'apparition d'une très faible contraction quand le rhéostat laisse passer un courant qui, appliqué sur un nerf ou sur un muscle sain, produirait un tétanos très marqué du muscle excité. On la constate facilement en excitant d'abord, directement ou indirectement, le muscle symétrique du côté opposé (quand cela est possible), au moyen d'un courant convenable dont on gradue l'intensité soit avec un rhéostat, soit en déplaçant la bobine secondaire d'un appareil d'induction à chariot. Lorsque la contraction se manifeste nettement, on porte l'électrode excitatrice ou active sur le muscle ou le nerf à examiner, en donnant une position exactement symétrique à l'électrode. Si le muscle, innervé par le nerf excité, se contracte moins énergiquement, ou pas du tout, on doit conclure à l'existence de la réaction de Duchenne.

Cette diminution de l'excitation faradique est constatée dans presque toutes les paralysies vraies et dans un grand nombre de maladies du système nerveux s'accompagnant ou non d'atrophie musculaire.

Cette réaction correspond à des altérations de l'appareil neuro-musculaire très fréquentes. On pourra la rencontrer dans les paralysies spinales, c'est-à-dire dues à une interruption de la communication des nerfs périphériques avec les centres médullaires. Mais il faut savoir que l'existence de la réaction de Duchenne dépend du moment où l'on fait l'examen électrique : dans les poliomyélites aiguës par exemple, tout au début, les muscles réagissent normalement ou avec plus de facilité même que normalement ; de même, si l'on sectionne un nerf moteur sur un animal, l'excitabilité faradique du bout périphérique reste normale pendant un certain temps ; les modifications n'apparaissent que quelques heures après l'opération.

Inversement, la réaction de Duchenne peut se rencontrer alors que les troncs nerveux sont indemnes et qu'il n'y a aucune interruption entre les centres médullaires et les muscles : ainsi, dans les myopathies primitives, on remarque une diminution de l'excitabilité faradique ou même une abolition.

Ce qu'il y a de certain, c'est que toutes les fois qu'on trouvera la réaction de Duchenne, on pourra conclure que l'on est en présence d'une altération du nerf moteur, ou bien d'une altération du muscle correspondant, ou bien encore d'une altération intéressant à la fois le nerf et le muscle. Où siège l'altération, cause de l'existence de la diminution d'excitabilité faradique? Sûrement en aval du point exploré, ou en ce point lui-même. Quant aux lésions situées en amont, elles ne peuvent pas être révélées.

La réaction de Duchenne peut souvent éclairer le pronostic de l'affection où on l'a rencontrée : dans les paralysies traumatiques, on peut dire que la gravité de la paralysie est directement proportionnelle au degré de diminution de l'excitabilité faradique.

Dans les autres affections, il est difficile de se prononcer en se basant seulement sur ce syndrome électrique.

2° **Augmentation de l'excitabilité faradique.** — Elle précède, la plupart du temps, les diverses altérations dégénératives des nerfs et succède à la réaction précédente dans les maladies qui s'accompagnent de contractures. On la trouve aussi dans la majorité des cas de scléroses primitives des cordons latéraux.

Cette réaction se caractérise par une contraction musculaire plus facilement obtenue, c'est-à-dire avec une résistance moins grande interposée dans le circuit, à l'aide du rhéostat, ou par une contraction plus énergique du côté malade que du côté sain.

L'exagération de l'excitabilité faradique est caractéristique d'une altération de l'appareil neuro-musculaire siégeant, soit au niveau du point exploré, soit en aval de ce point, mais ne nous apprend rien sur sa nature.

§ 2. — Excitabilité galvanique.

Nous distinguerons dans cette excitabilité les cas dans lesquels celle-ci est modifiée *quantitativement* de ceux où elle est modifiée *qualitativement*.

1° **Modifications quantitatives.** — L'excitabilité galvanique peut être diminuée ou augmentée.

a. *Diminution de l'excitabilité galvanique.* — Cette réaction électrique se rencontre dans les mêmes affections que la réaction de Duchenne. Elle se manifeste plutôt que cette dernière dans l'altération des cordons nerveux moteurs, consécutive soit à un traumatisme, soit à une affection des cornes antérieures. Elle signifie alors que les éléments nerveux s'altèrent lentement, l'excitabilité galvanique agissant sur un cordon nerveux composé en partie de fibres entièrement détruites, inexcitables, en partie de filets nerveux en voie de destruction, normalement excitables, en partie enfin de fibres nerveuses encore saines, à excitation normale.

A mesure que le nombre des filets nerveux détruits augmente, l'excitabilité galvanique va en s'affaiblissant et devient tout à fait nulle, si la totalité des filets sont détruits.

Les conclusions à tirer de la constatation de cette réaction sont les mêmes que celles indiquées à propos de la réaction de Duchenne : elle correspond toujours à une altération du nerf exploré ou à une altération du muscle innervé, altération siégeant au niveau du point exploré ou en aval de ce point.

Elle ne se manifeste jamais si l'altération porte en amont et encore moins dans les centres nerveux.

b. *Augmentation de l'excitabilité galvanique.* — Cette réaction, lorsqu'elle n'est pas accompagnée de modifications qualitatives, se rencontre dans les mêmes cas que l'augmentation de l'excitabilité faradique précédemment étudiée. L'exagération de l'excitabilité galvanique est moins frappante que la diminution ; aussi, a-t-elle moins attiré l'attention des électriciens et des cliniciens purs.

On peut toutefois dire que cette modification quantitative galvanique nous renseigne sur l'état de l'appareil neuro-musculaire, au point où l'exploration a porté ou en aval de ce point, et nous permet de reconnaître si cet appareil est sain ou malade.

2° **Modifications qualitatives.** — Les modifications de l'excitabilité galvanique ont une importance au point de vue diagnostique et pronostique bien plus grande que les réactions galvaniques que nous venons d'examiner. Elles constituent à proprement parler les syndromes électriques de la dégénérescence.

Ces modifications sont caractérisées par trois réactions que nous étudierons dans l'ordre suivant : 1° réaction d'Erb; 2° réaction de Rich; 3° réaction de Remak-Doumer.

1° *Réaction d'Erb.* — Nous avons vu en électrophysiologie que lorsqu'on ferme le circuit parcouru par un courant galvanique suffisamment intense, en appliquant l'électrode active sur un nerf ou sur un muscle, on provoque une secousse musculaire qui est plus énergique lorsque l'électrode active est reliée au pôle négatif qu'au pôle positif : en sorte que l'on a

$$NeFeSe > PoFeSe.$$

Lorsqu'il y a dégénérescence de la fibre nerveuse, les choses ne se passent plus de la même façon, ainsi que l'a si bien mis en relief le professeur Erb : cet habile clinicien a montré que les variations des valeurs relatives des excitations de *NeFe* et de *PoFe* sont, de toutes les anomalies constatées dans les réactions électriques, celles dont les indications sont le plus prochaines, car elles ne peuvent exister que si le nerf est altéré au point même de l'excitation.

La réaction d'Erb donne donc des renseignements plus complets que celle de Duchenne qui était impuissante à définir l'organe altéré et le siège de cette altération. Chaque fois, en effet, que la réaction d'Erb se montre, on est sûr, et les examens anatomo-pathologiques l'ont constamment prouvé, que des lésions profondes intéressent le cylindraxe, le tube à myéline ou les tissus interstitiels. On doit par conséquent s'attendre à trouver cette réaction dans les névrites de cause quelconque, dès que l'intensité des lésions acquiert un certain degré.

Dans les affections purement musculaires, les variations des valeurs relatives de *NeFeSe* et de *PoFeSe* ne se manifestent pas : chaque fois que l'on trouve dans les muscles la réaction d'Erb, on peut être assuré, si l'on faisait l'autopsie, de constater, en même temps que l'affection musculaire, des altérations des cordons nerveux se rendant à ce muscle.

La réaction d'Erb, on le voit, est bien plus précise dans les signes qu'elle fournit que celle due à une diminution de l'excitabilité faradique ou galvanique ; ces réactions pouvaient tenir à trois causes, comme nous l'avons dit. Ici, au contraire, la réponse est catégorique : les altérations du tissu musculaire n'interviennent pas pour faire varier les valeurs relatives de *NeFe* et de *PoFe* ; il n'y a que les altérations des filets nerveux moteurs qui fassent naître cette réaction anormale.

De ce qui précède, il ressort que la réaction d'Erb est symptomatique d'une altération du filet nerveux, au point même de l'application de l'électrode active, et qu'elle est indépendante de l'état dans lequel se trouvent les autres parties de l'appareil neuro-musculaire situées en dehors de ce point, en amont aussi bien qu'en aval.

Pour rechercher cette réaction, on applique sur le muscle dont la contraction volontaire ne se fait pas ou se fait mal, et sur le point appelé *point moteur* (Voir plus loin) l'électrode active et, de préférence, le tampon de l'excitateur de Bergonié relié d'abord au pôle négatif : on augmente graduellement l'intensité du courant tout en produisant des fermetures et des ouvertures du courant, jusqu'à ce qu'on voie une secousse du muscle se manifester au moment d'une fermeture du circuit.

On renverse alors le sens du courant, à l'aide d'un inverseur, et sans rien changer à la résistance du circuit, sans toucher au rhéostat interposé, on produit les mêmes fermetures et ouvertures du courant : si la réaction d'Erb fait défaut, on constatera alors qu'il ne se produit aucune secousse du muscle ou que la secousse, si elle apparaît, est très faible.

Si, au contraire, la réaction d'Erb existe, la secousse musculaire accompagnant les fermetures, maintenant que l'excitateur est en communication avec le pôle positif, est aussi énergique ou plus énergique qu'avant le renversement du courant.

Il faut bien faire attention, dans la recherche de cette importante réaction, à ne considérer seulement que la secousse du muscle examiné. Il arrive souvent en effet que les muscles voisins qui, eux, sont sains, se contractent en même temps que le muscle étudié, et que leurs secousses plus fortes avec la Ne

Fe provoquent un mouvement assez ample du membre auquel appartient le muscle considéré. Si l'on n'était pas prévenu, on pourrait facilement commettre une erreur et conclure à l'absence de la réaction d'Erb : cette faute n'arrivera pas, si on ne considère que la secousse intrinsèque du muscle exploré.

Il y a une autre manière de rechercher la réaction d'Erb; elle consiste à déterminer l'intensité juste nécessaire qu'il faut donner au courant pour provoquer par ses fermetures la secousse du muscle avec l'un et l'autre pôle. Normalement, la secousse de *NeFe* exige un courant moins intense, toutes choses égales d'ailleurs, que la secousse de *PoFe*.

Quelle que soit la méthode employée, la réaction d'Erb sera facilement trouvée; mais on devra, comme toujours, posséder une certaine habitude et se mettre bien dans l'œil les manifestations motrices de *NeFe* et de *PoFe*.

2° *Réaction de Rich.* — Alors que la réaction précédente était basée sur les variations relatives de *NeFeSe* et de *PoFeSe*, celle de Rich porte sur la *NeFe* et sur la *NeO*. Normalement, les secousses dues à ces deux états variables du courant occupent les extrémités de la formule, c'est-à-dire qu'entre *NeFeSe* et *NoOSe*, se trouvent *PoFeSe* et *PoOSe*. Lorsque la réaction de Rich existe, il en est tout autrement : *les secousses de NeFe et de NeO tendent à devenir égales.* Ainsi, sur un nerf normal, les secousses de la *NeO* ne se produisent que si l'intensité du courant est environ dix fois plus forte que celle qui fait apparaître les secousses de *NeFe* ; tandis que si la réaction de Rich existe, il faudra 1,75 mA pour la *NeOSe*, et 1,25 mA pour la *NeFeSe*, toutes choses égales d'ailleurs.

Cette réaction, très facile à mettre en évidence, pourrait s'appeler réaction de compression : elle se manifeste en effet toutes les fois que le membre auquel appartient le nerf exploré est comprimé. Il est probable que les anomalies qualitatives de l'excitabilité galvanique qui constituent cette réaction sont dues à une altération du nerf, produite par une irrigation sanguine insuffisante. Cependant, dans les cas pathologiques où l'on trouve cette réaction, on ne peut pas toujours saisir la cause de cette altération sanguine.

3° *Réaction de Remak-Doumer.* — En 1876, Remak constata, dans des cas de paralysie saturnine, que les muscles se contractaient plus fortement sous l'influence des fermetures du courant quand l'électrode active était placée sur le tendon qu'au niveau du point moteur ordinaire du muscle. Cette réaction resta longtemps ignorée : en 1891, Doumer appela de nouveau l'attention sur ce fait que dans des poliomyélites anciennes, alors qu'on ne peut plus provoquer de secousses par l'excitation galvanique portée sur le point moteur d'un muscle paralysé, on voit au contraire les secousses se manifester très nettement quand l'excitant galvanique est appliqué de manière à ce que le muscle soit parcouru par le courant dans toute sa longueur. Le même fait fut constaté ensuite par tous les expérimentateurs, entre autres Huet, Wertheim-Salomonson, Ghilarducci, etc.

Cette réaction se produit quand on applique l'électrode active non sur le point moteur du muscle, mais sur un point rapproché de l'extrémité du muscle ou près de son tendon.

La réaction de Remak-Doumer ne se constate pas seulement dans les cas de dégénérescence ancienne et de longue durée, mais aussi dans les cas les plus récents. Dès le second jour, cette réaction est sensible ; le troisième jour ou le quatrième, après la lésion du nerf, la secousse provoquée par l'excitation galvanique au niveau du tendon est égale et même supérieure à celle obtenue en plaçant l'électrode active sur le point moteur ordinaire, et cette différence va en s'accentuant à mesure que la lésion est plus ancienne. Après une année, la réaction d'Erb n'est presque plus perceptible, tandis que la réaction de Remak-Doumer est très nette. Ce qui caractérise cette dernière, c'est le déplacement du point d'excitabilité maxima du muscle, lorsque le nerf moteur est frappé de mort ou de dégénérescence : ce déplacement s'opère, comme l'a montré Hugo Wiener, du point de pénétration du nerf dans le muscle, vers les extrémités du muscle.

La réaction de Remak-Doumer peut servir à compléter les renseignements fournis par la réaction d'Erb, en permettant de suivre plus facilement que la dernière la rapidité avec laquelle se produit, chez un malade donné, la dégénérescence du nerf et, par conséquent, de se prononcer d'une façon plus catégorique sur le pronostic. Dans les paralysies périphériques, par exemple, la réaction de Remak-Doumer montre que dans les cas bénins la nature des secousses est modifiée, dès le dixième ou onzième jour, tandis que l'excitation sur le point moteur n'indique nullement cette modification dans les secousses provoquées, celles-ci restant rapides.

Enfin, la réaction que nous étudions paraît être la dernière manifestation de la contractilité musculaire : quoiqu'un nerf, par une altération de longue durée, semble être absolument détruit et que le muscle innervé ne donne plus la réaction d'Erb, la réaction de Remak-Doumer n'en apparaît pas moins très nettement.

Cette réaction est plus intense avec la *PoFe*, qu'avec la *NeFe*, comme celle d'Erb.

§ 3. — Modifications de la secousse musculaire.

Occupons-nous maintenant de la forme des secousses qui accompagnent les différentes réactions que nous venons de passer en revue.

Comment réagit un muscle qui présente ces réactions ? C'est là un point très important de l'électrodiagnostic.

Les divers éléments de la courbe physiologique de la secousse musculaire peuvent être altérés. On peut constater des modifications dans la durée du temps perdu ou période d'excitation latente, dans la durée de la secousse, dans la hauteur de l'ordonnée maxima de la courbe, dans la brusquerie normale de la période d'énergie croissante ; enfin, dans la période décroissante. De l'étude de ces différents éléments de la secousse qu'en a faite Mendelssohn, il résulte qu'on peut classer les secousses pathologiques en différentes catégories ayant chacune un type défini.

Les deux plus importantes sont les secousses qui se rapportent aux atrophies musculaires et à la dégénérescence des nerfs.

La secousse d'un muscle atrophié présente une augmentation du temps perdu et de la durée du raccourcissement musculaire, une ascension et une descente lente; enfin, une diminution de l'ordonnée maxima.

La secousse d'un muscle dont le nerf est dégénéré possède les mêmes caractères que ceux qui s'observent dans l'atrophie simple avec, en plus, des ondulations dans la partie descendante. La lenteur de la secousse est l'élément le plus facile à mettre en évidence et tranche nettement avec la rapidité normale de la secousse d'un muscle sain.

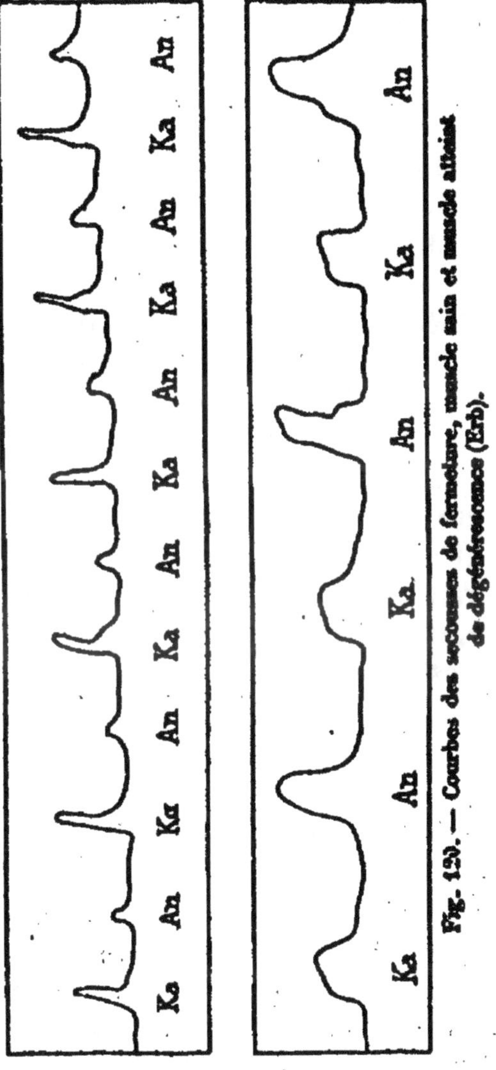

Fig. 120. — Courbes des secousses de fermeture, muscle sain et muscle atteint de dégénérescence (Erb).

Il suffit de comparer les graphiques de la figure 120 pour voir combien ce caractère est net. Il n'est même pas besoin, dans la plupart des cas, de faire l'inscription des secousses d'un muscle présentant ce type dégénératif : le simple examen du phénomène moteur provoqué par les fermetures du courant suffit, avec quelque habitude, pour apprécier la modification portant sur la durée de la secousse ; on constate qu'au moment de l'excitation de fermeture, la secousse, au lieu d'être brève et « rapide comme l'éclair » (Erb) est traînante, lente, paresseuse, presque vermiculaire. C'est là un des caractères les plus importants des syndromes de dégénérescence.

Dans les cas difficiles, on peut cependant arriver à voir s'il y a une modification dans la durée de la secousse d'un muscle en déterminant, comme l'a indiqué Allard, le nombre minimum d'excitations par seconde nécessaire pour produire le tétanos parfait du muscle examiné. Normalement, ce nombre est compris entre dix-huit et vingt excitations par seconde.

§ 4. — Réactions musculaires électrostatiques.

Enfin, une troisième excitabilité, qu'il est bon d'étudier, c'est l'*excitabilité électrostatique*. Grâce à l'un des excitateurs médiats précédemment décrits, et des données physiologiques relatives aux contractions provoquées par les étincelles, que nous avons exposées, il sera possible de tirer parfois des conclusions intéressantes sur l'excitabilité électrique d'un nerf ou d'un muscle.

Pour pratiquer cet examen, l'excitateur médiat est appliqué sur le point moteur du nerf ou du muscle que l'on veut explorer, les boules étant au contact; on augmente peu à peu la distance de ces boules (distance qui mesure la longueur de l'étincelle), jusqu'à ce qu'une contraction apparaisse; on note cette distance. On renverse la polarité, et l'on recommence, avec le nouveau pôle, ce qu'on a fait avec le premier: on voit ainsi si la contraction est plus énergique avec le négatif qu'avec le positif, et pour quelle longueur d'étincelle la contraction minima a lieu dans chaque cas.

§ 5. — Conseils pratiques pour l'examen électrique des nerfs et des muscles.

Certaines précautions générales doivent être prises pour cet examen : le malade doit être placé dans un endroit bien éclairé et aussi aisément accessible d'un côté que de l'autre. L'électrode indifférente, étant bien mouillée avec de l'eau tiède, sera placée sur la région dorsale, en dessous de la nuque, en faisant appuyer le malade au dossier de la chaise ou du fauteuil; le contact est ainsi très bien assuré.

L'électrode active, portée par son manche interrupteur, est également bien imbibée et appliquée aussi exactement que possible sur le point moteur du nerf ou du muscle exploré; les muscles doivent être placés dans le relâchement.

On commence par examiner d'abord l'excitabilité faradique; c'est une règle générale. — On recherche ensuite l'excitabilité galvanique, et, si l'on veut, l'excitabilité électrostatique.

L'excitabilité faradique se pratique de la façon suivante : on applique l'électrode exploratrice sur le point moteur, nerf ou muscle; le rhéostat à liquide est à ce moment au maximum de résistance : on agit sur le volant de celui-ci, peu à peu, lentement, en produisant de temps en temps des interruptions à l'aide du bouton qui se trouve sur le manche de l'électrode.

Il arrive un moment où le malade éprouve la sensation particulière du courant faradique ; en diminuant encore la résistance, on voit se produire une contraction. Lorsque cette contraction est bien visible, on cesse d'agir sur le rhéostat.

On doit toujours commencer par rechercher l'excitabilité sur le nerf ou sur le muscle du côté sain, quand on le peut : c'est la seule manière de s'assurer de l'état de l'excitabilité électrique. On note, pour chaque paire de nerfs ou de muscles, le résultat de l'examen électrofaradique.

L'excitabilité galvanique est ensuite recherchée ; le rhéostat est amené préalablement au zéro et l'électrode active est reliée au pôle négatif.

Un milliampèremètre sensible et apériodique est placé en tension dans le circuit.

A côté des résultats inscrits pour l'excitation des muscles, on indique encore la nature de la contraction, quand celle-ci n'est pas brève et rapide comme l'éclair.

§ 6. — Notation des résultats de l'exploration électrique.

Comment convient-il de noter les réactions qualitatives, lors d'un examen électrique des nerfs et des muscles?

Cette question a souvent été soulevée ; aussi devons-nous en dire quelques mots, et indiquer le mode de notation qui nous paraît le plus scientifique et le plus exact.

En Allemagne, les secousses obtenues à la fermeture de la cathode et de l'anode s'écrivent

K*a*SZ et A*n*SZ

les lettres S et Z signifiant respectivement fermeture (Schliessung) et secousse (Zuckung).

A l'ouverture, on écrit

K*a*OZ et A*n*OZ

la lettre O signifie, comme en France, ouverture (Offnung).

Mais certains médecins électriciens remplacent S par F ou F*e* (fermeture), en laissant la lettre Z pour secousse, ou en la remplaçant par l'initiale française S ; en sorte que pour écrire : secousse de fermeture au pôle négatif, on a les trois formules suivantes :

K*a*SZ, K*aFe*Z, K*aFe*S.

On voit par là qu'une certaine confusion, bien légitime, peut exister dans l'esprit du lecteur.

Pour toutes ces raisons, il convient d'adopter un autre mode de notation et celui que nous conseillons a été indiqué par M. le professeur Bergonié (1) : sur deux axes rectangulaires, on porte en abscisses les intensités du courant excitateur, et en ordonnées la grandeur relative des secousses.

On a ainsi (fig. 121), pour chaque pôle, et pour la fermeture et l'ouverture du courant, une courbe qui donne, pour chaque intensité, la grandeur relative de la secousse correspondante.

Ce mode de notation présente tous les avantages de la méthode graphique ordinaire : d'un seul coup d'œil, on voit les différences d'excitabilité pour les deux pôles, et pour la fermeture et pour l'ouverture du courant ; ces différences d'excitabilité sont mesurées par l'écartement des courbes et leur distance à l'origine.

Les courbes du pôle négatif sont formées par des signes — ; les courbes du pôle positif par des signes +.

Un autre avantage de cette notation, c'est qu'elle traduit

(1) J. Bergonié, *Études d'électrothérapie*, Bordeaux, 1887.

objectivement, par un changement dans l'arrangement des courbes, la réaction de dégénérescence, et supprime du même coup

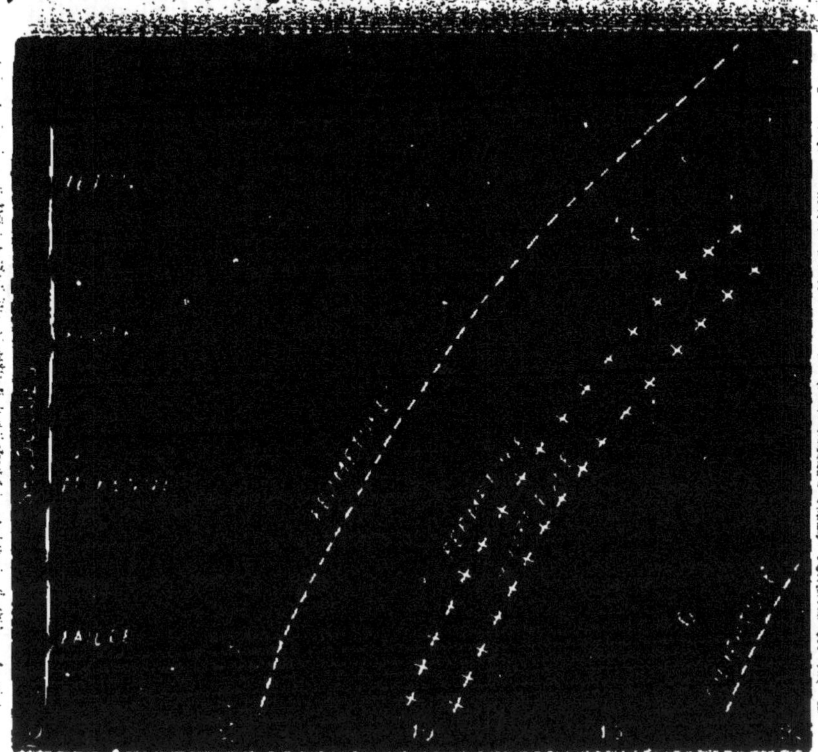

Fig. 121. — Représentation de la loi des secousses. (Les chiffres 5, 10, 15, 20 désignent des milliampères.)

les signes algébriques > et < (plus grand que et plus petit que).

Pour montrer la commodité et l'exactitude d'un tel mode de notation, M. Bergonié a traduit le résultat d'un examen fait par Erb, dans un cas intéressant et complexe : nous supposerons, l'indication n'en étant pas donnée, que l'intensité du courant est proportionnelle au nombre des éléments employés.

Voici les résultats d'Erb :

Avec	10	éléments,	*An*FeS			
—	12	—	*An*FeS'			> *Ca*FeS
—	14	—	*An*FeS'			> *Ca*FeS
—	16	—	*An*FeS'			= *Ca*FeS'
—	18	—	*An*FeS',	*An*OS		< *Ca*FeS''
—	20	—	*An*FeS',	*An*OS,	*Ka*OS	< *Ca*FeS''

Le tableau fourni par ces résultats est celui de la figure 122.

Ce graphique montre nettement que pour des intensités faibles, la réaction d'Erb est bien caractérisée ; il y a transposition des deux courbes *AnFe* et *CaFe*.

La courbe — fermeture a cédé le pas à la + fermeture, qui

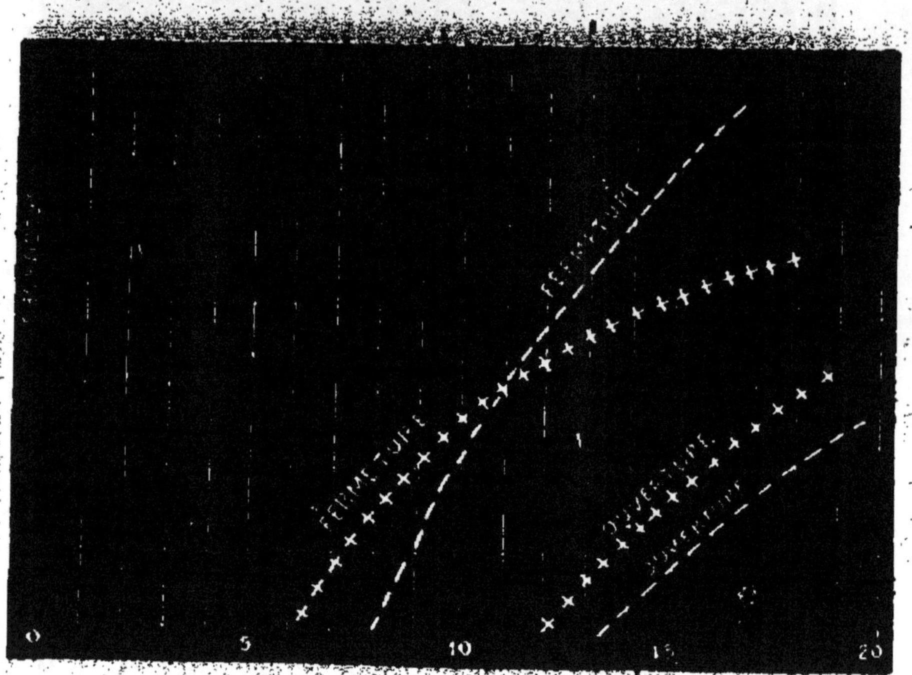

Fig. 122. — Représentation graphique d'un examen électrique.
(Les chiffres 5, 10, 15, 20 désignent des milliampères.)

s'est rapprochée du zéro. Mais à partir d'une certaine intensité 10,8 sur le graphique, la courbe — fermeture reprend sa position normale.

Évidemment, l'évaluation de la grandeur des secousses n'est pas d'une rigoureuse précision, puisque l'on est réduit à des comparaisons faites d'après la simple observation visuelle ; mais l'on n'en est pas, en électrothérapie clinique, à une exactitude absolue. D'ailleurs, dans les autres méthodes de notation, cette précision existe encore bien moins, comme nous l'avons vu.

Il serait donc à souhaiter que chaque médecin électricien adoptât le procédé de notation du professeur Bergonié et qu'il existât des feuilles toutes prêtes présentant un quadrillage sur lequel on inscrirait les résultats de l'examen des réactions électriques des nerfs et des muscles, comme il existe des feuilles pour le relevé du champ visuel, par exemple : les observations gagneraient ainsi en clarté et en exactitude.

§ 7. — Topographie des points moteurs.

Il est indispensable, lorsqu'on veut faire un examen des réactions électriques des nerfs et des muscles d'un malade, de connaître les points où l'on doit placer l'électrode active, pour obtenir la meilleure contraction possible, et pour n'exciter que le nerf ou le muscle que l'on veut étudier.

C'est à Duchenne (de Boulogne) que revient le mérite d'avoir donné, le premier, des indications exactes sur la localisation des effets moteurs du courant. Depuis les travaux de ce grand médecin, plusieurs physiologistes ont publié des tableaux indiquant plus ou moins exactement, et en plus ou moins grand nombre, les points du corps où l'électrode doit être appliquée pour provoquer la réaction motrice *optima*.

Parmi les meilleures figures ou planches, nous citerons celles de Ziemssen, d'Eichhortz, d'Erb, d'Onimus, de Castex (1).

La plupart des traités contiennent les figures du livre du professeur Erb ; elles sont un peu trop schématiques.

Nous préférons la topographie publiée par Castex, de Rennes.

Dans les figures qui suivent, les points moteurs *optima*, une fois délimités, ont été repérés au nitrate d'argent, et lorsque l'exploration d'un membre, ou d'une partie du tronc était complète, une série de photographies était prise. Les figures 123 à 131, faites au trait, sont la reproduction fidèle, quant à la position respective de chaque point moteur, des photographies.

Dans le petit cercle placé sur chaque point moteur se trouve, soit une lettre, soit un chiffre ; les lettres se rapportent aux nerfs, les chiffres aux muscles. Nous avons placé les figures de façon à permettre au lecteur de suivre plus commodément la topographie des points moteurs.

1) *Arch. d'élect. méd.*, octobre 1895.

Fig. 123.	Fig. 124.	Fig. 125.	Nerfs ou muscles excités.
			Territoire du nerf facial.
A	—	A.	Nerf facial, tronc.
D	—	—	— branche inférieure.
B	—	—	— branche supérieure.
C	—	—	— branche moyenne.
E	—	E.	Nerf auriculaire postérieur.
1	—	—	Muscle frontal.
2	—	—	M. sourcilier.
3	—	—	M. pyramidal.
4	—	—	M. orbiculaire des paupières.
5	—	—	M. transverse du nez.
6	—	—	M. élévateur commun de l'aile du nez et de la lèvre supérieure.
7	—	—	M. élévateur de la lèvre supérieure.
8	—	—	Muscles zygomatiques.
9	—	—	M. buccinateur.
10	—	—	M. orbiculaire des lèvres (commun à la moitié des deux lèvres).
11	—	—	M. orbiculaire des lèvres (moitié de la lèvre supérieure).
12	—	—	M. orbiculaire des lèvres (moitié de la lèvre inférieure).
13	—	—	M. de la houppe du menton.
14	—	—	M. carré du menton.
15	—	—	M. triangulaire des lèvres.
16	—	—	M. peaucier.
			Territoire du nerf trijumeau (maxillaire inférieur).
17	—	—	M. temporal.
18	—	—	M. masséter.
19	—	—	M. mylohyoïdien.
			Territoire du nerf hypoglosse
20	—	—	M. sushyoïdien.
21	—	—	M. omohoïdien.
			Territoire du nerf spinal.
22	—	—	M. sterno-mastoïdien.
23	—	—	M. trapèze.
			Territoire du plexus brachial.
27	—	—	M. deltoïde, partie antérieure.
F	—	—	Nerf du trapèze.
			Territoire du plexus cervical.
G	—	—	Nerf phrénique.
H	—	—	Plexus brachial, point d'Erb.
I	—	—	Nerf circonflexe.
J	—	—	Nerf du grand pectoral.

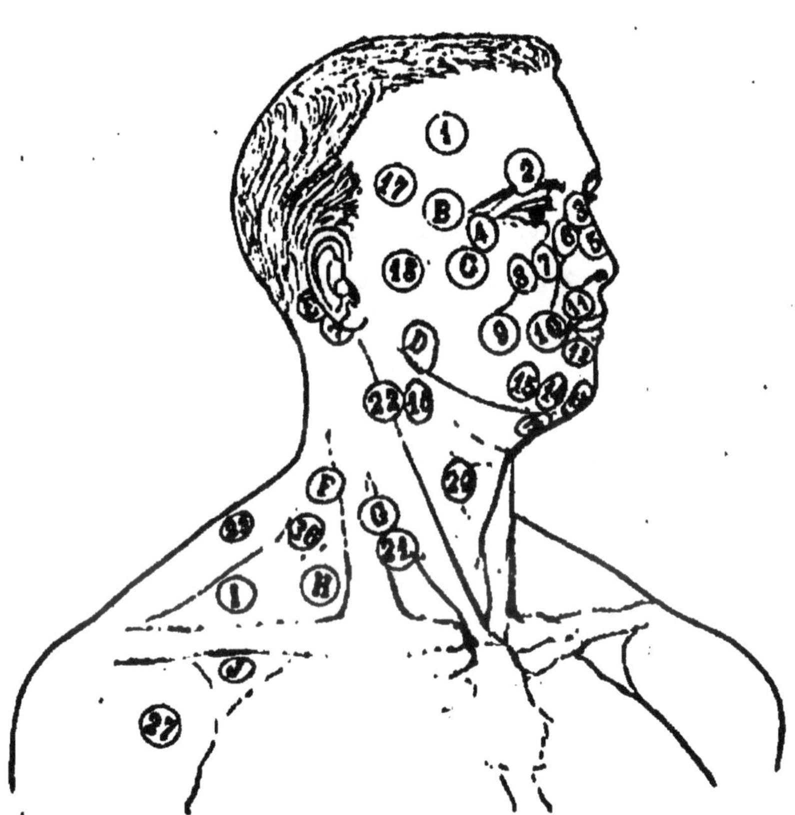

Fig. 123. — Topographie des points moteurs de la face et du cou.
(D'après le Dr Castex.)

Fig. 123.	Fig. 124.	Fig. 125.	
			Territoire des branches postérieures des nerfs cervicaux.
—	—	24.	M. trapèze.
—	—	25.	—
—	—	26.	M. splénius.
			Territoire du plexus cervical.
G	—	—	Nerf phrénique.
			Territoire du plexus brachial.
H	—	—	Plexus brachial, point d'Erb.
I	—	—	Nerf circonflexe.
J	J	—	Nerf du grand pectoral.
J	K	—	Nerf du grand dentelé.
27	27	—	M. deltoïde, partie antérieure.
—	—	28.	— partie postérieure.
—	—	29.	M. petit rond.
—	30	—	M. grand pectoral.
—	31	—	M. grand dentelé, digitations accessibles.
—	32	—	M. grand rond.
—	33	—	M. grand dorsal.
—	—	34.	M. sous-épineux.
—	—	35.	—
36	—	—	M. angulaire de l'omoplate.
—	—	37.	M. rhomboïde.
—	38	—	Muscle grand droit.
—	39	—	Muscle grand droit.
..	40	—	Muscle grand oblique.

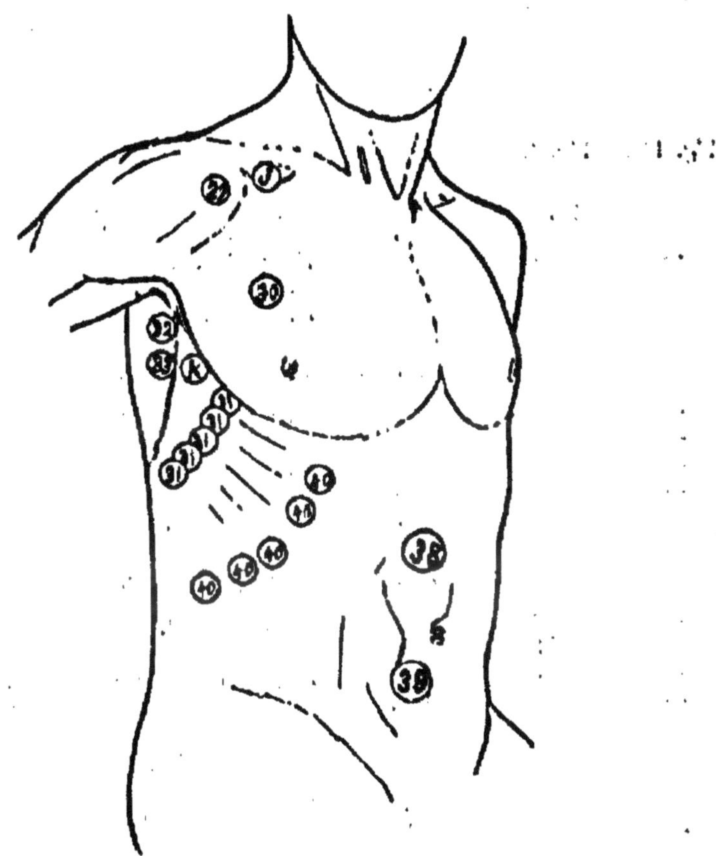

Fig. 124. — Topographie des points moteurs de la poitrine (Castex).

Fig. 123.	Fig. 124.	Fig. 125.	
			Territoire des branches postérieures des nerfs cervicaux.
—	—	24	M. trapèze.
—	—	25	M. trapèze.
—	—	26	M. splénius.
			Territoire du plexus brachial.
—	—	28	M. deltoïde, partie postérieure.
—	—	29	M. petit rond.
—	—	34	M. sous-épineux.
—	—	35	M. sous-épineux.
—	—	37	M. rhomboïde.
			Territoire des nerfs dorsaux.
—	38	—	M. grand droit.
—	39	—	—
—	40	—	M. grand oblique, digitations.
—	—	41.	Muscles de la masse commune.
			Territoire du nerf facial.
—	—	B	Nerf auriculaire postérieur.
—	—	A	Nerf facial tronc.

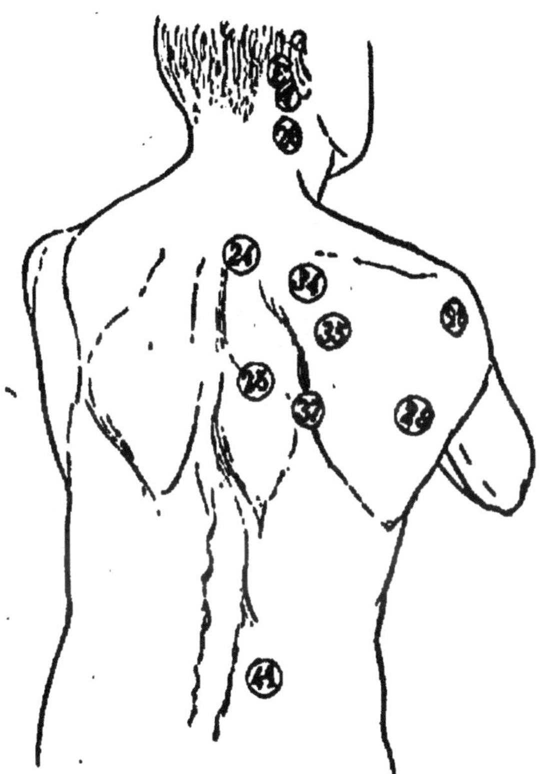

Fig. 125. — Topographie des points moteurs du dos (Caslez).

Fig. 126.	Fig. 127.	Fig. 128.	
			Territoire du nerf musculo-cutané.
A	—	—	Nerf musculo-cutané.
1	—	—	M. biceps.
2	—	—	M. coraco-brachial.
3	—	—	M. brachial antérieur, bord interne.
—	—	4	— bord externe.
			Territoire du nerf médian.
B	—	—	Nerf médian, au bras.
C	—	—	— au coude.
D	D	—	— à l'avant-bras.
5	—	—	M. rond pronateur.
6	—	—	M. grand palmaire.
7	7	—	M. petit palmaire.
8	8	—	M. fléchisseur superficiel, auriculaire et annulaire.
9	9	—	M. fléchisseur superficiel, index.
10	—	—	— — médius.
11	—	—	— propre du pouce.
12	—	—	M. court fléchisseur du pouce.
13	—	—	M. court abducteur du pouce.
14	—	—	Muscles lombricaux.
			Territoire du nerf cubital.
—	E	—	Nerf cubital, au coude.
F	F	—	— à l'avant-bras.
—	15	—	M. cubital antérieur.
—	16	—	M. fléchisseur profond, auriculaire et annulaire.
17	—	—	M. palmaire cutané.
18	—	—	M. court fléchisseur du petit doigt.
19	19	—	M. court adducteur du petit doigt.
20	—	—	M. adducteur du pouce.
21	—	—	Muscles lombricaux.
—	—	22.	Muscles interosseux dorsaux.
—	23	—	M. triceps, longue portion.
—	24	—	M. triceps, vaste interne.
26	—	—	M. long supinateur.

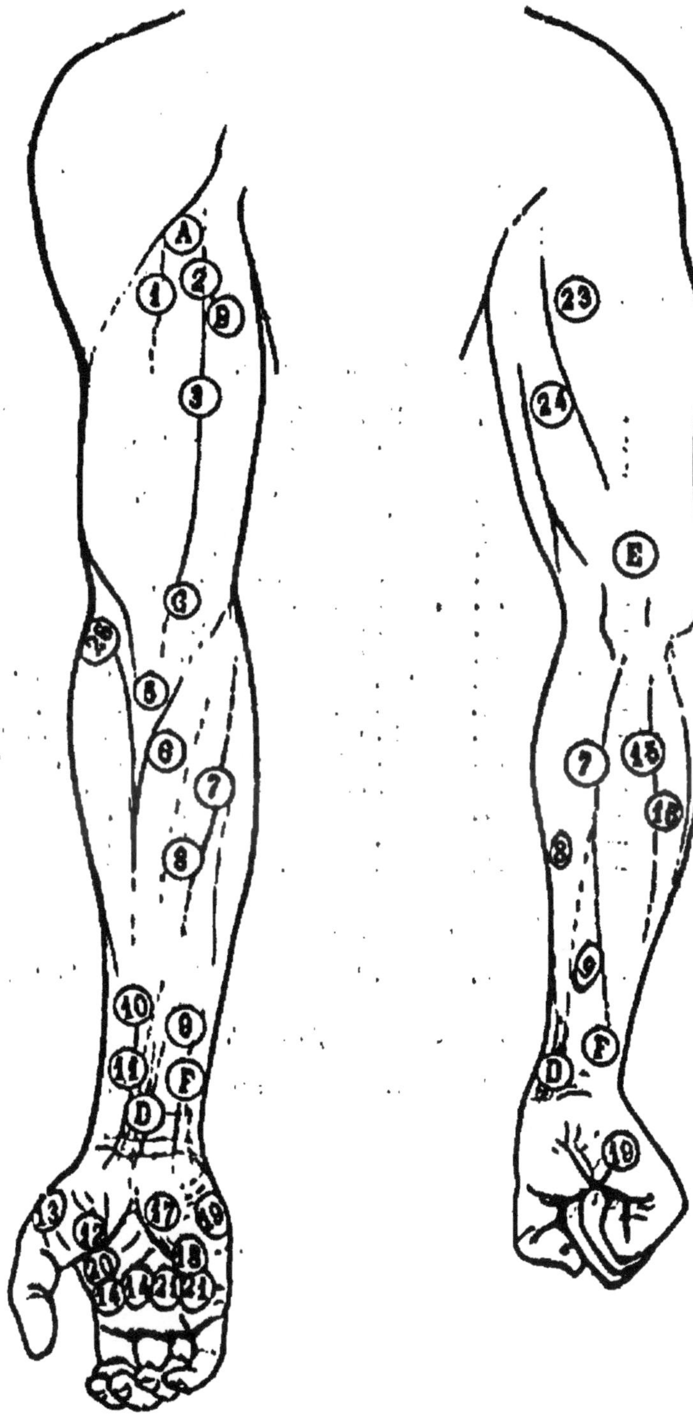

Fig. 26 et 127. — Topographie des points moteurs du bras et de l'avant-bras (D'après le Dr Castex).

Fig. 126.	Fig. 127.	Fig. 128.	
			Territoire du nerf radial.
—	—	0.	Nerf radial.
—	23	—	M. triceps, longue portion.
—	24	—	— vaste interne.
—	—	25.	— vaste externe.
.	—	—	M. long supinateur.
—	—	27.	M. premier radial.
—	—	28.	M. deuxième radial.
—	—	29.	M. anconé.
—	—	30.	M. court supinateur.
—	—	31.	M. cubital postérieur.
—	—	32.	M. extenseur commun des doigts, médius.
—	—	33.	M. extenseur propre du petit doigt.
—	—	34.	M. extenseur commun des doigts, annulaire.
—	—	35.	M. extenseur commun des doigts, index.
—	—	36.	M. extenseur propre de l'index.
—	—	37.	M. long extenseur du pouce.
—	—	38.	M. long adducteur du pouce.
—	—	39.	M. court extenseur du pouce.
			Territoire du nerf musculo-cutané.
—	—	4.	M. branchial antérieur du bord externe.
			Territoire du nerf cubital.
—	—	22.	Muscles interosseux dorsaux.

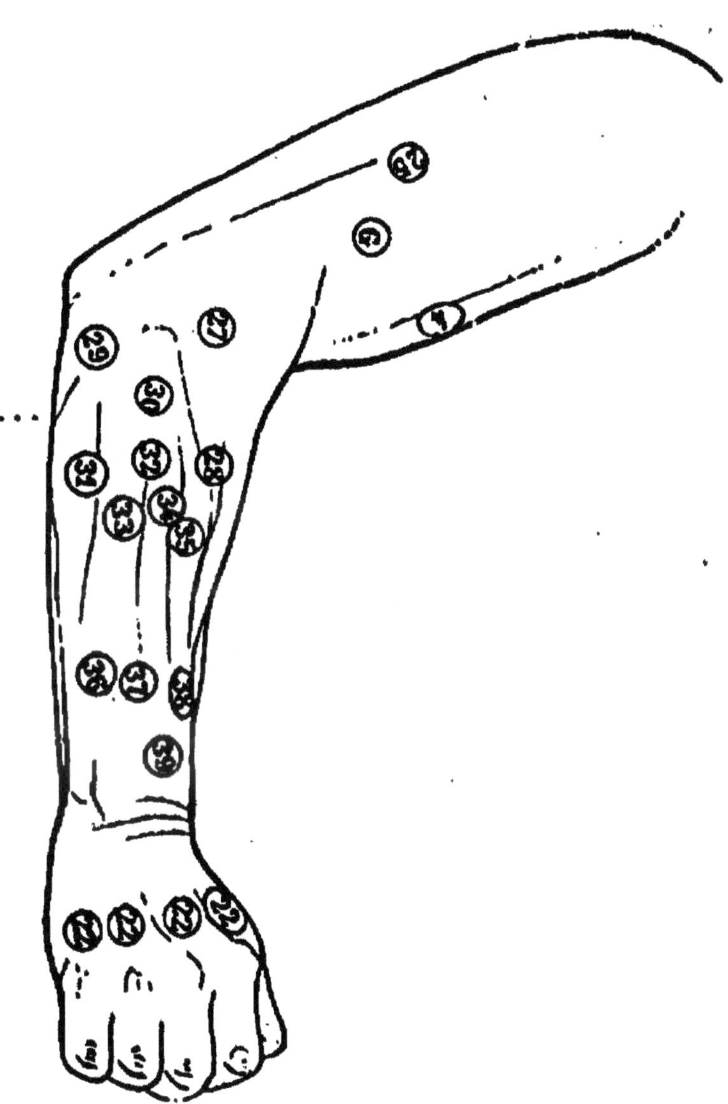

Fig. 128. — Topographie des points moteurs de l'avant-bras et de la main (Castex).

Fig. 129.	Fig. 130.	Fig. 131.	
			Territoire du nerf crural.
A	A	—	Nerf crural.
1	1	—	M. couturier.
2	2	—	M. droit antérieur.
3	—	—	M. vaste interne.
—	—	4	M. vaste externe.
5	—	—	M. pectiné.
			Territoire du nerf obturateur.
6	—	—	M. premier adducteur.
7	—	—	M. droit interne.
—	—	8.	M. troisième ou grand adducteur.
			Territoire du nerf fessier supérieur.
9	9	—	M. tenseur du fascia lata.
—	10	10.	M. moyen fessier.
			Territoire du nerf petit sciatique.
—	—	11.	M. grand fessier.
			Territoire du nerf grand sciatique.
—	15	—	M. demi-membraneux.
—	16	—	M. jambier antérieur.
—	17	—	M. extenseur commun des orteils.
—	18	—	M. extenseur propre du gros orteil.
—	20	—	M. court péronier latéral.
—	21	—	M. pédieux.
—	24	—	M. soléaire.
—	26	—	M. fléchisseur commun des orteils.
—	27	—	M. adducteur du gros orteil.
—	28	—	M. court fléchisseur du petit orteil
—	29	—	Muscles interosseux.
—	C	—	Nerf poplité externe.
E	—	—	Nerf tibial postérieur.

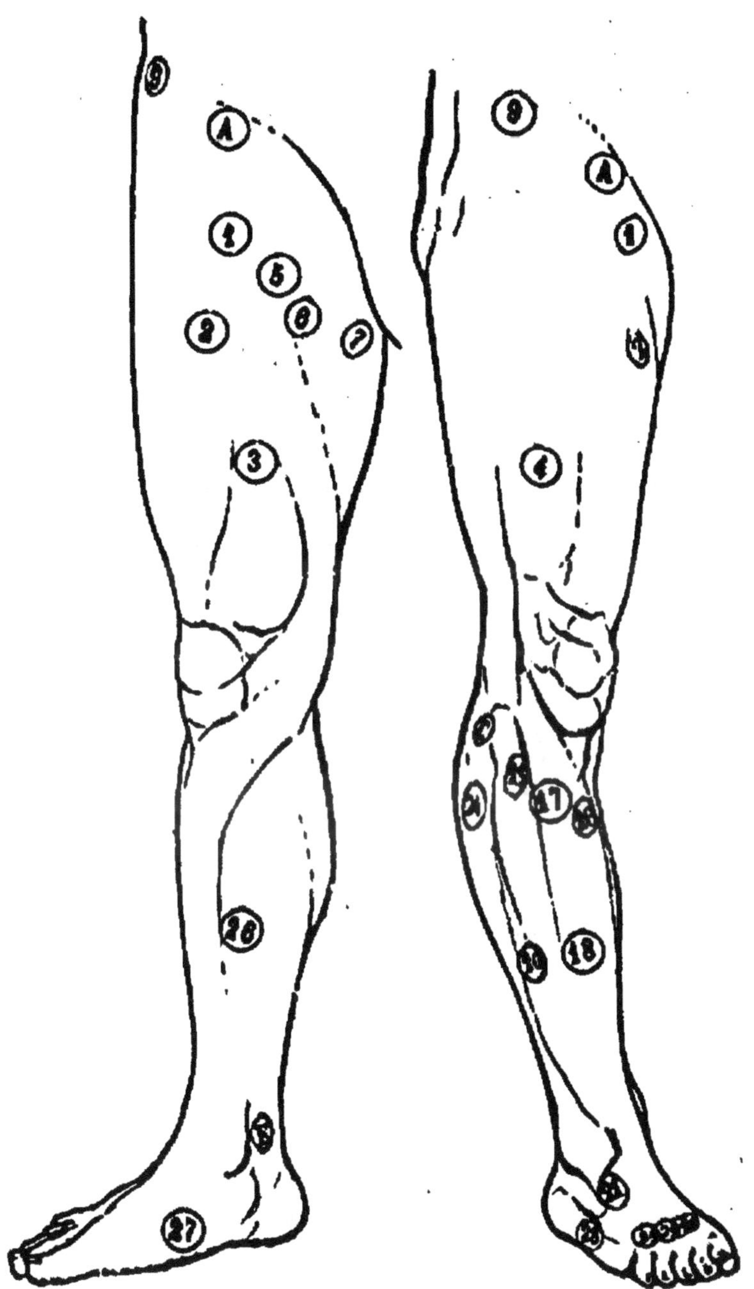

Fig. 129 et 130. — Topographie des points moteurs de la cuisse et de la jambe, faces antéro-latérales (D'après le Dr Castex).

Fig. 129	Fig. 130.	Fig. 131.	
			Territoire du nerf grand sciatique.
—	—	B.	Nerf sciatique.
—	—	12.	M. biceps, longue portion.
—	—	13.	— courte portion.
—	—	14.	M. demi-tendineux.
—	—	15.	M. demi-membraneux.
—	C	—	Nerf poplité externe.
—	16	—	M. jambier antérieur.
—	17	—	M. extenseur commun des orteils.
—	18	—	M. extenseur propre du gros orteil.
—	19	19	M. long péronier latéral.
—	20	—	M. court péronier latéral.
—	21	—	M. pédieux.
—	—	D.	Nerf poplité interne.
E	—	—	Nerf tibial postérieur.
—	—	22.	M. jumeau externe.
—	—	23.	M. jumeau interne.
—	24	24.	M. soléaire.
—	—	25.	M. fléchisseur propre du gros orteil.
26	—	—	M. fléchisseur commun des orteils.
27	—	—	M. adducteur du gros orteil.
—	28	—	M. court fléchisseur du petit orteil.
—	29	—	Muscles interosseux.
			Territoire du nerf obturateur.
—	—	8	M. troisième du grand adducteur.
			Territoire du nerf fessier supérieur.
—	—	10	M. moyen fessier.
			Territoire du nerf petit sciatique.
—	—	11	M. grand fessier

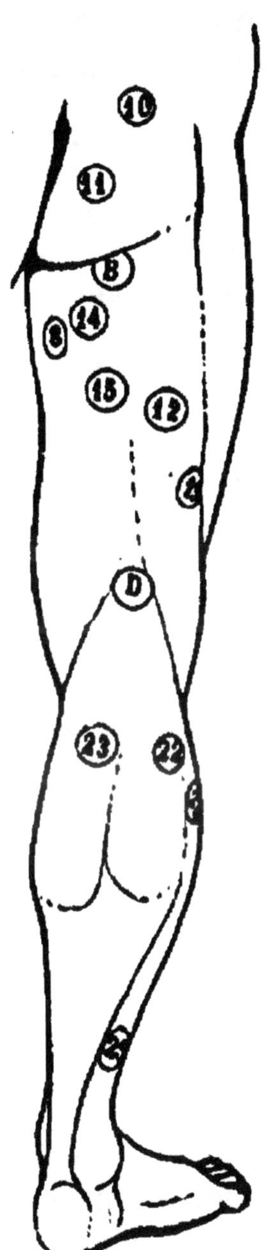

Fig. 131. — Topographie des points moteurs de la cuisse et de la jambe face postérieure (Castex).

Article II. — ÉLECTRODIAGNOSTIC BASÉ SUR LES VARIATIONS DE LA RÉSISTANCE ÉLECTRIQUE DES TISSUS.

Dans divers états pathologiques, on s'est aperçu qu'en plaçant deux électrodes en des points déterminés du corps, le courant éprouvait une résistance, tantôt plus grande, tantôt plus petite qu'à l'état sain, dans les mêmes conditions.

Cette détermination des résistances chez l'homme a été le sujet de nombreuses recherches qui, malheureusement, n'ont pas toujours été faites avec toute la compétence voulue.

C'est en effet une des questions les plus difficiles de l'électricité biologique que celle de la mesure des résistances chez les êtres vivants, et il est impossible d'entreprendre une pareille mesure, sans être, au préalable, bien au courant des méthodes du laboratoire et bien pénétré des procédés de l'électricité générale.

Lorsqu'on parcourt les travaux des médecins sur cette difficile question, on est surpris de la présomption que certains ont apportée à aborder une mesure aussi délicate. C'est ainsi que, le plus souvent, on trouve chez eux la prétention d'avoir voulu déterminer la résistance du *corps humain*, comme si le corps humain était un corps homogène et comme s'il s'agissait de mesurer la résistance du cuivre ou du mercure !

Aussi, ne doit-on pas être surpris de voir des écarts considérables entre les nombres indiqués comme valeurs de cette résistance à l'état physiologique : cette valeur serait de 600 ohms pour les uns, et de 1 250 000 ohms pour les autres, avec tous les intermédiaires !

Il est certain que si l'on remarque que les auteurs n'indiquent ni la surface des électrodes, ni leur place, et qu'ils ont employé, au surplus, des méthodes absolument défectueuses, on ne peut s'étonner de la diversité des résultats et de la confusion qui règne actuellement sur la détermination des résistances chez l'homme, sain ou malade.

§ 1. — Nature du conducteur vivant.

Le corps humain n'est pas un conducteur homogène, et il serait absurde de vouloir en déterminer la résistance électrique : il faut absolument préciser les conditions dans lesquelles on se place, c'est-à-dire indiquer la surface des électrodes employées et les régions précises où sont appliquées ces électrodes, qui doivent être égales en surface. L'emploi des bains où l'on fait plonger les mains du sujet nous paraît défectueux car, suivant la profession du malade, son épiderme est plus ou moins épaissi, plus ou moins résistant et les conclusions électrodiagnostiques peuvent être faussées pour cette raison.

1° Résistance des tissus. — Avant d'examiner les méthodes à employer, voyons d'abord quels sont les tissus qui interviennent pour opposer au courant une résistance plus ou moins considérable. La mesure de la résistance des tissus est aussi difficile à faire que celle d'une partie du corps humain ; aussi, sans indiquer des nombres absolus, nous nous bornerons à classer les différents tissus suivant leurs résistances respectives.

Le tissu qui offre la meilleure conductibilité électrique est le muscle, et celui qui a la plus faible conductibilité est le tissu osseux. Si l'on représente la résistance du muscle par 1, les résistances respectives des autres tissus sont, approximativement, et toutes choses égales d'ailleurs :

Muscle	1
Tendons	1,8 à 2,5
Nerfs	1,6 à 2,4
Cartilages	1,8 à 2,3
Os	16 à 22.

Comme ordre de grandeur des résistances de ces divers tissus, on peut admettre qu'elles sont environ 200 000 fois plus grandes que la résistance du mercure.

Quoi qu'il en soit, la résistance plus ou moins grande des tissus paraît être liée à la proportion de liquides qui les imbibent ; c'est ainsi qu'Eckardt a trouvé les proportions suivantes :

Muscle	78 0/0	d'eau
Tendons	62 0/0	—
Cartilages	70 0/0	—
Nerfs	66 0/0	—
Os	7 0/0	—

Mais la résistance considérable opposée au passage du courant, dans le cas de l'organisme humain, est due principalement à l'*épiderme*.

De même que l'épiderme s'oppose, par sa constitution particulière, à l'entrée des substances plus ou moins toxiques que l'on dépose à sa surface, de même il tend à empêcher la pénétration des lignes de flux du courant électrique. Lorsqu'il est complètement sec, c'est un isolant, au même titre à peu près que le verre ou l'ébonite : sa conductibilité augmente, comme celle des tissus, avec la proportion de liquide qu'on réussit à lui faire absorber. C'est cette variation de conductibilité avec la richesse en eau qui contribue, pour une grande partie, à rendre si différentes les valeurs trouvées comme résistance, même avec une méthode exacte.

Jolly a bien mis en évidence le rôle prépondérant joué par l'épiderme dans la valeur de la résistance d'une partie du corps : il enleva cet épiderme, à l'aide d'un vésicatoire, et vit, en se servant d'électrodes impolarisables, que la résistance était diminuée d'une façon considérable.

On pourrait, étant donné le nombre d'ohms que représente cette résistance, dire que ce que l'on mesure dans le cas des tissus de l'homme, c'est la résistance de l'épiderme sous les électrodes ; par conséquent, toutes les causes qui modifient l'état de cet épiderme à l'état physiologique, ou à l'état pathologique (vascularisation plus ou moins abondante, âge plus ou moins jeune de l'épiderme, état d'humidité plus ou moins grand, etc.), modifient en même temps la résistance totale comprise entre les deux électrodes.

C'est précisément parce que l'épiderme intervient d'une manière si prépondérante dans la mesure de la résistance, que l'on doit porter toute son attention aux points d'application des électrodes, à leur surface, à leur position, et à l'état d'imbibition des cellules cornées de l'épiderme.

2° Conditions qui modifient la résistance des tissus. — Maintenant que nous savons d'où provient en grande partie l'énorme résistance opposée au courant, lorsqu'on l'applique au corps de l'homme, demandons-nous quels sont les facteurs qui interviennent pour troubler les conditions physiques ordinaires de la mesure des résistances en électrophysiologie et en électrodiagnostic.

Nous les classerons de la façon suivante :

1° Actions vasculaires ;

2° Polarisation au niveau des électrodes ;

3° Polarisation des tissus interpolaires ;

4° Capacité électrique de la région de l'organisme comprise entre les électrodes.

1° *Actions vasculaires.* — Elles sont très importantes, surtout lorsqu'on emploie le courant galvanique ; quoique l'épiderme ait été bien humecté au préalable, on constate que l'intensité augmente après quelques minutes d'application. Si, au début, elle est de 2,5 mA, par exemple, elle sera de 5 mA après une minute.

Cette diminution de la résistance tient évidemment ici à une augmentation de la vascularisation de la région recouverte par les électrodes.

D'après Silva et Pescarolo, le courant produit une dilatation des vaisseaux qui a pour conséquence, non seulement le remplissage des espaces capillaires et intercellulaires, par des liquides bons conducteurs, mais encore une imbibition du contenu même des cellules qui se gonflent.

La diminution de la résistance par actions vasculaires est si manifeste que dans les régions où existe un épaississement de l'épiderme et où, par conséquent, l'influence des actions vasculaires ne peut que difficilement se faire sentir, l'intensité reste à peu près constante pendant quelques minutes

On conçoit déjà que, dans les états pathologiques capables de modifier d'une façon quelconque les actions vasculaires périphériques, on puisse trouver des variations notables dans la résistance électrique d'une ou plusieurs régions données de la peau.

2° *Polarisation au niveau des électrodes.* — Nous avons vu précédemment qu'au niveau des électrodes il se fait une polarisation intense, par suite des produits électrolytiques libérés : cette polarisation, en créant une force électromotrice secondaire de sens inverse à celui du courant principal, se comporte comme si la résistance augmentait ; c'est encore en employant les courants galvaniques, pour la mesure des résistances, que cette cause d'erreur est la plus considérable.

L'emploi des courants alternatifs constitue un des plus actifs moyens de rendre minimum l'effet nuisible de la polarisation des électrodes.

3° *Polarisation des tissus interpolaires.* — Nous avons déjà mis en évidence l'existence de cette polarisation des tissus situés sur les lignes de flux du courant, entre les deux électrodes, et nous avons indiqué la méthode employée pour mesurer la valeur de cette force électromotrice qui prend naissance dans les tissus traversés par le courant.

Comme le sens du courant secondaire, dû à la polarisation des tissus, est opposé à celui du courant principal, on comprend que les résultats de la détermination des résistances organiques soient influencés par cette cause.

4° *Capacité électrique de la région explorée.* — Ce quatrième facteur, dont on n'a pas parlé encore, entre, d'après nous, pour une grande part dans la difficulté qui accompagne la mesure des résistances dans le cas du corps de l'homme.

Il n'y a donc rien d'étonnant à ce que cette capacité, relativement grande, vienne troubler la propagation du courant qui circule dans le système, en modifiant la durée des ondes induites, et par suite les vibrations du téléphone. L'existence de la capacité électrique du corps de l'homme, égale à 0,0023 microfarad (1), permet de comprendre pourquoi le conducteur formé par le corps vivant ne se comporte pas de la même façon qu'un conducteur métallique ; il est le siège de phénomènes de condensation, les diélectriques ayant un très faible pouvoir inducteur spécifique.

(1) Bordier, *C. R. Académie des sciences*, 1er juillet 1893.

§ 2. — La loi d'Ohm est-elle applicable au conducteur vivant ?

Un des premiers effets du passage d'un courant dans un conducteur de cette catégorie, c'est la création d'une force électromotrice, de sens inverse à celle du courant primaire, que nous avons appelée *force électromotrice de polarisation*; désignons-la par e, tandis que E représentera la différence de potentiel aux bornes des électrodes, lorsque le courant primaire traverse le conducteur. Si nous désignons encore par R la résistance rencontrée par le courant et par I l'intensité de ce courant, ce n'est pas à E que le produit R×I sera égal, mais bien à E diminuée de e; en sorte que la loi d'Ohm, appliquée à ce cas, se traduira par la formule.

$$E - e = RI;$$

on tire de là

$$E = RI + e = I\left(R + \frac{e}{I}\right).$$

Cette dernière expression montre clairement que tout se passe comme si, à la résistance rhéostatique R, on ajoutait une autre résistance $\frac{e}{I}$. Quelle est la conséquence de ce fait, au point de vue des mesures de la résistance des conducteurs électrolytiques par l'application de la loi d'Ohm ? Elle apparaît nettement d'après les considérations précédentes : la valeur de la résistance propre R des tissus n'est qu'une partie de la résistance totale dont le produit par l'intensité est égal à la différence de potentiel entre les deux électrodes : si l'on voulait éviter la cause d'erreur introduite par la force contre-électromotrice e, il faudrait mesurer la différence de potentiel, non pas entre les deux électrodes, mais entre deux couches du conducteur électrolytique comprises entre les électrodes, et placées à une certaine distance (procédé Bouty et Lippmann).

Ces phénomènes, dus à la polarisation des électrodes, sont communs aux électrolytiques ordinaires et aux tissus organiques; mais il existe pour les tissus d'autres phénomènes qui ne se retrouvent pas dans les électrolytes, tels que les solutions salines; ces phénomènes surajoutés sont dus au défaut d'homogénéité qui existe au contraire pour les conducteurs liquides. La conséquence du défaut d'homogénéité des tissus, c'est la production d'une force électromotrice de polarisation que nous avons appris précédemment à mesurer. Cette force contre-électromotrice ne doit pas être confondue avec celle qui se produit au niveau des électrodes mêmes : elle prend naissance dans les tissus placés entre les électrodes et vient ajouter son effet à celle dont nous avons parlé tout à l'heure; elle résulte des échanges qui se font entre les différents tissus interposés, tous les points de contact hétérogènes constituant autant d'électrodes virtuelles. La force électromotrice de polarisation des tissus interpolaires vient donc augmenter encore la résistance apparente des tissus, et l'on devra en tenir compte ou employer une méthode capable de l'éliminer.

Ainsi, quoique les tissus soient des conducteurs électrolytiques, ils se distinguent cependant de ceux-ci par la formation de cette force électromotrice interpolaire qui ne se manifeste pas dans les électrolytes habituels.

§ 3. — Méthodes à utiliser pour mesurer les résistances organiques.

Voyons maintenant les méthodes que l'on peut utiliser, sans s'exposer à des erreurs trop considérables. Ces méthodes sont au nombre de deux :

1° Méthode de Weiss;

2° Méthode de Bergonié.

1° Méthode de Weiss. — Elle repose sur celle du pont de Wheatstone (1), avec courants galvaniques. V et V' (fig. 132) sont deux vases contenant de l'eau salée où le sujet plonge soit les deux mains, soit les deux pieds. Y et Z sont deux résistances, égales à 50 ohms chacune, qui font partie des deux branches du pont reliées à l'un des pôles de la pile. X est une

(1) *Archives d'élect. méd.*, 1893, p. 273.

résistance de 500 ohms, et R un rhéostat à manettes sur lequel on agit pour établir l'équilibre ; la différence entre R et X donne la valeur de la résistance à mesurer.

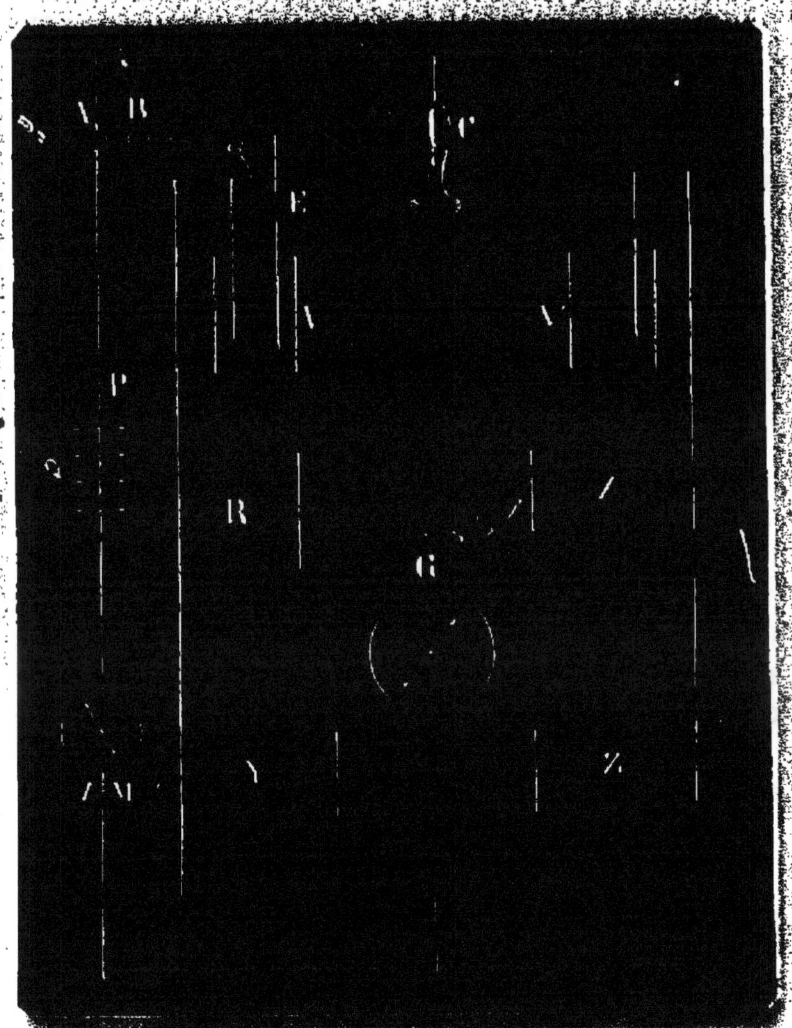

Fig. 132. — Dispositif pour la mesure des résistances (G. Weiss).

AM est un ampèremètre, renseignant sur l'intensité employée et G un galvanomètre Deprez-d'Arsonval. R et X sont reliés aux vases V et V' par deux électrodes égales en platine ; au moment de la lecture, le même courant parcourt les deux branches du pont ; donc, les deux électrodes se polarisent de la même façon et cette polarisation n'intervient pas dans la mesure.

Supposons maintenant que l'on veuille mesurer la résistance de l'arc formé par les deux bras et la ceinture scapulaire, depuis les mains qui plongent dans le liquide des vases V et V'. On établit la communication entre A et B (AC ne sert pas ici); la polarisation de E n'a aucune influence. On agit sur le rhéostat R et, lorsque l'aiguille de G est au zéro, on peut écrire, en appelant H la résistance de la partie du corps traversé par le courant,

$$(H + X) \times Y = R \times Z.$$

C'est la formule du pont de Wheatstone.

On tire de là, puisque $Y = Z$,

$$H = R - X.$$

Il n'y a que la polarisation des tissus interpolaires qui intervienne ; on fera la correction.

Supposons que l'on veuille connaître la différence de résistance entre les deux jambes, les deux pieds étant placés dans les vases V et V'. On rompt la communication AB, et on applique le tampon C sur la région sacrée et au milieu ; le courant arrivant au pont par le point C, on peut encore écrire, en désignant par J et J' les résistances des jambes gauche et droite,

$$(J' + X) \times Y = (J + R) \times Z$$

et, puisque $Y = Z$,

$$J' + X = J + R$$

d'où

$$J - J' = X - R \qquad \text{et} \qquad J' - J = R - X.$$

Il n'y a ici aucune intervention de la polarisation, à cause de la symétrie des organes traversés.

On voit combien est parfaite cette méthode ; les résultats qu'elle fournit peuvent être considérés comme exacts ; aussi indiquerons-nous quelques chiffres trouvés par M. Weiss lui-même.

Un premier point qui se dégage de ces mesures précises, c'est la diminution de la résistance de l'épiderme avec l'augmentation de l'intensité du courant, comme le montrent ces deux tableaux correspondant à deux personnes différentes.

Sujet A.		Sujet B.	
Intensité.	Résistance.	Intensité.	Résistance.
2,75 mA	1330 ω	5 mA	1570 ω
6	1230	10	1350
11,5	1170	23	1160
18,5	1145	10	1260
5,5	1210	6	1340
2,25	1260		

Un autre résultat important, c'est que la *durée* du passage du courant influe beaucoup sur la résistance trouvée, surtout lorsqu'on emploie un courant dont l'intensité est grande, 30 mA par exemple. Les nombres trouvés sont altérés fortement, dans ces conditions.

Enfin, les mesures de M. Weiss confirment absolument ce que nous avons dit à propos du rôle important de l'épiderme, dans la valeur de la résistance totale. Ainsi, d'une épaule à l'autre, la résistance est de 40 ohms seulement ; si l'on mesure la résistance totale, en comprenant celle de la peau, on arrive à 1 200 ou 1 300 ohms.

Les nombres d'ohms trouvés dépendent donc bien de l'état de l'épiderme, aux points où se font l'entrée et la sortie du courant.

Voilà ce qu'indique une méthode scientifique précise ; on est maintenant à même de juger ce que valent les allégations de quelques médecins peu scrupuleux du choix de la méthode, et qui arrivent à des interprétations absolument fantaisistes sur le rôle des différents tissus dans la valeur totale de la résistance d'une partie du corps de l'homme.

La méthode de M. Weiss exige, il est vrai, une installation fixe ; mais comme on ne peut guère songer à s'occuper de mesures de résistances que dans un service d'électrothérapie, il sera facile de réserver une place pour ce dispositif expérimental, très simple à établir.

2° **Méthode de Bergonié.** — Le principe de cette nouvelle méthode est le suivant : le courant faradique traverse parallèlement la résistance à mesurer, d'une part, et le rhéostat grand modèle (p. 131) du même auteur, préalablement étalonné, d'autre part, pour aboutir aux deux circuits d'un téléphone différentiel.

En agissant convenablement sur le rhéostat, il arrive un moment où les actions du courant faradique sur la plaque du téléphone se neutralisent et où, par conséquent, on obtient un silence complet. Il suffit de noter la résistance qu'oppose, à ce moment-là, le rhéostat au passage du courant pour connaître immédiatement la valeur de la résistance à mesurer, qui lui est égale.

Pour pouvoir étalonner son rhéostat, M. Bergonié a été obligé d'y apporter quelques légères modifications ; la principale est la suivante : la tige qui porte la crémaillère de l'appareil a été graduée en centimètres et millimètres. Le zéro de la graduation étant tout à fait en haut de la tige, il apparaît seul lorsque le rhéostat est à son minimum de résistance, et le trait affleure l'extrémité supérieure du coulant.

A mesure que l'on relève les charbons, en actionnant la crémaillère au moyen de la roue dentée, la résistance augmente de plus en plus jusqu'à devenir infinie, lorsque les pinceaux de fils de verre ne touchent plus le liquide. En mesurant la résistance offerte par le rhéostat en différents points de sa course, M. Bergonié a obtenu la courbe ci-contre (fig. 133) qui est fournie à peu près exactement par tous les modèles de ce même rhéostat.

Les chiffres portés en abscisses sont les divisions de la tige, ceux qui sont en ordonnées représentent des ohms.

Les résistances ont été mesurées au moyen de la méthode du pont de Kohlrausch. La forme de cette courbe indique que la résistance du rhéostat augmente d'abord très lentement, de 150 à 1 000 ohms, pour croître ensuite de plus en plus vite jusqu'à la valeur maxima.

Afin que le niveau du liquide puisse être maintenu toujours le même, un trait circulaire a été tracé sur l'éprouvette.

Quoi qu'il en soit, la courbe étant une fois construite, on comprend avec quelle simplicité et quelle commodité se fait une détermination de résistance d'une partie du corps de l'homme.

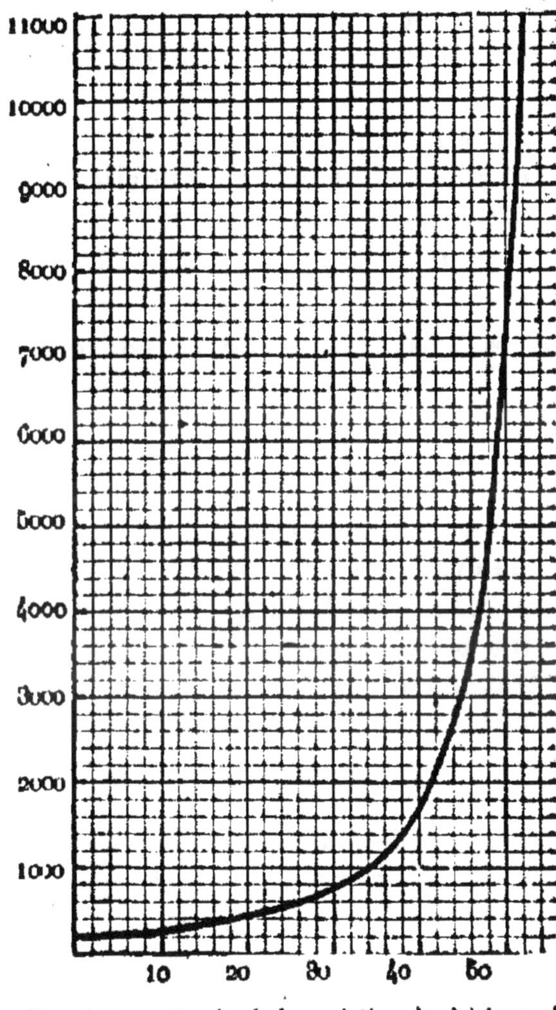

Fig. 133. — Courbe de la variation de résistance du rhéostat.

Cette méthode est, comme on voit, vraiment clinique; la précision qu'elle permet d'atteindre est très suffisante pour des mesures médicales, puisque l'erreur ne dépasse pas $\frac{1}{20}$, ainsi que l'auteur et divers autres expérimentateurs l'ont constaté.

3° **Résultats.** — Des résultats obtenus avec les méthodes exactes que nous venons de décrire, on peut déduire, indépendamment des points déjà acquis plus haut :

1° Que sur le cadavre, la résistance augmente bien moins, avec la durée du courant, que sur l'homme vivant;

2° Que la résistance est d'autant plus faible que les électrodes sont plus humectées, et que le liquide qui les imbibe est plus chaud;

3° Que la résistance est maxima aux extrémités des membres, minima à la face et moyenne dans les autres régions;

4° Que la plante des pieds et la paume des mains ont une résistance qui va en augmentant avec une intensité élevée, contrairement à la résistance des autres régions du corps. Ce fait a été signalé par Gärtner et Jolly, puis confirmé par d'Arman;

5° Qu'une augmentation de la résistance galvanique n'entraîne pas une augmentation proportionnelle de la résistance faradique (Eulenburg); ce qui se comprend facilement, étant données les actions vaso-motrices différentes dans les deux cas.

§ 4. — Variations de la résistance électrique à l'état pathologique.

L'étude que nous venons de faire, quoique très succincte, permet de se rendre compte de l'importance que pourrait prendre, en électrodiagnostic, la mesure des résistances de régions déterminées du corps humain. Nous allons passer en revue les résultats déjà acquis dans quelques affections (1).

1° **Goitre exophtalmique.** — C'est à propos de cette maladie que les travaux les plus importants et les plus nombreux ont été exécutés.

M. R. Vigouroux a signalé, pour la première fois, la diminution apportée dans la valeur de la résistance électrique de la peau par cette affection.

Cette diminution a été constatée aussi bien dans les formes caractérisées que dans les formes frustes; elle est générale, et non pas seulement localisée dans une région du corps.

Charcot a cru pouvoir mettre ce symptôme physique au rang des signes cardinaux de cette affection.

Gartner, Jolly, Erb, Stintzing, Grüder, Martius, Eulenburg, Kahler, Silva et Pescarolo, Séglas, Cardew, Rosenthal ont confirmé, par des procédés plus ou moins précis, les résultats annoncés par M. Vigouroux. Pour ce dernier, la diminution de

(1) Voy. Castex, *Résistance électrique des tissus et du corps humain à l'état normal et pathologique.*

la résistance serait due au système vaso-moteur. Ces idées sont admises aussi par La Seta et Silva.

Au contraire, pour la plupart des auteurs, la diminution de résistance reconnaîtrait une tout autre cause : la transpiration presque constante chez ces malades. C'est l'opinion d'Eulenburg, de Séglas, de Cardew, de Leube.

Des recherches ont été faites par Rosenthal (de Fribourg) pour savoir si chez des malades qui transpirent, on peut observer cette diminution de la résistance. Les conclusions de cet expérimentateur sont les suivantes : par des transpirations et par une humidité suffisante de la peau, comme il est facile d'en obtenir une à l'aide du maillot humide de Riessnitz, on constate une diminution de la résistance électrique de la peau.

Dans la maladie de Basedow, l'hyperhydrose, la vie plus active de la peau, provoque évidemment une desquamation plus rapide qu'à l'état physiologique, une moindre kératinisation, une jeunesse plus grande des cellules épidermiques, toutes causes qui contribuent à diminuer la résistance électrique.

Quoi qu'il en soit, on doit savoir gré à M. R. Vigouroux d'avoir montré que la mesure de la résistance permet de confirmer un diagnostic hésitant.

Lorsque le goitre exophtalmique est associé à une autre maladie qui s'accompagne d'une augmentation de résistance, comme l'hystérie, la résistance suit la loi de l'affection prédominante. Dans les formes frustes, on pourra obtenir un renseignement utile en faisant la mesure de la résistance de la peau.

2° **Hystérie.** — D'une manière générale, on peut dire que la résistance électrique est augmentée, comme M. Vigouroux l'a signalé le premier en 1879.

Charcot attira l'attention sur la valeur séméiologique de ce symptôme. M. d'Arman a confirmé récemment les résultats de Vigouroux, en employant la méthode de l'ohmmètre.

Il y a, d'après cet auteur, une différence notable entre l'hystérie sans aliénation mentale et la folie hystérique. C'est ainsi que dans l'hystérie sans aliénation, il a trouvé, comme valeur moyenne 8 365 ohms, tandis que, dans les mêmes conditions, dans la folie hystérique, il a constaté une résistance de 32 354 ohms.

Vigouroux, Silva et Pescarolo, ont trouvé chez certaines hystériques une résistance plus grande du côté anesthésié que du côté où la sensibilité était conservée. Mais cette variation n'est pas constante, ainsi que le fait remarquer M. d'Arman.

La mesure de la résistance peut aider beaucoup au diagnostic, au même titre que la mesure du champ visuel, par exemple. Dans les cas d'hystérie mâle, l'évaluation de la résistance ne doit pas être négligée.

3° **Épilepsie.** — La résistance électrique des épileptiques est généralement augmentée; ces résultats sont indiqués par d'Arman, Boccolari et Borsari. Lorsque l'épilepsie est accompagnée d'aliénation manifeste, la résistance est de beaucoup supérieure à celle des épileptiques ordinaires.

4° **Mélancolie.** — Vigouroux a mis en évidence l'augmentation de résistance présentée par ces malades; il n'y a que dans la forme anxieuse que ne se montrerait pas une résistance exagérée. D'Arman a obtenu les mêmes résultats, que Séglas avait déjà vérifiés.

Dans la manie, la neurasthénie, la chlorée, la résistance paraît plutôt diminuée.

5° **Affections unilatérales du système nerveux.** — La résistance est augmentée comme l'a montré Dubois; dans un cas d'hémiplégie, la résistance était sept fois plus forte dans un bras que dans celui du côté sain. Cependant, la différence entre les deux côtés est surtout marquée lorsqu'il existe un abaissement de température des parties affectées.

6° **Paralysie infantile et paralysie spinale de l'adulte.** — La résistance électrique est augmentée d'une façon très sensible au niveau des muscles paralysés: la constatation de ce grand abaissement de la résistance est facile à faire par l'observation simple du milliampèremètre placé dans le circuit; quand l'électrode active est placée sur le côté sain et quand on la pose sur le côté paralysé, on note une diminution très sensible de l'intensité. Ce qui prouve évidemment que la résistance est augmentée.

7° **Sclérodermie.** — Eulenburg a soigneusement étudié les variations de résistance dans cette maladie. Il a trouvé que la résistance est augmentée dans les points atteints de sclérose diffuse, tandis que dans les parties épargnées, ou légèrement atteintes, la résistance est plus faible que chez les sujets sains. C'est donc à la nature physique du tégument, modifié par la maladie, qu'il faut attribuer l'augmentation de résistance.

Les plus grandes valeurs de la résistance correspondent aux régions cutanées dont la température locale est la plus basse.

Article III. — ÉLECTRODIAGNOSTIC EN GYNÉCOLOGIE.

L'électricité peut être utilisée à préciser le diagnostic de certains états pathologiques de l'utérus ou de ses annexes.

Avant de savoir si un cas donné doit être soumis à un traitement conservateur ou à un traitement radical par le bistouri, il est essentiel de connaître dans quel état se trouvent les annexes, s'ils sont sains ou malades, et à quel degré. C'est là un point difficile qui donne lieu à de fréquentes fautes irréparables; la chirurgie opératoire n'a trouvé à ce problème d'autre solution que de faire à tout propos et, hors de propos, des laparotomies dites exploratrices, mais dont les suites ne sont pas toujours très simples.

Or, le courant électrique peut être du plus puissant secours pour fixer ou éclairer un diagnostic douteux, retarder ou interdire telle intervention chirurgicale, ou, au contraire, l'imposer parfois comme une obligation à courte échéance.

Il faut distinguer l'exploration électrique de l'utérus et des annexes en exploration faradique et exploration galvanique. Ce sont les deux formes du courant qui, jusqu'à aujourd'hui, ont été utilisées en électrodiagnostic gynécologique.

Voici les renseignements cliniques que peut fournir l'exploration électrique :

1° **Courant faradique.** — Il permet de renseigner sur la véritable nature des douleurs dites ovariennes dont il est le calmant le plus efficace et le plus rapide.

Si la douleur ovarienne est hystérique et rien qu'hystérique, le courant faradique en aura rapidement raison. L'insuccès montrera au contraire que la douleur a une autre source qui réclame, soit un traitement galvanique supplémentaire, soit une intervention opératoire.

2° **Courant galvanique.** — Appliqué dans l'utérus à l'aide d'une électrode d'Apostoli, il est destiné à nous renseigner sur l'intégrité ou la non-intégrité des annexes. En effet, la sensibilité au courant continu est, avant tout, sous la dépendance de celle des annexes, et la réponse qu'elle nous donne est destinée à nous éclairer sur le degré présumé de leur inflammation.

Les conséquences de ces prémisses, au point de vue clinique, sont les suivantes :

1° Tout utérus interrogé galvaniquement à 100 ou 150 mA, qui n'éprouve aucune réaction, ni opératoire, ni post-opératoire, est un utérus tolérant ; il a toujours sa phériphérie saine ; il n'a pas d'inflammation des annexes justiciable de la chirurgie ;

2° Tout utérus qui ne supporte pas, ou supporte mal, 50 mA, qui réagit après l'opération, est un utérus dont la périphérie est suspecte ;

3° Tout utérus dont l'intolérance s'atténue, et dont l'amélioration symptomatique s'accentue avec le temps, appartient à une hystérique, ou possède des annexes dont le processus inflammatoire est en régression ;

4° Tout utérus ne supportant pas 20 à 30 mA, dont l'intolérance grandit encore, est un utérus dont la périphérie est atteinte d'une lésion non justiciable de la chirurgie conservatrice (1).

L'électricité peut encore fournir des indications précieuses sur le diagnostic et le pronostic des fibromes utérins.

On commence par appliquer le courant galvanique, pôle positif intra-utérin ; si les symptômes sont améliorés d'une façon manifeste et durable, le plus strict devoir de la conservation est de continuer cette application jusqu'à ce que le courant ait produit tout son effet et de le reprendre devant toute menace sérieuse de récidive ultérieure.

(1) Apostoli, *Congrès de Bruxelles*, 1892.

Si, au contraire, aucune amélioration symptomatique ne suit l'application du courant suffisamment prolongée, ou s'il y a eu aggravation, il faut immédiatement interroger la périphérie utérine, où l'on trouvera le plus souvent la source même et la cause de cette impuissance.

Si la périphérie utérine paraît indemne, il faut alors avec plus de soin examiner l'utérus lui-même et l'on ne tardera pas à découvrir l'origine exacte de la non-efficacité du courant électrique.

Parmi ces causes, on en distingue deux principales : 1° les tumeurs fibro-kystiques ; 2° la dégénérescence maligne des fibromes. Dans ces conditions, l'intervention chirurgicale immédiate et radicale est indiquée.

L'exploration électrique, en gynécologie, faite avec tous les soins habituels, n'est pas dangereuse et n'a pour contre-indication que la grossesse et les inflammations franches aiguës du péritoine.

CHAPITRE VI

ÉLECTROTHÉRAPIE PROPREMENT DITE

On peut suivre plusieurs méthodes pour classer les différentes affections dans lesquelles l'électricité doit être employée.

Quelques auteurs adoptent la classification qui consiste à diviser les applications électrothérapiques en applications chirurgicales et en applications médicales.

D'autres, ne s'occupant que de l'électrothérapie des maladies nerveuses, étudient successivement les affections dans l'ordre indiqué dans les traités de maladies du système nerveux.

Enfin, on pourrait concevoir une classification faite en considérant les différents effets de l'électricité (effets électrolytiques, effets excitants, effets sédatifs, etc.) sur l'organisme, à l'état pathologique.

Nous n'avons suivi aucune de ces méthodes: nous avons pensé qu'il était bien plus pratique de classer les applications électrothérapiques en prenant, dans chaque appareil ou système les maladies *justiciables* de l'une des nombreuses formes d'électrisation que le lecteur doit maintenant connaître.

Les avantages que présente cette manière de procéder nous paraissent évidents, et nous n'insisterons pas.

Mais nous ferons remarquer que nous avons évité avec soin d'indiquer, dans cet ouvrage, toutes les affections dans lesquelles le traitement électrique échoue, ou n'a pas suffisamment fait ses preuves, pour nous borner aux maladies dans lesquelles un traitement convenablement appliqué et régulièrement suivi doit fatalement avoir des conséquences heureuses pour la guérison ou l'amélioration des malades.

Nous croyons ainsi que le lecteur nous saura gré de cette

façon d'agir, car il ne s'exposera pas, en suivant notre livre, aux déboires et aux désillusions que donnent beaucoup trop souvent les traités d'électrothérapie, en laissant croire que presque toutes les maladies peuvent être guéries par l'électricité !

Nous avons également eu soin d'indiquer, le plus souvent, ce que l'on est en droit d'attendre du traitement électrique, dans les affections que nous avons considérées.

Article I. — APPAREIL CIRCULATOIRE.

ANGIOMES.

Les angiomes peuvent être classés au point de vue qui nous occupe en : 1° *angiomes plans*, caractérisés par la production d'aucune saillie ou d'une saillie très faible au-dessus de la peau ; 2° *angiomes simples*, dans lesquels les vaisseaux capillaires de nouvelle formation ne diffèrent en rien des vaisseaux normaux et ne contiennent ni lacs sanguins, ni dilatation bien importante ; 3° *angiomes graves* ou *caverneux*, dans lesquels le sang circule dans un système lacunaire analogue au tissu caverneux des organes érectiles et remplit les lacs sanguins d'un volume plus ou moins important. Ces angiomes peuvent se rapprocher de l'anévrysme cirsoïde.

Certains angiomes peuvent être affectés de battements presque aussi nets que dans le cas d'un anévrysme vrai. Pour faire le diagnostic différentiel, on se rappellera que le siège de l'angiome est différent de celui de l'anévrysme ; la coloration de la peau mettra aussi sur la voie du diagnostic exact ; enfin, l'angiome a une compressibilité particulière, il se laisse réduire presque complètement sous une pression un peu prolongée, pour reparaître ensuite lorsque la pression cesse. L'effort que fait le malade augmente habituellement le volume de l'angiome.

Au point de vue pratique, on doit surtout retenir que dans les angiomes de la première et de la seconde catégorie, peu importe que la paroi de l'angiome, muqueuse ou peau, soit ou non amoindrie comme résistance ou même détruite par l'opération électrolytique. Dans le traitement de l'angiome caverneux, au contraire, il est très important de respecter les parois de l'angiome, surtout lorsque ces parois sont minces, affectées des battements transmis ou qu'elles suivent rapidement la main qui vient de les déprimer.

On a discuté assez longtemps sur la méthode électrolytique à employer : vaut-il mieux utiliser la méthode monopolaire ou la méthode bipolaire ? Nous n'hésitons pas à nous ranger à l'avis du professeur Bergonié, qui préconise depuis longtemps la méthode bipolaire.

Celle-ci consiste à enfoncer deux aiguilles reliées chacune à l'un des pôles de la source du courant galvanique dans l'angiome.

Les avantages de la méthode bipolaire sont les suivants : 1° on se rend un compte exact du trajet des lignes de flux du courant; 2° on tire d'une quantité d'électricité donnée tous les effets électrolytiques secondaires et tertiaires qu'elle est capable de donner.

Les aiguilles à employer doivent être aussi rigides que possible, d'un diamètre compris entre 5 et 8 dixièmes de millimètre, d'une longueur, variable suivant les cas, comprise entre 3 et 4 centimètres. L'isolement des aiguilles est un point important à considérer : elles doivent être recouvertes d'un vernis isolant et adhérent à la gomme laque, excepté sur la région de la pointe. La longueur de la partie non isolée à l'extrémité varie suivant les cas : si, après l'examen de l'angiome, on juge que l'aiguille doit être enfoncée de 2 centimètres, on décapera l'aiguille jusqu'à 1 centimètre à partir de sa pointe, et, d'une façon générale, on enlèvera le vernis isolant sur la moitié de la longueur à introduire dans la tumeur. On pourra ainsi avoir la certitude de ne jamais s'exposer à léser la paroi de l'angiome au niveau des points d'entrée des aiguilles, considération très importante, comme nous l'avons dit, dans les angiomes graves.

Pour pouvoir facilement introduire les aiguilles dans un angiome, il est commode, sinon indispensable, de se servir d'un porte-aiguilles; un des avantages de cet instrument, c'est de maintenir parallèles les deux aiguilles.

La disposition la plus pratique est la suivante (Bergonié) : un manche en ébonite contient deux conducteurs munis de bornes.

La partie opposée à l'arrivée du courant porte deux petites douilles dans lesquelles peuvent tourner et être serrées deux pièces en baïonnettes identiques qui portent les aiguilles à électrolyse. En faisant tourner dans leur virole les pièces en baïonnette d'un mouvement symétrique, les aiguilles prennent tous les écartements possibles entre un écartement minimum représenté sur la figure, et un écartement maximum pour une rotation des pièces en baïonnette de 180°. Les écartements extrêmes sont de 2 millimètres et de 12 millimètres. Ce manche porte-aiguilles est bien en main; on le prend comme un porte-plume et l'introduction des aiguilles se trouve ainsi bien facilitée.

Fig. 14. — Porte-aiguilles du Dr Bergonié.

Les aiguilles, en platine iridié, au lieu d'être décapées à leur extrémité, peuvent, au contraire, pour l'électrolyse de quelques cas, être décapées en leur partie moyenne, les extrémités étant recouvertes d'isolant; elles doivent alors être enfoncées en séton à travers les tumeurs de forme régulière et d'épaisseur relativement petite.

Voyons maintenant le manuel opératoire à employer : il faut commencer par étudier en quels points on devra enfoncer les aiguilles. On choisira pour cela les points les plus saillants de l'angiome, en faisant bien attention de ne pas atteindre l'artère soit directement avec les aiguilles, soit indirectement avec le trop grand nombre de lignes de flux. On réglera ensuite la distance des aiguilles de façon à localiser dans un noyau relativement étroit toutes les lignes de flux et, par conséquent, toute l'action du courant.

Si l'on peut enfoncer les deux aiguilles à la même profondeur dans la tumeur, on doit s'arranger de façon à ce qu'elles comprennent entre elles la partie de l'angiome dont on veut provoquer la coagulation et la régression. En tout cas, l'aiguille, dont la partie dénudée se trouvera la plus rapprochée de la paroi, sera reliée toujours au pôle positif, à cause de l'action plus facilement escarrifiante du pôle négatif.

Quant à l'intensité à employer, elle variera entre 20 et 40 mA. Dans les angiomes caverneux, il est préférable d'employer 40 mA (Bergonié).

La durée de l'électrolyse sera, en général, de cinq minutes. On doit d'ailleurs se laisser guider par ce qu'on observe au niveau des points d'implantation : si on voit ces points changer de couleur, même légèrement, surtout du côté de l'aiguille négative, il faut interrompre l'électrolyse, quitte à la recommencer un peu plus loin

Quel intervalle faut-il laisser entre les séances d'électrolyse ? Lorsqu'il s'agit d'un angiome caverneux, on doit, après chaque séance et quelque temps après, constater le durcissement de la partie électrolysée, la cessation des battements, s'il en existait, et l'affaissement consécutif de la tumeur en cet endroit. Dans une même séance, il faut essayer de faire au moins trois ou quatre électrolyses bipolaires et ne pas s'en tenir à une seule. Les caillots successifs, ainsi formés, se prêtent mutuellement appui et résistent davantage à la désagrégation par l'ondée sanguine.

Dans les angiomes peu volumineux, on pourra même essayer de faire la coagulation de la tumeur, en une seule fois, par autant de piqûres bipolaires qu'il sera nécessaire. Ce sont les cas où le traitement donne les plus heureux résultats.

Les *hémorragies* qui peuvent accompagner l'électrolyse des

angiomes ont été bien exagérées : dans les angiomes peu étendus ces hémorragies s'arrêtent toujours d'elles-mêmes; en tout cas, leur bénignité est certaine. On peut même dire que lorsqu'une électrolyse a été bien faite, quand la paroi de l'angiome a été bien protégée, on le reconnaît à ce qu'il s'échappe, au moment où l'on retire les aiguilles, quelques gouttes de sang par leur orifice d'entrée.

Si les aiguilles ont été introduites, en effet, dans un lac sanguin large, il reste entre le caillot formé et la paroi une mince couche de liquide non soumis à l'action des lignes de flux et, par conséquent, non coagulée : il doit alors s'échapper un peu de sang par les orifices au moment de la sortie des aiguilles. Mais l'écoulement est vite arrêté et se termine par quelques gouttes qui sortent en avant de l'orifice. Les gaz dégagés pendant l'électrolyse contribuent d'ailleurs à provoquer la légère hémorragie constatée, en agissant par leur force expansive sur le sang non coagulé de l'angiome, qui peut sortir par les orifices sous la forme d'un petit jet; un peu de compression arrête vite cet écoulement, qu'il ne faut pas considérer comme grave et inquiétant, étant donné son mécanisme de production.

Quel que soit le résultat obtenu, on ne doit pas perdre de vue le malade : la désagrégation des caillots et même du tissu cicatriciel formé dans l'intérieur des lacs sanguins peut produire des récidives. On ne doit donc pas trop espacer les séances d'électrolyse, surtout dans les angiomes caverneux, sous peine de perdre dans l'intervalle une partie au moins du bénéfice de l'électrolyse précédente : tant qu'il y aura une partie de la tumeur de consistance molle, on devra intervenir sans laisser la désagrégation se produire.

NÆVI MATERNI.

Les *nævi* accompagnés d'un soulèvement de la peau, et caverneux, sont de véritables angiomes et se traitent comme il a été dit plus haut.

Nous allons indiquer maintenant la technique à suivre pour

la catégorie des nævi vasculaires plans maculeux, désignés vulgairement sous le nom de *taches de vin*.

La difficulté thérapeutique réside dans la restitution à la peau de son aspect normal.

C'est encore à l'électrolyse que l'on doit avoir recours pour faire disparaître ces nævi : la meilleure méthode paraît être la suivante : on emploie l'électrolyse monopolaire en se servant du *pôle négatif* comme pôle actif, l'électrode indifférente étant appliquée aussi près que possible de la région à soumettre à l'électrolyse.

On choisira une aiguille en platine iridié de 3 dixièmes de millimètre et l'on criblera la surface du nævus de piqûres électrolytiques. L'intensité sera chaque fois amenée de zéro à 3 à 4 mA, à l'aide du rhéostat et, ensuite, ramenée de cette valeur à zéro. C'est du moins ainsi qu'il vaut mieux procéder : mais si le sujet est peu sensible, on pourra placer le rhéostat à la hauteur voulue pour obtenir l'intensité indiquée et le laisser en place pendant que l'on fera les piqûres.

La durée de chacune de celles-ci sera de dix à quinze secondes.

Dans une même séance, les piqûres doivent être assez distantes les unes des autres pour que les zones de destruction ne deviennent pas tangentes. On reconnaît ces zones à la coloration grisâtre que prennent les tissus tout autour de l'aiguille.

Le traitement ainsi appliqué n'est pas bien douloureux, mais plutôt énervant dans les premières séances.

Il est bon de diviser la tache à électrolyser en territoires que l'on entreprend successivement : il faut suivre une certaine méthode qui facilite beaucoup le succès à obtenir. Peu à peu les endroits électrolysés pâlissent et il se forme une petite cicatrice blanche, très peu visible, séparée des cicatrices voisines par du tissu néoplasique non traité ; plus tard, quand les phénomènes réactionnels ont disparu, on traite ces parties comme on a traité les premiers points, les cicatrices deviennent confluentes et la plaque tout entière change d'aspect. Après un certain nombre de séances, le nævus a perdu sa teinte violacée.

Le résultat esthétique est des plus satisfaisants, mais il est uelquefois long à obtenir. Les séances d'électrolyse doivent tre faites deux fois par semaine, avec une grande régularité.

Si le traitement exige de la part du médecin et du malade ne certaine dose de patience, le résultat final récompense mplement de la peine qu'on s'est donnée.

ANGÉIOKÉRATOME.

L'angéiokératome, étudié par Sécheyron, puis par W. Dureuilh, est une lésion vasculaire qui consiste dans une dilatalon des vaisseaux, et non dans une néoformation.

Cette lésion, assez rare, doit être traitée par l'électrolyse. On recours à l'électrolyse monopolaire ; l'électrode indifférente st placée à la nuque, comme d'ordinaire, et une aiguille en latine iridié est reliée au pôle négatif.

L'aiguille doit avoir environ 0,3 millimètre ; l'intensité à mployer dépend de l'étendue de la lésion. On peut admettre, omme durée de la séance, le temps nécessaire pour qu'à la ache rouge corresponde une tache blanche. Le résultat opéraoire est toujours excellent.

ANÉVRYSMES.

L'emploi de l'électrolyse dans le traitement des anévrysmes a té préconisé par Pravaz et Guérard (de Lyon), en 1831. C'est e chirurgien Pétrequin qui tenta le premier, en 1845, l'appliation électrolytique sur l'homme dans un cas d'anévrysme raumatique de l'artère temporale, qu'il guérit d'ailleurs.

C'est à Dujardin-Beaumetz que l'on doit la réintroduction le l'électrolyse dans la thérapeutique des anévrysmes, en 1877.

La technique opératoire fut précisée nettement : le patient tant couché sur un lit, on enfonce de 30 millimètres de proondeur, dans la partie la plus saillante de la tumeur, une iguille de fer de 65 millimètres et de 0,6 millimètre de liamètre, recouverte d'un vernis à la gomme laque, sauf à 'extrémité.

Lorsqu'on a reconnu, au soulèvement rythmique de l'aiguille, qu'elle est bien dans la tumeur, on relie l'aiguille au pôle positif, l'électrode indifférente négative étant appliquée sur la région dorsale ; le courant est amené progressivement à 50 mA, où on le maintient pendant quarante à soixante minutes.

Le courant étant ramené à zéro, on retire très lentement l'aiguille et on recommande au malade le repos le plus absolu.

Dujardin-Beaumetz a imaginé deux petits appareils, l'enfonce-aiguille et le tire-aiguille, pour faciliter l'implantation et l'extraction de l'aiguille.

En suivant cette pratique opératoire, l'application de la galvano-puncture au traitement des anévrysmes internes ne s'accompagne d'aucun accident.

L'emploi de la méthode monopolaire avec le pôle positif est ici de rigueur : la méthode bipolaire est contre-indiquée, à cause de l'hémorragie que produirait l'enlèvement de l'aiguille négative. Il est nécessaire de revenir ici succinctement sur les phénomènes électrolytiques des tissus vivants et, en particulier, du tissu liquide à cellules spéciales constitué par le sang.

Si l'on plonge dans un vaisseau d'un animal vivant deux aiguilles en *platine* et que l'on fasse passer un courant de 20 à 40 mA, on observe la formation de deux caillots qui sont très différents : au pôle positif, le caillot est dur, conique ; adhère fortement aux parois vasculaires et à l'aiguille ; autour de ce caillot, en contact direct avec l'aiguille positive, se forment des caillots secondaires, moins résistants, qui se propagent assez loin jusque dans les voies collatérales et arrêtent la circulation dans une zone assez étendue. Au moment de la sortie de cette aiguille positive, il n'y a aucune hémorragie, le pôle positif possède en effet des propriétés hémostatiques remarquables. Au pôle négatif, au contraire, on observe que le caillot formé est très peu adhérent et imprégné de bulles gazeuses.

La consistance plus solide du caillot positif tient à l'électrolyse des sels du sang et, en particulier, du chlorure de sodium : l'ion Cl qui se porte sur l'aiguille positive possède une action coagulante énergique qui détermine la formation du caillot que nous venons de décrire. Mais cette action coagulante peut être rendue encore bien plus efficace si, au lieu de platine, on prend le fer ou l'acier comme métal de l'électrode positive. Le chlore forme alors avec le fer du chlorure de fer qui, comme on sait, coagule énergiquement le sang. Le caillot sera donc beaucoup plus volumineux en choisissant une aiguille *soluble* qu'une aiguille en platine.

L'emploi du pôle négatif exposerait à de graves accidents : « L'autopsie des animaux soumis à l'expérience, écrit M. le professeur Teissier (1), a toujours révélé les mêmes lésions : une ulcération nette ou une perforation très apparente au niveau de la piqûre. Les bords de l'ulcération sont noirs, escarrifiés, et, tout autour, existe une zone jaunâtre, large de quelques millimètres, trahissant une altération profonde de la paroi artérielle. »

Nous ne pouvons insister beaucoup dans un ouvrage aussi restreint, sur les observations nombreuses publiées. Nous nous contenterons de dire que la méthode électrolytique appliquée à la cure des anévrysmes thoraciques n'a guère donné que des améliorations, les unes passagères, les autres durables. La guérison définitive n'a pas été observée bien souvent. C'est qu'en effet, la tumeur anévrysmale ne peut être atteinte que sur une portion limitée de son étendue et les caillots adhésifs ne peuvent se former que dans cette partie : ils laissent donc les autres points de la tumeur soumis à l'influence réitérée de l'impulsion sanguine.

Pour pouvoir espérer la coagulation entière et durable de la poche, il faudrait admettre un anévrysme peu étendu et à petite ouverture.

Quoi qu'il en soit, la galvano-puncture positive est un mode de traitement scientifique et rationnel; si elle ne guérit pas les anévrysmes de l'aorte, elle produit du moins du soulagement et de l'amélioration, dans une affection contre laquelle toutes les autres médications sont impuissantes. L'électrolyse est donc surtout un moyen palliatif et, comme tel, elle est extrêmement précieuse.

(1) TEISSIER, *Thèse d'agrégation*, Paris, 1877.

ULCÈRES VARIQUEUX.

Nous pouvons placer dans ce chapitre le traitement des ulcères variqueux qui constituent bien un trouble de l'appareil circulatoire.

L'électricité a été essayée dans cette affection chronique, et souvent rebelle, par Crussel, qui utilisait le courant galvanique, le pôle positif étant sur l'ulcère. Divers médecins, parmi lesquels on doit citer Kyber (de Cronsdadt), Spencer Wells, Deering, Arnold, Morton, Paoletti, Nunn, ont appliqué le courant, soit galvanique, soit faradique, au traitement des ulcères variqueux; mais les résultats ne furent jamais bien importants.

Il n'en est pas de même du traitement que nous préconisons et qui consiste à employer soit le souffle statique (Doumer) soit les effluves de haute fréquence.

1° Souffle statique. — L'action du souffle statique sur l'ulcère variqueux est rapide, elle se fait sentir dès les premières applications. Elle est caractérisée par une amélioration, le plus souvent considérable, des principaux symptômes qui accompagnent cette affection.

C'est ainsi que souvent dès la première séance, quelquefois dès la seconde ou la troisième seulement, la sécrétion se tarit, ou tout au moins diminue, d'une façon très appréciable. La diminution de la douleur, ou la gêne de la marche suit une progression tout à fait parallèle. Le bourgeonnement du fond de la plaie et la désintégration de l'épiderme sont très actifs et régularisés. Il n'est pas jusqu'aux phénomènes inflammatoires de voisinage qui ne s'amendent aussi avec rapidité.

Les séances sont habituellement de trois par semaine; la machine doit avoir le plus grand débit possible.

2° Effluves de haute fréquence. — Pour appliquer ces effluves, on se sert soit de l'excitateur d'Oudin, décrit page 160, soit d'un autre excitateur constitué par six petits balais associés en quantité et portés par un manche isolant en verre ou en ébonite.

Quel que soit l'appareil à effluves employé, on le relie par une chaine à l'extrémité du solénoïde à haute tension de l'appareil de haute fréquence et l'on règle la molette mobile de façon à obtenir la plus forte aigrette possible au niveau de l'excitateur ou des balais.

Les effluves sont alors dirigées sur le placard variqueux et pour cela nous conseillons de placer l'excitateur sur un support *ad hoc*, de manière à ne pas être obligé de rester dans la pièce où se fait le traitement, à cause des dangers de l'absorption de l'ozone produit en grande abondance dans ces conditions. Nous avons insisté sur ces dangers dans notre travail sur l'ozone (1).

On dispose l'extrémité active de l'excitateur à effluves, de façon à ce qu'il ne jaillisse pas d'étincelles sur l'ulcère. Les séances durent dix à quinze minutes et sont faites, soit tous les jours, soit tous les deux jours.

La rapidité d'action des effluves de haute fréquence est plus grande qu'avec le souffle statique ; en sorte que la durée du traitement se trouve bien diminuée.

L'action est très nette : les régions ulcérées sont peu à peu remplacées par du tissu d'aspect normal et ne présentant aucun caractère cicatriciel ; la peau est rose, souple et ne se distingue de la peau ambiante que par son caractère de formation récente.

Comment agit le souffle ou les effluves dans les ulcères variqueux ?

Les résultats si remarquables sont-ils dus à l'ozone dégagé ? Il est possible que ce gaz joue un certain rôle dans les guérisons constatées en rendant la plaie aseptique d'une part, et en facilitant par son énergique action oxydante la nutrition des tissus ulcérés d'autre part. Il y a encore deux autres facteurs à considérer dans le mécanisme de l'action des effluves électriques : l'effet de la quantité d'électricité qui s'écoule par les pointes ou par l'excitateur sur les nerfs trophiques de la peau. Ces nerfs sont certainement influencés favorablement, comme nous le démontrerons nettement à propos de l'étude de l'eczéma, par les phénomènes d'influence électrique dont ils sont le siège

(1) *Archives d'élect. méd*, janvier et février 1901.

de la part des conducteurs électrisés placés en avant de la région ulcérée.

Le troisième facteur, enfin, à faire entrer en ligne de compte, c'est l'action que peuvent avoir les radiations ultra-violettes qu'émettent, soit la pointe productrice du souffle statique (Leduc), soit l'excitateur d'où partent les effluves de haute fréquence. Des effets sur la nutrition des tissus peuvent se passer ici, comme dans le traitement de Finsen de Copenhague, par des radiations chimiques de l'arc électrique.

Il serait intéressant de rechercher quelle est la part de ces différents facteurs dans l'action de l'électricité sur les ulcères variqueux; mais nous croyons, pour notre part, que tous agissent à la fois, que l'action de l'effluve électrique est, par conséquent, très complexe. Ce qu'il importe, en tout cas, de retenir, c'est le résultat thérapeutique obtenu.

ŒDÈME ÉLÉPHANTIASIQUE.

Les œdèmes et, d'une façon générale les états éléphantiasiques, sont le résultat d'une fibrose hypertrophique de la peau et des plans sous-jacents consécutive à tout œdème prolongé, lymphatique ou veineux.

Les médications les plus variées ont été essayées dans ces cas, mais c'est à l'électricité convenablement appliquée que revient les succès les plus complets.

Le traitement électrique a été surtout employé par Aranjo et Moncorvo, qui publièrent une statistique importante d'éléphantiasis divers soumis à l'action du courant.

Un cas très intéressant d'œdème éléphantiasique a été publié par M. E. Albert-Weil (1) et nous croyons utile, pour guider la technique à suivre dans de pareilles affections, de résumer l'observation de notre confrère.

Il s'agit d'une femme de cinquante-sept ans, pesant 128 kilogrammes, et dont les jambes, avant le traitement, avaient l'aspect caractéristique rappelant celui d'un pantalon de zouave : un gros

(1) Albert-Weil, *Traitement galvanique et guérison d'un cas d'œdème éléphantiasique des membres inférieurs.*

bourrelet allant jusqu'au sol formait un repli au niveau du cou-de-pied et dessinait un sillon entre le pied et la cheville. Les jambes allaient en s'élargissant jusqu'au-dessous du bourrelet. Par la pression digitale, on a une sensation molle tout à fait normale chez une femme obèse, mais vers le milieu de la jambe, on constate un relief plus accentué sur la jambe gauche que sur la droite, qui sépare la partie inférieure œdématiée de la partie supérieure qui est grosse et très peu œdémateuse.

La jambe gauche a une circonférence de 57 centimètres, au niveau inférieur du bourrelet, de 51 centimètres au niveau du léger relief signalé. La hauteur de la partie œdématiée est de 17 centimètres.

Les parties correspondantes de la jambe droite sont 55 centimètres, 50 centimètres et 14 centimètres.

Le traitement fut d'abord appliqué à la jambe gauche seule. Il consistait en galvanisation de l'œdème faite avec deux électrodes hémi-cylindriques, reliées au *pôle négatif*, pendant que l'électrode indifférente était placée au-dessous de la nuque.

L'intensité employée fut en moyenne de 50 mA, pendant quinze minutes. La première application fut faite le 27 mai. Après dix jours, on notait déjà une diminution de l'œdème : les circonférences inférieure et supérieure étaient de 53 centimètres et de 50 centimètres; en outre, on constatait un ramollissement considérable des tissus œdématiés, tandis que du côté droit la consistance restait dure et presque ligneuse.

Le 20 juin, on note 49 centimètres en bas de la jambe.

Le 10 juillet, les circonférences repères ont, en bas 40 centimètres, en haut 45 centimètres.

A partir de ce jour, la jambe droite est, elle aussi, soumise à la galvanisation négative par le même procédé : ses circonférences sont 45 centimètres en bas, 50 centimètres en haut de la région œdématiée.

Le 12 août, les mensurations donnent les résultats : jambe gauche, 36 centimètres en bas, 43 centimètres à 17 centimètres plus haut ; jambe droite, 40 centimètres en bas, 45 centimètres en haut (à 14 centimètres).

Le traitement est interrompu pendant un mois et repris le

18 septembre. Le 20 octobre, la diminution a encore fait des progrès ; on trouve : jambe gauche, 33 centimètres et 38 centimètres ; jambe droite, 34 centimètres et 40 centimètres, les mesures étant prises aux points indiqués précédemment.

La malade trouve alors le résultat suffisant, car elle peut marcher et se chausser sans difficulté. Il persiste, néanmoins, un léger bourrelet à la partie interne des chevilles, mais le succès obtenu est toutefois remarquable, si on se rappelle que les circonférences des régions inférieures de l'œdème étaient 57 centimètres à gauche et 55 centimètres à droite.

On ne peut expliquer le résultat obtenu dans ce cas très intéressant que par les actions électrolytiques interstitielles, d'une part et les actions vaso-motrices, d'autre part. Il est légitime de penser que les œdèmes lymphatiques seraient améliorés, sinon guéris, par l'emploi de la galvanisation négative. Il ne s'agit point de soumettre tous les œdèmes au traitement électrique, par exemple ceux d'origine viscérale, cardiague, hépatique, etc ; mais l'œdème circonscrit de la peau, les œdèmes trophiques, les œdèmes bleus hystériques, seraient, croyons-nous, tout à fait justiciables d'applications galvaniques faites comme il a été dit plus haut.

ASPHYXIE LOCALE DES EXTRÉMITÉS OU MALADIE DE RAYNAUD.

L'étiologie de ce symptôme diffère presque avec chaque cas particulier ; la cause peut en être très variable : artério-sclérose, mal de Bright, diabète, syphylis, alcoolisme, saturisme, hystérie, maladie de Basedow, aménorrhée, impaludisme, paralysie générale même.

L'asphyxie locale est le résultat d'un spasme vasculaire local : le froid est une cause occasionnelle très nette, surtout au début ; c'est pour cela que l'automne est la saison par excellence de la maladie de Raynaud.

Les engelures et l'onglée qui apparaissent aussi dans la saison froide, ne sont pas sans analogie avec l'asphyxie locale des extrémités.

Dans les formes graves, le traitement de choix est le traitement électrique : on peut avoir recours à la galvanisation ou aux courants faradiques.

Dans le premier cas, on fera plonger les mains dans un bain d'eau chaude en relation avec le pôle positif au moyen d'une lame de charbon, pendant que le pôle négatif sera appliqué dans un point quelconque, dos ou cuisse. L'intensité à utiliser est de 15 à 30 mA amenée lentement depuis zéro jusqu'à cette valeur et les séances, faites tous les jours, dureront dix à quinze minutes. Le professeur Peter a rapporté un très beau succès obtenu avec cette technique.

Avec les courants faradiques, on se servira du rouleau relié à l'un des pôles de la bobine pendant que l'électrode indifférente sera placée comme pour le courant galvanique.

Enfin, lorsque la cause de l'asphyxie locale est l'hystérie ou la neurasthénie, on pourra avoir recours d'emblée aux étincelles ou aux effluves de haute fréquence.

La maladie de Raynaud s'accompagne assez souvent de points douloureux au niveau des apophyses rachidiennes, ce qui semble indiquer une participation médullaire. Le médecin électricien sera bien armé pour combattre cet autre symptôme au moyen de la galvanisation positive faite en appliquant une électrode de 20 à 40 centimètres carrés sur ces régions douloureuses avec une intensité de 20 à 50 mA, suivant la surface de l'électrode active.

HYPERTENSION ARTÉRIELLE.

Quoique ce symptôme résulte de troubles de l'état général, nous l'étudierons ici avec les maladies de l'appareil circulatoire.

Huchard a établi que l'hypertension artérielle précède toujours les lésions scléreuses des vaisseaux ; on a cherché à combattre par différents traitements ou par des règles d'hygiène l'établissement de l'augmentation de la pression artérielle.

Les causes qui engendrent l'hypertension sont : 1° la proportion d'acide urique contenue dans le sang (Haig) ; 2° le spasme des artérioles et des capillaires (Huchard) ; 3° le ralentissement de la nutrition provoquée par une intoxication alcoolique saturnine, nicotinique ou alimentaire.

L'électricité sous la forme de l'autoconduction peut rendre de grands services dans l'amélioration de l'hypertension, ainsi que l'a constaté M. Moutier.

La technique est facile à mettre en œuvre, si l'on se reporte à ce que nous avons dit des courants de haute fréquence et de l'autoconduction : le malade est placé dans le solénoïde de haute fréquence et la séance doit durer de vingt à trente minutes. L'autoconduction appliquée tous les deux jours pendant six semaines à deux mois donne des résultats très favorables ; si les malades sont légèrement atteints l'effet de l'autoconduction ne tarde pas à se manifester. Si, au contraire, on a affaire à une hypertension de date ancienne, il sera bon d'associer à l'autoconduction un traitement basé sur l'hygiène et le régime alimentaire.

Dans tous les cas, il ne faut pas compter, cela va sans dire, sur un résultat immédiat ; mais si on mesure la tension artérielle du malade avec soin, on constate que celle-ci diminue graduellement pendant la durée du traitement. Cette diminution lente, mais graduelle, explique pourquoi les séances devront être assez nombreuses pour arriver à un résultat sensible.

HYPOTENSION ARTÉRIELLE.

Il n'est pas rare d'avoir à traiter des malades, surtout des neurasthéniques, présentant une diminution de la tension artérielle. Cette tension pourra être mesurée à l'aide par exemple du sphygmo-manomètre de Potain, au niveau de l'artère radiale du poignet. Celle-ci est normalement comprise entre 16 et 18 centimètres de mercure. Si la pression ainsi mesurée est trouvée inférieure à 16 centimètres, le traitement électrique est indiqué.

En quoi consiste celui-ci ? On s'adressera aux courants de haute fréquence appliqués à l'aide du solénoïde à haute tension d'Oudin. L'excitateur, déjà décrit, à tube de verre, est relié à l'extrémité de ce solénoïde et approché plus ou moins de la colonne vertébrale du malade sur lequel on pourra appliquer, soit les effluves, soit les étincelles de haute fréquence.

Il est inutile de faire déshabiller le patient : il est bon de commencer par de simples effluves, avant d'arriver aux étincelles. Au début du traitement de l'hypotension, il suffit, la plupart du temps, de passer l'excitateur trois ou quatre fois le long de la colonne vertébrale pour obtenir une élévation marquée de la pression artérielle (Moutier).

L'augmentation de la tension par les applications locales de haute fréquence s'observe immédiatement, et cette augmentation est en rapport avec la durée de l'application, l'intensité dépensée dans le primaire du transformateur et enfin le mode de réaction nerveuse du sujet.

La fréquence des séances sera subordonnée à la persistance de l'augmentation de la tension artérielle ; si celle-ci n'est que de quelques heures, les séances seront biquotidiennes. Quand l'effet obtenu persiste, on éloigne les applications, on les rend quotidiennes, pour les faire ensuite tous les deux jours.

Ce mode d'électrisation n'est pas applicable aux malades dont le système nerveux ne semble pas devoir supporter des secousses trop vives.

On devra surveiller le résultat produit : si l'excitation des centres nerveux est trop forte, soit par l'emploi d'un courant trop intense, soit par une application de trop longue durée, on peut constater la production de certains accidents, tels que l'insomnie, la lassitude, l'inappétence, des phénomènes d'embarras gastrique, de la céphalalgie, des vertiges. Ces inconvénients seront sûrement évités si l'on observe avec soin les indications précédemment exposées.

Article II. — SYSTÈME LYMPHATIQUE.

LYMPHANGIOMES.

La technique électrique est la même pour ces tumeurs que celle indiquée pour les angiomes ; nous nous contenterons de rapporter une observation publiée en 1894, par M. le professeur Bergonié (1).

(1) Bergonié, *Archives d'élect. méd.*, 1894, p. 301.

Le 17 avril 1893, se présente à la Clinique, envoyée par M. le pro-
:sseur Demons, une petite fille âgée de six ans, atteinte de lymphan-
iome de la joue droite.

A l'aspect extérieur, on remarque que la joue droite est plus
olumineuse, qu'elle retombe en déformant la commissure labiale et
n l'abaissant; au toucher, on trouve que la joue est très épaissie,
e consistance molle et pâteuse. De plus, la muqueuse est, sur toute
a surface, très rugueuse et parsemée de petites éminences blan-
hâtres. Cette rugosité s'étend à partir du repli gingival inférieur
isqu'au repli gingival supérieur et à la commissure latérale droite;
e l'autre côté, on ne trouve rien de semblable, pas plus que sur le
oile du palais ou sur la muqueuse palatine. Cette tumeur ne subit
ucune variation dans son volume. Lorsque la malade fait des
fforts, il n'y a pas non plus augmentation de volume. Il n'y a jamais
u d'écoulement sanguin. En un mot, le diagnostic de lymphangiome
st bien exact.

D'après M. Demons et aussi d'après la Société de médecine, devant
iquelle l'enfant a été présentée, le traitement le plus rationnel que
on puisse appliquer, est l'électrolyse. On emploiera la méthode
ipolaire et de faibles intensités pour amener de petites rétractions
:catricielles.

19 avril 1893. — Deux aiguilles de platine de 0,6 millimètres sont
nfoncées d'à peu près 1 centimètre dans la tumeur. On remarque
ue la pénétration des aiguilles est fort difficile, la surface de la
iuqueuse étant comme cornée. Intensité, 15 mA, durée, sept minutes
: demie. Lorsqu'on retire les aiguilles, on voit une coloration gri-
âtre de la partie où les deux aiguilles étaient enfoncées. Pas trace
e sang.

21 avril. — Deux jours après la première séance, on remarque que
ı tumeur a légèrement augmenté de volume; de plus, à la surface
e la muqueuse, existent deux eschares, toutes les deux grisâtres et
résentant un aspect tout à fait différent des eschares que l'on
bserve dans l'électrolyse des angiomes sanguins.

La petite malade n'a pas souffert et n'a éprouvé aucune gêne pour
ı mastication.

24 avril. — Au niveau du point d'implantation des deux aiguilles,
eux eschares ont été éliminées, entraînant une perte de substance
ssez considérable. La joue a légèrement augmenté de volume. Pas
e phénomènes inflammatoires, pas d'hémorragies, pas de douleurs.

5 mai. — Cicatrisation complète; deuxième séance d'électrolyse
ipolaire. Intensité, 30 mA. Durée, cinq minutes.

10 mai. — Le volume de la tumeur a encore diminué. Nouvelle
lectrolyse. Intensité maxima, 50 mA. Durée, douze minutes.

24 mai. — Une eschare très volumineuse a été formée, du volume
'une noisette à peu près, qui, aujourd'hui, est sur le point d'être
liminée.

29 mai. — Eschare tombée avant-hier du volume d'une fève. La chute de cette eschare a laissé un espace vide à peu près de même volume. Une zone périphérique très indurée existe encore, quoique le volume de la joue soit presque redevenu normal.

16 juin. — La tumeur ne forme plus qu'un petit noyau induré, de la grosseur d'une petite cerise, qui diminue de jour en jour.

1er décembre. — Quatrième séance d'électrolyse. Deux aiguilles d'acier sont enfoncées parallèlement de 1 centimètre et demi à peu près au centre du reste de la tumeur; elles pénètrent très difficilement dans un tissu très résistant. L'intensité est amenée progressivement à 47 mA ; cette intensité est conservée pendant trois minutes; puis, ensuite ramenée lentement à zéro, à l'aide du rhéostat à liquide. Lorsqu'on retire les aiguilles, pas une goutte de sang ne s'écoule, et l'on remarque que toute la partie encore non attaquée de la tumeur n'est plus qu'une eschare.

22 décembre. — La plaie est tout à fait guérie. L'asymétrie des joues est à peine sensible.

16 février 1894. — Pour enlever les quelques petits lacs lymphatiques qui existent encore à la surface de la tumeur, on fait une cinquième et dernière séance d'électrolyse, dont on pourrait presque se passer, si l'on recherchait seulement le résultat esthétique. Deux aiguilles d'acier sont enfoncées parallèlement, à peu près à 5 millimètres, et un courant de 25 mA, passe pendant dix minutes. La douleur est très modérée et ne dure que pendant les premiers instants. Deux petits bourgeons lymphatiques sont ensuite piqués avec l'aiguille négative et avec une intensité de 10 mA.

10 avril. — L'eschare est complètement tombée. Il faut être vraiment averti pour constater une différence entre les deux joues.

1er juillet. — La guérison se maintient parfaite, la face est absolument symétrique.

Comme on l'a vu dans cette observation, l'emploi d'aiguilles en acier est permis, lorsque l'on attaque par la face interne le lymphangiome de la joue : il n'y a plus ici à ménager le tégument qui est représenté par la muqueuse buccale.

ADÉNITES CHRONIQUES.

Les cas les plus favorables au traitement que nous allons indiquer sont assurément ceux qui ne dépendent d'aucune tare constitutionnelle, c'est-à-dire les cas d'adénite chronique simple. On peut même affirmer que l'électricité bien appliquée peut avoir raison de ce genre d'engorgements ganglionnaires.

Quant aux adénopathies tuberculeuses, le degré de l'amélioration possible dépend de la lésion : il n'y a que dans les cas où il n'existe ni ramollissement, ni suppuration, que le traitement électrique peut être appliqué avec quelques faibles chances d'amélioration.

Le seul traitement efficace est l'emploi du courant galvanique : l'électrode active, de surface variable suivant l'importance de la tumeur à faire résorber, est, une fois bien humectée d'eau tiède, appliquée sur le ganglion hypertrophié et mise en communication avec le pôle négatif. Une électrode indifférente est placée dans le dos, au-dessous de la nuque.

L'intensité à employer avec une électrode active de 20 centimètres carrés, par exemple, est de 15 mA, et la durée des séances de quinze minutes : celles-ci ont lieu tous les deux ou trois jours.

On ne peut pas fixer d'avance la durée du traitement, et il est difficile de prédire au malade la date de sa guérison, car les tumeurs ne fondent pas comme par enchantement.

Article III. — APPAREIL RESPIRATOIRE.

DÉVIATIONS ET ÉPERONS DE LA CLOISON DU NEZ.

Le traitement électrique des déviations et éperons de la cloison du nez est aujourd'hui bien entré dans la pratique.

Lorsqu'il s'agit de détruire une déviation avec épaississement, ce qui est presque toujours le cas, l'idéal à réaliser est de détacher l'épaississement, au moyen d'une section parallèle au plan de la cloison nasale. C'est ce qu'ont toujours cherché à faire les divers auteurs; cette section peut être faite par l'électrolyse, mais à condition d'employer la méthode bipolaire.

L'emploi systématique de la méthode monopolaire expose à perforer complètement la cloison, comme cela est arrivé assez souvent ; de plus, cette méthode exige plusieurs séances d'électrolyse ; enfin, elle produit des phénomènes douloureux, une salivation exagérée etc., à cause de l'irradiation des lignes de flux qui peuvent atteindre la base du cerveau et provoquer des céphalalgies assez fortes.

Avec la méthode bipolaire, au contraire, les lignes de flux, ainsi que nous l'avons indiqué plus haut, sont toutes concentrées sur le tissu à détruire et s'irradient très peu autour de lui; on n'observe plus alors de douleur au niveau des dents, pas de salivation. Les malades n'accusent dans leur nez qu'une sensation de constriction et d'arrachement facilement supportable.

La méthode bipolaire pure, avec deux aiguilles seulement, est très propre à faire la section électrolytique. Certains auteurs, comme M. Garel, emploient la *multipuncture bipolaire;* cette méthode consiste à enfoncer dans la déviation plusieurs aiguilles dont une est reliée au pôle positif, pendant que les autres, réunies en quantité, sont mises en communication avec le pôle négatif.

Les aiguilles à utiliser doivent être en acier et droites : elles sont ainsi plus facile à introduire. Leur longueur et leur grosseur sont très variables, suivant les cas : le diamètre peut varier de 0,5 millimètres à 1,5 millimètres, et leur longueur de 7 à 10 centimètres.

En dehors des avantages de présenter un poli et une régularité parfaits, elles n'ont pas l'inconvénient de fléchir lorsqu'on exerce sur elles l'effort nécessaire à leur introduction dans les tissus durs, inconvénient que présentent toutes les aiguilles faites de métaux précieux. L'attaque de l'aiguille positive par le chlore n'est pas un bien grave inconvénient, car le chlorure de fer formé n'est nullement nuisible, au contraire; l'extraction de cette aiguille est seulement plus difficile à cause du dépoli résultant de l'action secondaire de l'électrolyse.

Les aiguilles d'acier ne sont pas isolées et n'ont pas besoin de l'être; pour protéger les tissus sains de la destruction électrolytique, on place sur la partie qui émerge un morceau de tube de caoutchouc mince, par exemple de sonde urétrale ou de tube pour drainage. Le courant est amené aux aiguilles par des serre-fils qui assurent un contact excellent.

On peut dire que l'électrolyse, sagement maniée, constitue le procédé de choix pour la destruction des saillies (éperons, crêtes, etc.), cartilagineuses ou osseuses de la cloison du nez. Elle constitue une opération non sanglante, à peu près indolore, dont il est facile de mesurer exactement l'action et dont les résultats définitifs sont aussi destructifs qu'on le désire. Une seule séance suffit en général.

POLYPES NASOPHARYNGIENS.

C'est Nélaton qui, le premier, appliqua l'électrolyse au traitement des polypes nasopharyngiens dans le but de remplacer le traitement chirurgical, difficile et dangereux, de ces tumeurs qui présentent une extrême tendance à la récidive.

De nombreux essais suivis de succès furent faits depuis les recherches de Nélaton. Aujourd'hui, la méthode de l'électrolyse est devenue classique et nous nous bornerons à exposer la technique opératoire.

C'est encore à la méthode bipolaire que l'on doit avoir recours ; ce n'est qu'à la fin du traitement, lorsque les restes de la tumeur sont très petits que l'on emploiera la méthode monopolaire.

On se sert très avantageusement d'aiguilles en acier, comme pour le traitement des déviations et des éperons de la cloison du nez. Leur rigidité permet de les introduire facilement dans le tissu des polypes fibreux qui est dur et résistant. On peut, en outre, les incurver à volonté, ou les fléchir, si on a soin de les rougir à la flamme d'une lampe pour leur enlever leur trempe. L'isolement se fait de la même façon que dans le cas des éperons, c'est-à-dire avec de minces tubes de caoutchouc.

Pour certains polypes nasopharyngiens, il est commode de se servir d'une sorte de fourchette, comme celle qu'a fait construire M. Garel, de Lyon. Elle se compose de trois dents en platine iridié, dont les deux extrêmes sont réunies en quantité, pendant que la dent centrale, isolée des deux autres, peut être mise en communication avec le pôle positif de la batterie de piles ou d'accumulateurs.

La figure 135 montre bien d'ailleurs la forme et la structure de cette fourchette électrolytique bipolaire.

Avec cet appareil, on arrive sans grande difficulté à embrocher les polypes fibreux nasopharyngiens. — On aura soin, avant d'introduire la fourchette dans le polype, d'isoler le manche métallique en l'enveloppant dans une bande de gutta-percha enroulée en hélice.

La méthode électrolytique, si elle n'est pas applicable dans tous les cas, a le grand avantage d'éviter les grands délabrements chirurgicaux presque nécessaires pour le traitement par le bistouri des polypes nasopharyngiens.

Fig. 135. — Fourchette électrolytique bipolaire du Dr Garel.

On peut compter sur 62 p. 100 environ de succès, et il faut remarquer que souvent les insuccès sont dus à une technique défectueuse ou à des intensités trop faibles.

OZÈNE.

L'électrolyse a été essayée dans cette désagréable affection des fosses nasales, au moyen d'électrodes solubles en cuivre. On enfonce une aiguille de ce métal dans le cornet moyen, et on relie au pôle positif, pendant qu'une aiguille de platine ou d'acier est implantée dans le cornet inférieur ou dans une crête de la cloison. L'intensité à employer est de 8 à 10 mA pendant 10 à 15 minutes. Le cuivre est attaqué par le chlore : il se forme de l'oxychlorure de cuivre verdâtre qui est entraîné dans le sens du courant et se diffuse dans les interstices péricellulaires.

Au lieu de se servir d'aiguilles, il paraît préférable d'employer du coton métallisé au cuivre, préparé de la façon suivante (Schall). On fixe sur une tige de cuivre un bourdonnet de coton qu'on plonge dans une solution de nitrate d'argent, acidulée par de l'acide tartrique, et chaude : il se forme une mousse métallique d'une grande souplesse que l'on transforme par galvanoplastie en une mousse de cuivre. Le coton ainsi préparé est introduit dans la narine atteinte et mis en relation avec le pôle positif, pendant qu'un autre bourdonnet d'ouate hydrophile est enfoncé dans l'autre narine et relié au pôle négatif.

Les résultats de l'électrolyse paraissent avoir été très favorables en Belgique; les médecins français qui l'ont employée sont, au contraire, unanimes à reconnaître que l'amélioration constatée dans quelques cas ne dure pas et qu'en somme c'est là une méthode à abandonner.

Étant donné que la théorie microbienne de l'ozène n'est pas reconnue par tous les auteurs et que certains d'entre eux adoptent la théorie de la trophonévrose, il paraîtrait indiqué d'essayer l'action des effluves de haute fréquence dans le traitement de l'ozène : quand on songe aux propriétés stimulantes que possèdent ces effluves, relativement à la nutrition des tissus, il paraît logique de faire agir ces courants sur les régions où siège l'ozène : il suffirait de rechercher la forme à donner à l'excitateur.

COQUELUCHE.

Ce n'est pas le traitement électrique direct que nous avons en vue dans cette affection, mais ce traitement doit pourtant prendre place dans un livre d'électrothérapie, car il est tout à fait du ressort du médecin électricien. Nous voulons parler des inhalations d'ozone.

Disons tout d'abord que la durée moyenne de la coqueluche est de deux à quatre mois ; mais souvent, elle est de cinq, six mois et plus.

Quelle est la pathogénie de la coqueluche? Bien des opinions ont été émises, ce qui prouve qu'on est encore peu fixé sur sa nature : l'engorgement des ganglions bronchiques a été soutenu par Guéneau de Mussy; cette adénopathie, en excitant le pneumogastrique et en comprimant les bronches, pourrait, à la rigueur, expliquer les troubles d'innervation et de respiration de la coqueluche : mais cette explication est, en tout cas, loin de constituer à elle seule toute la pathogénie de la coqueluche.

Le caractère contagieux de cette maladie ne saurait donner

lieu à aucune discussion : il est donc certain que la coqueluche est déterminée par un micro-organisme, sur la nature duquel on n'est pas encore bien fixé. Cependant, d'après les recherches de Letzerich, ce serait un micrococcus qui produirait cette affection ; si on introduit un crachat de coqueluche dans lequel on a observé au microscope des flocons blanchâtres constitués par les colonies de microcoques, dans la trachée d'un lapin trachéotomisé, on observe au bout d'une semaine une véritable coqueluche chez l'animal.

L'origine microbienne de la coqueluche nous intéresse au plus haut point, pour le traitement que nous allons indiquer.

Le traitement de la coqueluche a été l'objet d'une infinité de formules : il faut bien savoir qu'on doit se garder d'employer de suite des moyens thérapeutiques trop actifs ou susceptibles de déprimer d'emblée les forces ; il faut éviter surtout au début les moyens débilitants.

C'est à cause de ces considérations, très judicieuses, que le traitement par l'ozone constitue un grand progrès, et auquel il n'y a pas à reprocher les inconvénients de la plupart des autres agents thérapeutiques.

Comment peut-on produire l'air ozonisé que l'on devra faire respirer au malade? C'est là tout d'abord la question à se poser et que nous allons résoudre.

On a vanté la machine statique comme pouvant servir d'ozoneur ; or, d'après les recherches que nous avons faites (1), c'est là un procédé illusoire de production d'ozone. Nous n'avons pas à nous arrêter plus longuement sur cette source tout à fait insuffisante.

Les deux autres producteurs d'ozone que le médecin a à sa disposition sont : 1° les ozoneurs, dont le type est l'appareil d'Houzeau et 2° les effluves de haute fréquence avec le solénoïde à haute tension d'Oudin.

Pour se servir des ozoneurs d'Houzeau ou de Châtelain, on relie les électrodes aux formes de la bobine induite d'un transformateur de Ruhmkorff, dont le coefficient de transformation

(1) Congrès de l'Assoc. fr. pour l'av. des Sciences, Paris 1900.

$\frac{n_1}{n_2}$ doit être élevé, contrairement aux bobines destinées aux usages directs du courant faradique.

En faisant circuler de l'air dans l'espace compris entre les électrodes de l'ozoneur, on obtient la production d'une certaine proportion d'ozone.

Le tube est alors terminé par un entonnoir devant lequel le malade place le nez et la bouche. Mais ce moyen, pour être efficace, doit être mis en œuvre en faisant circuler, non pas de l'air, mais de l'oxygène pur. Aujourd'hui que le médecin trouve facilement ce gaz dans des récipients et sous pression, rien ne lui sera plus simple que d'ozoniser l'oxygène : pour cela, on placera une carafe renfermant de l'eau dans laquelle on fera barboter l'oxygène avant de l'envoyer dans l'ozoneur ; le gaz se lavera ainsi et son débit sera en même temps apprécié par la vitesse des bulles traversant l'eau.

En réglant le robinet du récipient à oxygène, on sera donc maître de produire tel débit que l'on voudra ; celui-ci devra être modéré pour que l'ozonisation porte sur un plus grand nombre de molécules.

Quant à la bobine d'induction, on choisira une bobine de Ruhmkorff, capable de donner 3 à 5 centimètres d'étincelles ; on l'actionnera au moyen de 2 accumulateurs associés en tension et dont la charge se fera facilement soit avec un rhéostat convenable, soit avec une lampe placée dans le circuit de ces accumulateurs.

Quoique le titre de l'atmosphère en ozone que respire le malade ne puisse guère être évalué, l'expérience a démontré que la proportion d'ozone ainsi produite est efficace et possède une véritable action thérapeutique.

Le moyen de choix pour produire l'air ozonisé est constitué par les effluves de haute fréquence. Si donc le médecin possède déjà ces courants, c'est à eux qu'il devra s'adresser.

Pour transformer en ozoneur l'appareil de haute fréquence et pour faire commodément respirer l'air ozonisé aux malades, voici la disposition que nous préconisons. Le solénoïde à haute tension d'Oudin qui, dans la plupart des modèles d'appareils de haute fréquence est placé sur une table, en dessous de laquelle sont les condensateurs et les détonateurs, est disposé au milieu d'une sorte de guérite constituée par une carcasse en bois et fermée en haut par une toile imperméable et, sur les parois, par de l'étoffe bien fixée par une bande de bois, ou de toute autre substance, sur les bords supérieurs de la guérite. Cette guérite peut avoir, par exemple, deux mètres de côté, soit une superficie de 4 mètres carrés et une hauteur de 1m,80. Un tube de verre traversant le plafond de cette guérite, et relié à une machine soufflante quelconque, trompe de Berlemont, par exemple, assure la ventilation qui se fait par refoulement dans la guérite.

On peut encore placer le solénoïde dans une pièce où on dispose un ventilateur mû par un moteur électrique; autant que possible, on prendra les ailettes en bois pour éviter l'oxydation des parties métalliques.

Au-dessus du solénoïde, on fixera un fil de cuivre contourné en limaçon et redressé verticalement à sa partie supérieure; en se plaçant dans l'obscurité, on réglera la longueur du solénoïde inducteur, traversé par les oscillations de haute fréquence, de manière à donner aux aigrettes émanant du fil en spirale la plus grande puissance.

On peut régler la proportion d'ozone contenu par litre d'air, soit en faisant varier l'intensité du courant inducteur allant au transformateur, soit en agissant sur les boules du détonateur, dont la distance est proportionnelle à la quantité d'ozone produite. Il serait à souhaiter qu'un dosage préalable du titre de l'air en ozone soit fait pour tarer l'appareil employé. La dose thérapeutique doit être en effet d'environ $\frac{3}{10}$ de milligramme d'ozone par litre d'air, d'après nos recherches. Il suffit pour effectuer ce dosage d'aspirer l'atmosphère de la guérite ou de la pièce où l'on opère et de faire barboter le gaz dans une solution arsenicale titrée, en notant le volume de gaz aspiré (voir notre travail déjà cité). Par tâtonnement et en agissant soit sur le rhéostat, soit sur le détonateur, on réglera facilement le débit en ozone de l'appareil pour lui donner la valeur de $0^{mgr},3$ par litre d'air. Quand on emploie une bobine de 25 centimètres d'étincelles seulement et un courant de 9 à 10 ampères, on reste toujours en dessous de la dose thérapeutique, pourvu que la ventilation se fasse convenablement.

Supposons donc que l'appareil de haute fréquence remplisse les conditions énoncées : le ou les malades atteints de coqueluche seront placés assis dans la guérite *ad hoc* ou dans la pièce ventilée : ils respireront ainsi dans une atmosphère ozonisée et, n'ayant aucun appareil devant eux, ils pourront subir leur accès de coqueluche, s'il s'en produit, comme s'ils étaient à l'air libre.

On voit combien ainsi se trouve facilitée l'administration de l'ozone ou plutôt de l'air ozonisé. Cette disposition se prête, en outre, à toutes les déterminations ou dosages que l'on pourrait vouloir faire.

La durée des séances sera de dix minutes, en moyenne, mais les premières seront plutôt de cinq minutes seulement.

Pour les malades adultes, la durée des inhalations pourra être portée à quinze ou vingt minutes. Le traitement par l'ozone devrait être commencé dès le début de la coqueluche ; mais la plupart du temps le médecin électricien sera consulté alors que la maladie est dans la seconde période, celle des quintes spasmodiques : il devra, en tout cas, agir de suite, sans perdre de temps.

Voici deux observations qui pourront donner au lecteur une idée de l'efficacité de l'absorption d'air ozonisé : il s'agit de deux petites filles, l'une âgée de trois ans et six mois, l'autre de trois ans. La première avait été soumise à l'ozone le second jour de son entrée à l'hôpital de la Charité de Lyon, service du Dr Weill ; la seconde fut amenée avec sa petite camarade de salle le jour même de son entrée.

Pour Mélanie L., les accès spasmodiques dataient de dix jours ; pour Marie D., de six jours.

Le nombre des quintes par jour était noté avec grand soin par la sœur du service, ce qui donne une plus grande garantie aux observations que si elles avaient été confiées aux parents peu habitués à ce genre d'observations.

Chaque fois que l'ozone a été administré, nous avons placé en regard des jours et du nombre d'accès les mots (ozone 10m), ce qui veut dire que l'inhalation a été faite ce jour-là pendant dix minutes.

Mélanie L., 3 ans 6 mois.		
1er mai	8	
2 —	5	(ozone 10m).
3 —	4	
4 —	6	(ozone 10m).
5 —	3	
6 —	8	
7 —	7	
8 —	8	
9 —	6	(ozone 10m).
10 —	5	—
11 —	4	—
12 —	3	—
13 —	4	—
14 —	5	—
15 —	2	—
16 —	3	—
17 —	3	—
18 —	4	—
19 —	5	—
20 —	6	
21 —	4	—
22 —	2	—
23 —	3	—
24 —	2	
25 —	2	—
26 —	1	—
27 —	1	
28 —	0	—
29 —	1	
30 —	0	exeat.

(Guérison après 18 séances).

Marie D., 3 ans.		
4 mai	12	(ozone 10m).
5 —	18	
6 —	10	
7 —	10	
8 —	11	
9 —	8	(ozone 10m).
10 —	6	—
11 —	7	—
12 —	5	—
13 —	0	
14 —	4	—
15 —	6	—
16 —	5	—
17 —	6	—
18 —	4	—
19 —	3	—
20 —	3	
21 —	2	—
22 —	3	—
23 —	2	—
24 —	2	
25 —	1	—
26 —	2	—
27 —	1	
28 —	1	—
29 —	exeat.	

(Guérison après 17 séances).

Le résultat obtenu est, comme on le voit, très net, et si l'on se rappelle que la durée habituelle de la coqueluche dépasse deux mois à trois mois, on reconnaîtra avec nous que l'ozone a une action extrêmement favorable sur la coqueluche, et amène la guérison de cette pénible et, quelquefois très grave affection, beaucoup mieux et beaucoup plus vite que toutes les autres médications.

Cette efficacité ressort encore très bien des observations prises par le Dr Vernay, se rapportant à des adultes et communiquées au Congrès de l'Association française pour l'avancement des Sciences, Paris 1900.

FATIGUE VOCALE.

Nous devons indiquer sommairement les bons effets que donne le traitement électrique dans la fatigue vocale des chanteurs.

Rappelons d'abord que l'intégrité physique du larynx et des cordes vocales en particulier ne suffit pas pour la production de la voix chantée; il faut en outre l'intégrité physiologique du système nerveux. Sans cette intégrité, la faculté essentielle dans l'art du chant, appelée la lutte vocale, diminue plus ou moins complètement ; c'est cette faculté qui permet de rendre, contrairement à ce qui se passe dans la respiration ordinaire, le temps de l'expiration beaucoup plus long que celui de l'inspiration, ce qui permet à l'artiste de ralentir, de prolonger l'expiration autant que l'exige la phrase musicale à interpréter.

Des observations prises par M. Moutier avec la collaboration de M. Granier, de l'Opéra, montrent nettement l'influence favorable de la franklinisation sur la fatigue vocale. La méthode consiste à employer le bain statique, le malade étant relié au pôle négatif de la machine, et à placer devant la bouche et le nez un balai de chiendent d'où s'échappent des effluves statiques.

La durée de chaque séance est variable : elle doit être de 15 à 30 minutes et être faite tous les deux jours.

Les modifications observées consistent en une augmentation de la durée des mouvements respiratoires. La hauteur des sons laryngiens est plus élevée et le maintien des notes aiguës est rendu plus facile. Enfin, le timbre acquiert du *mordant*, en même temps que la voix devient plus souple et plus agréable.

APHONIES NERVEUSES.

On utilise les excitations énergiques du larynx, et l'on applique ici la méthode percutanée.

Mor Meyer a employé le pinceau de Duchenne, sous la forme de moxas faradiques, et a obtenu fréquemment des succès après une seule séance.

Mais il faut savoir que ces succès sont quelquefois de peu de durée. Dans certains cas, au contraire, lorsque le traitement a été bien appliqué et assez prolongé, la guérison est durable.

L'emploi de la franklinisation sous forme d'étincelles donne les meilleurs résultats, comme le prouve l'observation suivante due à M. Laborie (1).

Marie B..., dix-neuf ans, manifestement hystérique, est adressée par M. Moure à la Clinique électrothérapique. L'examen laryngoscopique a donné la figure 136. On constate que la malade ne peut faire entendre aucun son; le traitement statique lui est prescrit. On doit faire trois séances par semaine de cinq minutes chacune, pendant lesquelles on tirera des étincelles sur la région antérieure du cou.

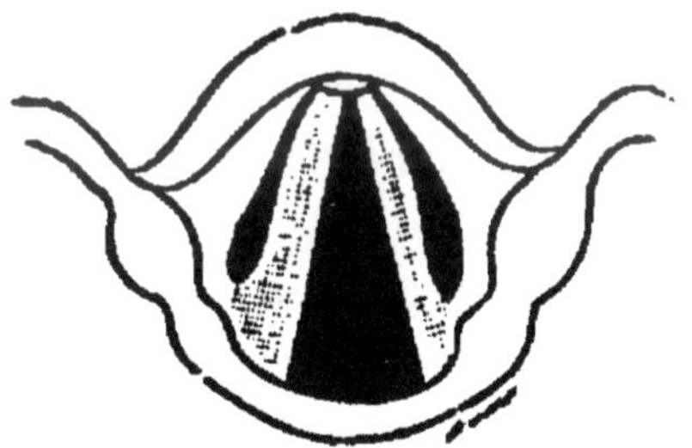

Fig. 136. — Aspect laryngoscopique pendant la phonation avant le traitement.

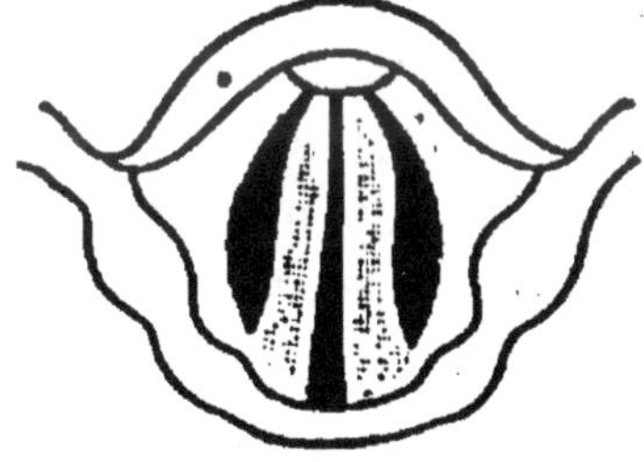

Fig. 137. — Aspect laryngoscopique pendant la phonation après le traitement.

1re séance, 5 janvier. — La malade a poussé un cri (Aïe!)

2e séance. — Avant l'électrisation, on ne constate aucune amélioration. Pendant la séance, la malade arrive à prononcer quelques mots. Après, il semble que la voix est un peu plus forte.

3e séance. — La malade revient enchantée : elle peut causer et se faire entendre, mais les sons sont encore voilés.

4e séance. — L'amélioration augmente : la malade parle plus vite,

(1) Laborie, *Archives d'élect. méd.*, 1894, p. 158.

les sons sont plus distincts, mais il lui est impossible de chanter. L'examen laryngoscopique montre que les cordes se rapprochent davantage; il y a encore un peu de rougeur sur les bords.

5e séance. — Peu de changement depuis la dernière séance.

6e séance. — État général excellent, les sons sont presque complètement distincts; la parole est rapide.

7e séance. — La malade parle plus vite, mais elle tousse beaucoup : elle ne peut pas chanter. — La malade ne viendra plus qu'une fois par semaine.

8e séance. — État stationnaire : la malade parle clairement et distinctement.

9e séance. — A la voix, on ne peut noter de différence avec l'état de la dernière séance. Un quatrième examen laryngoscopique montre que le larynx est redevenu normal, les cordes se rapprochent dans toute leur longueur (fig. 131).

10e séance, 7 mars. — Rien à noter. La guérison est complète.

11e séance. — La malade vient de passer huit jours chez elle, à Arcachon. Son état est resté stationnaire. Durant tout son séjour, la toux nerveuse a complètement disparu Elle est parvenue à chanter.

10 avril. — La guérison se maintient absolue.

PARALYSIES RECURRENTIELLES.

Le courant faradique peut rendre les plus grands services dans le traitement des paralysies d'une ou des deux cordes vocales. On s'adressera au courant faradique rythmé à l'aide du métronome, de manière à ce que le courant passe pendant une seconde, puis soit interrompu pendant le même temps. L'électrisation est faite indirectement en appliquant l'électrode active sur le larynx du côté paralysé, et l'électrode indifférente à la nuque.

La résistance électrique des cartilages du larynx est beaucoup plus faible que celle des os et de même ordre de grandeur que celle des nerfs et des tendons : il n'y a donc pas, de la part de ce tissu, un obstacle bien grand à la pénétration des lignes de flux du courant sur les muscles paralysés.

Voici d'ailleurs une observation relative à un malade que nous avons guéri par l'emploi du courant faradique rythmé et qui nous paraît devoir intéresser le lecteur.

Frédéric A..., âgé de seize ans, se présente, le 3 décembre 1890, à la consultation de M. le Dr Royet pour une gêne considérable qu'il prouve pour parler. Sa voix est bitonale, mais c'est la voix de ausset qui est émise presque chaque fois qu'il veut produire un son.

Le malade a eu la rougeole à trois ou quatre ans; il s'en est paritement rétabli. A treize ans, il eut la fièvre muqueuse, qui l'obligea rester pendant deux mois au lit; sa convalescence a duré un mois. s'enrhume souvent; il est rare qu'un hiver se passe sans qu'il renne une bronchite.

État actuel. — Dans le milieu du mois de mai 1890, le malade aperçut qu'il était enroué et que sa voix était modifiée : ses camaades, dit-il, se moquaient de lui. Sur les conseils d'un pharmacien, prit alors des capsules de goudron créosoté, car, d'après le pharacien consulté, ce garçon avait « un commencement de laryngite aberculeuse et de phtisie ». Ces capsules furent prises pendant rois semaines, à raison de trois chaque fois avant les repas.

Il ne se fit aucune modification dans la tonalité des sons émis, la oix était toujours très voilée. Le malade fit ensuite des badigeonages à la teinture d'iode sur la poitrine, mais sans aucun résultat.

En examinant le malade, on constate que la voix est bitonale et u'elle nécessite un effort marqué pour être émise. Des organes ocaux, seul, le larynx présente un fonctionnement anormal.

Les modifications qu'on y observe se rapportent surtout à la motilé; l'état de la muqueuse est bon. Ces troubles de motilité sont isibles, surtout dans les mouvements phonatoires : la corde vocale roite reste immobile, en « position cadavérique », tandis que la auche se place en adduction forcée, le cartilage aryténoïde gauche levauchant en avant du droit, qui reste sensiblement immobile.

Il s'agit d'une paralysie des muscles innervés par le récurrent droit, aralysie qu'aucune compression apparente d'un organe voisin ne ermet d'expliquer, et dont la cause inflammatoire probable (rhume, rippe...) a disparu. L'électrisation semble donc le seul traitement ctuellement susceptible de donner une amélioration. Le malade est lors adressé à M. le Dr Bordier, qui soumet au courant faradique ythmé la région droite du larynx de ce jeune garçon.

Pour pratiquer l'électrisation, on dispose, du côté droit du larynx, t par-dessus la peau, une électrode de 20 centimètres carrés, qui st maintenue en place par un lien de caoutchouc; dans le dos, en lessous de la nuque, est placée, comme à l'ordinaire, l'électrode ndifférente reliée à l'autre borne de la prise du courant.

Le métronome qui rythme le courant faradique est réglé de façon faire une oscillation par seconde : il y a donc trente contractions étaniques des muscles et trente périodes de repos, alternativement.

La fréquence du courant faradique, déterminée à l'aide du signal e Deprez, est de soixante-dix par seconde. La bobine est actionnée ar six piles Junius, montées deux par deux, en quantité, et les trois roupes réunis en tension; elle est munie d'un condensateur d'une apacité de 1 microfarad et le fil secondaire est de 12/10 de millimètre (gros fil). A l'aide du rhéostat Bergonié-Bordier, l'intensité d courant est amenée à la valeur voulue.

Chaque séance dure ainsi dix minutes et les séances sont faite tous les deux jours. A mesure que le nombre des séances augmente la voix du malade tend de plus en plus à prendre une hauteur cons tante et à rester grave, la voix de fausset se montrant de plus e plus rarement; en même temps, la gêne vocale est bien moin prononcée.

Le 16 décembre, le malade annonce qu'il ne peut plus « faire s petite voix », comme il dit, et il est, après la séance, revu pa M. Royet.

A ce moment, la voix est normale et l'état du larynx est parfait

NÉVRITE PÉRIPHÉRIQUE DES RÉCURRENTS.

Les observations de traitement électrique de cette affectio sont rares; on doit employer ici la galvanisation endolaryngée après avoir cherché la réaction de dégénérescence des muscle paralysés, si celle-ci existe, on placera le pôle positif dans l larynx; si elle est absente, on se servira du pôle négatif.

Les premières introductions de l'électrode seront de court durée, 2 à 3 intermittences, de cinq à dix secondes chacune; le malade tient sa langue avec la main gauche, et la tire autant que possible vers la commissure gauche.

Le Dr Thomas a publié une très intéressante observation d'un cas de névrite périphérique des deux récurrents dont il a obtenu la guérison et à laquelle nous renvoyons le lecteur pour plus de détails (1).

La valeur du traitement électrique dans cette paralysie est très grande, pourvu que la modalité électrique soit bien choisie.

PARALYSIE DU DIAPHRAGME.

C'est à la galvano-faradisation qu'il faut s'adresser ici : son action est beaucoup plus énergique que celle du courant faradique seul, ainsi que nous l'avons mis en lumière dans le chapitre de l'électrophysiologie.

(1) Voir *Archives d'élect. méd.*, 1893, p. 487.

On aura soin de relier l'électrode active aux pôles de même om et de la source galvanique et de la bobine secondaire de ppareil d'induction; cette électrode sera appliquée sur le ord externe du sterno-mastoïdien, au-dessus de la clavicule, endant que l'électrode indifférente sera placée sur la région igastrique. L'excitation par la galvano-faradisation du nerf rénique est beaucoup plus forte qu'avec une seule des formes s courants composants.

L'action du courant galvano-faradique sur les nerfs phréniques t d'une importance considérable, et qui est méconnue presque énéralement : elle constitue un des meilleurs moyens pour gir sur la respiration quand on excite le nerf phrénique. électrisation de ce nerf amène des mouvements plus amples u diaphragme, l'inspiration devient plus profonde et plus rte, l'épigastre devient saillant et les contractions des iaphragmes apparaissent nettement si l'on applique les mains ır les côtés de la poitrine.

Nous devons au Dr Rockwell une intéressante observation qui et bien en évidence l'efficacité du traitement électrique dans s paralysies du diaphragme.

HOQUET.

La nature de ce symptôme est loin d'être toujours la même : hoquet peut être d'origine ou directe, ou réflexe, ou psyique. Dans le premier cas, il dépend d'excitations du nerf hrénique (comme dans la péricardite) ou sur son centre spécial ar trauma ou par maladie des vertèbres, ou de l'excitation du entre respiratoire, comme dans les cas de compression érébrale ou de graves maladies infectieuses, telles que la fièvre phoïde.

Quand il est d'origine réflexe, son point de départ est ou ans l'appareil digestif, dans l'estomac dilaté, ou bien il est ans les organes génitaux, et c'est la cause pour laquelle il se encontre fréquemment chez la femme, au moment de certains ésordres de la menstruation.

Quand, enfin, le hoquet est d'origine psychique, il se trouve fréquemment associé à l'hystérie, et il se montre à la suite d'une vive émotion; on le voit aussi se manifester par imitation.

On comprend que le traitement électrique ne puisse pas être opposé au hoquet, si celui-ci est déterminé par des excitations du phrénique ou de son centre spécial; on doit, dans ce cas, s'adresser à la maladie qui produit ces excitations.

Dans les cas d'origine réflexe, le traitement symptomatique a plus de chances d'aboutir; mais c'est surtout lorsque le hoquet est d'origine psychique que l'électricité sera employée avec succès.

Le traitement pourra consister en applications faradiques ou galvaniques ou encore galvano-faradiques.

La galvanisation agit en diminuant l'excitabilité des phréniques et en modifiant leur propriété physiologique.

Capriati a publié l'observation d'un cas de hoquet paroxystique très grave présenté par un homme de trente et un ans dont nous croyons utile de rapporter les passages suivants:

Le malade fut saisi, en Calabre, d'une infection paludéenne et eut deux mois de fièvre continue et intense. Pendant la convalescence, il fut pris en dînant d'un hoquet qui dura toute la journée, sans qu'. pût le réprimer par aucun moyen. Un certain temps après, encore au dîner, le hoquet revint et resta pendant trois jours continus.

Dans la suite, à des intervalles irréguliers, il eut d'autres paroxysmes de trois, quatre et cinq jours, et cela pendant deux mois: après quoi, il s'établit une forme circulaire, des périodes de quinze jours de hoquet alternant avec des périodes de calme d'égale durée.

La caractéristique de ce hoquet, c'est qu'il commençait toujours après le dîner et allait en croissant jusqu'au deuxième ou troisième jour; il restait ainsi pendant une semaine, puis il disparaissait par degrés dans les trois ou quatre derniers jours. Ce hoquet était continu le jour et la nuit; il était souvent accompagné de vomissements et d'insomnie; les vomissements étaient si opiniâtres qu'ils ne permettaient pas au malade de s'alimenter.

Il a consulté un grand nombre de médecins et a essayé toutes les drogues, bromures, morphine, quinine, etc., etc., lavages de l'estomac, etc., sans aucun résultat.

Il se présente le 7 décembre pour le traitement électrique: c'est un homme bien développé; il ne présente aucune anomalie au point de vue anthropologique; il n'a aucun désordre du côté de la sensibilité générale; son champ visuel est tout à fait normal, les réflexes pupillaires sont normaux. Psychiquement, le malade est déprimé; il st préoccupé de sa maladie qui se montre si opiniâtre; il se sent las, battu, fatigué, et cet état de dépression morale augmente dans les paroxysmes du hoquet, à cause du manque de nourriture et de sommeil.

Je recourus à l'électricité galvanique, dont la propriété sédative et onique à la fois est admise par tous sans discussion. L'application ut faite avec les règles suivantes : électrode de 6 centimètres sur centimètres, représentant le pôle négatif à la nuque; anode en orme de petit excitateur circulaire de 2 centimètres de diamètre ur le point d'élection des nerfs phréniques, d'abord à l'un des côtés lu cou, puis à l'autre; courant de 4 mA; durée entière dix minutes.

La cure commencée le 7 décembre 1897 et pratiquée deux fois par semaine, fut continuée jusqu'à la fin de mars. Au mois de janvier, les ntervalles entre l'une et l'autre période étaient devenus plus longs n se prolongeant jusqu'à vingt jours; au mois de février, le hoquet éapparut une fois seulement et dura à peine une nuit; ce fut e dernier paroxysme. Fin mars, le malade était complètement guéri.

Au mois de juin, la guérison s'était bien maintenue.

L'auteur de cette observation insiste sur le mécanisme du résultat obtenu, qu'il ne faudrait pas attribuer à la suggestion: les autres méthodes qu'il avait déjà employées étaient propres à agir aussi par suggestion, car elles n'avaient rien donné; d'ailleurs, son malade ne présentait, comme on l'a vu, aucun les stigmates de l'hystérie.

La galvanisation, qui semble être la modalité de choix, pour le hoquet, sera appliquée à l'aide de deux électrodes placées au niveau du passage des nerfs phréniques au cou, entre les deux faisceaux du sterno-mastoïdien, et reliées toutes deux au pôle positif; l'électrode indifférente étant appliquée sur le sternum ou sur la région épigastrique.

L'intensité sera de 10 à 20 mA et le courant sera laissé pendant dix à quinze minutes.

PAPILLOMES DE LA BOUCHE.

Sur tous les points de la muqueuse buccale peuvent se développer des hypertrophies papillaires appartenant pour la plupart à la classe des papillomes muqueux de Cornil et Ranvier.

Ces tumeurs sont assez fréquentes sur le bord libre du voile du palais et sur la face interne des lèvres. On ignore le plus souvent sous l'influence de quelles causes survienn hypertrophies papillaires. Quoique ces petites tumeurs sentent en général qu'un pronostic bénin, elles occas une gêne très réelle aux malades qui en sont porteurs; dant, le pronostic devient plus grave quand ces pa siègent vers la luette, ou vers le pilier antérieur.

Le traitement de choix est l'électrolyse : celle- pratiquée à l'aide de la méthode monopolaire, l'é indifférente étant placée dans le dos. On se servir aiguille en platine reliée au pôle négatif d'une source rant galvanique ; il sera préférable d'employer une isolée à la gomme laque, à partir de 1 centimètre de so mité pointue, afin de ne pas être exposé à faire porter destructive de l'électrolyse sur les parties saines de queuse ou sur la langue.

Si la tumeur est pédiculée, on enfoncera l'extré l'aiguille dans le pédicule et l'on augmentera peu à peu sité jusqu'à 4 ou 6 mA ; le courant sera maintenu pend à dix minutes, suivant l'importance du pédicule du pa puis, ramené à zéro.

S'il n'y a pas de pédiculisation, on embrochera la t sa base à 1 ou 2 millimètres du plan muqueux sur le s'est développée et l'on fera passer le courant avec une moyenne de 8 mA; après trois à quatre minutes, on r à zéro et l'on placera l'aiguille dans une position avec la première implantation un angle aussi voisin sible de 90°. Même intensité et même durée que précéd

Sous l'influence des effets tertiaires de l'électrolyse, la se desséchera peu à peu et finira par se détacher huit à après la séance d'électrolyse.

Article IV. — ORGANES DE LA DIGESTION

PARALYSIES DU VOILE DU PALAIS.

Le traitement électrique donne d'excellents résult cette affection qui n'est pas très rare.

On sait que la paralysie du voile du palais se manifeste par un langage nasillard, par la régurgitation de liquides par le nez et par la difficulté de prononcer certaines lettres.

L'exploration électrique est délicate : on doit se servir d'un excitateur courbe vissé sur le manche à interrupteur ; on constate dans certains cas que l'excitabilité est normale; quelquefois, on voit que l'excitabilité faradique est diminuée, ou que la réaction d'Erb existe (paralysie diphtérique).

Le traitement consiste à faradiser ou à galvaniser soit directement, soit indirectement, le voile du palais.

1° **Électrisation directe.** — Pour l'électrisation directe, on emploiera l'électrode courbe vissée sur le manche à interrupteur, en ayant soin, surtout pour la galvanisation, d'entourer l'olive métallique d'un tampon de coton mouillé, puis bien essoré, que l'on enveloppera d'une couche de gaze attachée en arrière de l'olive autour de la tige. On évitera ainsi de produire des effets électrolytiques sur le voile ou sur la langue qui vient souvent en contact avec l'olive pendant l'électrisation. L'électrode indifférente sera appliquée à la nuque.

2° **Électrisation indirecte.** — On sait que le nerf spinal est un nerf

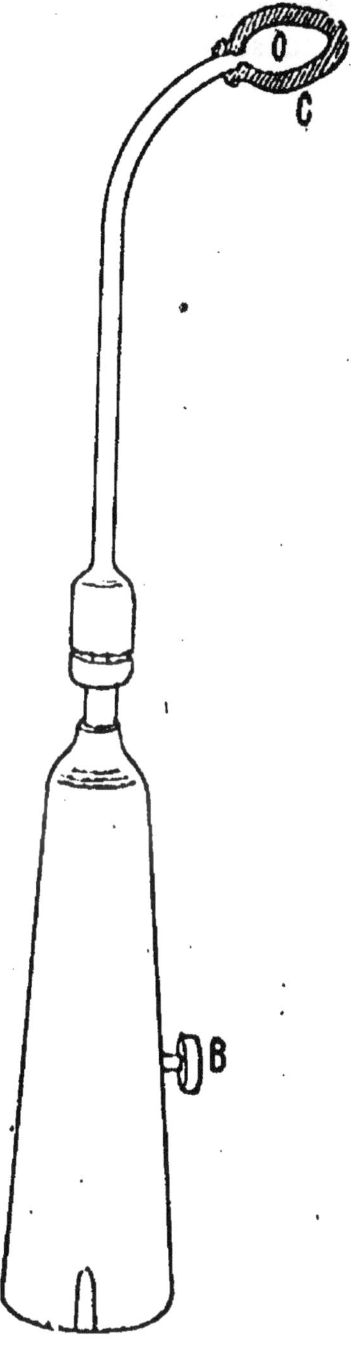

Fig. 135. — Excitateur pour la galvanisation directe.

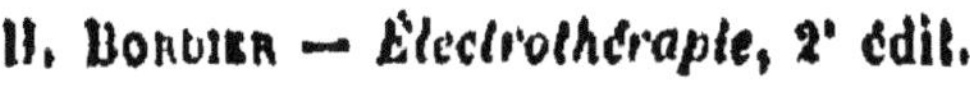

mixte, composé de deux branches : l'une, externe, innervant les muscles sterno-mastoïdien et trapèze ; l'autre, interne innervant le voile du palais. On peut donc, en irritant fortement les terminaisons sensitives dans la peau de cette région et dans les tendons de ces muscles, exciter à la fois les deux branches du spinal et provoquer ainsi des contractions des muscles palatins.

Pour cette excitation de la branche interne du spinal, on s'adressera aux étincelles statiques, immédiates ou médiates, qui agissent superficiellement sans se diffuser dans les tissus sous-jacents.

Ce traitement a été appliqué par C. Négro dans un cas de paralysie du voile du palais, présentée par un tabétique qui fut pris brusquement des symptômes de cette affection : sa voix devint nasonnée et les liquides qu'il buvait étaient rejetés par les narines. La moitié gauche du voile était complètement paralysée ; comme le trouble moteur était limité, il ne pouvait s'agir de lésion bulbaire, mais d'une névrite localisée.

Par l'application des excitations statiques au niveau des muscles sterno-mastoïdien et trapèze du côté gauche, le malade guérit rapidement, après six séances de franklinisation de dix minutes de durée.

ATROPHIES DE LA LANGUE.

L'atrophie de la langue est produite par des lésions du nerf hypoglosse siégeant, soit au niveau du bulbe, soit sur son trajet périphérique. On trouve une diminution de l'excitation faradique des muscles du côté atrophié et quelquefois l'existence de syndromes de dégénérescence.

Le traitement se fait avec l'excitateur courbe muni d'un interrupteur ; dans le cas où la galvanisation doit être appliquée, la cathode est le pôle actif, et on la place sur le point moteur du nerf hypoglosse, au coin de la mâchoire inférieure, en produisant des interruptions rythmiques.

On peut aussi agir directement sur la langue de la même façon.

MACROGLOSSIE.

Cette affection est peu fréquente, mais les désordres qu'elle entraîne sont graves et son pronostic est, par suite, des plus délicats.

La macroglossie est le résultat d'une hypertrophie des vaisseaux sanguins et des muscles de la langue : c'est un lymphangiome compliqué.

Le traitement consiste, par conséquent, dans l'emploi des actions électrolytiques provoquées à l'aide d'aiguilles en platine. On pourra avoir recours soit à la méthode bipolaire, soit à la multipuncture bipolaire : pour effectuer cette dernière, on implantera une première aiguille reliée au pôle positif, pendant que trois ou quatre autres aiguilles enfoncées dans la langue seront reliées en quantité et au pôle négatif. L'intensité à utiliser est de 10 à 15 mA.

Howlett cite le cas d'un enfant de trois mois, porteur à sa naissance d'une tumeur kystique de la langue qu'on incisa aussitôt, mais qui se reforma et s'accrut au point de rendre l'alimentation impossible. L'organe, fortement distendu, faisait une saillie énorme en dehors de la bouche.

L'électrolyse fut appliquée selon la méthode bipolaire à aiguilles multiples : de janvier à septembre 1895, vingt-six séances furent faites. En janvier 1896, la guérison était complète, à tel point qu'un observateur non prévenu eût été dans l'impossibilité de soupçonner l'affection antérieure : le petit malade mangeait aisément et les mouvements de la langue étaient normaux.

ANESTHÉSIES DU PHARYNX.

Elles se rencontrent fréquemment après la diphtérie ; elles demandent un traitement immédiat à cause du grand danger qu'une déglutition défectueuse peut occasionner (pneumonie alimentaire).

On emploiera les courants faradiques et galvaniques, soit en applications percutanées, soit en applications intra-pharyngiennes; la franklinisation, sous la forme d'étincelles très courtes et avec un excitateur très petit, sera avantageusement utilisée. Jurasz recommande l'emploi de la faradisation et de la galvanisation alternativement combinées.

ŒSOPHAGISME.

L'œsophagisme consiste dans une contraction des muscles œsophagiens donnant lieu à un rétrécissement plus ou moins marqué du conduit et, par suite, à une dysphagie plus ou moins complète, d'une durée variable.

Le spasme des fibres lisses de l'œsophage est une névrose qui peut être idiopathique, symptomatique ou sympathique.

La dysphagie caractéristique de l'œsophagisme, rarement indolore, s'accompagne presque toujours d'une sensation douloureuse de brûlure, de constriction dans le cou et la poitrine.

Le cathétérisme permet de se rendre compte de l'existence d'un rétrécissement : au point où siège la contracture spasmodique, la sonde œsophagienne est arrêtée plus ou moins complètement. Souvent, après un effort un peu prolongé ou simplement par l'action de la sonde laissée en place, les fibres se relâchent rapidement ou graduellement; on sent alors la sonde franchir la région rétrécie, et pénétrer vers l'estomac.

Le traitement de l'œsophagisme peut être tenté de deux façons différentes, par application indirecte du courant et par application directe dans l'œsophage, au niveau de la contraction spasmodique.

1° **Électrisation indirecte.** — Le premier procédé que nous allons examiner consiste à diriger les lignes de flux du courant galvanique à travers le nerf vague de chaque côté du cou : pour cela, on applique au niveau de l'intervalle occupé entre les deux faisceaux inférieurs du sterno-mastoïdien, deux électrodes de 20 centimètres carrés bien humectées d'eau chaude que l'on relie l'une à l'autre (couplage en quantité) au pôle positif d'une source de courant constant.

L'électrode indifférente, d'une surface de 100 à 150 centimètres carrés, est appliquée sur la région sternale ou plus bas au niveau de l'estomac. Le courant doit être amené progressivement à une valeur comprise entre 20 et 50 milliampères, sans que le malade accuse une sensation bien désagréable, car la densité électrique reste relativement faible. Cette intensité est nécessaire si l'on veut être sûr que le courant pénètre jusqu'au niveau des pneumogastriques.

La galvanisation des pneumogastriques produit, non un mouvement péristaltique de l'œsophage, comme on pourrait le penser *a priori*, mais une contraction en masse (Mosso). On comprend, par suite, que cette contraction ainsi provoquée puisse agir sur celle qui existait spasmodiquement auparavant et en amener la disparition.

La durée de chaque séance sera de quinze à vingt minutes et le malade sera traité tous les jours.

Zenker et Ziemssen rapportent le cas de deux malades atteints d'œsophagisme, chez lesquels le traitement galvanique percutané donna « des résultats surprenants et qui se maintinrent grâce aux séances répétées » qu'ils firent.

2° **Électrisation directe.** — Quelle que soit la modalité électrique utilisée, il convient d'examiner d'abord l'électrode active que l'on devra placer en contact avec la muqueuse de l'œsophage au point rétréci.

On aura recours à des olives métalliques de diamètre croissant, adaptées à l'extrémité d'un conducteur isolé et portant à l'autre extrémité une borne pour l'arrivée du courant.

L'olive, de grosseur convenable, un peu plus grosse que la sonde œsophagienne pouvant franchir le rétrécissement, est introduite dans l'œsophage au moyen du conducteur métallique recouvert d'un isolant en gomme ou en baleine.

1° *Faradisation.* — Le courant faradique est appliqué dans l'œsophage avec le conducteur à olives. La borne du cathéter électrique est reliée à l'un des fils venant de la bobine induite; quant à l'autre fil, on le met en rapport avec une électrode bien mouillée que l'on applique sur une région musclée, par exemple sur la surface dorsale de l'avant-bras, au niveau du point moteur des extenseurs des doigts.

L'olive est alors introduite dans l'œsophage comme un

cathéter ordinaire et jusqu'à ce que la partie métallique soit arrivée au niveau de la région resserrée.

Le courant est alors fermé et son intensité doit être progressivement augmentée jusqu'à ce que l'on voie se produire une bonne contraction des muscles situés sous l'électrode humide de l'avant-bras.

L'électrode active est laissée en place aussi longtemps que le malade peut la supporter; quand celui-ci déclare qu'il ne peut plus tolérer le cathéter, on arrête le courant et on retire la tige.

On replace l'électrode œsophagienne dès que le malade s'est reposé suffisamment, et l'on recommence la faradisation continue.

On doit s'efforcer de laisser le courant dans une même séance pendant une durée totale de quinze à vingt minutes.

Quel est le mécanisme de l'action du courant ainsi appliqué? La faradisation continue faite sans produire d'interruptions dans le circuit pendant l'application, amène une contraction des fibres de l'œsophage, comme on s'en rend très bien compte pendant les séances. En agissant sur les fibres qui sont contracturées spasmodiquement et qui constituent le rétrécissement, on amène par le courant faradique, une contraction encore plus énergique de ces fibres, contraction qui finit par fatiguer, épuiser le muscle. A la suite de cet épuisement, les fibres précédemment contracturés se relâchent et reviennent à leur longueur normale.

Les séances doivent être répétées tous les jours jusqu'à obtention d'une amélioration sensible; on le fera ensuite tous les deux jours seulement.

2° *Galvanisation.* — Il nous reste à indiquer le traitement par la galvanisation.

Un certain nombre d'auteurs conseillent d'appliquer, dans les rétrécissements spasmodiques de l'œsophage, le courant galvanique à l'aide d'une olive métallique amenée contre la région rétrécie et reliée au pôle négatif. Nous ne partageons pas du tout cette manière d'opérer : le courant continu ne peut, dans ces conditions, ne serait-ce qu'avec quelques milliampères, ne pas déterminer des effets électrolytiques au niveau de la uqueuse en contact avec l'olive mue. Or, les actions tertiaires l'électrolyse qui se passent là, sont fatalement suivies de la oduction d'un tissu cicatriciel qui peut créer alors un vrai trécissement qui, lui, n'est plus spasmodique, mais bien défitif.

Le problème à résoudre consiste à appliquer, au niveau du oint atteint de spasme, la galvanisation sans s'exposer à provoier les actions destructives de l'électrolyse.

Voici comment on doit résoudre la question : on prend une ive, la plus petite de la série, pouvant se visser au conducur œsophagien et on l'entoure de coton mouillé, puis exprimé manière à constituer une boule allongée du calibre corresondant au rétrécissement à traiter; cela fait, on entoure olive plastique, mais dure, ainsi formée avec de la gaze qui est lidement fixée à l'aide d'un fil à la base du conducteur olé.

L'olive préparée de cette manière constitue une véritable ectrode qui peut être introduite dans l'œsophage jusqu'à la gion contracturée. On relie alors la borne de la tige œsophaienne au pôle négatif d'une source d'électricité galvanique penint que le pôle positif est fixé à une électrode de 100 centiètres carrés appliquée sur le sternum.

Le courant est alors amené peu à peu jusqu'à une intensité omprise entre 5 et 8 milliampères.

Sous l'influence de la galvanisation ainsi pratiquée, on n'a as à craindre la production d'effets électrolytiques dans l'œsohage : il n'y a que l'excitation des fibres lisses qui se manifeste 'une façon énergique; ces fibres entrent en une contracture lus forte que celle qui existait auparavant spasmodiquement. e tétanos des fibres lisses existe en effet et se produit surtout vec le courant continu et le pôle négatif, mais ce tétanos surient progressivement et sans secousses (Beaunis).

Comme pour la faradisation, l'électrode est laissée en place ussi longtemps que le patient peut la supporter ; elle est alors etirée après que le courant a été ramené progressivement à éro : puis remise quand le malade est de nouveau disposé à la églutir. Autant que possible, la séance doit être telle que le courant agisse dix à quinze minutes sur les fibres contractées. La fatigue musculaire produite par la galvanisation ainsi appliquée est certainement plus complète encore qu'avec le courant faradique et aura raison, par conséquent, plus rapidement du spasme.

RÉTRÉCISSEMENTS DE L'ŒSOPHAGE.

Nous venons d'indiquer la technique du traitement électrique dans les rétrécissements spasmodiques ; nous donnerons maintenant celle des rétrécissements définitifs, dûs, soit à l'absorption de liquides caustiques, soit à l'existence de tumeur cancéreuse.

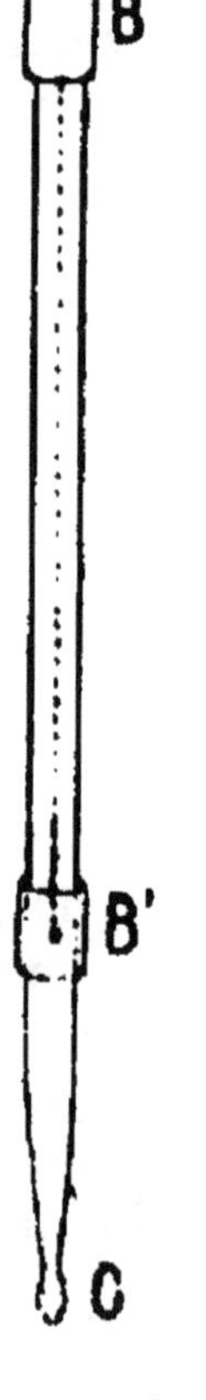

Fig. 139. — Bougie œsophagienne électrolytique de l'auteur.

C'est à l'électrolyse qu'il faut ici s'adresser ; on peut l'appliquer soit au moyen d'olives, soit au moyen de la bougie que nous avons imaginée. Les olives sont portées par un conducteur isolé, terminé à une de ses extrémités par une borne, ainsi que nous l'avons vu à propos du traitement de l'œsophagisme.

Quant à nos bougies œsophagiennes électrolytiques, elles sont formées de bougies ordinaires, sur lesquelles une bague métallique a été sertie au niveau du point où la bougie tend à devenir cylindrique. Cette bague est reliée intérieurement par un fil de cuivre fin à une borne fixée à la grosse extrémité de la bougie. Il faut un jeu de bougies œsophagiennes ainsi disposées.

La technique est la suivante : on introduit l'électrode choisie, olive ou bougie, dans l'œsophage jusqu'au point où siège le rétrécissement ; puis, l'électrode indifférente ayant été placée dans le dos, on fait croître progressivement l'intensité jusqu'à 5 à 6 mA. Le courant est maintenu aussi longtemps que le malade peut le supporter ; quand celui-ci déclare qu'il faut retirer l'électrode œsophagienne, on arrête le courant avant de la déplacer.

Il faut évidemment réunir l'olive ou la bougie œsophagienne au pôle négatif; cela va sans dire. Les actions électrolytiques qui ont lieu dans les tissus en contact avec la partie métallique amènent, non seulement une destruction des régions qui touchent immédiatement l'électrode, mais aussi une résolution des régions situées plus loin, excentriquement, résolution qui se manifeste dans les jours ou les semaines qui suivent l'opération électrolytique.

Les séances seront recommencées un certain nombre de fois, jusqu'à obtention d'un résultat satisfaisant.

VOMISSEMENTS.

Le traitement des vomissements n'est pas nouveau; le Dr Bonnefin de Paris, a, dès 1859, essayé la faradisation. Tripier, Semmola, en 1879, ont précisé un peu mieux la technique à suivre.

Plus récemment, MM. Apostoli (1882), Gauthier et Larat (1893) ont publié des observations qui mettent bien en lumière l'heureuse action de la galvanisation dans les vomissements incoercibles. — C'est surtout l'hystérie et la grossesse qui offrent des exemples types de vomissements. Quelle que soit la cause de ce symptôme, le traitement sera appliqué comme nous allons l'indiquer.

On place deux électrodes égales de deux centimètres, tout au plus, de diamètre, sur les deux pneumogastriques, entre les deux faisceaux inférieurs du sterno-mastoïdien. Ces deux électrodes bien également imbibées d'eau tiède sont reliées en quantité au pôle positif.

L'électrode indifférente de 100 à 150 centimètres carrés est appliquée sur la région épigastrique et reliée au pôle négatif. L'intensité à employer varie de 5 à 40 mA.

On prie le malade d'avertir de tout ce qu'il éprouve et surtout de toute menace de nausée. L'œil sur le galvanomètre et la main sur le rhéostat, le médecin doit suivre très scrupuleusement, surtout pendant les premières séances, toutes les fluctuations qui peuvent se produire pendant la galvanisation.

S'il y a menace de nausée, il faut rapidement augmenter l'intensité et aller au besoin jusqu'à 35 ou 40 mA, et cela tant que le malade n'accuse pas une amélioration manifeste. A ce moment, on ramène lentement l'intensité à 5 mA.

La durée ne peut guère être fixée ; elle dépend de l'amélioration accusée par le malade; il faut prolonger l'action du courant jusqu'à ce que toute menace de nausée ait disparu.

Le malade est alors placé au repos, mais il doit rester près du médecin pour qu'à la moindre menace de récidive qui suivrait l'électrisation, celui-ci puisse appliquer de nouveau le traitement.

Quoi qu'il en soit, on peut admettre que la durée moyenne d'une séance est de dix à douze minutes, quelquefois une heure.

Il est préférable de choisir le moment qui correspond à la digestion, pour faire les applications du courant. On fera donc manger ou boire le malade avant de le traiter et on choisira ce qui lui est le plus antipathique et ce qui peut provoquer un vomissement. Il est bon d'installer, au préalable, les électrodes, et même, de faire commencer un peu le courant, qui sera porté à l'intensité voulue au moment opportun.

Au début, les séances doivent être aussi rapprochées que possible; avec l'amélioration, les séances seront de plus en plus espacées : on peut dire que deux séances par jour sont utiles au commencement, et que la guérison arrive après une huitaine de séances.

Les vomissements dus à la grossesse nécessitent habituellement la reprise du même traitement, à cause des récidives qui peuvent se produire, mais si les applications électriques sont bien faites, on peut compter toujours sur une guérison définitive.

DILATATION DE L'ESTOMAC.

Nous n'avons en vue ici que la dilatation primitive de l'estomac, celle à laquelle le professeur Bouchard accorde une si grande importance et qu'il attribue à une débilité primitive de la fibre musculaire lisse. La fibre lisse se laisse dilater chez ces ıalades, non seulement dans l'estomac, mais encore dans les arois scrotales ou dans les tuniques veineuses (productions e varices).

Nous n'entrerons pas dans la description clinique de cette ıaladie qui ne serait pas à sa place ici : disons seulement 'abord comment on reconnait l'existence de la dilatation 'estomac. Celle-ci existe quand on peut percevoir le clapotage jeun au-dessous du milieu de la ligne la plus courte, allant e l'ombilic au rebord des fausses côtes gauches : le clapo-ıge constaté le matin, avant toute ingestion alimentaire, est ignificatif.

Dans les cas de dilatation du type de Bouchard, il ne s'agit resque jamais de grandes dilatations, comme celles dues à un étrécissement pylorique; elles sont ici plutôt faibles ou ıoyennes.

C'est à la percussion que l'on doit s'adresser pour mesurer les ımites de la cavité gastrique : il faut procéder méthodiquement, ercuter d'abord le thorax, du poumon vers l'estomac : il est ıcile de déterminer ainsi la limite supérieure de cet organe. In percute ensuite, en sens contraire, de l'abdomen vers 'estomac; en procédant ainsi, on arrive plus aisément à dis-inguer la sonorité de l'intestin. Il est bon d'employer un lessimètre pour cette percussion spéciale.

A l'état normal, la sonorité de l'estomac mesure *verticalement* 1 à 14 centimètres chez l'homme et 10 centimètres chez la emme; *horizontalement*, 21 centimètres et 18 centimètres dans es deux sexes respectivement.

Bien des traitements ont été proposés pour la dilatation tomacale; mais ils sont loin de donner tous, même les trai-ements électriques, un résultat favorable. Avant de vouloir ppliquer une médication physique contre cette affection si réquente, il convient de se demander ce qu'est la dilatation lu muscle creux constituant l'estomac et quelles en sont les onséquences.

Lorsque la fibre lisse de l'estomac s'est laissée dilater, elle ıe reprend pas les dimensions qu'elle possédait à l'état ıormal : sous l'influence des excitations provenant du pneumogastrique, cette fibre se contracte mal ou, si le degré de dilatation est avancé, ne se contracte presque plus. Il résulte, par conséquent, de la dilatation des fibres stomacales que les phénomènes digestifs doivent être profondément troublés.

De l'absence, ou tout au moins de la diminution des mouvements péristaltiques, il résulte une mauvaise digestion, une digestion accompagnée de fermentations, donnant naissance à l'auto-intoxication. Ces fermentations, si faciles à reconnaître par la production de gaz, alors que dans les digestions véritables il n'y a pas de dégagements gazeux sensibles, sont dues à ce que les substances alimentaires, au lieu d'être brassées dans tous les sens, pour constituer un magma homogène, et dont toutes les parties sont soumises à l'action du suc gastrique, restent au contraire en partie soustraites à cette action digestive et donnent naissance à des processus fermentatifs dont les produits secondaires renferment des leucomaïnes et des alcaloïdes très actifs ayant les plus funestes conséquences pour le malade.

Envisagée de cette manière, la dilatation d'estomac apparaît comme une paralysie des fibres lisses, et c'est cette paralysie que le médecin doit chercher à améliorer.

A quelle forme de courant devra-t-on avoir recours ? C'est là où la connaissance de l'électrophysiologie est indispensable pour répondre à cette importante question. Certains médecins ont voulu appliquer de l'extérieur le courant galvanique ou continu au traitement de la dilation stomacale : nous ne voyons pas trop dans quel but, car il est sûr que la densité du courant une fois introduit sous l'électrode devient beaucoup trop faible pour pouvoir produire une excitation de la fibre lisse.

Le courant rythmé, galvanique ou faradique, serait en tout cas mieux indiqué, car les secousses ou contractions provoquées dans les muscles striés de la région épigastrique pourraient produire une sorte de massage de l'estomac, massage indirect mais dont l'efficacité se conçoit facilement.

Comme on l'a vu, nous n'avons eu en vue dans ce qui précède que les cas où la dilatation de l'estomac est due à une parésie ou à une paralysie des tuniques musculeuses de ce viscère : nous croyons, en effet, que c'est surtout pour ces cas-là qu'il faut réserver le traitement électrique. Celui-ci peut être efficacement appliqué, soit en faisant l'électrisation intrastomacale, soit en la faisant de l'extérieur.

Nous allons décrire les deux procédés qui nous paraissent fournir les meilleurs résultats :

1° lectrisation intrastomacale. — La technique préconisée par le Dr Max Einhorn est la suivante : on se sert d'une électrode déglutissable, composée d'une capsule en ébonite munie d'un certain nombre d'ouvertures; à l'intérieur, est logée une petite masse métallique soudée à un fil très fin, isolé soigneusement. La capsule a pour but d'empêcher le contact direct du métal avec la muqueuse : le circuit est fermé entre cette dernière et l'électrode par le liquide introduit dans l'organe.

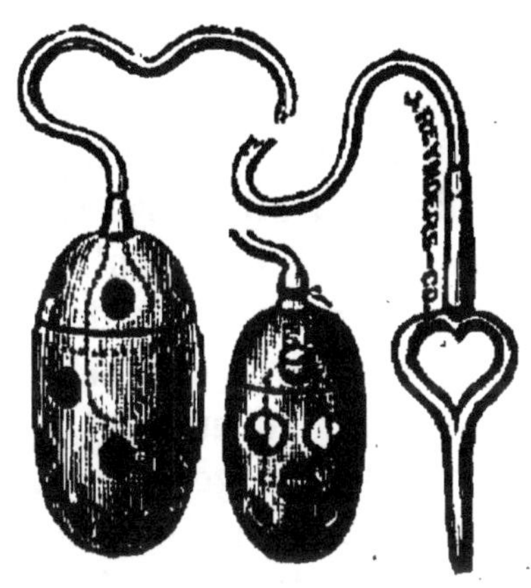

Fig. 140. — Électrode déglutissable.

Pour introduire l'électrode, on fait boire au malade, à jeun, un grand verre d'eau ou de tisane; puis, il ouvre largement la bouche, après qu'on lui a placé l'électrode en arrière de la langue, et on lui fait faire un mouvement de déglutition : on lui fait avaler une gorgée d'eau et l'électrode s'engage aisément jusque dans l'estomac.

Cela fait, on peut appliquer soit du courant faradique, soit du courant galvanique : l'une ou l'autre de ces formes de courant seront administrées en reliant le second pôle de la source à un rouleau mouillé que l'on promènera sur la région épigastrique et sur le côté gauche, au niveau de la septième vertèbre dorsale. Avec le courant faradique, l'intensité doit être telle que des contractions visibles de la paroi abdominale se produisent. La séance durera pendant dix minutes.

Avec le courant galvanique, on reliera d'abord le fil de l'électrode déglutie au pôle négatif pendant que le rouleau relié au pôle positif sera promené sur les régions déjà indiquées.

L'intensité pourra atteindre 15 à 20 mA, et la durée huit minutes. En retirant l'électrode, on sent une résistance à l'entrée de l'œsophage, et pour vaincre cette résistance on invite le patient à faire quelques mouvements de déglutition ; en profitant du mouvement d'ascension du larynx, on retire facilement l'instrument.

On devra réserver la galvanisation intrastomacale pour combattre les gastralgies tenaces contre lesquelles les médications habituelles ont échoué.

2° Électrisation percutanée. — D'après ce que nous avons appris en électrophysiologie (voy. p. 211), à propos des excitations de la franklinisation hertzienne portées sur la région épigastrique, il doit venir de suite à l'esprit que c'est à ce mode d'électrisation que l'on devra avoir recours pour agir contre la parésie des fibres de l'estomac.

Nous avons vu, en effet, que sur un chien dont l'estomac contient une vessie gonflée et mise en relation avec un tambour de Marey, les excitations hertziennes amènent des modifications très nettes et très appréciables dans le volume de la vessie et, par conséquent, de l'estomac ; que, de plus, c'est quand l'armature externe, mise en relation avec l'excitateur, se charge négativement que les modifications produites sont les plus considérables.

L'estomac d'un dilaté se rapproche beaucoup de l'estomac d'un animal distendu artificiellement par une vessie : ces estomacs sont, en effet, presque toujours gonflés par des gaz provenant, comme nous l'avons dit, de fermentations des produits alimentaires, si bien qu'ils sont dans les meilleures conditions pour recevoir l'effet des excitations portées sur la région épigastrique. Les excitations hertziennes doivent arriver jusque sur les tuniques musculeuses de l'estomac; mais ce qui agit surtout dans cette électrisation percutanée, c'est le massage profond exercé par les muscles striés qui entourent l'estomac, et l'on comprend alors pourquoi le ballonnement stomacal devient une condition favorable à l'efficacité des mouvements produits par les excitations hertziennes sur les muscles voisins.

Le traitement s'applique simplement de la manière suivante : le malade étant assis sur une chaise ou un fauteuil placé près de la machine statique met à nu la région épigastrique. On dispose la machine pour produire la franklinisation hertzienne, et l'on relie l'excitateur à boule à l'armature externe de la bouteille de Leyde suspendue au pôle positif de la machine, pendant que la chaîne de l'autre armature traîne sur le sol.

La vitesse de rotation de la machine est réglée de façon à ce qu'il jaillisse entre les boules polaires sept à huit étincelles par seconde. En donnant à celles-ci une longueur de 10 à 15 centimètres, ce qui est facile avec les machines à grand débit, les contractions visibles sont très fortes, et le malade accuse une sensation profonde de choc, et il n'est pas rare qu'il se produise des éructations pendant le traitement.

L'excitateur sera appuyé contre la peau en trois points principaux : 1° sur la ligne médiane, un peu au-dessus de l'ombilic ; 2° à gauche de la ligne médiane, à trois travers de doigts et un peu au-dessus de l'horizontale passant par l'ombilic ; 3° enfin tout à fait à gauche, au-dessus de l'épine iliaque antérieure.

La séance doit durer quinze à vingt minutes, si l'on veut obtenir une action vraiment efficace ; les applications pourront être faites tous les jours ou tous les deux jours.

Nous pourrions rapporter ici un grand nombre d'observations relatives à des dilatés, qui sont presque toujours en même temps des neurasthésiques, et dans lesquelles on pourrait voir l'amélioration énorme apportée dans le volume de l'estomac et dans les fonctions digestives ; mais cela ne renseignerait guère plus que ce que nous avons dit précédemment sur la technique à suivre.

En général, il faut compter un à deux mois comme durée du traitement : il est bon, dans les cas anciens et concernant des malades âgés, de reprendre plus tard le traitement pour parfaire et compléter ce qu'une première série de séances n'avait pu produire. Chez les malades jeunes, au contraire, un traitement de trente-cinq à quarante jours amène habituellement la restitution *ad integrum* du volume de l'estomac. Ainsi, lorsque par une percussion soigneuse, on a trouvé la grande courbure arrivant jusqu'au niveau ou un peu au-dessous de l'ombilic, on peut compter la retrouver, après le délai qui vient d'être indiqué, à deux ou trois travers de doigts au-dessus de ce même ombilic. C'est là ce que nous avons constaté fréquemment et fait constater par des confrères très versés dans ce genre de recherches cliniques, sur les malades qu'ils nous avaient confiés pour l'amélioration du symptôme dilatation.

D'ailleurs, si l'on songe que le massage ordinaire est appliqué à la dilatation d'estomac et qu'il peut fournir des améliorations, on doit immédiatement comprendre que le traitement électrique qui vient d'être exposé peut mieux agir et beaucoup plus vite que le massage.

DYSPEPSIE NERVO-MOTRICE.

Les malades qui la présentent se plaignent de douleurs modérées après les repas, d'une sorte de pesanteur au creux épigastrique. Ils ont du ballonnement de l'estomac et de l'abdomen, des éructations plus ou moins fréquentes, plus ou moins sonores. Ils sont obligés de déserrer leurs vêtements pour respirer plus à leur aise ; leur face se congestionne, ils ont de la lourdeur de tête ; un certain degré de paresse intellectuelle, du malaise général : la respiration est gênée. Ils sont habituellement constipés et ont assez souvent des hémorroïdes. Chez quelques-uns, les douleurs de l'estomac sont plus vives ; il y a une sensation de constriction, ou bien une douleur sourde s'irradiant vers les hypochondres.

En même temps, ces malades accusent des phénomènes névropathiques plus ou moins accentués : ils ont des battements dans la tête, surtout aux tempes : ils déclarent ne pouvoir se pencher en avant sans avoir l'impression d'un corps pesant qui se déplace dans le crâne. On rencontre, en un mot, les diverses manifestations céphalalgiques propres à la névrosthénie, dont les malades ont la dépression générale, l'apathie, les découragements, la tendance à s'inquiéter à propos de leur santé : ce sont des nerveux sujets à l'atonie et à l'excitation.

Quand on examine ces malades un certain temps après le repas (une heure, deux heures) on constate, dans bien des cas, un degré plus ou moins marqué de tympanisme abdominal. Souvent l'estomac est *distendu;* il présente une sonorité exagérée, qui s'entend sur une hauteur de 18 à 20 centimètres et plus : il paraît avoir subi un mouvement *d'ascension plutôt que de descente*, tandis que dans la dilatation, type protopathique de Bouchard, c'est l'inverse. On obtient, par la succussion générale, un bruit de flot à timbre amphorique, facilement reconnaissable.

Le matin, à jeun, l'estomac, quoique encore un peu distendu, ne donne pas le bruit de succussion, ni de clapotage.

Chez ces malades, il existe fréquemment aussi un degré notable de distension du côlon.

Au creux épigastrique, on provoque assez souvent de la douleur par la pression, douleur qui se constate surtout à droite, et un peu au-dessous de l'appendice xyphoïde; ce point correspond au pylore qui en se contractant spasmodiquement, joue un rôle probable dans ces phénomènes.

Le traitement doit s'adresser à l'état général et à l'état local : l'électricité est indiquée dans les deux cas.

Pour le traitement électrique de l'état général névropathique de ces malades nous l'examinerons à propos de la neurasthénie : nous ne nous occuperons ici que du traitement local.

La stase gastrique est le résultat de l'impuissance du muscle gastrique à chasser devant lui, vers le pylore, le contenu de sa cavité. La première indication dans les dyspepsies nervo-motrices est donc de stimuler les fibres lisses de l'estomac : l'électricité est tout indiquée. On peut avoir recours pour l'employer, soit aux courants galvaniques ou faradiques, ou galvano-faradiques, ou bien encore à la franklinisation hertzienne.

1° Galvanisation, faradisation ou galvano-faradisation rythmée. — On applique l'électrode active de 60 à 100 centimètres carrés sur la région épigastrique, pendant que l'électrode indifférente de 150 à 200 centimètres carrés est placée dans le dos. Le pôle négatif est relié à l'électrode active et l'intensité est augmentée suffisamment pour que des contractions sensibles de la paroi se manifestent au moyen de la production des périodes variables du courant.

C'est avec le courant galvano-faradique que les résultats seront les plus marqués : il y a en même temps que des phénomènes de massage résultant des secousses des muscles striés voisins de l'estomac, des effets dus au passage des lignes de flux du courant à travers les fibres lisses de l'estomac, mais sous une très faible densité électrique, il est vrai.

Les séances seront faites tous les deux jours jusqu'à obtention d'un bon résultat.

2° **Franklinisation hertzienne.** — Après ce qui a été dit à propos du traitement de la dilatation de l'estomac, nous aurons peu de chose à ajouter ici. Mais comme les malades sont presque toujours neurasthéniques, la franklinisation ordinaire devra être appliquée soit avant, soit après la franklinisation hertzienne.

Cette modalité électrique, étant donné son action physiologique, est celle que nous préférons dans ces cas de distension stomacale : la stimulation de la fibre lisse, indispensable à obtenir pour améliorer ou guérir les dyspeptiques à prédominance nervo-motrice, est plus complètement et plus sûrement produite qu'avec les autres formes de l'électricité appliquée à travers la peau.

Les effets de la franklinisation hertzienne sont faciles à constater, si l'on a soin de mesurer de temps en temps les limites de la sonorité de l'estomac. De 18 centimètres qu'elle possédait en hauteur, cette sonorité arrive assez vite à être réduite à 14 ou 15 centimètres. Nous avons un assez grand nombre d'observations très intéressantes à cet égard.

CONSTIPATION.

Ce symptôme doit être combattu en même temps que la maladie qui est la cause de la constipation. Pas plus avec l'électricité qu'avec les moyens laxatifs ou les lavements, on ne guérira la constipation, si on ne s'adresse à la cause qui est le plus habituellement un mauvais fonctionnement de l'estomac et, par suite, de l'intestin.

A condition de traiter en même temps la dilatation de l'estomac ou la distension provenant d'une dyspepsie nervo-motrice, on pourra espérer obtenir de bons résultats du traitement électrique dirigé directement contre le symptôme qui nous occupe en ce moment.

Nous avons vu que le traitement de l'atonie gastrique par l'électricité consiste à produire des excitations percutanées au moyen de la franklinisation hertzienne.

Pour la constipation, qui est, elle aussi, due le plus souvent à de l'atonie intestinale, à une parésie des fibres lisses constituant les parois intestinales, la même modalité électrique est encore indiquée.

On l'emploiera de deux manières différentes : 1° en applications abdominales ; 2° en applications intrarectales.

1° Applications abdominales. — Comme il s'agit presque toujours de malades ayant de la dilatation d'estomac ou de la dyspepsie nervo-motrice, on dirigera la franklinisation hertzienne contre la constipation dans la même séance que celle consacrée à l'estomac.

On appliquera l'excitation sur la fosse iliaque gauche, en choisissant les points où les muscles de l'abdomen se contractent énergiquement et en insistant sur ces points. Les excitations percutanées ainsi faites dureront une dizaine de minutes.

Nous avons maintes fois obtenu par ce procédé la guérison du symptôme constipation ; mais nous faisons remarquer qu'en même temps l'estomac était soumis aux mêmes excitations hertziennes.

2° Applications intrarectales. — Pour appliquer la franklinisation hertzienne dans le rectum, nous avons fait construire un excitateur spécial très commode. On a vu en électrophysiologie combien sont fortes les variations de volume éprouvées par un petit ballon de caoutchouc introduit dans le rectum d'un chien (voy. p. 212), lorsque les excitations ont lieu directement.

C'est pour tirer parti des variations de volume ainsi déterminées que nous avons imaginé notre excitateur. Il se compose d'une tige métallique isolée au moyen d'un tube creux E d'ébonite, et qui présente à son extrémité S une région cylindrique arrondie d'un centimètre de diamètre. Un crochet C fixé à la partie opposée permet d'accrocher facilement la chaîne CC' de l'armature externe de la bouteille suspendue au pôle positif de la machine. Un manche M en ébonite incliné à 70° environ

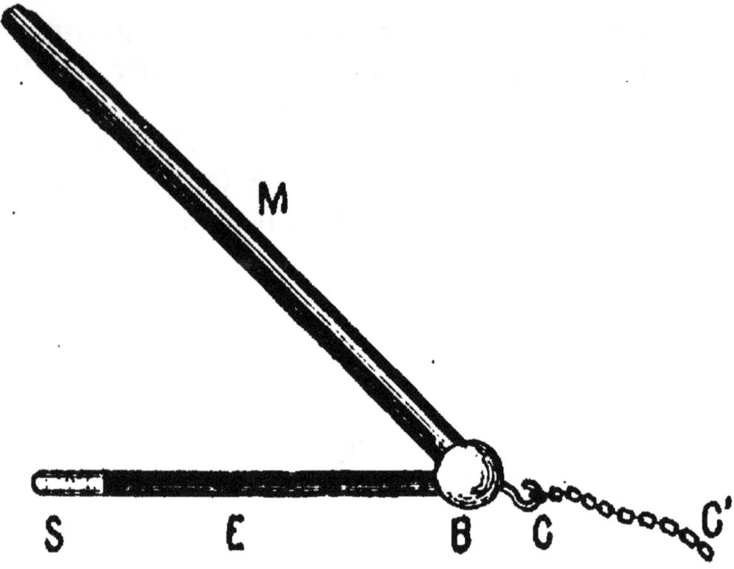

Fig. 141. — Excitateur rectal de l'auteur.

sur la tige permet au malade de tenir l'appareil pendant l'électrisation.

Il est facile de comprendre comment on se sert de cet excitateur; le malade est, soit étendu sur une chaise longue, soit placé à genoux, à côté de la machine statique. L'excitateur, dont le bout a été vaseliné, est introduit très facilement dans le rectum, puis la chaîne est accrochée à la petite boucle située au talon de l'instrument. Le malade tient l'excitateur par le manche d'ébonite et pendant que les étincelles jaillissent entre les boules polaires, l'excitateur est enfoncé, puis retiré, de manière à faire porter les excitations hertziennes en différents points du rectum.

On éprouve une sensation sourde accompagnée de coups très

nettement perçus. Les séances durent 10 à 15 minutes et ne fatiguent pas du tout les malades.

Quoique cette application intrarectale ne soit pas bien difficile, on commencera toujours par les applications abdominales.

3° **Autres formes de courant.** — Les autres formes du courant électrique peuvent être employées contre la constipation. On utilisera soit la galvano-faradisation, soit l'un des courants composants. Pour appliquer cette électrisation de l'extérieur, on place une électrode de 60 centimètres carrés au niveau du cæcum, tandis que le rouleau, relié au pôle négatif, est promené sur tout le trajet du gros intestin. Le courant doit être assez fort pour provoquer la contraction nette des muscles abdominaux.

Lorsque le malade n'est pas allé à la selle depuis plusieurs jours, d'une à deux semaines par exemple, il faut agir plus énergiquement et, pour cela, appliquer le courant galvanique dans l'intestin même : ce qu'on fait au moyen du lavement électrique qui sera décrit à propos de l'occlusion intestinale.

La sonde de Boudet de Paris (fig. 145) peut alors être remplacée par la petite sonde de Krouse, moins encombrante et

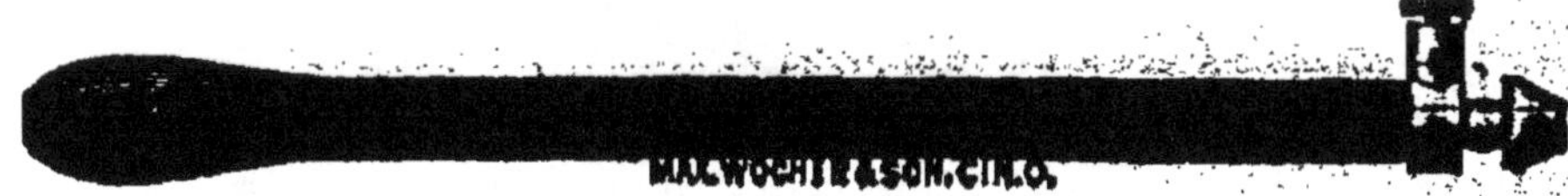

Fig. 142. — Électrode rectale de Krouse.

moins effrayante. On variera, de temps à autre, la position de la sonde, pendant le passage du courant qui devra être porté à une intensité comprise entre 5 à 15 mA. Si, après 5 minutes, le malade ne sent pas venir de coliques, on produira des alternatives voltiennes, à l'aide du métronome.

PARÉSIE DU SPHINCTER ANAL.

A la suite de constipations rebelles ou d'affections hémorroïdales, on peut voir des malades atteints d'atonie ou de parésie du sphincter. Le pronostic est très favorable avec le traitement

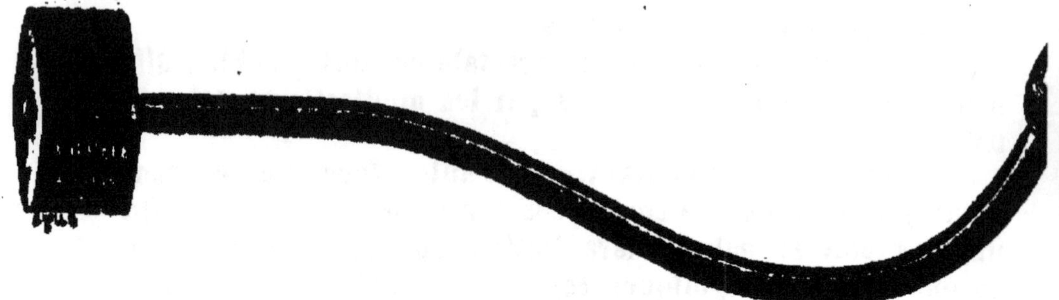

Fig. 143. — Électrode rectale ordinaire.

électrique. Naturellement, si la parésie est due à une lésion spinale, il n'en est plus de même.

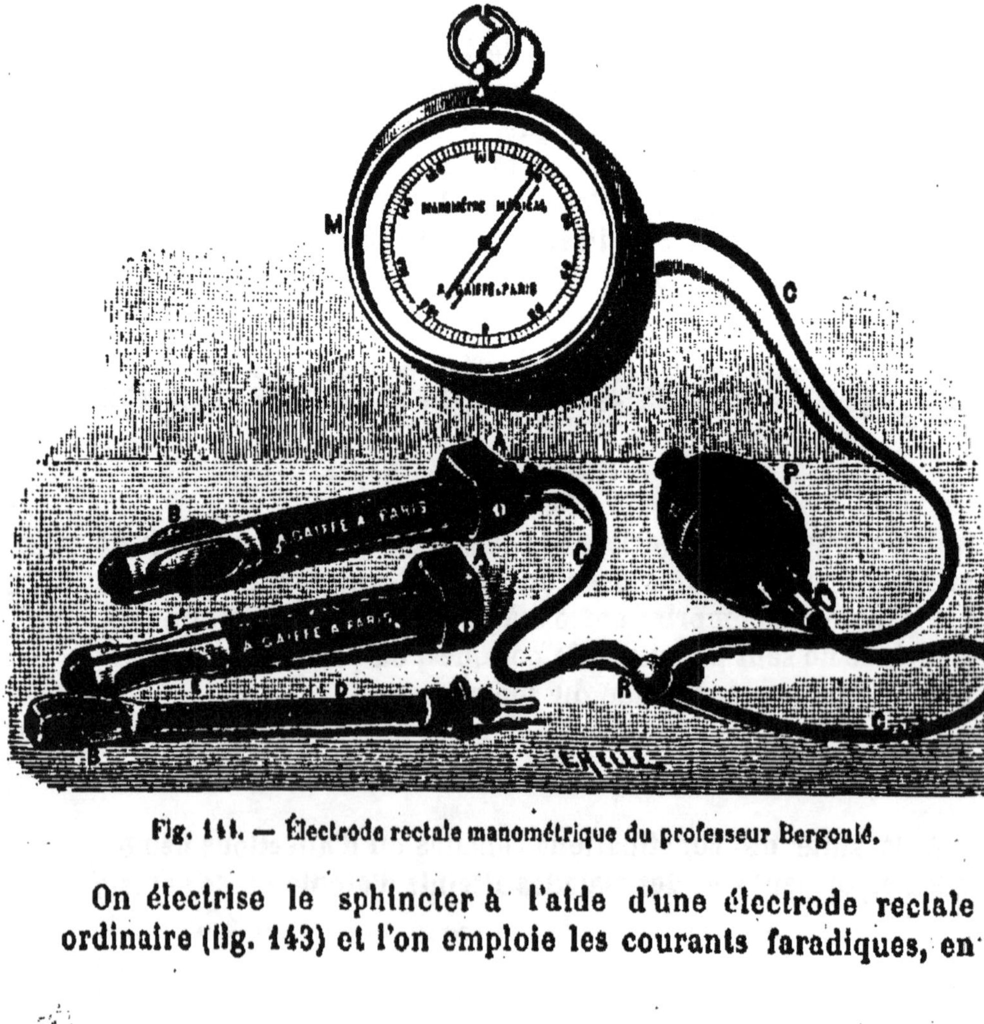

Fig. 144. — Électrode rectale manométrique du professeur Bergonié.

On électrise le sphincter à l'aide d'une électrode rectale ordinaire (fig. 143) et l'on emploie les courants faradiques, en les rythmant à raison de 30 oscillations du métronome, par minute. Après une amélioration sensible, on joindra au traitement l'action percutanée du courant galvanique dirigé du sacrum au périnée.

Il est préférable d'employer, comme électrode rectale, celle de M. Bergonié, car, avec elle, on peut suivre exactement les progrès de la guérison.

Elle se compose, comme le montre la figure 144, d'un cylindre creux A, en ébonite, portant à son extrémité deux plaques métalliques EE' où aboutit le courant ; dans ces plaques sont creusées deux fenêtres par où peuvent passer les parois d'un ballon en caoutchouc B relié, d'une part à une poire P et, de l'autre, à un manomètre M.

On comprend que, dans ces conditions, il est facile de mesurer l'effort des contractions du sphincter dû, soit à la volonté, soit à l'excitation électrique. C'est un appareil excellent.

On pourrait aussi se servir du dispositif imaginé par MM. Arloing et Chantre pour l'étude de l'irritabilité du sphincter. (Voir *Archives d'électricité médicale*, 1899, p. 94.)

PROLAPSUS DU RECTUM.

Le traitement du prolapsus rectal par l'électricité possède une efficacité manifeste.

On s'adresse au courant galvanique dont on place la cathode à l'anus, en employant une électrode formée d'une olive métallique bien enveloppée d'ouate, et l'anode sur la région lombaire. L'intensité doit être d'abord faible, puis augmentée peu à peu, jusqu'au maximum de 30 mA. Les séances, faites tous les deux jours, sont de 5 minutes. Avant de placer l'électrode active, il faut remettre le rectum dans sa situation normale.

Le Dr Mitchell a publié quelques cas de guérison par ce traitement galvanique. Nous citerons une de ces observations.

Il s'agit d'une femme de cinquante ans, atteinte de manie chronique. Le prolapsus rectal apparut en décembre 1889; elle cacha son état, d'abord, et lorsqu'on le découvrit, la portion saillante du rectum de la grosseur d'un *cricket ball* était fortement congestionnée et saignante. Quand l'intestin fut remis en place, sous le chloroforme, le sphincter était si relâché que les cinq doigts pouvaient y être introduits ensemble.

La galvanisation fut aussitôt appliquée, mais l'intestin sortit fréquemment à chaque miction et à chaque défécation. La guérison fut incontestablement retardée par la conduite de la malade qui s'obstinait à cacher son état chaque fois que le prolapsus se produisait; mais après six mois de traitement, l'intestin cessa de tomber et la malade n'a revu aucune chute de son rectum depuis trois ans et demi.

OCCLUSION INTESTINALE.

C'est à Boudet de Paris que revient l'honneur d'avoir établi le traitement électrique de l'occlusion intestinale. Poupon, dans son travail sur les pseudo-étranglements, s'exprime ainsi : « S'il y a une méthode qui donne chaque jour des résultats surprenants dans l'occlusion intestinale, c'est l'électricité. » Il ne faut pas cependant penser que l'électricité puisse lever l'obstacle dans les formes d'occlusion par étranglement interne.

Au contraire, dans les cas d'iléus par obstruction, les services qu'elle peut rendre sont remarquables.

Dans tous les cas, la méthode électrique de Boudet devrait être essayée, avant de recourir à l'opération chirurgicale.

La moyenne des opinions des chirurgiens, relativement à l'utilité du traitement électrique de l'occlusion intestinale, se trouve dans les paroles suivantes, prononcées par M. Schwartz à la Société de chirurgie : « Le diagnostic de l'occlusion intestinale présente des difficultés considérables : si, lorsque le ventre n'est pas trop ballonné, on peut reconnaître le siège de l'obstacle, il n'en est pas moins extrêmement difficile, dans la plupart des cas, d'en déterminer la nature ; même lorsque le ventre est ouvert, il n'est pas toujours possible de trouver la cause de l'obstruction; je me suis, pour ma part, heurté trois fois à cette impossibilité, sur quinze cas d'occlusions que j'ai relevés dans nos observations. *Chez sept malades, les lavements électriques* m'ont donné un résultat excellent; dans les autres cas, j'ai pratiqué la laparotomie, deux ont guéri et quatre sont morts. »

Voici la technique à suivre pour appliquer la galvanisation intrarectale : on commence par introduire profondément dans le rectum la sonde intestinale de Boudet de Paris (fig. 145), reliée à un irrigateur contenant de l'eau salée saturée.

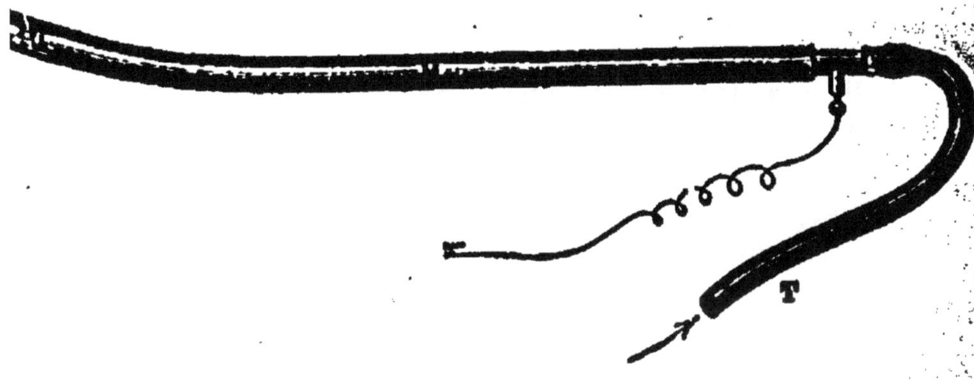

Fig. 145. — Sonde intestinale de Boudet de Paris.

On applique sur l'abdomen une large électrode abdominale, bien imbibée et surtout bien recouverte. Cette électrode est mise en communication avec le pôle négatif, tandis que l'électrode rectale est positive.

On ouvre le robinet de l'irrigateur, de façon à introduire très lentement le lavement. Lorsque la moitié du lavement est introduite, on fait passer le courant à l'aide du rhéostat, jusqu'à ce que l'intensité soit de 15 à 40 mA, et on laisse le robinet de l'irrigateur ouvert pendant toute la durée de la séance. Le courant ayant passé pendant cinq minutes, on ramène au zéro, puis on renverse le courant, de façon à rendre négative l'électrode rectale : on agit sur le rhéostat jusqu'à ce que l'intensité ait la même valeur que précédemment, et on fait alors des interruptions rythmées par le métronome dont le curseur sera placé à l'extrémité supérieure de la tige oscillante.

Habituellement, des contractions énergiques de l'intestin se produisent et ne tardent pas à être suivies d'une débâcle; au moment où le malade ne peut plus résister au besoin qui se fait sentir, on enlève la sonde.

Si les contractions n'apparaissent pas, on continue les interruptions pendant dix minutes, puis on enlève les électrodes; la débâcle se produit quelquefois après la séance : mais si elle n'avait pas lieu, deux ou trois heures après celle-ci, on procéderait à une seconde, ou même à une troisième application électrique.

Il y a des contre-indications au traitement électrique de l'occlusion intestinale : on ne l'appliquera pas, si l'on suppose l'intestin ulcéré, ni chez les malades arrivés à la période ultime, ou très affaiblis par les manœuvres qu'ils ont pu subir auparavant.

Dans tous les cas, il faut opérer assez tôt, de façon à permettre une intervention chirurgicale, si le traitement électrique n'était pas suivi de succès.

FISSURES DE L'ANUS.

Nous éliminons tout de suite les fissures se rattachant à une affection syphilitique constitutionnelle : nous n'avons en vue ici que le traitement des fissures sphinctéralgiques qui empruntent à la contracture névralgique du sphincter une physionomie qui leur est propre.

Ces fissures se composent de trois éléments distincts : d'une part, existence d'une petite *ulcération* étroite, allongée, située dans le fond de l'un des plis rayonnés de l'orifice anal ; d'autre part, une *douleur* qui s'élève chez certains malades aux proportions d'une névralgie des plus cruelles; et en dernier lieu une *contracture spasmodique* continue, mais avec excitations, qui a pour siège le sphincter de l'anus.

Le traitement électrique a été essayé par Doumer, au moyen des excitations de haute fréquence, et les résultats sont presque toujours très bons.

Ce traitement a de grands avantages sur le traitement chirurgical qui consiste à dilater ou à inciser, à exciser ou à écraser. Outre sa bénignité, l'application électrique ne risque pas d'exposer le malade, si une erreur de diagnostic était commise, aux dangers inhérents dans ces conditions à l'opération chirurgicale.

Pour appliquer le traitement électrique, on utilise l'excitateur d'Oudin relié au solénoïde de haute tension de l'appareil de haute fréquence. Après avoir vaseliné le tube de verre de l'excitateur, on l'introduit dans l'anus assez profondément pour intéresser toute l'épaisseur du sphincter. On fait alors fonctionner l'appareil pendant trois à cinq minutes.

La pluie d'étincelles de haute fréquence et les aigrettes qui émanent de la paroi de verre dans toutes les directions amènent un soulagement rapide, souvent immédiat. La sphinctéralgie diminue, les fissures se cicatrisent peu à peu, la contracture cède.

Les séances sont faites tous les deux jours.

HÉMORROÏDES.

Lorsqu'il existe, en même temps que des fissures sphinctéralgiques, des phénomènes congestifs hémorroïdaires, l'application des aigrettes de haute fréquence amène la disparition des hémorroïdes. Le même traitement est donc applicable aux deux symptômes.

Mais les résultats sont encore plus remarquables dans les poussées aiguës, comme l'a constaté M. Doumer. Le traitement se fait soit à l'aide du manchon de verre, soit à l'aide d'une sonde nue conique, comme un suppositoire, reliée à l'extrémité du solénoïde de haute tension d'Oudin.

Avec un excitateur nu, on peut employer toute l'intensité fournie par l'appareil, tandis qu'avec l'excitateur à manchon de verre, il faut graduer l'énergie utilisée et ne la dépenser que peu à peu.

La durée des séances est de deux à trois minutes et celles-ci sont faites tous les jours : en quelques applications, la disparition des phénomènes douloureux est obtenue.

HERNIES.

L'électricité, sous la forme de courant galvanique, donne de bons résultats dans la réduction des hernies étranglées *récentes.*

On fait placer le malade dans la position du taxis; on applique l'électrode active, positive, sur la hernie elle-même, l'électrode indifférente étant placée dans le voisinage.

L'intensité du courant est graduellement augmentée, jusqu'à ce qu'il ne puisse être supporté : la durée de la séance est de cinq minutes.

On fait, pendant ce temps, quelques essais de réduction; si ces tentatives ne sont pas presque immédiatement heureuses, on réapplique les électrodes et l'on fait passer de nouveau le courant, cela, jusqu'à ce que la réduction soit facilement effectuée. Le Dr James Marcley a publié neuf observations dans lesquelles la réduction a été obtenue par cette méthode.

Il est toujours facile d'essayer le traitement électrique, car, même dans les cas où il est inefficace, il ne peut être nuisible, l'opération étant faite immédiatement après.

Dans les hernies irréductibles, le traitement peut être encore heureusement appliqué, mais il faut alors recommencer plusieurs fois les séances.

Article V. — ORGANES GÉNITO-URINAIRES.

INCONTINENCE D'URINE.

On admet généralement que ce symptôme est dû, soit à une faiblesse du sphincter de la vessie, soit à une irritabilité vésicale. Nous préférons substituer à la seconde cause, l'explication donnée par M. Lewis Jones, à savoir l'absence de contrôle cérébral des centres automatiques lombaires. Dès que le sommeil atteint un certain degré d'intensité, ce contrôle disparaît et l'incontinence se manifeste. Il y a donc lieu de diviser les incontinences en trois classes : les unes, nocturnes seulement; les secondes, nocturnes et diurnes; les troisièmes, diurnes seulement.

1° Les incontinences purement nocturnes sont dues à la défectuosité de l'éducation des centres supérieurs de contrôle et ceux-ci doivent être mis de nouveau en rapport avec les centres lombaires. Le traitement électrique doit produire, dans ces cas, des impressions douloureuses et stimuler fortement la région périnéale ou vulvaire, suivant le sexe;

2° Dans le cas des incontinences nocturnes et diurnes, le sphincter doit être incriminé : il est, ou atrophié, ou parésié et il est, en tout cas, insuffisant pour retenir le contenu de la vessie. Ces cas-là sont plus fréquents chez la femme, qui possède un sphincter beaucoup moins solide que l'homme. Le traitement électrique devra agir ici localement au niveau des fibres parésiées ou atrophiées ;

3° Enfin, dans les incontinences purement diurnes, le sommeil ne joue plus aucun rôle, évidemment; c'est l'urètre ou le sphincter que l'on doit incriminer, mais non plus à cause d'une atonie ou d'une atrophie.

Les traitements électriques à opposer aux incontinences d'urine sont de deux ordres, suivant qu'ils s'adressent à la catégorie purement nocturne ou aux deux autres catégories.

Pour agir sur les centres lombaires, on emploiera une électrode indifférente appliquée sur cette région et une autre électrode, petite, placée au niveau du périnée ou de la vulve. Le courant à employer sera du courant faradique, pendant sept à huit minutes.

Pour terminer, on remplacera ce courant par du courant galvanique rythmé et renversé avec le métronome. On produira ainsi une cinquantaine de chocs galvaniques.

On pourra encore avoir recours à la franklinisation appliquée sous forme d'étincelles, à la région lombaire et périnéale ou sus-pubienne.

Le traitement doit être continué pendant plusieurs semaines, la principale difficulté étant de faire disparaître les dernières traces d'une habitude ancienne.

Dans les cas où la cause de l'incontinence réside dans un

trouble d'innervation et de nutrition du sphincter, on doit agir localement et deux méthodes peuvent alors être employées, celle des courants faradiques et celle de la franklinisation hertzienne.

1° Méthode du professeur Félix Guyon. — C'est au courant faradique que l'on s'adresse ici, et l'on agit directement sur le sphincter vésical.

On introduit dans le canal de l'urètre une olive métallique qui peut être mise, par l'intermédiaire d'un fil conducteur isolé, en communication avec l'un des pôles d'un appareil à courant faradique. Il faut que l'olive soit amenée juste au niveau du sphincter, avant de faire passer le courant. L'électrode indifférente est appliquée sur l'abdomen.

On gradue l'intensité du courant, à l'aide du rhéostat à liquide, de façon à amener une contraction nette, mais pas trop énergique, des muscles abdominaux.

Les applications ne doivent pas durer plus de deux à quatre minutes; les séances sont habituellement quotidiennes, ou ont lieu au moins tous les deux jours.

Les effets de ce traitement sont, en général, rapides chez les enfants; dès la première séance, il se produit une amélioration marquée; la guérison se manifeste après dix à quinze séances. Si l'incontinence est due à une irritabilité vésicale, le résultat est négatif.

2° Méthode de Bordier. — Elle consiste à substituer les excitations dues à la franklinisation hertzienne à celles du courant faradique.

Le malade est placé sur une chaise non isolée; la chaîne d'un des condensateurs traîne sur le parquet, pendant que la chaîne du second condensateur est reliée à la sonde introduite dans le canal urétral comme pour le procédé de Guyon.

Les pôles de la machine sont rapprochés l'un de l'autre et leur distance est réglée de façon qu'il y ait sept à dix étincelles par seconde.

A chaque étincelle, une contraction énergique se produit; il y a donc autant de contractions du sphincter qu'il y a d'étincelles entre les boules, tandis que dans la méthode du professeur

Guyon, le sphincter est tétanisé d'un façon continue pendant toute la durée de la séance.

Un autre point qui distingue cette méthode des autres, c'est qu'au moment où se produit une étincelle, un courant alternatif ondulatoire, de très haute fréquence et de potentiel très élevé, parcourt le circuit compris entre les armatures externes des deux condensateurs.

Chaque séance dure cinq minutes, le traitement n'est nullement douloureux : il est bon de faire deux séances par jour, pendant les deux ou trois premiers jours, puis une ensuite.

L'efficacité du traitement par la franklinisation hertzienne a été confirmée par plusieurs auteurs, entre autres V. Capriati, de Naples, et Claus, de Belgique (1).

PARALYSIES DE LA VESSIE.

Elles peuvent se présenter sous des formes diverses, mais nous ne considérerons que le cas où ce sont les muscles expulseurs qui sont atteints, ayant déjà étudié la paralysie du sphincter. C'est la rétention d'urine que l'on observe alors.

Il est indispensable de rechercher d'abord la cause de la paralysie et de diriger un traitement contre cette cause ; mais, à côté du traitement causal, et dans les cas où celui-ci n'est pas applicable, le traitement électrique direct de la paralysie vésicale doit être mis à exécution ; il s'applique exclusivement à la vessie, aux voies et centres nerveux qui la concernent.

Il peut être percutané ou intravésical. On suivra les mêmes règles que dans le cas de l'incontinence d'urine, mais en ayant soin de placer l'électrode indifférente à la région lombaire ; de plus, si c'est au traitement interne qu'on a recours, on introduira la sonde jusque dans la vessie, que l'on aura, au préalable, remplie d'eau boriquée. Le courant galvanique pourra être employé aussi bien que le faradique, mais on devra le rythmer assez rapidement ; la sonde sera reliée au pôle négatif.

Nous mentionnerons ici une observation très intéressante qui

(1) Voir *Archives d'élect. méd.*, 1898, p. 117 et 1899, p. 88.

montre tout le bénéfice que l'on peut retirer du traitement électrique. Elle est due à M. Elevaer Tovolgyi.

L. G..., quarante-sept ans, boucher, syphilitique à vingt et un ans; traité. Pas de récidive. Tabétique depuis 1896; en même temps commencent les troubles vésicaux; il peut difficilement uriner; urine par goutte et vingt à vingt-cinq fois par jour. Rien d'anormal dans l'urine, pas de rétrécissements. Urine souvent dans son lit et même deux ou trois fois par nuit.

L'électrisation de la vessie est commencée le 23 juin, en introduisant un pôle — électrode de Guyon — dans la vessie et puis en la retirant jusqu'au point où l'olive se trouve au niveau du sphincter. L'autre électrode est placée dans le rectum, à la hauteur de la prostate; faradisation pendant cinq minutes avec quelques interruptions, pour ne pas fatiguer trop le sphincter. Dans la nuit qui suivit la première séance, le malade n'a mouillé son lit que de quelques gouttes; la nuit d'après, le traitement n'ayant pas été fait, le lit était inondé. A partir de ce moment, du 26 juin jusqu'au 15 juillet il est traité tous les jours, et un seul accident s'est produit pendant la nuit; il n'urine plus que sept à huit fois par jour. Le jet est beaucoup plus fort et il est capable d'interrompre ce jet, chose qu'il ne pouvait faire auparavant.

Le malade quitte la clinique le 15 juillet et se présente de nouveau le 2 septembre : les symptômes tabétiques s'étaient aggravés et l'amélioration du côté de la vessie n'avait pas diminué. Un séjour prolongé du malade à la clinique nous prouve que la vessie fonctionne normalement.

RÉTRÉCISSEMENTS DU CANAL DE L'URÈTRE.

Depuis quelques années, le traitement électrolityque des rétrécissements urétraux a fait quelque bruit dans la presse médicale.

Fig. 146. — Appareil pour l'électrolyse linéaire

Deux procédés électrolytiques sont en présence : l'électrolyse linéaire et l'électrolyse circulaire ou cylindrique.

L'électrolyse linéaire ou méthode de Jardin a les inconvénients de l'urétrotomie interne qui est loin d'être la méthode de choix et, en outre, elle expose les malades à voir se déclarer des abcès ou des phlegmons à cause de la forte densité électrique.

L'appareil employé pour opérer cette électrolyse linéaire est formé d'une lame triangulaire à angle obtus, fixée à un conducteur isolé qu'on introduit dans le canal jusqu'à ce que l'arête métallique vienne buter contre le rétrécissement.

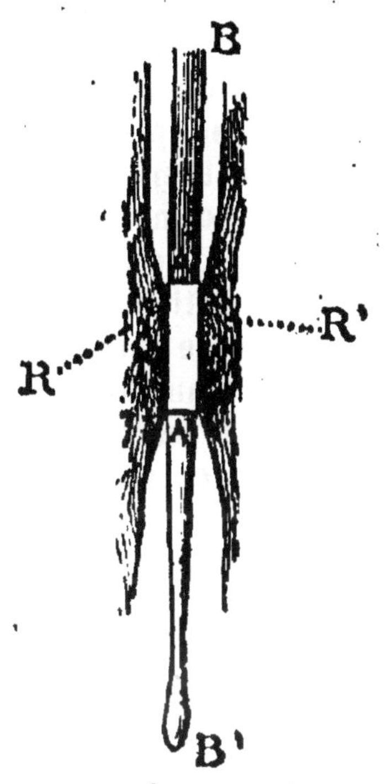

Fig. 147. — Électrolyse d'une région rétrécie du canal urétral.

L'intensité employée varie de 15 à 50 mA : on comprend combien doivent être rapides les actions électrolytiques au niveau de la lame de cet appareil avec une telle densité ! Aussi, les rétrécissements les plus serrés sont-ils franchis en un temps très court, presque du même ordre de grandeur que celui employé pour l'urétrotomie interne avec le couteau de Maisonneuve. C'est pour cette raison que nous avons proposé d'appeler *urétrotomie interne électrolytique* la méthode de Jardin.

Mais ce n'est pas le résultat immédiat seulement qu'il faut considérer dans le traitement des rétrécissements : c'est surtout le résultat éloigné. A quoi servirait à un malade de voir son calibre urétral qui était de 7, par exemple, transformé en un calibre de 21 (filière Charrière) si, un mois après, ce calibre retombe à 6 ou 7 ? C'est pour éviter les récidives ou les éloigner au maximum que nous conseillons d'employer la méthode circulaire (Newmann) ou cylindrique (Bordier).

Avant d'en indiquer la technique, disons d'abord quelques mots des effets électrolytiques sur lesquels on peut compter dans le traitement des rétrécissements.

Lorsqu'une partie métallique olivaire ou cylindrique AA' est placée en contact avec les tissus plus ou moins scléreux, qui ont produit un rétrécissement urétral, et que le courant circule dans ces tissus en sortant par le métal relié au pôle négatif, il se fait une électrolyse de ces tissus ou plutôt du NaCl qu'ils contiennent : l'ion Na est libéré à la catode (action primaire) ; puis, ce sodium, en présence de l'eau des tissus, se transforme en un alcali caustique, NaOH (action secondaire). Enfin, l'alcalinité des tissus se produit à des profondeurs et à des degrés variables (actions tertiaires).

Ce sont ces actions tertiaires qu'il faut bien comprendre : les tissus en contact immédiat avec la partie métallique de l'électrode active subissent l'action de la soude qui s'y forme en présence de l'eau : il y a là un effet de destruction brutale que nous connaissons bien.

Mais dans les régions plus excentriques, dans les couches placées tout autour de celles qui sont exposées à l'effet de destruction, l'alcalinité, tout en étant moins concentrée, ne s'y répand pas moins pour venir troubler la nutrition des cellules. Cette diffusion alcaline, quoique donnant lieu à des phénomènes nécrobiotiques lents, a une action qui se traduit par la résolution graduelle des régions excentriques; c'est dans les jours ou les semaines qui suivent l'application électrolytique que cette résolution lente se manifeste.

La valeur de l'intensité employée règle ces actions tertiaires qui, comme on le voit, sont de deux ordres : avec une intensité faible, de 3 à 5 mA, les effets de destruction des tissus seront peu marqués ; les actions tertiaires consisteront surtout en un effet de ramollissement immédiat et de résolution lente des tissus excentriques.

Ce sont ces actions tertiaires que l'on met à profit dans le traitement des rétrécissements urétraux par le procédé circulaire que nous allons maintenant exposer.

Pour opérer les rétrécissements par cette méthode, il est utile de posséder plusieurs appareils dont nous verrons l'utilité respective.

1° **Olives de Newmann.** — Ce sont des olives métalliques qui se vissent sur un conducteur isolé et portant à son autre extrémité une borne. Les olives ont un diamètre allant du numéro 5 au numéro 20 de la filière Charrière.

2° Olives de Debédat et olives de Vernay. — Au lieu d'avoir toute leur masse métallique, celles de ces deux auteurs n'ont que la moitié en métal, l'autre moitié étant en substance isolante, os ou ivoire. Dans le modèle de Debédat (fig. 148) c'est la moitié postérieure, celle qui regarde du côté du conducteur, qui est métallique ; dans le modèle de Vernay la disposition est inverse. Les avantages que leurs auteurs trouvent à ces olives, consistent surtout dans la sécurité qu'elles offrent au médecin relativement aux régions saines de la muqueuse qui ne risquent pas d'être électrolysées.

Pour se servir des olives de Debédat, il faut commencer par leur faire franchir le rétrécissement ; on ne fait passer le courant qu'au retour. Dans les rétrécissements en valvule, ces olives peuvent rendre des services.

3° Bougies électrolytiques de Bordier. — Elles se composent d'une série de bougies urétrales, comprenant les nos 4, 6, 8, 10, 12, 15, 18, 21 de la filière Charrière.

Chaque bougie électrolytique est formée d'une bougie ordinaire (fig. 149) sur laquelle a été sertie une bague métallique B' de 5 millimètres de hauteur ; la bague est arrêtée à 6 centimètres de l'extrémité C de la bougie, au moyen d'une goupille à laquelle est fixé un fil de cuivre fin qui sert à faire communiquer la bague avec une borne B encastrée à l'autre extrémité. L'épaisseur de la bague, quoique faible, fait une légère saillie sur la surface de la bougie. Un des avantages précieux de ces bougies électrolytiques, c'est de per-

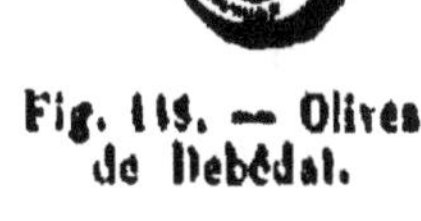

Fig. 148. — Olives de Debédat.

mettre le cathétérisme des canaux les plus tortueux (fig. 150) grâce à leur souplesse, les bougies épousent les sinuosités du

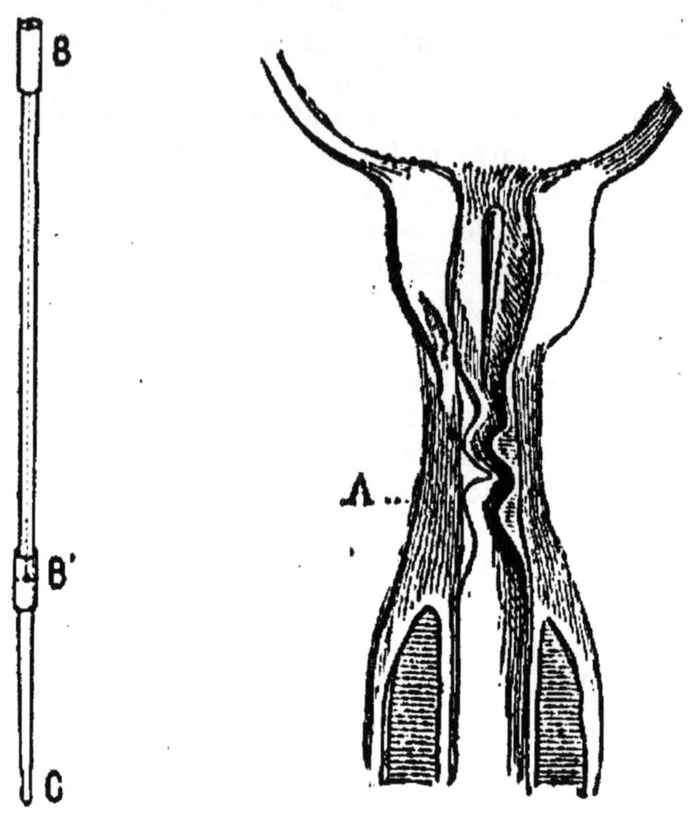

Fig. 149. — Bougie électrolytique de l'auteur.

Fig. 150. — Canal tortueux (d'après Leroy d'Étiolles).

canal et s'insinuent pour ainsi dire entre elles. Avec les olives, on éprouve de grandes difficultés à faire ce cathétérisme.

4° Technique de l'électrolyse urétrale. — Nous commencerons par distinguer deux cas bien tranchés : 1° le malade peut à peine uriner ; 2° le malade a un rétrécissement peu serré.

Dans le premier cas, on prendra tout d'abord l'appareil de Newmann ou de Vernay muni de la bougie la plus petite : on l'introduira dans le canal jusqu'à ce que l'olive vienne buter sur le rétrécissement. L'électrode indifférente de 100 centimètres carrés étant placée sur l'abdomen, on reliera le conducteur urétral au pôle négatif de la source galvanique, et l'on fera oître l'intensité jusqu'à 5 mA. On maintiendra l'olive contre rétrécissement et l'on ne tardera pas, en général, à constater ue l'obstacle est assez vite franchi : on arrêtera aussitôt le ourant pour continuer le traitement, comme nous allons mainnant l'indiquer.

Si le malade qui se présente n'a pas un rétrécissement trop rré, on commencera par explorer son canal pour en étudier topographie : pour cela, une olive convient bien : on notera nombre et le siège des rétrécissements.

Si l'on a pris une toute petite olive, le cathétérisme aura pu re fait, mais il arrive parfois que l'olive, même la plus etite, ne peut pas franchir, sans courant ; s'il en était ainsi, n aurait alors recours aux bougies à bague : grâce à la saillie ue forme celle-ci, on se rend compte des points du canal où ège une diminution de calibre.

Supposons donc que l'on ait trouvé un premier rétrécissement à 7 centimètres et un second à 15 centimètres du méat, que le calibre correspondant au rétrécissement le plus serré it le n° 6.

On prendra la bougie n° 6 et on l'introduira de manière à ce ue la bague B' soit placée dans le premier rétrécissement à centimètres : ce qui se reconnaîtra facilement ; on fera croître courant jusqu'à l'intensité de 3 mA, et on laissera agir le urant pendant 5 minutes. On arrêtera alors le courant et n descendra la bougie, jusqu'à ce que l'on ait la sensation ue la bague se trouve dans le second rétrécissement. Si le libre de ce rétrécissement était trop grand et ne permettait s de le sentir avec la bague, on prendrait le n° 8 qui maintenant passera très bien à travers le premier. Une application 5 minutes avec la même intensité sera encore faite, puis bougie sera retirée et remplacée par la suivante avec laquelle s mêmes opérations seront répétées.

Dans une première séance, il ne faut pas vouloir faire acquér un trop grand calibre au canal et il est sage d'en rester là. Il faut savoir que le malade, le lendemain ou dans les jours i suivront, pourra constater que le jet de son urine subit ie petite diminution occasionnée par le travail de résolution que détermine l'électrolyse; on fera même bien de l'en prévenir, et on laissera s'écouler une quinzaine de jours avant la seconde séance qui sera faite, comme la première, avec une intensité très faible de 3 à 5 mA. On se servira des bougies qui pourront passer et la séance pourra durer 15 à 20 minutes.

On ne peut guère compter moins de quatre à huit séances, si on est parti du calibre 6, pour faire acquérir au canal un diamètre correspondant au n° 21 de la filière Charrière.

Nous pourrions rapporter un grand nombre d'observations datant de plusieurs années, et concernant des malades soumis à la méthode de l'électrolyse circulaire ou cylindrique.

Nous devons, pour terminer, indiquer le moyen le plus pratique, à notre avis, pour conserver les bougies, les olives et les conducteurs urétraux dans un état d'aseptie parfait : on les place, après les avoir bien essuyés avec du coton hydrophile, dans une boite en carton fort, au fond de laquelle on dispose une couche de *trioxyméthylène* pulvérisé : par-dessus, on place un rectangle en carton perforé, destiné à laisser passer les vapeurs de formol qui proviennent de la dissociation du trioxyméthylène.

On peut aussi envelopper les instruments urétraux dans de la gaze pliée en deux, et entre les plis de laquelle on répand du trioxyméthylène. Il suffit d'essuyer les appareils avec du coton aseptique au moment de les employer.

ORCHITE.

C'est au professeur Picot que l'on doit la première tentative du traitement électrique des orchites.

L'électrode positive était appliquée sous le testicule malade, pendant que la négative était sur le cordon testiculaire. L'intensité employée était de 6 à 8 mA. Avec des électrodes un peu larges, on peut aller jusqu'à 15 à 20 mA. Les séances doivent être faites tous les jours et durer dix minutes.

Dans les cas d'orchites chroniques, M. Duboc, de Rouen, conseille d'humecter les électrodes avec une solution iodurée à 20 p. 100 et de les placer en avant et en arrière du testicule alade. Les résultats sont excellents, comme le prouvent deux ›servations récentes de M. Duboc.

SPERMATORRHÉE.

Le traitement le plus simple des pertes séminales et des ›llutions nocturnes consiste à employer la galvanisation, en açant l'électrode positive au périnée et l'électrode indifférente la région lombaire.

On atteint progressivement 15 à 20 mA, et la séance dure à 10 minutes. On obtient ainsi souvent d'heureux résultats.

Article VI. — ORGANES GÉNITAUX DE LA FEMME (1).

§ 1. — Affections de la vulve et du vagin.

1° **Prurigo ou prurit vulvaire.** — Le prurit vulvaire est caractérisé par une éruption de petites papules produisant une ›mangeaison insupportable.

Le prurit symptomatique disparaîtra le plus souvent en ›ttant la cause qui l'a fait apparaître. Mais pour le prurit iopathique, si rebelle à tout traitement l'électricité sera tou›urs la thérapeutique de choix.

On y laissera, suivant les cas, l'effluve statique ou l'effluve ›s courants de haute fréquence. Les séances doivent être ›ites tous les jours pendant une durée de vingt minutes et, ›s souvent, un mois.

Ce traitement peut également être avantageusement employé ›ns *l'acné*, *l'eczéma*, *l'herpès*, *la vulvite chronique*, etc.

2° **Vulvite folliculaire.** — La vulvite folliculaire ou folliculite ›lvaire est le résultat de l'inflammation des follicules muci›res, sébacés ou pileux, dont est parsemée la muqueuse de la ›lve, des grandes et des petites lèvres et du vestibule.

Dans la première période, c'est-à-dire avant que les boutons ›rmés par les glandes ou les follicules enflammés ne se soient

(1) Je dois des remerciments au Dr Vernay pour la collaboration qu'il m'a apportée ›ns la rédaction de cet article.

ramollis, on emploiera, lorsque les moyens ordinaires (soins de propreté, lavages antiseptiques, grands bains, etc.) auront échoué, l'effluve statique ou, mieux encore, l'effluve de haute fréquence, dont trois ou quatre applications suffiront souvent pour amener la guérison.

Mais si le follicule enflammé a subi la transformation purulente, on aura recours à l'électrolyse avec une aiguille en platine ou en acier reliée au pôle négatif d'une source galvanique, l'électrode indifférente étant placée sur le ventre. L'intensité variera entre 3 et 5 mA, pendant trois minutes, pour chaque follicule. Les séances pourront avoir lieu tous les deux jours et on traitera 5 à 6 boutons dans chaque séance.

3° **Tumeurs vasculaires ou érectiles.** — Ce sont des excroissances vasculaires de volume variable, molles, sensibles au toucher, d'une couleur rouge framboise, saignant assez facilement, accompagnées de douleurs lancinantes, de ténesme, d'envies fréquentes d'uriner et de gêne pendant la marche.

Le traitement consiste à introduire dans la tumeur des aiguilles de métal et à faire passer un courant galvanique continu, comme pour le traitement des angiomes (1).

4° **Végétations vulvaires ou papillomes.** — Ce sont des excroissances débutant ordinairement sur les lèvres et pouvant atteindre un grand volume, prendre une grande extension et une forme rappelant celle d'une portion de choux-fleur, d'où leur nom vulgaire. Isolées ou réunies en nappe, elles sont pédiculées ou sessiles.

Pour les végétations sessiles en nappe, on emploiera l'électrolyse bipolaire, suivant le procédé indiqué pour les nœvi ; et pour les végétations pédiculées la méthode monopolaire, en ayant soin de placer la ou les aiguilles à la base de la végétation et de faire passer un courant de 10 à 15 mA, pendant trois minutes seulement.

Les *verrues* de la vulve seront également justiciables de l'électrolyse.

5° **Vaginisme.** — On décrit sous le nom de vaginisme une

(1) Voir p. 275.

affection caractérisée par un hypéresthésie excessive et douloureuse de la vulve et du vagin et des contractions spasmodiques.

L'examen de la vulve et du vagin ne révèle souvent rien d'anormal, mais l'introduction du doigt est difficile, car à son simple contact le constricteur vaginal se contracte douloureusement et forme un anneau dur et assez étroit pour en clore presque complètement l'ouverture.

Quelle que soit la cause du vaginisme, l'électricité sous forme de courants faradiques sera la médication de choix pour cette affection si rebelle à tous les autres traitements.

On emploiera de préférence le courant de tension, c'est-à-dire le courant induit d'une bobine à fil fin et long.

On peut employer l'électrode bipolaire d'Apostoli (fig. 151), qu'on promènera sur tous les points sensibles et douloureux du vagin, avec une intensité maxima, pendant une durée pouvant varier de dix minutes à une demi-heure, jusqu'à cessation complète de la douleur.

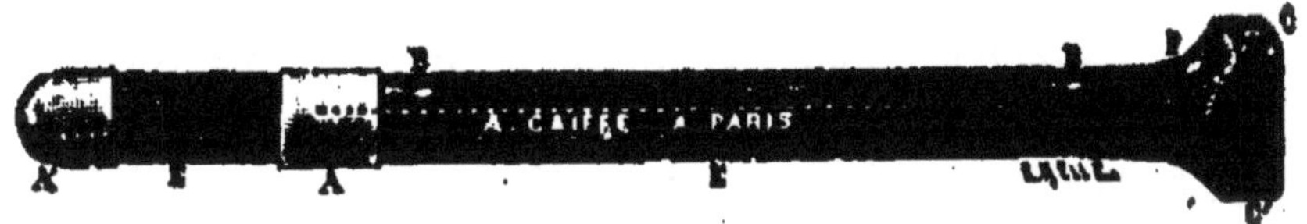

Fig. 151. — Électrode vaginale bipolaire.

Enfin, chez les femmes nerveuses on devra, en outre de la faradisation, compléter le traitement en traitant l'état général par des bains d'électricité statique répétés jusqu'à sédation.

Même traitement général et local pour les névralgies vulvaires et vaginales.

§ 2. — Affections de l'utérus.

1° Atrésie du canal utérin. — L'atrésie peut porter, soit dans toute la longueur du canal, soit seulement à son orifice externe, mais quel que soit le siège du rétrécissement, le traitement de choix sera l'électrolyse du canal cervical.

L'électrode indifférente étant placée sur le ventre et les précautions antiseptiques habituelles ayant été prises, on introduit doucement un hystéromètre en platine garni de son manchon jusqu'au siège du rétrécissement. L'hystéromètre qu'on aura choisi aussi fin que possible étant relié au pôle négatif d'un appareil à courants continus, on fait passer le courant avec une intensité de 30 mA au début, pour atteindre rapidement 60 mA pendant une durée variant de cinq à dix minutes, suivant la résistance à vaincre. Plusieurs séances peuvent être nécessaires, surtout quand il s'agit d'une atrésie de tout le canal cervical; elles auront lieu de huit jours en huit jours et, généralement, après la troisième séance le canal aura repris son calibre normal. Mais, dès la première, un soulagement manifeste a lieu et, souvent, le canal reste déjà perméable.

2° Subinvolution utérine. — Dans la superinvolution, l'utérus est trop revenu sur lui-même : il y a atrophie; dans la subinvolution, au contraire, l'utérus après l'accouchement ou l'avortement reste hypertrophié par engorgement ou par un défaut de contractilité qui l'empêche de reprendre son volume normal. Le traitement électrique sera la médication de choix de cet état.

Tantôt la subinvolution est d'origine non infectieuse, liée à un utérus sans contractilité, dont la fibre musculaire a été épuisée par un long et pénible travail, par une maladie générale ou par une constitution misérable et affaiblie; tantôt l'origine est infectieuse.

Dans le premier cas, c'est-à-dire dans le cas d'utérus torpide sans infection, il faut faire une application faradique avec la bobine à gros fil pour stimuler les contractions utérines, activer la circulation et amener le dégorgement de l'organe.

Dans le second cas, c'est-à-dire lorsque c'est la septicémie qui occasionne la subinvolution, il faut aller directement à la cause et la supprimer en recherchant une action chimique antiseptique par la galvanisation intra-utérine faite d'emblée.

Pour le traitement faradique, électrode bipolaire utérine. — Durée : trois minutes, à partir de la contraction musculaire. Intensité supportable. Nombre des séances : tous les jours, pendant une semaine; puis, tous les deux jours seulement. — Antisepsie rigoureuse.

Pour faire l'électrolyse intra-utérine, on emploiera l'hystéro mètre en platine ou en charbon, si la subinvolution s'accompagne d'hémorragie ou d'endométrite, et le pôle positif. Intensité : 20 mA, au début; 30, à la fin de la première séance; — 30, au début et 40, à la fin de la seconde séance; — 40, au début et 60, à la fin de la troisième. — Durée : cinq minutes, si on se sert de l'hystéromètre en platine; — dix minutes, si on emploie l'électrode en charbon et qu'on veuille faire la cautérisation complète de toute la muqueuse. — Antisepsie rigoureuse.

3° **Déviations utérines.** — L'utérus est dévié lorsque son axe ne correspond plus à celui du détroit supérieur.

Des recherches anatomiques, faites avec le plus grand soin, ont démontré que l'utérus était extrêmement mobile, que le col était seul fixe; par conséquent, que les causes les plus légères pouvaient modifier les rapports de l'utérus avec l'axe du bassin (distension de la vessie, distension du rectum, etc.). Il est incontestable que, dans la plupart des cas, sinon toujours, la déviation de l'utérus de sa direction normale est le résultat et non la cause d'un état phlegmasique.

Contre ces engorgements (congestions utérines, métrites, périmétrites) qui accompagnent les déviations utérines, l'électrolyse intra-utérine sera, de tous les traitements, celui qui donnera les meilleurs résultats, parce qu'en s'adressant directement à la cause qui la produit, elle guérira la déviation ellemême.

On emploiera de préférence, surtout si la métrite se complique d'hémorragie, l'électrolyse intra-utérine positive avec une intensité de 60 mA pendant dix minutes. Les ions positifs étant antiseptiques, on produira ainsi, non seulement la destruction des microbes qui infectent l'utérus et son pourtour, en même temps qu'une action cautérisante et électrolytique de la muqueuse utérine, mais aussi la constriction des artérioles et des orifices glandulaires; d'où arrêt de la leucorrhée et arrêt des hémorragies. — Les séances seront répétées tous les huit jours, en élevant progressivement l'intensité jusqu'à 100 mA, si besoin est.

Si, par suite de la courbure de l'utérus, l'électrode intra-utérine, constituée par un métal aussi malléable que possible, ne peut pénétrer dans la cavité utérine, on fera, en les répétant plus souvent, des séances de galvanisation vaginale; en ayant soin d'entourer l'électrode (qui pourra être alors l'électrode vaginale en charbon d'Apostoli) d'un tampon de coton bien humecté, une large électrode indifférente étant, comme toujours, placée sur le ventre.

La métrite disparue, si l'utérus ne revient pas à sa position normale, on emploiera la faradisation avec la bobine à gros fil, faradisation répétée pendant cinq minutes tous les deux jours environ, en faisant croître le flux d'induction progressivement, de façon à faire supporter à l'utérus des contractions de plus en plus fortes, en localisant le courant suivant le sens de la déviation.

Dans les *antéversions* et dans les *antéflexions*, le courant doit être concentré à la face postérieure de l'utérus pour en opérer le raccourcissement. On obtient ainsi un rétrécissement mécanique qui s'accentue de plus en plus jusqu'à la guérison. La technique est la suivante : on engagera dans l'orifice externe du col l'électrode utérine qu'on relie au pôle négatif et, dans le rectum, un excitateur courbe qu'on relie au pôle positif. Avoir soin de faire basculer l'excitateur rectal, de façon que sa concavité regarde en haut et que l'olive soit en face de la paroi postérieure de l'utérus. Au cours de la séance, promener sur la face postérieure de la matrice l'olive de l'excitateur rectal, pendant que la malade comprime avec sa main la région hypogastrique.

Si l'introduction de l'électrode utérine est trop difficile, par suite de la courbure de l'utérus (antéflexion), ou impossible (comme chez les vierges) on placera, sur les deux côtés de la ligne blanche, au-dessus du pubis, une plaque de 20 centimètres carrés recouverte d'un feutre épais ou de coton hydrophile bien mouillé. Ces deux plaques seront réunies en quantité au pôle positif, et l'excitateur rectal, placé comme il a été dit, relié au pôle négatif.

Dans les *rétroversions* et dans les *rétroflexions*, le courant doit être localisé à la face antérieure de l'utérus, soit en appliquant une électrode de 40 centimètres carrés sur la région hypogastrique, soit en introduisant un excitateur vésical jusqu'au fond de la vessie, l'excitateur utérin relié au pôle négatif, étant engagé jusqu'à la limite du corps et du col.

Dans les *latéroversions*, la technique sera la même, en ayant soin d'appuyer davantage, vers le bord gauche de l'utérus, quand la latéroversion est à droite ; vers le bord droit de l'utérus quand la latéroversion est à gauche.

Le procédé auquel nous donnerons la préférence, parce que c'est celui qui nous a donné les meilleurs résultats, consiste à introduire : dans la cavité utérine, dans les cas de versions ; dans le col seulement, dans les cas de flexions, l'électrode en charbon d'Apostoli, ou une électrode métallique quelconque, et de placer l'autre électrode, plaque feutrée de 90 centimètres carrés, tantôt sur le sacrum (antéversion ou antéflexion), tantôt sur le ventre (rétroversion ou rétroflexion), en faisant passer le courant faradique, avec une intensité maxima, quoique supportable, pendant cinq minutes, à partir de la contraction du muscle utérin. La durée du traitement est de trois mois environ, en faisant : une séance tous les jours, le premier mois ; trois par semaine, le second mois ; deux séances par semaine, le troisième mois.

Les femmes se trouveront bien mieux d'un traitement électrique, pour toutes ces lésions de forme et de situation, que de tous les autres remèdes illusoires et souvent dangereux, ainsi que des pessaires, des ceintures et autres instruments détestables qui sont le pis-aller de la médecine.

4° **Métrites.** — La métrite aiguë est l'inflammation du revêtement épithélial de la muqueuse utérine, des culs-de-sac glandulaires et du derme muqueux (endométrite) produite par des germes infectieux d'origine septique. L'inflammation ou l'infection peut se propager aux interstices celluleux de la paroi musculaire (métrite parenchymateuse). La métrite peut aussi rester localisée au col utérin (métrite cervicale).

La métrite chronique succède à la métrite aiguë ou est chronique d'emblée. Elle peut rester localisée à la muqueuse utérine (métrite chronique muqueuse) ou s'étendre à tout le tissu utérin (métrite chronique parenchymateuse).

L'électrolyse intra-utérine remplacera avantageusement, quel que soit le genre de métrite, les multiples traitements proposés de tous côtés (caustiques, galvanocaustique thermique, voire

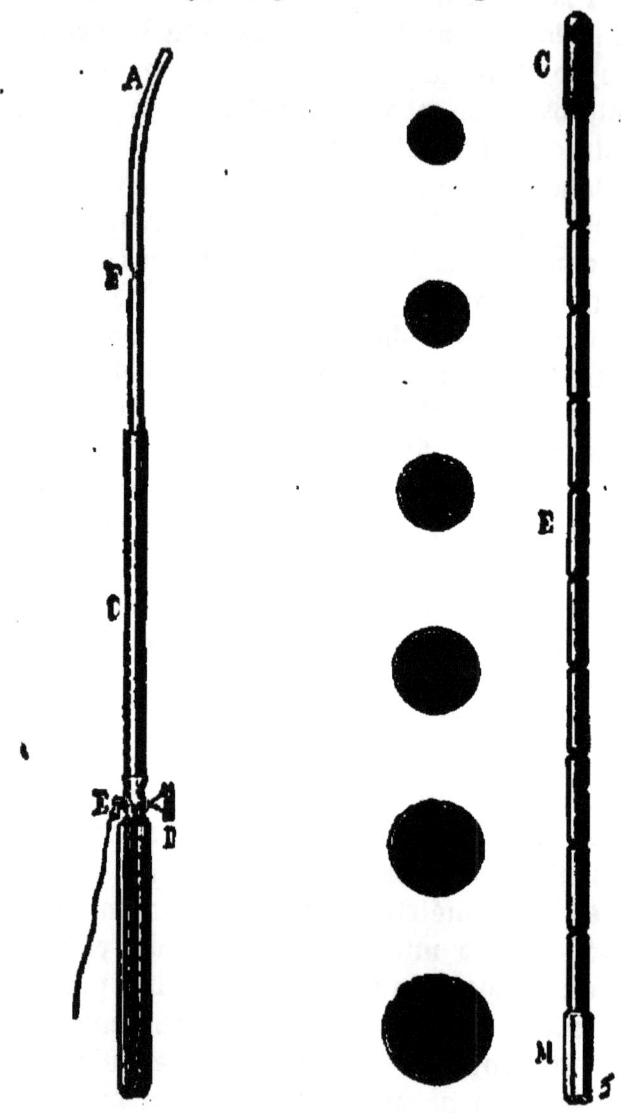

Fig. 152. — Hystéromètre électrique.

Fig. 153. — Électrode intra-utérine d'Apostoli.

même le curettage qui devra être seulement réservé pour les infections produites par la rétention de débris placentaires, après un accouchement ou un avortement.

La technique de ce traitement consiste à placer l'électrode

indifférente sur l'abdomen et le pôle positif dans l'utérus, sous forme d'hystéromètre électrique. Mais là où elle diffère, suivant les auteurs, c'est dans la nature de cet hystéromètre et dans l'intensité du courant appliqué.

Il existe donc deux méthodes de traitement, la méthode de l'électrode inattaquable et la méthode de l'électrode soluble.

1° Les électrodes employées sont de plusieurs modèles : les unes, en platine, ressemblent à un hystéromètre ordinaire ; elles sont portées par un manche où se fixe le fil conducteur (fig. 152) ; les autres, les plus employées, sont des électrodes en charbon de cornue (fig. 153), maintenues sur une tige de cuivre, protégée elle-même par une enveloppe en ébonite ou en celluloïde : certaines de ces électrodes portent des graduations distantes de 2 centimètres, ce qui peut servir à apprécier les déplacements en avant et en arrière. Les diamètres de la partie active varient suivant les besoins, comme le représente la figure 153, de 1 à 8.

L'électrode indifférente est une large plaque elliptique de cuivre mince, nickelé, rendue légèrement concave, de façon à pouvoir s'adapter sur la paroi abdominale, reposant sur un matelas de feutre, épais de deux centimètres et débordant la plaque métallique d'un bon travers de doigt sur tout le pourtour de sa circonférence. — Le fil conducteur est relié à la plaque au moyen d'une borne rivée et soudée à la partie convexe de l'électrode.

La malade étant installée comme pour l'examen au spéculum, on applique d'abord la plaque abdominale bien humectée d'eau tiède. On introduit un spéculum, de préférence celui de Fergusson, qui est isolant, et on procède à un lavage au sublimé ou à l'acide phénique. On introduit alors à travers le col de la matrice l'électrode active CM (fig. 153) ; celle-ci sera rendue aseptique, au préalable : un excellent moyen est l'emploi d'huile de vaseline mercurielle.

Quelques gynécologistes introduisent l'électrode sans spéculum, en se servant seulement de l'index comme conducteur. C'est affaire d'habitude.

Quand il est nécessaire de cautériser toute la cavité utérine, comme dans les formes d'endométrite fongueuse, on se servira de l'électrode en charbon d'Apostoli, en choisissant celle qui s'applique le mieux sur les parois de la cavité utérine, et on l'introduira lentement en lui imprimant un mouvement de rotation, toujours dans le même sens, jusqu'à ce qu'on ait atteint le fond de l'utérus, ce qui doit se faire avec la plus grande prudence et sans provoquer de douleur.

Les deux électrodes étant en place, on fait passer le courant en agissant sur le rhéostat à liquide pour arriver doucement à l'intensité voulue.

L'emploi d'un bon rhéostat est indispensable : il faut éviter absolument les secousses qui compromettent souvent le traitement, car, étant très désagréables, elles découragent et éloignent les malades.

Si l'on doit rejeter l'usage des collecteurs, c'est bien en gynécologie électrique : par suite du peu de résistance offerte dans ces conditions, la variation d'intensité produite par l'introduction dans le circuit, ou par le retrait d'un seul élément peut s'élever jusqu'à 10 mA, et cette variation est plus que suffisante pour provoquer des phénomènes douloureux très-marqués.

Aller doucement, commencer par 30 mA, monter ensuite à 50 mA, pour aller, si la tolérance est établie, à l'intensité nécessaire : 100 à 150 mA.

Tant qu'on n'a pas atteint environ 50 mA la malade n'accuse aucune sensation, à moins qu'il s'agisse des cas étudiés au chapitre de l'électrodiagnostic. D'ailleurs, c'est sur la tolérance de la malade qu'il faut se fixer pour l'intensité à atteindre ; on ne doit jamais imposer aux patientes qu'une douleur tolérable.

Avec les électrodes de charbon, la séance durera cinq minutes, à partir du moment où l'on aura atteint le maximum ; dans les cas rebelles, dans les métrites hémorragiques, dans les métrites fongueuses, l'électrode en contact d'abord avec le fond de l'utérus, est, après trois minutes, retirée par un mouvement de torsion, d'une quantité égale à sa longueur, puis laissée en place pour faire une nouvelle application de trois minutes et, au besoin, une troisième de la même durée, avec la même intensité.

Avec l'hystéromètre en platine, il faut avoir soin de porter l'instrument en haut, en bas, à droite et à gauche de l'organe gestateur pendant une durée d'environ deux minutes pour chaque point cardinal.

La séance terminée, l'intensité est ramenée lentement à zéro. L'électrode utérine sera retirée doucement et directement, si on s'est servi de l'hystéromètre en platine; par un mouvement de torsion, si on a employé l'électrode en charbon. On procède ensuite à un second lavage antiseptique et on place au fond du vagin un tampon de gaze iodoformée.

Selon le résultat obtenu, on fera une ou deux séances par semaine, et même plus souvent en cas d'hémorragies abondantes.

Après la séance, la malade doit rester étendue au moins deux heures et éviter toute fatigue dans la journée; elle doit également s'abstenir de coït.

2° Les électrodes solubles sont faites avec des métaux oxydables.

Si on relie un de ces métaux au pôle positif d'une source galvanique, et placé en contact avec les tissus, il se forme un oxychlorure aux dépens du chlorure de sodium contenu dans les liquides de l'économie, par conséquent, dans l'épaisseur de la muqueuse utérine elle-même et dans les parties sous-jacentes, oxychlorure dont l'absorption et la diffusion se poursuivront concurremment à sa production.

Les métaux les plus employés sont le cuivre et l'argent sous forme d'hystéromètres, d'où la production d'un oxychlorure de cuivre ou d'un oxychlorure d'argent, suivant le métal employé.

D'après Leuillieux, le cadmium est à utiliser. — L'intensité varie de 40 à 60 mA pendant une durée de 15 à 20 minutes.

Les séances auront lieu deux fois par semaine ou seulement tous les huit jours, suivant la gravité des cas, et la guérison est généralement obtenue entre deux époques. Les métrites blennorragiques sont celles qui guérissent le plus vite par cette méthode qui a, entre autres avantages, celui de ne pas faire courir aux malades les dangers que peut avoir le curettage.

Quel que soit le procédé employé, si la métrite, de quelque nature qu'elle soit, s'accompagne de douleur, on devra faire précéder l'électrolyse intra-utérine de quelques séances de faradisation vaginale avec la bobine à fil fin et l'électrode bipolaire (fig. 154).

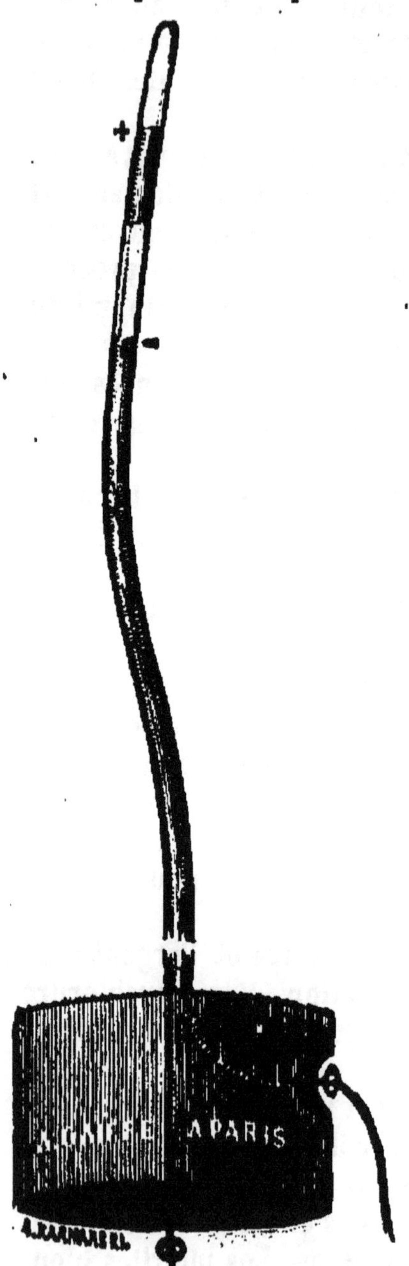

Fig. 154. — Électrode bipolaire d'Apostoli.

5° **Fibromes de l'utérus.** — C'est à G. Apostoli qu'est véritablement due la méthode actuelle, devenue classique, du traitement électrique des fibromes que nous allons décrire.

Les électrodes employées ont été déjà décrites (voyez Métrites).

L'électrode en platine d'Apostoli est la meilleure et la plus pratique dans la majorité des cas, mais lorsqu'on cherche à modifier rapidement et largement la muqueuse, on donnera la préférence à l'électrode en charbon.

Les électrodes solubles doivent être rejetées, et on voici la raison : on sait, en effet, que la puissance de l'action hémostatique dépend en grande partie de la teneur en acidité des liquides mis en liberté au pôle positif : on aura donc tout intérêt à rechercher le maximum d'acidité pour avoir l'action hémostatique la plus certaine. Or, avec les électrodes solubles on ne peut atteindre ce maximum, puisqu'une certaine quantité de l'acide produit par la décomposition des tissus se porte sur le métal pour former un oxychlorure.

A l'exemple d'Apostoli, nous rejetons l'emploi du spéculum, qui devient ici un instrument plus gênant qu'utile. L'index et l'index seul, est, dans le cas particulier, meilleur guide que la vue. L'index, préalablement rendu aseptique, est introduit jusqu'au col, la main en pronation; sur ce doigt, on glisse l'hystéromètre engainé de son manchon isolant en celluloïde et on l'introduit lentement, sans brusquerie, sans violence, sans force, en ayant soin de s'arrêter à la moindre résistance comme au plus petit signe de sensibilité de la malade.

Il faut aller jusqu'au fond de l'utérus, telle est la règle; mais il arrive qu'il est impossible quelquefois de franchir l'orifice interne du col ou une des parties du conduit utérin, par suite d'une douleur subite, d'un spasme ou d'une atrésie d'origine diverse. Il n'y a qu'un moyen pratique et inoffensif de s'en rendre maître; c'est de s'arrêter, même de reculer un peu, puis de lancer le courant. Au bout d'un instant, on sent la sonde pénétrer au fond de l'utérus sans difficulté ni douleur, et cela en vertu des propriétés analgésiantes et antispasmodiques du pôle positif.

On s'assurera que le vagin est bien garanti. On placera ensuite l'électrode abdominale qu'on reliera au pôle négatif, tandis que l'électrode utérine aura été reliée au pôle positif. Puis, on fera passer le courant en élevant progressivement l'intensité suivant la tolérance de la malade; elle dépendra donc entièrement de la réaction individuelle et se réglera sur la sensibilité de la patiente. Car il ne faut pas oublier que certaines femmes nerveuses ou hystériques, réagissent immédiatement à l'excitation électrique, en raison de l'hypersensibilité de leur système génital; de plus, un utérus dont la phériphérie est atteinte de lésions inflammatoires qu'on ne peut prévoir, manifestera la présence de ces lésions par des réactions particulières. Aussi, avons-nous pour règle dans la première séance de ne jamais dépasser 60 mA, alors même que le courant serait bien supporté. Dans les séances suivantes on élèvera progressivement l'intensité pour atteindre la dose « utérine tolérable » (Apostoli).

On arrivera ainsi progressivement à 70, 90, 100, 150 mA et parfois davantage, au bout d'une, deux, trois, etc., séances. Plus l'intensité du courant sera élevée, plus on aura de chances de voir la tumeur s'arrêter dans son développement. Si pourtant on ne recherchait dans l'électrolyse intra-utérine, qu'une action hémostatique, l'intensité de 80 mA, constituera une dose moyenne, très souvent suffisante, presque toujours efficace.

La durée moyenne d'une séance doit être de cinq minutes environ, à moins qu'on ne se soit servi de l'électrode en charbon et qu'on veuille cautériser toute la cavité utérine en deux ou trois cautérisations successives. Dans ce cas, on fera durer chaque opération trois minutes en moyenne, ce qui donnera une somme de six ou neuf minutes pour l'ensemble. La séance terminée, on ramènera lentement le rhéostat à zéro et on retirera la sonde en lui imprimant un mouvement de rotation. Si elle résiste, on appliquera pendant quelques secondes un courant en sens inverse et de faible intensité, 10 mA. Le pôle négatif, agissant sur les escarres positives, en ramollit la surface et facilite ainsi l'extraction.

Après l'opération, la malade doit rester étendue une heure ou deux, dans le décubitus dorsal, avant de regagner son domicile.

Le nombre des séances dépend de la malade et du fibrome. En général, deux ou trois séances par semaine suffisent; mais en cas d'hémorragies intenses, il ne faut pas craindre de faire une application tous les jours.

Il ne faut pas s'attendre à un résultat dès la deuxième ou troisième séance. Seul l'arrêt des hémorragies peut être obtenu après un aussi court laps de temps. Quant à la diminution de la tumeur, dans les cas où elle se produit, ce n'est jamais qu'au bout de vingt à trente séances qu'elle peut se manifester. Beaucoup de malades se trouvent très bien et suspendent leur traitement entre la cinquième et dixième opération, mais on devra recommencer à toute manifestation offensive du fibrome.

Chaque type de fibrome réclame une modalité opératoire particulière.

A. Aux fibromes hémorragiques s'adressent les électrolyses positives intra-utérines. L'emploi du pôle actif repose sur les propriétés coagulantes, hémostatiques, de ce pôle.

Doit-on intervenir durant la période menstruelle? Chez celles qui sont « toujours dans le sang », il n'y a pas à hésiter, car il faut courir au plus pressé, mais il n'en est pas de même pour celles qui présentent des ménorragies. Chez elles, on laissera s'écouler le temps nécessaire à la perte physiologique, et on recommencera les applications le jour où le flux, de physiologique qu'il était, deviendra pathologique, c'est-à-dire dès que la période normale des règles paraît terminée, alors même qu'elles perdraient encore. C'est là une pratique de la plus haute importance, dont dépend bien souvent la rapidité de la guérison.

B. Aux fibromes qui gênent par leur poids, déterminent des phénomènes de compression et ne donnent pas lieu à des accidents hémorragiques, s'adressent les électrolyses intra-utérines négatives ; le but de ces applications étant principalement la réduction de la tumeur ou tout au moins l'arrêt de son accroissement. Il est prudent de commencer d'abord par deux ou trois séances positives, afin d'habituer la malade à cette thérapeutique et de s'assurer de l'intégrité des annexes. Les intensités employées avec le pôle négatif comme pôle actif seront moins élevées et l'on considérera la dose de 150 mA comme une limite extrême, en raison de la douleur ou de l'hémorragie que peuvent provoquer les autres intensités négatives.

C. Les électrolyses cervicales n'ont de raison d'être que si une flexion exagérée, un coude du canal, un spasme de l'orifice interne, empêchent de pénétrer plus avant avec l'hystéromètre.

D. Les galvanisations vaginales ont, en revanche, des indications particulières. On y aura recours toutes les fois que le traitement intra-utérin paraîtra imprudent ou sera reconnu impossible (flexion exagérée, hypéresthésie utérine). Apostoli recommande encore de se servir de ce procédé d'une façon provisoire, dans le cas où il existe une légère inflammation annexielle qu'on risquerait d'aviver par le traitement intra-utérin. La meilleure électrode et la plus simple est une sonde de charbon coiffée d'une couche convenable de coton hydrophile qu'on humectera soigneusement pour assurer sa bonne conductibilité. On peut aussi employer l'électrode de A. Cleaves qui permet de maintenir le vagin plein d'eau, dans laquelle on fait arriver le courant par le conducteur A. On utilisera toujours le pôle positif pour les fibromes non hémorragiques, dont on recherche la régression.

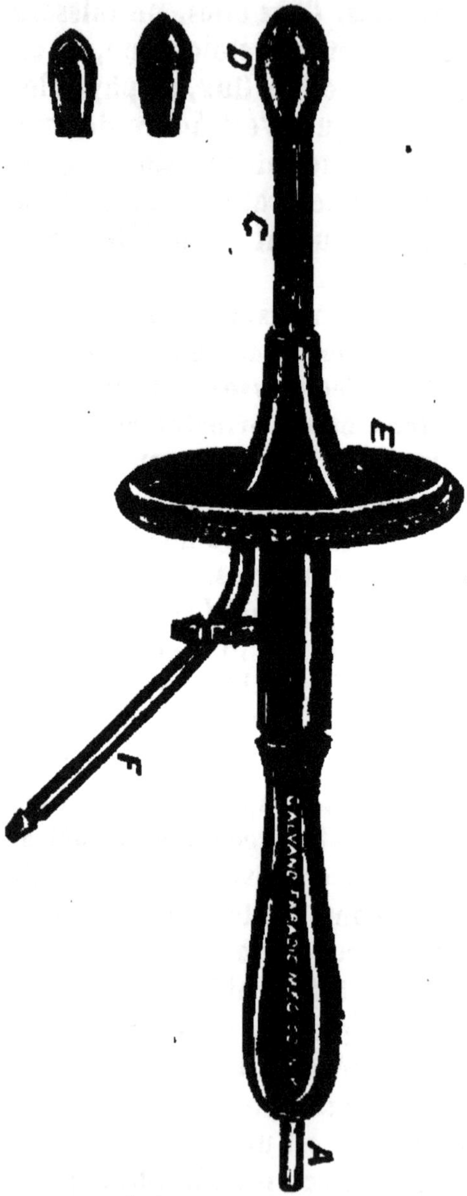

Nous ne pouvons citer ici toutes les remarques faites, dans tous les pays du monde, sur le traitement électrique des fibromes, d'après la méthode d'Apostoli, mais il résulte des statistiques publiées par Delbet, par Bergonié et Boursier, récemment par de la Torre, qu'on peut, comme résultats du traitement des fibromes par la méthode d'Apostoli, tirer les moyennes suivantes :

Arrêt ou diminution notable des hémorragies.	70 à 90 p. 100
Disparition ou diminution de la douleur...	50 à 60 —
Régression de la tumeur.	10 —
Amélioration de l'état général..............	60 à 80 —

Il s'agissait, dans tous ces cas, de fibromes justiciables du traitement électrique.

Il serait inutile d'apliquer l'électrolyse utérine aux fibromes kystiques, ou aux polypes fibreux, ou encore aux tumeurs fibreuses sous-péritonéales, pédiculées ou libres, dans la cavité abdominale.

Fig. 155. — Électrode vaginale de Margaret A. Cleaves.

Le traitement électrique doit être réservé aux fibromes ayant une large base de communication ou d'implantation sur la paroi utérine, quels que soient la forme et le volume des tumeurs, qu'elles soient interstitielles, sous-muqueuses ou sous-péritonéales.

Il y a contre-indication dans tout état inflammatoire, ou lorsqu'il y a suppuration des annexes, ou quand le fibrome est à hydrorrhée; d'ailleurs, dans les cas douteux, on doit s'abstenir d'appliquer le traitement électrique.

Celui-ci est surtout un traitement palliatif, symptomatique, et qui, en faisant disparaître l'hémorragie, en supprimant la douleur, en ramenant le bon état général, alors même qu'il ne ferait pas diminuer la tumeur, rendra toute intervention chirurgicale inutile; mais, alors même qu'elle deviendrait nécessaire, il est encore indiqué comme moyen de préparation aux opérations chirurgicales qu'il n'entrave ni ne complique.

Le grand avantage des applications électriques dans les fibromes, c'est qu'elles sont absolument sans danger, quand elles sont faites convenablement; il n'en est pas de même du traitement chirurgical, ainsi que Verneuil le reconnaissait en 1893, au Congrès de chirurgie.

A côté de l'électrolyse intra-utérine, on peut, dans certains cas, appliquer un traitement non électrolytique en se servant de courants faradiques simples ou sinusoïdaux.

Le traitement faradique a été conseillé d'abord par Tripier, en 1853; il est surtout utile pour combattre le symptôme *douleur*. La méthode consiste à faire passer un courant de tension à travers le petit bassin et pour cela on se sert d'une bobine à fil fin, dont le courant est moins pénible quand il est appliqué à l'utérus, que celui de la bobine à gros fil; c'est le contraire qui a lieu, comme on sait, pour la sensibilité farado-cutanée. Le courant doit être gradué à l'aide du rhéostat.

L'électrode indifférente est placée sur le ventre, l'électrode active peut être un hystéromètre quelconque placé dans l'utérus, dans la cavité cervicale ou dans le vagin (en ce dernier cas on l'entoure de coton hydrophyle.) On peut aussi employer l'électrode bipolaire d'Apostoli (fig. 184).

Les séances sont prolongées jusqu'à disparition ou atténuation très sensible de la douleur; ce résultat est obtenu quelquefois en cinq minutes, mais il faut souvent vingt ou vingt-cinq minutes avec l'intensité maxima que la malade peut supporter.

Il y a lieu, au moment de la cessation des règles, ou quelques années avant, d'essayer le traitement par les courants faradiques intenses : ce traitement, sans aucun danger possible, peut donner d'excellents résultats, soit au point de vue de l'amendement des symptômes généraux, soit pour la régression de la tumeur. Il est également indiqué dans les fibromes douloureux et dans certains fibromes qui, bien que paraissant justiciables des galvanisations, ne peuvent être traités par cette forme électrique, soit parce qu'elle est mal supportée par la malade, soit parce qu'elle ne produit aucune amélioration.

La voltaïsation sinusoïdale de d'Arsonval a enfin été aussi pratiquée en employant l'électrode de charbon et la plaque abdominale.

§ 3. — Troubles de la menstruation.

Nous entendons parler ici des différentes anomalies qui accompagnent la menstruation, c'est-à-dire : 1° le retard des règles ; 2° la diminution du flux sanguin ; 3° les douleurs plus ou moins vives ressenties au moment ou pendant les règles ; 4° l'irrégularité du flux menstruel.

La franklinisation sous forme de bain statique simple suffit, en général, pour obtenir d'excellents résultats : cependant, le souffle électrique, ou la friction électrique pratiquée sur la région lombaire produit un effet plus rapide et aussi plus profond.

1° Aménorrhée. — L'aménorrhée est l'absence du flux menstruel chez une femme qui, physiologiquement, doit être réglée.

Quand l'aménorrhée est liée à un état général (chloro-anémie, tuberculose, obésité), le traitement électrique doit s'adresser à cet état, sous forme de bains statiques avec frictions et étincelles dans la région lombaire. Les séances auront lieu tous les jours, et si après un mois de ce traitement, les règles ne sont pas venues, on sera en droit de s'adresser, en même temps, au traitement local qui aura pour but de produire un afflux sanguin, une sorte de congestion active, localisée dans les organes génitaux, ovaires et utérus. Pour ce, on pratiquera une ou plusieurs électrolyses intra-utérines négatives, avec une intensité de 40 à 50 mA, pendant cinq à six minutes.

Avant le traitement, on devra évidemment s'assurer avec soin de la vacuité de l'utérus. Il faut, en général, cinq à huit séances pour ramener le flux menstruel, mais souvent une seule suffit. Cependant, si l'aménorrhée s'accompagnait d'atrophie ovarique le résultat sera négatif.

Chez les vierges, on emploiera la faradisation abdomino-dorsale; au besoin, on peut remplacer la plaque dorsale par le pinceau qu'on promène sur toute la région dorso-lombaire en employant une intensité suffisante pour rougir la peau.

2° **Dysménorrhée.** — Elle peut être due, soit à un spasme du sphincter, soit à un obstacle mécanique, soit à un état congestif.

Dans tous les cas de dysménorrhée, sans lésion locale de rétrécissement ou d'obturation d'un des orifices, chez les nerveuses comme chez les anémiques, le traitement de choix sera la franklinisation, sous forme de bains statiques, de vingt minutes, avec friction ou étincelles sur le région lombaire, qu'on donnera tous les jours jusqu'à la cessation des règles. A partir de ce moment le traitement franklinien sera interrompu pendant huit jours pour être repris ensuite.

En cas d'insuccès, le second mois on adjoindra à la franklinisation la faradisation locale utérine, cervicale ou vaginale, suivant les cas, deux ou trois jours avant l'époque menstruelle, en se servant de la bobine à fil fin avec un courant aussi fort que la malade pourra le supporter, pendant cinq minutes, sans cependant qu'il devienne douloureux, malgré le nombre des oscillations du trembleur qui doivent être très rapides.

Chez les vierges (chlorotiques, anémiques ou nerveuses), on emploiera la faradisation lombo-sus-pubienne avec la bobine à gros fil. Le traitement faradique sera fait tous les jours jusqu'à l'apparition des règles et même continué pendant le temps des époques, si elles sont douloureuses.

Mais lorsque la dysménorrhée est due à une atrésie des orifices, la médication électrique indiquée sera l'électrolyse intra-utérine. L'électrode active peut être un hystéromètre en platine ou une électrode en charbon, mais le pôle utilisé sera le pôle négatif (sauf dans les cas d'hémorragie ou de congestion utérines, où on devra employer le pôle positif). L'électrode abdominale étant en place, on fait passer d'abord un courant de 10 mA, en poussant doucement l'électrode intra-utérine ; au bout d'une ou de deux minutes, on ne trouve plus d'obstacle et l'hystéromètre glisse à peu près librement dans la cavité utérine. L'intensité du courant est alors augmentée progressivement jusqu'à 60 mA, mais dès que la malade accuse la moindre douleur, il faut la diminuer ; après cinq minutes, en moyenne, on ramène l'intensité à zéro. Une seule séance suffira souvent dans la dysménorrhée due à la contracture de l'orifice interne du col de l'utérus.

Mais pour la dysménorrhée conjonctive ou membraneuse souvent liée à une métrite plusieurs séances seront nécessaires : l'intensité sera alors de 60 à 100 mA, suivant la tolérance, et la durée des séances de dix minutes environ.

3° **Hémorragies utérines.** — La ménorragie est l'excès, en durée ou en quantité, de l'écoulement menstruel, et diffère de la ménorragie en ce que celle-ci se produit à intervalles irréguliers. Mais le plus souvent, elles tiennent aux mêmes causes, et les premières ne sont, en général, que le prélude des secondes.

Le vrai traitement des hémorragies utérines est le traitement de la cause qui les produit.

C'est ainsi que dans les métrorragies occasionnées par les fibromes, par une métrite quelconque, etc., l'électrolyse positive intra-utérine, suivant la méthode d'Apostoli, sera le traitement le plus rationnel.

Cependant, chez les femmes âgées ayant des hémorragies abondantes on donnera la préférence au pôle négatif. La destruction de la muqueuse par le courant provoque la formation d'un tissu cicatriciel qui remplace cette muqueuse à vaisseaux dilatés et friables.

Mais dans certaines hémorragies utérines, liées à une atonie de la fibre musculaire utérine, dans les hémorragies du post-partum, c'est au courant faradique que l'on doit s'adresser ; la bobine induite doit être à gros fil et l'électrode active en charbon et introduite dans la cavité utérine, ou tout au moins dans la cavité cervicale. On utilise, par cette méthode, à la fois l'action vaso-constrictive du courant, et l'action tonique qu'il exerce sur la fibre musculaire utérine. — Durée de la séance : trois à cinq minutes.

Tripier préconise la faradisation intra-utérine, qui a donné à M. Doumer de bons résultats.

4° **Stérilité.** — Pour que la fécondation soit possible, l'organisme féminin doit réaliser les conditions physiologiques suivantes : d'une part, ovulation normale, migration facile de l'ovule jusque dans la cavité utérine, aptitude de l'endométrium à assurer son implantation et son développement ; d'autre part, absence d'obstacle à la migration du spermatozoïde, d'une vitalité d'ailleurs normale, jusqu'à sa fusion, en un point variable, avec l'ovule.

L'électricité, en rétablissant les fonctions menstruelles troubléees ou abolies, en supprimant les causes d'inflammation chronique de la muqueuse utérine (métrite, etc.), en triomphant des obstacles mécaniques (vaginisme, sténose congénitale ou acquise du col, déviations, flexions, etc.), peut être employée avec succès dans le traitement de la stérilité.

Le Dr Palmer a publié un cas de guérison. Il s'agissait de cette forme de stérilité si fréquente, sinon la plus commune, et qui tient à un développement incomplet de l'utérus ; col hypertrophié en longueur, orifice du museau de tanche punctiforme, corps rudimentaire.

On applique l'électrolyse négative qui permet rapidement à l'électrode de franchir le col utérin, l'électrode indifférente étant sur l'abdomen. Après un certain nombre d'applications et quelque temps de repos, la malade du Dr Palmer devint enceinte.

§ 4. — Affections péri-utérines.

1° **Douleur ovarienne.** — Il existe chez les femmes nerveuses un état douloureux de l'ovaire sans lésion appréciable par l'examen clinique. Cette douleur, ressentie souvent spontanément, à droite ou à gauche, au niveau de l'ovaire, peut être augmentée, réveillée ou provoquée par la pression de cet organe. Elle est l'indice d'un état de nervosisme confinant à l'hystérie. On appliquera le même traitement que celui décrit à propos de la névralgie de l'ovaire.

2° **Névralgies pelviennes.** — Elles sont caractérisées par des douleurs permanentes et rebelles, sans lésions appréciables, et répondent ordinairement à un état névropathique qui en est la cause ou l'effet.

Les névralgies pelviennes ont été observées soit dans des cas de neurasthénie ou d'hystérie, soit dans des lésions minimes de l'utérus, des trompes et des ovaires, soit dans des cas où il n'existait ni troubles nerveux généraux, ni lésions locales.

Le symptôme essentiel est la douleur qui est variable en intensité. Elle se localise de préférence au niveau des culs-de-sac vaginaux, du fond de l'utérus, de la vessie, ou au niveau du col, comme dans ces cas d'*utérus irritables*, où la région du col, si indolente à l'état normal, acquiert une sensibilité telle qu'on ne peut y toucher sans que la femme pousse un cri.

Le traitement de ces névralgies consistera en bains statiques avec souffle, ou en applications des courants de haute fréquence, faites chaque jour, au moyen du lit condensateur avec dérivation des courants au niveau des points douloureux.

Comme moyens locaux, courants faradiques avec la bobine à fil fin ou courants galvaniques avec une électrode intra-utérine ou intra-cervicale, l'électrode indifférente étant placée sur le ventre.

A ces différents modes, nous devons ajouter la galvanisation cutanée positive, que nous employons couramment et dont nous avons obtenu les résultats les plus satisfaisants dans les grandes névralgies pelviennes, dans les utérus irritables, etc. en employant la technique que nous avons indiquée pour la névralgie de l'ovaire.

3° **Salpingites.** — Le traitement chirurgical est le plus efficace dans cette affection; cependant, avant d'arriver à une opération, on pourra tenter d'obtenir une amélioration au moyen du traitement électrique que nous allons indiquer.

Nous pensons que ce traitement doit être absolument réservé aux salpingites chroniques, aux salpingites catarrhales, aux hydro-salpingites et aux hématosalpingites.

L'électrode intra-utérine (platine ou charbon) et l'électrode indifférente abdominale étant en place, on fera, s'il existe de la douleur, passer pendant cinq minutes un courant faradique avec la bobine à fil fin et l'intensité maxima; puis, sans changer les électrodes de place, on commencera la séance d'électrolyse intra-utérine négative. On emploiera de faibles intensités, au début de 20 ou 30 mA, pour aller, si le courant est bien toléré, à des intensités de 100 à 150 mA, pendant une durée de cinq minutes seulement, si l'on s'est servi de l'électrode en platine; de dix à douze minutes, en deux ou trois cautérisations successives, si l'on s'est servi de l'électrode en charbon. Ce traitement conviendra surtout dans les salpingites anciennes, chroniques, quand l'utérus est induré et quand il existe de l'aménorrhée.

Dans les formes récentes, congestives ou hémorragiques le pôle positif sera le pôle actif.

Les séances auront lieu deux fois par semaine, tous les deux jours, dans les formes hémorragiques, et une antiseptie rigoureuse sera faite avant et après chacune d'elles.

La diffusion électrolytique médicamenteuse peut aussi être appliquée avec des électrodes solubles de cuivre, d'argent, de zinc, de cadmium, introduites dans la cavité utérine et reliées au pôle positif. 20 à 30 mA suffisent, généralement, avec une durée de quinze à vingt minutes. Cette méthode est surtout avantageuse lorsque la salpingite est post-puerpérale ou blennorragique, et, dans ce dernier cas, nous employons, exclusivement, l'électrode en argent qui nous permet d'utiliser le transfert en profondeur de l'oxychlorure d'argent obtenu par voie d'électrolyse.

4° **Périmétrites.** — Le traitement électrique ne devra être appliqué que dans les périmétrites chroniques, non compliquées de suppurations pelviennes. Faradisation intra-utérine avec la bobine à fil fin, pour combattre l'élément douleur et pour préparer le traitement utérin électrolytique qui sera fait avec une électrode soluble, cuivre ou argent, reliée au pôle positif de façon à produire de l'oxychlorure de cuivre ou de l'oxychlorure d'argent. Intensité : 30 à 40 mA, suivant la tolérance de la malade. Durée : quinze minutes. Séances : deux fois par semaine.

§ 8. — Résultats.

Nous croyons utile de dire quelques mots des conséquences des divers traitements que nous venons d'indiquer.

Non seulement l'électricité a la prétention de guérir symptomatiquement beaucoup de femmes, non seulement elle a l'ambition légitime d'éviter quelques mutilations inutiles et dangereuses, mais elle vient de plus prouver un fait des plus importants, avec observations cliniques à l'appui : c'est que les femmes traitées sont le plus souvent dans de meilleures conditions fonctionnelles pour une grossesse prochaine à courte échéance.

Le traitement électrique n'est nullement passible des objections que l'on a formulées, soit contre certains curettages, soit contre les injections caustiques intra-utérines de chlorure de zinc, par exemple.

Apostoli, à qui l'on doit le plus pour le traitement électrique des maladies des femmes, a pu suivre un certain nombre des malades qu'il avait soignées et montrer que les suites du traitement électrique ne sont pas celles que l'on avait annoncées au hasard. Cet observateur a pu retrouver 80 de ces malades chez qui une grossesse ultérieure a été relevée : ce nombre de 80 est considérable, si l'on remarque que l'âge moyen des femmes, à qui s'adresse le traitement électrique est assez avancé. Toutes ces observations ont été publiées (1).

On peut, avec l'auteur, tirer les conclusions suivantes :

L'électrothérapie intra-utérine (galvanique, faradique, sinu-

(1) Apostoli, *Archives d'électricité médicale*, 1894, p. 233

oïdale) sagement, rationnellement et patiemment appliquée, mérite de rester à la tête de la thérapeutique gynécologique conservatrice pour les raisons qui suivent :

1° Parce qu'elle assure le plus souvent une amélioration symptomatique qui tient bien des fois lieu de guérison. Elle est, en effet :

a. Souveraine contre l'endométrite et les principaux troubles fonctionnels (aménorrhée, dysménorrhée ou métrorragie).

b. Très efficace contre les fibromes non kystiques.

c. Utile souvent contre les phlemagsies péri-utérines non suppurées.

2° Parce que dans les cas où elle est inefficace, elle permet d'utiliser son impuissance même, par l'étude attentive et inoffensive de ses réactions opératoires et post-opératoires, pour éclairer ou confirmer un diagnostic douteux, imposer ou précipiter ainsi une intervention chirurgicale retardée ou bien déjà refusée.

3° Parce que si les conséquences symptomatiques immédiates de son application sont en général favorables, les suites éloignées ne présentent pas un moindre intérêt, à cause des grossesses ultérieures qu'on observe.

§ 6. — L'électricité en obstétrique.

1° Vomissements de la grossesse. — Les diverses médications opposées aux vomissements incoercibles de la grossesse sont le plus souvent inefficaces ; l'énergie électrique présente, au contraire, la propriété d'arrêter cet alarmant symptôme, lorsqu'elle est appliquée convenablement, comme modalité et comme intensité.

La technique à suivre est celle que nous avons indiquée à propos de vomissements nerveux incoercibles.

Les indications relatives à la durée et à la fréquence des séances ressortent nettement de l'observation suivante que nous avons publiée en collaboration avec le Dr Vernay (1).

(1) *Archives d'électricité médicale*, 1898, p. 200.

Le 18 mai 1897, l'un de nous fut consulté pour un cas de vomissements qu'aucune médication n'avait pu arrêter jusqu'alors. Depuis trois semaines, la malade ne peut garder aucune nourriture; elle vomit tous les aliments solides ou liquides qu'elle prend, lait, eau de Vals, champagne frappé, glace, etc. Ne pouvant rien garder, elle en arrive à refuser de prendre quoi que ce soit; malgré cela, elle continue à rendre de l'eau et des glaires, et les vomissements, qui ne s'arrêtent ni jour, ni nuit, deviennent tellement pénibles et les efforts si grands que du sang noir est alors rejeté (un verre environ). Elle se trouve dans un état de faiblesse extrême et s'évanouit au moindre mouvement.

Mme M... est âgée de trente-quatre ans et a toujours joui d'une bonne santé. Elle dit avoir toujours bien digéré et n'avoir jamais eu de vomissements, ni liquides, ni alimentaires, ni sanguins, sauf quelques vomissements rares et aqueux pendant les deux premiers mois de sa première grossesse qui remonte à neuf ans. Elle ne s'est jamais arrêtée de travailler, si ce n'est, il y a quatre ans, époque à laquelle elle eut une perte qui la retint près de trois mois au lit.

La malade n'a pas eu ses règles depuis le 15 mars, par conséquent depuis un peu plus de deux mois; elle a en quelques jours considérablement maigri; ses traits sont profondément altérés et son visage d'une pâleur extrême. Le pouls est petit, filiforme, dépressible et bat à 130°.

L'auscultation du cœur et des poumons ne révèle aucune lésion; l'estomac, douloureux à la pression, a son volume normal. La région hypogastrique paraît aplatie et l'ombilic déprimé.

Au toucher vaginal, on constate que le col est mou, épaissi et légèrement abaissé; l'orifice externe est ramolli et permet l'introduction de la pulpe du doigt, enfin l'utérus paraît plus gros qu'à l'état normal. Il n'est donc pas douteux que Mme M... est enceinte et que les vomissements dont elle souffre depuis trois semaines sont bien dus à une grossesse de deux mois environ. Du reste, cet avis était également celui des confrères qui virent et soignèrent Mme M... avant que l'on pensât au traitement électrique. L'opportunité de pratiquer l'avortement pour faire cesser les vomissements, devant l'inefficacité de tous les traitements employés jusqu'à ce jour et l'état de plus en plus grave de la malade, fut même discutée et l'on décida avant d'en arriver à cette extrémité d'essayer le traitement électrique.

Mme M.... fut alors transportée dans le cabinet de l'un de nous où en arrivant elle fut prise de syncope. On fut obligé de lui faire respirer de l'éther; quand elle fut revenue à elle, nous avons commencé le traitement en plaçant sur la région épigastrique une électrode de 150 centimètres carrés, reliée au pôle négatif, et sur le cou une électrode curviligne dont les extrémités seules, bien imbibées d'eau tiède, s'appliquaient exactement sur les deux pneumogastriques, au niveau de l'espace compris entre les deux faisceaux inférieurs du sterno-mastoïdien. Trois courtes bandes de caoutchouc sont glissées dans le vide qui se trouve entre le cou et la partie médiane de l'électrode, et, pour mieux assurer le contact au niveau des pneumogastriques, le mari, placé derrière sa femme, maintenait de chaque main les deux extrémités de cette électrode curviligne que nous relions au pôle positif. A l'aide du rhéostat à trois liquides (modèle Bergonié-Bordier), nous portons lentement l'intensité à 10 mA, puis « la main sur le rhéostat et l'œil sur le galvanomètre » nous faisons faire à la malade son premier repas.

18 mai, une heure. — Par petites gorgées, Mme M... prend d'abord un verre de lait : malgré le soin que nous avons eu d'augmenter rapidement l'intensité à chaque menace de vomissement et de la porter à une valeur comprise entre 10 et 20 mA, le premier verre de lait est rendu en partie. Le rhéostat est ramené à la position correspondant à 10 mA ; nous enlevons alors la fiche du coupe-circuit; de cette façon on peut rétablir brusquement le courant en plaçant la fiche dans l'interrupteur et donner au courant une intensité déterminée, 10 mA.

Un second verre, puis un troisième verre de lait sont absorbés et bien gardés à la condition, à chaque menace, de rétablir brusquement le courant qui passe alors constamment de 0 à 10 mA. Dans ces conditions, il semblerait qu'il n'est pas nécessaire d'avoir une plus forte intensité, en sorte que le rhéostat peut rester en place pendant tout le temps que dure chaque séance. Nous obtenons le même résultat en disant au mari (le courant étant préalablement établi), de n'appuyer sur les extrémités de l'électrode curviligne placée en avant du cou que lorsque cela sera nécessaire, c'est-à-dire à la moindre nausée. Un contact parfait sur les pneumogastriques d'une durée de trente secondes à peine suffit pour chaque menace, et la malade s'en rend tellement bien compte que, de crainte que son mari n'appuie pas assez vite, elle porte elle-même ses deux mains sur les deux parties de l'électrode curviligne placées entre les deux faisceaux inférieurs des sterno-mastoïdiens. Cette première séance, pendant laquelle elle n'a eu que deux ou trois défaillances seulement, a duré trois quarts d'heure, et après un repos horizontal de vingt minutes, Mme M... est repartie chez elle en voiture.

18 mai, sept heures du soir. Deuxième séance. — Le même jour, à sept heures du soir, la malade est de nouveau amenée. Elle a gardé le lait qu'elle a bu à une heure et s'évanouit moins souvent.

Par le même procédé que le matin, nous lui faisons absorber une soupe de pâtes au lait, un œuf brouillé, deux petits morceaux de pain de la grosseur d'une noix et une tasse de café noir. Une seule syncope au début de la séance et deux défaillances pendant le traitement. Après un repos horizontal de vingt minutes comme le matin, la malade rentre chez elle en voiture.

19 mai, huit heures du matin. Troisième séance. — Le 19, à huit heures du matin, la malade revient à pied avec le seul secours du bras de son mari, elle se sent beaucoup plus forte et commence à croire qu'on pourra la sauver, dit-elle. Le repas fait la veille a été bien gardé et bien digéré, cependant à cinq heures du matin, Mme M..., prise de soif intense, essaya de boire un verre de champagne glacé qu'elle ne put garder. Elle éprouve la sensation de la faim, mais elle n'a pas osé manger chez elle, de crainte de vomir de nouveau ce qu'elle prendrait, comme elle avait vomi le verre de champagne. A cette troisième séance, les électrodes étant placées comme dans la première, nous montons le rhéostat jusqu'à ce que le galvanomètre marque 10 mA, et nous faisons absorber à la malade une grosse soupe de pain cuit; à chaque menace de vomissement, nous élevons le rhéostat jusqu'à 15, 20, 30 mA, mais, paraît-il, pas assez rapidement (notre rhéostat étant fixé à un tableau et de plus assez dur à manœuvrer), pour que des régurgitations ne se produisent. Nous revenons alors au mode brusque de galvanisation employé la veille et Mme M... achève son potage ou, pour mieux dire, sa pleine assiette de soupe, sans vomir.

19 mai, une heure du soir. Quatrième séance. — A une heure de l'après-midi, le même jour, la malade vint seule, sans avoir besoin du secours de personne. Syncopes, défaillances ont complètement disparu, à peine quelques vertiges. Le pouls est encore faible, mais beaucoup moins précipité.

Le quatrième repas se compose d'un œuf brouillé, de veau rôti coupé en petits morceaux, d'une tranche de pain et d'un verre à bordeaux de vin blanc. Ce quatrième repas a été pris, la malade étant soumise à un courant de 10 mA, avec des intervalles de repos pendant lesquels le courant était ramené lentement à zéro.

Le soir, Mme M... essaye de manger chez elle; elle absorbe un potage, un œuf et ne vomit plus. Nous la revoyons le lendemain, elle se dit complètement guérie, quoique très faible encore.

Le 20 et le 21, pas de vomissements alimentaires, mais les vomissements aqueux et glaireux persistent.

22 mai. Cinquième séance. — Nouvelle séance avec une intensité de 15 mA pendant dix minutes.

24 mai. Sixième séance. — Dernière séance pendant dix minutes avec une intensité de 10 mA.

Le 25 mai, les vomissements glaireux ont complètement cessé. La malade paraît transformée, elle a repris son appétit; elle se nourrit bien, digère bien, et dit qu'elle n'a plus besoin de médecin.

Le 25 décembre 1897, Mme M... a accouché d'un enfant à terme et jouit, depuis, d'une santé excellente (20 mars 1898).

L'observation que l'on vient de lire et qui a été rapportée fidèlement avec les différentes modifications survenues dans l'état de la malade, montre d'une façon aussi claire que possible les effets favorables de la galvanisation faite d'après la méthode indiquée plus haut.

En opérant ainsi, l'action du courant électrique sur les pneumogastriques est peut-être plus profonde qu'en plaçant une électrode positive du côté du cou et une électrode négative de l'autre côté, ainsi que l'ont fait les auteurs déjà cités.

2° **Accouchements.** — Le Dr Louis Verdelet (1), dans une étude consciencieusement faite et que nous allons résumer, a publié les documents bibliographiques qu'il a pu recueillir dans la littérature médicale : nous nous bornerons avec lui à mentionner ce qui a trait à l'accouchement normal, les raisons qui ont pu justifier l'emploi de l'électricité en obstétrique et ce qui a été fait dans cette voie.

Dans un accouchement à terme, trois faits attirent l'attention : 1° les douleurs, signe de la contraction utérine; 2° l'expulsion du fœtus et des annexes; 3° la régression de l'utérus.

A chacune de ces périodes correspondent des troubles particuliers pouvant être le point de départ d'une thérapeutique spéciale. Les douleurs sont parfois exagérées, d'où nécessité de les atténuer; il peut y avoir inertie utérine, d'où possibilité d'accidents pour la mère et pour l'enfant, et souvent hémorragie pendant la délivrance; enfin la régression utérine dans les suites de couches constitue tout un chapitre de la pathologie obstétricale.

En 1853, Th. Radfort (2), dans un article appuyé d'observations, arrive aux conclusions suivantes :

1° Les contractions obtenues par l'électricité sont plus énergiques que celles obtenues par l'ergot de seigle.

2° Elles sont obtenues instantanément, tandis que par l'ergot elles sont longues à se produire.

3° On peut limiter l'influence de l'électricité.

4° Les contractions ainsi obtenues sont normales et en général plus énergiques.

(1) *Archives d'électricité médicale*, 1898, p. 54.
(2) Radfort, *The Lancet*, 1853, p. 453.

5° L'électricité peut s'employer dans tous les cas et principalement, s'il y a faiblesse de la parturiente.

6° On peut, enfin, y recourir conjointement à d'autres moyens.

En 1860, il continua encore ses expériences et les dirigea surtout en vue de combattre les hémorragies de l'accouchement et de la délivrance.

Mais là encore, comme pour tous les progrès relatifs à l'électricité, il faut en arriver aux travaux de Tripier (1). Sans attribuer une action considérable à l'électricité pour aider à l'expulsion du fœtus, il s'occupe surtout des complications qui surviennent au moment de l'accouchement. Il est même un des premiers qui ait attiré l'attention sur l'importance que l'électricité pouvait jouer dans la régression utérine. En 1871, il écrivait :

« Depuis dix ans, je n'ai pas fait un seul accouchement sans le terminer par une séance de faradisation sacro-sus-pubienne ou même sacro-utérine, afin d'écarter les chances des hémorragies, et je me suis demandé en même temps si on n'atténuait pas les chances d'infection puerpérale en modifiant les conditions physiques qui peuvent la favoriser. » Plus tard encore, il s'exprimait ainsi (2) :

« Les hémorragies les plus prochainement graves, les hémorragies foudroyantes sont surtout celles que l'on rencontre quelquefois en obstétrique. Contre elles rien n'est efficace comme la faradisation utérine : l'arrêt a souvent lieu au bout de vingt à trente secondes, définitif après une séance de trois minutes. »

Apostoli (3) continue les travaux de Tripier. Il vante, au Congrès des sciences médicales de Londres, les avantages de l'électricité pour combattre l'inertie utérine ; mais ce qu'il a surtout mis en évidence, c'est son rôle dans les hémorragies et les suites de couches. Son procédé opératoire est des plus simples. Bien entendu, c'est à la forme faradique qu'il a recours.

« Il se sert d'un appareil de Gaiffe modifié par Tripier et introduit dans l'utérus même une sonde métallique à laquelle il

(1) Tripier, Lésions de forme et de situation de l'utérus, 1871.
(2) Tripier, *Archives d'électricité médicale*, II, p. 24.
(3) Apostoli, *Acad. de méd.*, 1881.

adapte le réophore négatif, tandis que le positif, représenté par deux larges charbons de cornue, recouvert d'une peau de chamois, est appliqué au-dessus du pubis en regard de chaque fosse iliaque, près de la ligne blanche, procédé qu'il désigne sous le nom de procédé utéro-sus-pubien. » Il dit dans son mémoire avoir procédé ainsi chez trente-cinq femmes et n'avoir jamais eu le moindre accident, et chez toutes les suites de couches ont été excellentes.

En 1884, Wilson (1) de Seymour s'exprime ainsi :

« A mon avis, l'électricité en obstétrique est véritablement le meilleur en même temps que le plus simple moyen de provoquer l'excitation utérine dans le cas d'atonie, mais c'est surtout dans les cas d'hémorragies du post-partum qu'elle est avantageuse. Dans ce dernier cas, je n'ai pas besoin d'autre chose que de l'électricité. »

Kilner (2) communique la même année, à la Société obstétricale de Londres, un mémoire dans lequel il attire l'attention sur l'action analgésiante du courant faradique. Il s'exprime ainsi : « Les effets du courant sont le soulagement de la douleur, la prévention de l'hémorragie et des vomissements, l'augmentation de la fréquence et de la force des contractions utérines. » Il a expérimenté sur environ 300 cas et a toujours eu d'heureux résultats, mais il fait bien remarquer que le courant induit ne produit rien, quand, pendant trop longtemps, on a exercé une action sédative.

En 1885, Baird (3) publie un mémoire sur l'emploi de l'électricité en obstétrique et résume de la façon suivante le résultat de ses observations, qui ont porté sur plus de 220 cas. L'électricité est indiquée dans tous les cas où il faut :

« 1° Diminuer les douleurs du travail.

« 2° Accélérer la dilatation du col.

« 3° Provoquer des contractions utérines énergiques.

« 4° Tonifier et fortifier les muscles.

« 5° Abréger la durée du travail.

(1) Wilson, *Amer. Journ. of obstetr.*, p. 737, 1885.
(2) Kilner, *Arch. de tocol.*, p. 774, 1885.
(3) Baird, *Amer. Journ. obstetr.*, p. 333. 1885.

« 6° Prévenir le shock, l'épuisement et l'hémorragie.

« 7° Assurer la contraction de l'utérus dans les cas d'accouchements à l'aide d'instruments. »

Brivois, en 1890 (1), s'exprime ainsi : « Dans les cas d'inertie utérine et d'hémorragies la faradisation est le remède par excellence. On peut compter sur une action sûre et rapide. C'est un médicament plus fidèle et plus prompt que l'ergot, plus actif que l'eau chaude. »

Ludlow, en 1892 (2) appelle principalement l'attention sur l'action analgésiante de l'électricité. Suivant l'intensité employée et la manière de procéder, on peut, dit-il, obtenir par l'emploi des courants faradiques : 1° une action calmante ; 2° une action excito-motrice ; 3° une action préventive des hémorragies et même leur arrêt.

En général, il recommande d'appliquer les deux électrodes sur les parties latérales de l'utérus : mais le procédé le plus efficace consisterait, d'après lui, à placer le pôle positif au niveau de la région sacro-lombaire et le pôle négatif sur l'abdomen. (Courants faradiques.)

Dans certains cas, il conseille de se servir de la main faradique appliquée sur l'utérus, ce qui permet de se rendre compte des effets produits. Quant à l'intensité du courant, elle doit varier avec l'effet que l'on veut obtenir. Pour produire l'anesthésie, il faut utiliser des courants qui soient à peine appréciables par la parturiente. Le circuit étant fermé pendant cinq ou dix minutes, on interrompt le courant pour ne recommencer qu'au moment où survient la contraction utérine. Lorsqu'il s'agit d'obtenir des contractions énergiques, il faut un courant plus intense donnant une sensation désagréable, mais non point une douleur véritable.

Enfin Grand, 1897 (3), parle de l'efficacité de la faradisation dans le traitement des hémorragies qui suivent l'accouchement. « C'est le traitement de choix, dit-il, de l'hémorragie par inertie utérine. De plus, elle devrait être employée dans tous

(1) Brivois, *Arch. de tocol.*, p. 83, 1890.
(2) Ludlow, *Transact. New-York, med. Assoc.*, p. 388, 1892.
(3) Grand, *Médecine moderne*, 1er mai 1897.

les accouchements, même les plus normaux, car elle abrège la période critique pendant laquelle prennent naissance nombre d'endométrites avec leurs conséquences. »

La technique est la suivante (1) : Un appareil d'induction quelconque et une électrode utérine, de préférence bipolaire. C'est le courant de quantité que l'on utilisera en employant une bobine à gros fil. L'application doit se faire directement sur l'utérus. L'auteur appliqua cependant le courant faradique sans électrode utérine et à travers les muscles de l'abdomen chez une jeune femme prise d'une perte abondante après accouchement ; il eut la satisfaction de voir la perte s'arrêter après deux minutes à peine d'électrisation.

3° **Stimulation et rétablissement de la sécrétion lactée.** — Le moyen paraissant le plus efficace est la franklinisation appliquée localement sur le mamelon. M. Bédart a obtenu 11 succès sur 13 cas dans lesquels la sécrétion lactée était à peu près nulle. On emploie le souffle statique, puis on rapproche la pointe de manière à obtenir des aigrettes, et, si la susceptibilité du mamelon le permet, on tire des étincelles ; on applique celles-ci au niveau des creux sus et sous-claviculaire (branches du plexus brachial innervant la glande mammaire) et de la colonne vertébrale (3e et 4e nerfs dorsaux). Les séances durent dix à douze minutes, et sont faites tous les jours. On constatera qu'il suffit d'électriser ainsi un des seins seulement, pour voir celui du côté opposé, tari depuis longtemps, se remettre à sécréter abondamment.

L'emploi de la franklinisation est indiqué chaque fois que la sécrétion lactée se ralentit et devient insuffisante.

ARTICLE VII. — SYSTÈME MUSCULAIRE.

ATROPHIES MUSCULAIRES EN GÉNÉRAL.

Lorsqu'un muscle est frappé d'atrophie, sa section diminue, c'est-à-dire que le nombre des fibrilles musculaires se trouve

(1) GRAND, Note sur le traitement des hémorragies post-partum, *Archives d'électricité médicale*, 1897, p. 239.

plus faible qu'à l'état normal : si l'atrophie est unilatérale, ce qui est le cas dans la grande majorité des atrophies, le nombre de fibrilles élémentaires, au lieu d'être égal à N, comme dans le muscle sain, du côté non lésé, est égal à N', et la différence N-N' représente le degré de l'atrophie.

Le but que se propose d'atteindre le médecin ou le chirurgien, dans le traitement d'une atrophie musculaire, consiste donc à faire récupérer au muscle atrophié le nombre de fibrilles qu'il doit avoir à l'état physiologique.

Beaucoup de confrères pensent à s'adresser au massage pour faire de nouvelles fibrilles musculaires : assurément, le massage peut rendre des services, mais avant d'en user et, souvent, d'en abuser, quelquefois au détriment des patients, il faudrait se demander si l'on indique la bonne voie à son malade en lui ordonnant de se faire masser le muscle atrophié, et si le traitement électrique, bien appliqué, ne devrait pas être préféré au massage.

Pour répondre à cette question, il suffit de se reporter aux traités de physiologie, et surtout aux belles expériences de Chauveau sur la thermodynamique animale. De ces faits expérimentaux, il ressort que pendant la contraction musculaire, il y a une circulation beaucoup plus considérable qu'à l'état de repos, qu'il y a une dépense d'oxygène et une production d'acide carbonique de vingt à trente fois plus grande que lorsque le muscle est inactif; que la température s'élève et que la quantité de chaleur développée correspond par voie d'équivalence au travail effectué par le muscle contracté.

Il est aisé de comprendre après cela pourquoi la mise en jeu de la contractilité musculaire est si propre à produire l'augmentation du tissu musculaire et, par conséquent, du nombre des fibrilles du muscle. Or, le courant électrique n'est-il pas et ne restera-t-il pas l'agent le plus efficace, par ses périodes variables, pour provoquer la contraction d'un muscle? Est-ce par le massage que l'on met en jeu cette propriété si importante, si fondamentale, du muscle, sa contractilité? Non, assurément.

L'électricité est l'excitant le plus énergique de la fibre musculaire, que l'excitation soit directe ou indirecte. C'est donc à elle qu'il faut avoir recours si l'on veut agir efficacement sur la nutrition du muscle, et porter le plus rapidement possible le nombre N' de fibrilles d'un muscle atrophié à la valeur N qu'il doit posséder à l'état normal.

Mais il faudra avoir soin de ne pas arriver à l'épuisement musculaire, tout en provoquant la contraction d'un muscle atrophié; cet épuisement, qui se manifeste dans les électrisations mal faites, aurait un effet diamétralement opposé à celui qu'on se propose d'obtenir. On devra donc rythmer l'excitant électrique de manière à ce qu'une contraction du muscle soit suivie d'une période de repos au moins égale à la période pendant laquelle le muscle produit du travail, celui-ci pouvant être statique ou dynamique.

Parmi les formes du courant les plus propres à exciter la fibre musculaire, nous avons vu que le courant faradique tenait le premier rang; mais il y a des cas où le muscle répond mal ou ne répond pas du tout aux excitations faradiques: il faut alors substituer à cette forme de courant les périodes variables du courant galvanique, et, pour éviter les effets de polarisation, il est commode d'employer ce qu'on appelle les *alternatives voltiennes*. Celles-ci consistent à interrompre et à renverser le courant galvanique porté à une intensité convenable.

Pour obtenir commodément ces alternatives voltiennes, nous conseillons d'utiliser l'appareil de Truchot : il se compose d'un renverseur de Ruhmkorff, monté sur l'axe d'un moteur, mû par le courant industriel et dont la vitesse, réglée par un rhéostat, peut atteindre au besoin 40 tours par seconde. Aux bornes aboutissent les fils amenant le courant galvanique à appliquer sur le muscle atrophié et ayant traversé un milliampèremètre, un rhéostat à liquide et un métronome interrupteur ordinaire. Ces bornes communiquent avec les deux balais extrêmes, frottant sur les parties extérieures continues de l'interrupteur; les deux autres balais qui se font face frottent sur la partie médiane, où les bagues sont interrompues, et touchent tantôt l'une, tantôt l'autre, de manière à renverser le courant à chaque demi-tour : ces deux balais sont reliés aux bornes d'où partent les rhéophores fixés aux électrodes qui doivent amener le courant au muscle à traiter.

Dans ces conditions, au lieu de la simple secousse musculaire que produit la fermeture d'un courant galvanique, on obtient une véritable tétanisation du muscle, absolument comparable à celle que produisent les courants faradiques.

Les avantages des alternatives voltiennes sont les suivants : 1° la contraction musculaire ainsi obtenue est beaucoup plus active que la simple secousse produite par les courants continus simplement rythmés ; 2° les alternatives diminuent ou suppriment complètement l'action électrolytique du courant et enlèvent toute crainte d'escarre ; 3° enfin, que le muscle présente ou non le syndrome de dégénérescence plus ou moins complètement, on n'a pas à s'en inquiéter, puisqu'il sera sollicité successivement par des excitations positives ou négatives et répondra à l'une ou l'autre.

ATROPHIES TRAUMATIQUES.

Ces atrophies constituent des cas très favorables pour le traitement électrique. — En pratiquant l'examen des réactions électriques, on trouve, le plus souvent, une simple diminution de l'excitabilité faradique, proportionnelle au nombre de fibres musculaires atrophiées, sans qu'il y ait modification des réactions galvaniques.

On peut, dans ces atrophies, établir un pronostic toujours favorable et prédire au malade sa guérison dans un intervalle de quelques semaines à quelques mois.

C'est au courant faradique que l'on a recours, mais le fil de la bobine doit être gros et la source électrique alimentant la bobine primaire doit avoir une force électromotrice peu élevée (3 à 4 volts), mais beaucoup de quantité. On peut se servir, soit du badigeonnage faradique, soit du courant faradique rythmé.

L'observation suivante montre comment doit être appliqué le traitement; elle est due à M. le Dr Debédat.

J. S., vingt-neuf ans, instituteur, est adressé à la Clinique électrothérapique du professeur Bergonié, le 10 mai 1893, par M. le professeur Demons. Deux mois avant d'être frappé de la difformité qui l'amène, S. avait jugé bon de faire de l'exercice physique et chaque jour, il exécutait des mouvements avec des haltères. Mais un jour survint un accident qui condamna cet homme au repos et auquel accident il faut, à notre avis, rapporter les troubles que nous avons constatés un mois plus tard. Dans l'élévation verticale du bras, S. ressentit brusquement dans la région de l'omoplate une douleur violente qui lui fit abandonner aussitôt son haltère, et il remarqua que, dans le moment, l'angle inférieur de l'os était venu buter contre la colonne vertébrale. Aussitôt, il lui était devenu impossible de remettre le membre dans l'élévation complète sans le secours de la main gauche ; le bras retombait jusqu'à former un angle supérieur de 45° avec le rachis. Dans la nuit qui suivit, de vives douleurs persistèrent, qui seules préoccupèrent le malade. Mais, le lendemain, ce qui le frappa surtout, ce fut la déformation de sa région scapulaire droite. Ce n'est qu'un mois plus tard, que le malade vint à la Clinique électrothérapique.

Interrogés au point de vue des réactions électriques, tous les muscles de la région scapulaire donnèrent tour à tour des réactions normales. Le rhomboïde, le grand dorsal, le trapèze, dans toute son étendue, n'étaient nullement altérés dans leur contractilité, ni dans leur volume. Bien qu'il fût impossible d'exciter isolément toutes les digitations du grand dentelé, on en percevait des contractions évidentes ; nous avons conclu à une atrophie traumatique isolée du grand dentelé. Tous les signes pathognomoniques de l'affaiblissement du grand dentelé, et que Duchenne (de Boulogne) a si bien mis en évidence, se retrouvent chez ce malade. Le traitement suivi par le malade a consisté dans des badigeonnages faradiques quotidiens d'une durée moyenne de cinq minutes. S. s'y est soumis du 10 mai 1893 au 14 août suivant. Il a quitté la Clinique absolument guéri, les deux régions scapulaires symétriques, l'élévation verticale complète du bras redevenue facile ; sa guérison se maintient depuis (1).

ATROPHIES CHIRURGICALES.

L'immobilisation d'un muscle ou d'un groupe de muscles nécessitée par le traitement chirurgical des traumatismes, fractures et luxations, amène après un certain temps une atrophie des muscles ainsi condamnés à un repos absolu. L'électrisation, pratiquée soigneusement, produit encore d'excellents résultats

(1) *Archives d'élect. méd.*, 1894, nº de novembre.

et hâte beaucoup le retour des muscles à leur volume et à leur force primitive.

Comme il n'y a pas, dans ces atrophies, de réactions électriques anormales des muscles, c'est à la faradisation qu'il faut s'adresser.

Le fil secondaire de l'appareil doit être, nous ne saurions trop le recommander, un fil gros de faible résistance, et le nombre des interruptions d'environ 40 à 60 par seconde, seulement. Ce n'est pas de la tension qu'il faut, mais de la quantité. Des courants de haute force électromotrice ont un résultat inverse de celui que l'on se propose d'atteindre, comme nous l'avons vu dans le chapitre d'électrophysiologie, à propos de faradisation de muscles de lapins.

Quelques médecins, faisant de l'électrothérapie avec ces petits appareils faradiques en boîtes, qui sont si néfastes au bon renom des effets curatifs de l'électricité, n'ont pas obtenu la guérison de ces atrophies chirurgicales et s'empressent de conclure que l'électricité est inutile dans ces cas.

Nous affirmons, au contraire, que si les applications sont faites en suivant toutes les règles exposées dans les chapitres précédents et en employant le courant faradique rythmé, ou le badigeonnage faradique, le retour des muscles à leur état primitif ne se fera pas attendre longtemps.

L'emploi de la galvano-faradisation peut également être recommandé.

ATROPHIES D'ORIGINE ARTICULAIRE.

Les lésions traumatiques ou inflammatoires des articulations sont fréquemment suivies ou accompagnées d'atrophies musculaires.

Ce sont habituellement les extenseurs, dont dépend l'articulation, qui s'atrophient; en sorte que toutes les fois que l'atrophie d'un extenseur est constatée, il est bon de rechercher s'il n'y a pas quelque lésion articulaire.

Pour Charcot, la cause de l'atrophie se trouverait dans une irritation spinale provoquée par la propagation du processus morbide par l'intermédiaire des nerfs articulaires en rapport intime, dans la moelle, avec les nerfs moteurs et trophiques des muscles correspondant à l'articulation intéressée.

Les réactions électriques présentent des modifications quelquefois remarquables; il y a d'abord, presque toujours, diminution de l'excitabilité faradique; mais, de plus, on trouve parfois une abolition complète de cette excitabilité, sans que la réaction d'Erb existe. Ce signe a été constaté par Rümpf, par Erb et par Charcot.

Le degré de diminution de la contractilité électrique permettra d'apprécier quelle sera la durée probable du traitement : cette durée est quelquefois longue.

On utilisera la faradisation rythmée ou mieux la galvano-faradisation rythmée : il faudra avoir soin de ne pas faire contracter longtemps la fibre musculaire, car la fatigue arrive vite dans ces muscles : après cinq à six minutes de contractions rythmées, il sera bon d'appliquer du courant galvanique continu en employant le pôle négatif comme pôle actif ; l'usage du rouleau est ici tout indiqué, avec une intensité de 10 à 15 mA pendant une dizaine de minutes.

Enfin, il sera de toute nécessité de traiter l'articulation elle-même à l'aide des courants continus, d'après la technique qui sera indiquée à propos des arthrites.

MYOPATHIES PRIMITIVES.

Les myopathies primitives peuvent se diviser en deux groupes : 1° les myopathies avec hypertrophie; 2° les myopathies avec atrophie.

1° Le type le mieux caractérisé des myopathies hypertrophiques est constitué par la paralysie pseudo-hypertrophique ou myosclérosique de Duchenne (de Boulogne). Elle se développe, comme on sait, dans la première enfance, et habituellement chez les garçons. L'exploration électrique montre une diminution plus ou moins grande de l'excitabilité électrique, directe et indirecte, aux courants faradique et galvanique.

On ne rencontre jamais le syndrome de dégénérescence.

Le traitement électrique ne fournit pas de résultats bien remarquables : on s'adressera à la galvano-faradisation ou bien l'on appliquera successivement le courant galvanique et le courant faradique; ce dernier sera assez intense, comme le recommande Stintzing.

Il faut continuer le traitement pendant des années et ne pas compter beaucoup sur une guérison. Müller est pourtant arrivé à guérir un malade atteint de paralysie pseudo-hypertrophique, après cinq ans de traitement avec deux cents séances par an.

2° Un assez grand nombre de types rentrent dans la classe des myopathies primitives avec atrophie. On peut placer comme intermédiaire, entre le premier et le second groupe, le type Leyden-Möbius où il n'y a pas d'hypertrophie.

Les types avec atrophie sont les suivants, par ordre d'importance :

Type Landouzy-Déjerine, ou type facio-scapulo-huméral.

Type Erb, ou scapulo-huméral.

Type Zimmerlin; type Eichhorst : ces deux derniers sont des types secondaires qui pourraient être compris entre les deux premiers.

L'examen électrique des muscles atteints d'atrophie révèle une diminution de l'excitabilité faradique et galvanique. La réaction n'y est jamais rencontrée. Cependant, on aurait trouvé quelquefois une inversion de la formule des secousses galvaniques.

Le traitement électrique n'amène pas d'améliorations bien marquées : nous ne faisons que mentionner le genre de courants que l'on devra employer.

C'est la galvano-faradisation qui paraît le mieux réussir : on applique l'électrode positive sur le point moteur du nerf se rendant au muscle atrophié; puis on promène le rouleau, relié au pôle négatif, sur le muscle lui-même.

Il faut agir avec précaution : le courant galvanique doit avoir 6 à 8 mA au maximum. Les séances sont de dix à quinze minutes, et faites, pendant plusieurs années, trois fois par semaine, en interrompant tous les deux ou trois mois.

AMYOTROPHIE DE LA FORME CHARCOT-MARIE.

Cette forme, intermédiaire aux atrophies d'origine myopathique et aux atrophies d'origine myélopathique, se caractérise, au point de vue des réactions électriques, par la présence de certaines réactions de dégénérescence dans les muscles en voie d'atrophie.

Le traitement électrique, quoique ne fournissant pas beaucoup de satisfaction, consiste à faire de la galvanisation rythmée avec l'anode sur les muscles atrophiés, le courant ayant une intensité de 10 mA pour une surface active de 20 centimètres carrés.

ATROPHIE MUSCULAIRE PROGRESSIVE.

Quoique cette maladie doive être placée dans les affections du système nerveux, nous indiquerons ici son traitement électrique, d'ailleurs peu efficace.

Comme réactions électriques, on constate souvent, en examinant avec soin chaque faisceau de fibres musculaires, l'existence du syndrome de dégénérescence. Cette difficulté de l'électrodiagnostic serait probablement bien diminuée en recherchant la réaction de Remak-Doumer qui est bien plus susceptible de révéler la dégénérescence que l'examen fait sur le point moteur.

Le traitement consiste à faire la galvanisation de la moelle épinière; pour cela, on place au-dessous de la nuque et au sacrum deux électrodes de 150 centimètres carrés bien humectées et bien appliquées sur la peau.

Le courant doit, si les électrodes sont faites comme nous l'avons indiqué dans un des chapitres précédents, pouvoir atteindre dans ces conditions 50 à 60 mA, sans provoquer de phénomènes douloureux. Avec une intensité aussi élevée, on fait pénétrer les lignes de flux du courant jusque dans la moelle; tandis qu'en employant, comme l'indiquent quelques auteurs, 2 à 3 mA, on ne produit absolument aucun effet.

Pendant les cinq premières minutes, le courant sera

descendant; pendant les cinq minutes suivantes, il sera, au contraire, ascendant.

Après la galvanisation de la moelle ainsi pratiquée, on fera du badigeonnage galvanique sur les muscles en voie d'atrophie. Si les muscles répondaient au courant faradique, ce serait du badigeonnage faradique qu'il faudrait faire. Il ne faudra pas compter, quoi qu'on fasse, sur de brillants résultats thérapeutiques.

MYALGIES.

Les myalgies sont constituées par des douleurs rhumatismales musculaires siégeant en des points variables du corps.

Lorsque le rhumatisme est dans les muscles des reins, il s'appelle lumbago; lorsqu'il est au cou, torticolis; dans les muscles pectoraux, myalgie pectorale ou pleurodynie, etc

Nous étudierons à part le traitement du lumbago et du torticolis, après avoir indiqué celui des myalgies en général. Celles-ci seront combattues par l'application du courant galvanique avec le pôle positif sur le muscle atteint de rhumatisme; l'électrode active doit recouvrir la région douloureuse et être bien appliquée. L'intensité peut atteindre, avec une électrode de 100 centimètres carrés, 30 à 60 mA.

Les séances, d'une durée de 20 minutes au moins, devront être faites tous les jours, puis tous les deux jours, lorsque la douleur sera atténuée.

On peut compter ici sur une efficacité réelle du traitement; il n'est pas rare de voir les malades soulagés dès la première séance.

1° **Lumbago.** — Le traitement électrique du lumbago a été appliqué de plusieurs façons. La faradisation a été recommandée. Cependant, nous préférons l'emploi de la franklinisation, sous forme d'étincelles et celui de la galvanisation.

Lorsque le lumbago est pris tout à fait au début, les étincelles statiques peuvent amener une grande et rapide amélioration : on applique les étincelles directement sur la région douloureuse; elles doivent être longues et bien nourries. Il faut les administrer pendant dix à quinze minutes et pour ainsi dire jusqu'à refus. Le malade crie, il se plaint, il faut quand même continuer et le forcer à les supporter, en lui laissant quelque répit toutes les deux ou trois minutes. S'il ne peut pas quitter le lit, pour aller chez le médecin, celui-ci doit l'obliger à se laisser transporter et faire tout son possible pour amener le malade à venir chez lui. Après une première séance d'étincelles, le patient peut, en général, revenir dans la même journée se soumettre à une seconde application.

Lorsque le lumbago date de quelques jours, il est préférable d'appliquer le courant galvanique qui peut aussi être employé au lit même du malade quand celui-ci persiste à déclarer qu'il ne peut être transporté. Il faut employer comme électrode active une surface de 100 centimètres carrés et, comme électrode indifférente, une surface de 500 centimètres carrés placée sur l'abdomen. On peut alors porter l'intensité à 60 mA très facilement. Nous allons plus haut encore : entre 80 et 100 mA. La durée de la séance doit être longue, une demi-heure à trois quarts d'heure. Nous avons vu fréquemment la guérison arriver après deux ou trois jours avec ce traitement.

Quelquefois, le médecin électricien est appelé auprès des malades qui ont eu un lumbago et qui, n'ayant pas été bien soignés, accusent une impossibilité de se tenir assis et encore moins debout, sans que, cependant, la douleur soit bien vive dans la région où siégeait le lumbago. Il s'agit, dans ces cas-là, d'une atrophie musculaire, intéressant la masse sacro-lombaire, préposée, comme on sait, à maintenir l'équilibre du tronc dans la station droite ou assise. L'emploi du courant faradique ou du courant galvano-faradique est ici tout indiqué : il vaudra mieux l'appliquer avec le rouleau qu'avec une électrode laissée en place : le rouleau sera promené sur des masses musculaires intéressées.

Nous avons réussi, par ce procédé, à guérir un malade qui avait eu un lumbago, deux mois avant notre première visite et qui était dans l'impossibilité de rester assis dans un fauteuil et de se tenir debout. L'amélioration se manifesta graduellement à partir du jour où nous l'avons soigné. Moins d'un mois après, il pouvait marcher et aller à Paris visiter l'Exposition.

2° Torticolis. — C'est habituellement le trapèze et le sterno-mastoïdien qui sont intéressés. On peut s'adresser au courant galvanique, ou au courant faradique. Le premier sera appliqué comme dans les cas de rhumatisme musculaire ordinaire, anode active sur les régions douloureuses.

On se trouvera bien d'employer le rouleau avec une intensité de 15 à 20 mA : on le promènera sur la région indiquée douloureuse par le malade, pendant dix à quinze minutes. L'avantage de cette galvanisation labile est de permettre au courant d'atteindre toutes les parties douloureuses, ce qu'on ne pouvait faire avec une électrode stable, à cause de la forme en selle du cou et de l'épaule.

Le résultat du traitement électrique du torticolis est ordinairement très favorable.

Article VIII. — SYSTÈME ARTICULAIRE.

RHUMATISME ARTICULAIRE.

Remak a appliqué, il y a longtemps, le courant galvanique au traitement des rhumatismes articulaires, et a obtenu de beaux résultats.

Cette question a été reprise récemment par M. Labatut qui a insisté sur ce fait que dans les applications du courant galvanique il y a toujours électrolyse et transport d'ions ; les effets obtenus, dans le cas des rhumatismes, notamment, seraient le résultat de l'action des composés électrolytiques mis en liberté sous les électrodes.

Mais le point original des recherches de M. Labatut, c'est la démonstration nette, irréfutable, du véritable mécanisme de l'introduction des substances médicamenteuses à l'aide d'un courant.

On pensait, avant ses travaux, que l'introduction des substances dans l'organisme était due au phénomène de la cataphorèse. Il n'en est rien comme on l'a vu au chapitre d'électrophysiologie ; c'est l'électrolyse seule qui détermine la nature et la qualité des médicaments introduits dans l'organisme.

Si l'on place les deux mains dans deux vases renfermant du chlorure de lithium, par exemple, l'introduction ne se fait qu'au pôle positif, car le Li, tendant à se porter au pôle négatif rencontre l'épiderme et le traverse.

Si on prend une solution d'arséniate de soude, au contraire, l'introduction d'arsenic n'a lieu *qu'au pôle négatif*, pour la même raison. Des expériences, soigneusement faites sur des animaux démontrent la justesse des vues de M. Labatut.

Dans le cas du rhumatisme articulaire, c'est au chlorure de lithium qu'on s'adresse, dans le but de dissoudre l'acide urique de l'articulation malade. L'urate de lithium n'exige que 116 fois son poids d'eau pour être dissous, tandis que l'acide urique exige 19 000 fois son poids d'eau. On comprend l'efficacité que peut avoir la transformation dans les tissus de l'acide urique en urate de lithium.

La technique du traitement électrique du rhumatisme articulaire par le chlorure de lithium est simple : on place l'articulation malade dans une solution à 2 p. 100 de chlorure de lithium, et on a soin d'alcaliniser le bain avec de la lithine caustique (1/2000). Le courant est amené à l'aide d'une plaque de charbon plongeant dans le bain ; c'est le pôle positif qui est relié à cette plaque. L'électrode indifférente peut être, soit un bain d'eau salée, soit mieux une ou plusieurs électrodes ordinaires, réunies en quantité et mises en communication avec le pôle négatif. On peut, par exemple, placer dans le dos du malade deux électrodes de 150 centimètres carrés, bien humectées d'eau tiède : on a ainsi une surface de 300 centimètres carrés qui permet de donner au courant une intensité de 60 à 80 mA, sans douleur.

Les séances doivent être faites au moins tous les jours, quelquefois deux séances quotidiennes sont utiles. L'application doit durer 20 à 25 minutes. L'intensité nécessaire varie de 20 à 60 mA, suivant les cas.

Que ce soit dans le rhumatisme aigu, subaigu ou chronique, l'électrolyse positive du chlorure de lithium amène une amélioration rapide.

EMPATEMENTS PÉRIARTICULAIRES.

L'introduction du lithium, au point où siège l'empâtement, produit une amélioration sensible ; il y aura, comme d'ailleurs pour le traitement des rhumatismes articulaires, à prendre certaines dispositions pour placer la solution alcaline de LiCl autour de l'articulation atteinte.

Pour les articulations des pieds et des mains, il n'y a aucune difficulté, mais pour les genoux, par exemple, il faut un dispositif un peu spécial : on peut prendre un cylindre, soit en toile caoutchoutée, soit en bois, soit en verre, dont une base est fermée par une feuille de caoutchouc dans laquelle un petit orifice a été ménagé pour le passage de la jambe.

L'élasticité du caoutchouc obture parfaitement le fond de ce récipient dans lequel la solution de LiCl est placée.

L'intensité à employer doit être ici aussi haute que possible ; indépendamment de l'introduction du lithium, il y a aussi à considérer les actions électrolytiques interstitielles qui se passent au sein des empâtements articulaires.

Les séances ne seront faites que tous les deux jours.

L'emploi des courants de haute fréquence sous la forme d'applications directes donne aussi de bons résultats dans le traitement des empâtements articulaires. On se sert pour cela du solénoïde en communication avec les deux armatures des condensateurs et on relie les spires extrêmes de ce solénoïde à deux électrodes métalliques appliquées sur le membre malade. On peut aussi interposer entre le métal de l'électrode et la peau une substance spongieuse mouillée qui diminue l'effet thermique de la haute fréquence.

Des plaques en étain mince conviennent bien pour ce genre d'électrodes, à cause de la plasticité du métal.

Les séances faites tous les deux jours dureront une dizaine de minutes chaque fois.

ANKYLOSES.

Les ankyloses peuvent bénéficier du traitement électrique. Le Dr Walker Gwyer, de New-York, a publié récemment (1) quatorze observations dans lesquelles la guérison, ou une très grande amélioration, est signalée.

Il conseille d'imprégner les électrodes, de AzH^4Cl et de les placer de chaque côté de l'articulation, le pôle négatif étant le plus rapproché des adhérences : il faut dix à trente minutes par séance, et y soumettre deux fois le malade, par semaine. L'intensité varie entre 40 et 150 mA.

M. J., huit ans, est entré à Bellevue-Hospital pour une synovite traumatique du genou gauche ; on appliqua un appareil plâtré inamovible qu'on laissa en place pendant quatre semaines. On commença le traitement galvanique aussitôt après l'enlèvement de l'appareil (18 novembre 1891). Voici les différentes amplitudes de flexion de la jambe sur la cuisse :

Après la première application	3°,5
— seconde —	20°,5
— troisième —	90°
Gain	86°,5

La durée du traitement fut de quatorze jours, et on fit cinq applications, à la suite desquelles le malade put très bien marcher sans souffrir.

Le traitement galvanique agit d'autant mieux que l'ankylose est plus récente.

M. Leduc, a, de son côté, publié une intéressante observation d'ankylose du genou à la suite d'une arthrite œberthienne chez une jeune fille de dix-huit ans. M. Leduc imprégnait l'électrode d'une solution de NaCl, et l'on plaçait cette électrode autour du genou. Le pôle négatif étant relié à cette électrode active, le courant avait une intensité de 20 mA, puis de 30 mA, enfin de 45 mA.

Le nombre des séances a été de 22 : la malade put marcher sur sa jambe et guérit parfaitement.

Il faut attendre que la lésion inflammatoire soit dissipée, avant d'appliquer le traitement électrique.

(1) *New-York medical journal.*

SYNOVITES TENDINEUSES CHRONIQUES SIMPLES.

La galvanisation produit d'heureux résultats dans cette catégorie de synovites tendineuses.

On applique sur la tumeur synoviale l'électrode active reliée au pôle négatif en ayant soin de bien la faire porter. On doit pouvoir arriver à une densité électrique égale à 1 ; c'est-à-dire que si la surface de l'électrode active est de 20 centimètres carrés, l'intensité doit pouvoir atteindre 20 mA, *sans faire souffrir le malade.*

Nous avons publié une observation de synovite chronique simple (1), dans laquelle la guérison a été obtenue assez rapidement.

HYDARTHROSE.

En employant une électrode se moulant exactement sur la région où siège l'hydarthrose, on peut obtenir la résorption du liquide, comme dans les synovites tendineuses. Le traitement est le même ; toujours le pôle négatif sur la collection à faire résorber, le pôle positif étant indifférent. On doit employer une intensité aussi grande que possible, de façon à obtenir une grande densité sous l'électrode active.

Les courants de haute fréquence en applications directes peuvent donner aussi de bons résultats : on place sur l'articulation malade une lame d'étain que l'on façonne de manière à ce qu'elle recouvre bien exactement l'articulation ; l'autre électrode peut être mise en un point quelconque, par exemple à la cuisse.

Sous l'influence de ces applications de haute fréquence, la lésion articulaire qui produit le symptôme hydarthrose s'améliore et, en outre, l'atrophie musculaire qui accompagne souvent l'hydarthrose se comble peu à peu ; mais il est bon de traiter l'atrophie à part, comme nous l'avons indiqué plus haut.

Les applications de haute fréquence doivent durer dix minutes et être faites tous les deux jours.

(1) Bordier, *Archives d'élect. méd.*, 1895, p. 456.

MYOCLONIES OU MALADIE DES TICS.

On doit entendre par l'expression de myoclonies des modalités cloniques caractérisées par des mouvements convulsifs cloniques et développées sur un fond commun, la dégénérescence. Il faut excepter de cette catégorie les spasmes des nerfs moteurs ou mixtes ayant pour cause une lésion centrale ou périphérique du système nerveux et les tics coordonnés de Letulle, résultat d'une mauvaise habitude.

La forme la plus atténuée est le tic simple de la face et surtout le clignotement des paupières : c'est le plus fréquemment observé et le premier en date dans l'évolution des accidents : c'est le moins gênant pour le malade et aussi le plus facilement influencé par le traitement électrique.

On pourrait peut-être envisager sous un jour peu défavorable le syndrome maladie des tics, si un traitement convenable était appliqué dès le début, dès l'apparition chez l'enfant du simple tic de la face, première manifestation de la névrose.

Le traitement électrique à opposer aux tics consiste à utiliser le courant galvanique avec le pôle positif comme électrode active et ensuite la franklinisation sous la forme de bain statique.

Nous citerons une observation due à M. Destarac dans laquelle l'efficacité du traitement est très nette :

Clignotement et blépharospasme. Mlle X, onze ans. La malade a eu, de quatre à sept ans, des cauchemars fréquents. Elle est très impressionnable, capricieuse, emportée, pleure facilement. Elle aurait eu, il y a un an, des sensations d'étouffement avec constriction à la gorge. Le réflexe pharyngien est aboli, mais il n'y a pas de rétrécissement du champ visuel, pas de zones hystérogènes, ni de troubles de la sensibilité.

Les réflexes rotuliens sont plutôt exagérés. Il existe une légère asymétrie de la face et un léger strabisme. Les oreilles sont très détachées, mal ourlées. Absence de lobule.

Le tic a commencé, il y a quatre ou cinq mois, par un clignotement bilatéral qui, sans raison, s'est aggravé et transformé assez brusquement au mois de septembre 1897 en un blépharospasme intense qui revient par accès très rapprochés. Elle explique ce tic par un picotement qu'elle éprouverait dans les yeux.

Vers le soir elle éprouve une sorte de crampe douloureuse vers la racine du nez; ce malaise se produit aussi et s'exagère quand elle essaye d'empêcher son tic par un effort de volonté.

Il cesse pendant le sommeil. Nous n'avons pas constaté de phénomènes surajoutés.

Toutes les réprimandes sont restées sans effet.

Quand nous commençons notre traitement, en novembre 1897, on a déjà essayé sans résultat les douches, l'antipyrine, le valérianate de Pierlot, etc.

Le traitement électrique consiste en applications, au moyen d'une électrode appropriée, du pôle positif stable avec augmentation du courant poussé très lentement jusqu'au degré extrême de tolérance du sujet. Le pôle négatif est représenté par une large plaque à la nuque. On termine la séance par quelques minutes de bain statique avec souffle.

En général, la sédation ne se produit pas immédiatement; on constate, au contraire, après la séance, une exagération du spasme; le calme se fait surtout sentir le lendemain. Après une douzaine de séances, à raison de trois par semaine, le tic a à peu près disparu. A ce moment, une vive émotion causée par une chute réveille un peu les accidents, qui cèdent complètement après vingt-deux séances.

Article IX. — SYSTÈME NERVEUX.

CHORÉE DE SYDENHAM.

On a tour à tour conseillé la galvanisation et la faradisation comme traitement de la chorée. Mais la méthode qui nous paraît devoir être recommandée est la franklinisation : on soumet d'abord le malade à la simple action du bain statique pendant vingt minutes, puis on termine par la douche statique dont la durée est de cinq minutes.

Nous avons vu quelques malades traités par cette méthode et en recueillir un résultat thérapeutique excellent.

Nous citerons l'observation suivante publiée par M. R. Verhoogen, de Bruxelles :

Mlle F. G., seize ans, présente depuis quatre mois des mouvements choréiques s'étendant à toute la moitié du corps, y compris la face. Ces mouvements ne cessent pas complètement la nuit. Lassitude générale, constipation opiniâtre, migraine ophtalmique survenant régulièrement tous les cinq ou six jours. L'écriture est difficile, lente et fortement tremblée.

Le traitement a consisté dans le bain statique de cinq minutes, suivi d'une friction rapide sur toute la moitié droite du corps à l'exception de la tête, puis souffle sur la face et la tête. Durée totale, dix minutes. Séance tous les deux jours.

Au bout de six séances, l'écriture est redevenue normale, les mouvements choréiques ont complètement cessé; le sommeil est régulier. Un mois après le début du traitement, la guérison est complète et la malade n'a pas eu un seul accès de migraine.

Ce qu'il y a de remarquable dans cette observation, c'est la rapidité de la guérison : habituellement, il faut compter sur quinze à vingt séances de traitement électrostatique.

CRAMPES DES ÉCRIVAINS, DES VIOLONISTES, DES TÉLÉGRAPHISTES, ETC.

Cette affection a certainement des rapports intimes avec la neurasthénie et, au fond, on trouve une faiblesse irritable localisée par des efforts excessifs sur des parties déterminées : cette faiblesse doit être placée dans le système nerveux central.

Le traitement électrique sera dirigé de façon à agir sur tout l'appareil moteur, depuis les circonvolutions motrices jusqu'aux muscles intéressés. Avec le courant galvanique, on agira sur le cerveau, d'abord par voie transversale ou longitudinale, puis on promènera le rouleau positif sur les muscles du bras et de la main, le courant ayant une faible intensité ; durée de la séance, trois minutes.

La franklinisation permet d'obtenir, peut-être mieux encore que la galvanisation, un effet sur tout l'organisme, et son action est parfois suivie d'une grande amélioration.

Le Dr Monell a fait connaître dernièrement l'observation d'une jeune fille, atteinte de la crampe des télégraphistes, qu'il guérit assez rapidement par la franklinisation.

Les séances, dans le cas de Monell, étaient faites tous les jours pendant quinze minutes ; après quinze jours, une amélioration très sensible se manifesta et la malade pouvait se servir de son bras et « envoyer » autant de mots, avec la clé de Morse, que ses camarades, et sans souffrir.

Il faut savoir que, quel que soit le traitement que l'on opposera aux névroses professionnelles, le résultat obtenu n'est pas toujours bien encourageant. Aussi, le médecin ne doit-il pas être très affirmatif *a priori*. Cependant, si le malade est jeune, le succès pourra suivre les applications électriques, qui constituent d'ailleurs le seul traitement à diriger contre ces crampes.

NÉVROSES FONCTIONNELLES.

C'est à propos des diverses névroses fonctionnelles que les partisans à outrance de la suggestion, provoquée par l'électricité, se sont le plus souvent donné libre carrière pour expliquer certaines actions remarquables de l'électricité.

Mais cette hypothèse, si elle se vérifie quelquefois, ne doit pas être généralisée et considérée comme une vérité absolue. Il suffit, en effet, de remarquer que dans une affection donnée certaines formes d'électrisation sont suivies d'aggravation de la maladie, tandis que d'autres, qui cependant devraient agir moins vivement sur l'imagination des malades, amènent des améliorations notables.

Les névroses fonctionnelles mettent à contribution tout l'arsenal électrothérapique ; l'énergie électrique, sous ses formes les plus variées, a été utilisée et il faut dire que l'action perturbatrice apportée par elle dans le système nerveux des malades apparait souvent très nettement.

Elle intervient en agissant sur la circulation et surtout sur celle des centres. Les vertiges, les tremblements, l'insomnie cèdent habituellement sous l'influence du traitement électrique, alors que les divers hypnotiques sont quelquefois sans action sur ces nombreux symptômes.

L'effet de l'électricité, dans les névroses fonctionnelles, est lent ; il faut de la patience, aussi bien de la part du médecin que du malade ; mais on en est fréquemment récompensé par une amélioration de l'état général du malade qui suffit pour rendre la vie plus agréable, ou en tout cas moins pénible, et pour lui, et pour son entourage.

HYSTÉRIE.

L'hystérie se traduit par un grand nombre de symptômes, crises, anesthésies, hyperesthésies, paralysies, contractures, névralgies, etc., qu'il n'entre pas dans notre plan de décrire, ni d'étudier.

Nous nous bornerons, comme dans les autres affections, à exposer quel doit être le traitement électrique.

Les succès sont quelquefois, ici, difficiles à mettre sur le compte de l'action curative propre de l'électricité ; il est certain que l'action psychique est assez souvent la principale cause du résultat obtenu, surtout lorsque la guérison arrive rapidement. Mais il y a des cas, où le traitement doit être suivi pendant longtemps pour produire une amélioration sensible que l'on peut, très probablement, mettre sur le compte de l'électricité elle-même.

C'est à la franklinisation que l'on doit s'adresser, le plus souvent, pour traiter les diverses manifestations de l'hystérie, comme l'ont bien mis en évidence Charcot et M. Vigouroux. Le bain électrostatique suffira, la plupart du temps, pour presque tous les symptômes; la première séance sera de cinq minutes, les suivantes de quinze à vingt minutes.

Dans les cas où il s'agit d'hystériques à attaques (grandes hystériques), le traitement statique a pour effet de faire diminuer le nombre des attaques et de relever l'appétit.

Les malades sont plus gaies et reconnaissent parfaitement que c'est à l'électricité qu'elles doivent leur amélioration.

Dans les cas d'anesthésie, on observe d'intéressantes modifications sous l'influence de l'électrothérapie : ainsi, dans l'anesthésie totale, après quelques minutes de franklinisation, l'anesthésie se prononce du côté où elle est habituellement prédominante; la sensibilité reparait, au contraire, du côté où l'anesthésie est moins marquée; puis, après quelques instants, il y a transfert. Enfin, au bout de vingt à quinze minutes, la sensibilité reparait sur toute l'étendue du corps.

La sensibilité étant recouvrée, l'hystérique la conserve pendant plusieurs heures, et même plusieurs jours; on la maintient en électrisant les malades tous les jours. La malade est guérie momentanément; c'est ainsi qu'elle cesse d'être hypnotisable : on a beau agir sur les points hypnogènes, il ne se produit plus d'attaques.

Les symptômes isolés de l'hystérie seront fréquemment traités avec profit par le courant galvanique : les points douloureux à la pression, les points hypnogènes, pharynx, larynx, ovaires, sont soumis à la galvanisation positive, l'électrode indifférente était placée à la nuque.

On peut aussi appliquer la galvanisation pour combattre la boule hystérique; on placera l'anode active au cou, ou à l'épigastre. — Les paralysies des muscles de la déglutition, le hoquet hystérique cèdent habituellement sous l'influence du courant galvanique.

Il faut bien savoir que l'intensité à employer pour électriser les hystériques doit être extrêmement faible; il est presque impossible de mesurer l'intensité, tellement celle-ci doit être petite : il vaut mieux prendre comme criterium la sensation produite par le courant; celle-ci doit être juste suffisante pour être perçue. Il y a de l'intérêt à connaître ce détail, car une intensité un peu forte aggraverait le plus souvent les symptômes que l'on voulait combattre.

L'emploi des courants faradiques est indiqué contre les anesthésies et les hémiplégies : il suffit le plus souvent de localiser le courant sur une région du bras paralysé pour voir disparaître l'hémiplégie.

Nous avons déjà vu, dans le chapitre de l'électrodiagnostic, que la résistance électrique entre deux points donnés du corps, et avec des électrodes de surface bien déterminée, était augmentée chez les hystériques. Cette augmentation, entrevue par Vigouroux, a été confirmée et exactement mesurée par Eulenburg.

Dans un diagnostic douteux, il sera, par conséquent, tout indiqué de voir ce qu'est la résistance d'une partie du corps par rapport à celle offerte, dans les mêmes conditions, par un sujet bien portant.

1° Paralysies hystériques. — L'arrêt de conductibilité nerveuse qui caractérise les paralysies et les anesthésies hystériques tiendrait, d'après le professeur Lépine, à une augmentation de la résistance au passage de l'influx nerveux aux extrémités de deux neurones contigus.

Pour comprendre comment un système aussi bon conducteur de l'influx nerveux que l'est une chaîne de neurones puisse, sans altération appréciable et sans disjonction des contacts, cesser brusquement de transmettre les excitations et soit capable de reprendre avec la même soudaineté son rôle de conductibilité nerveuse, il faut se rappeler les phénomènes découverts par Branly dans les conducteurs électriques discontinus et appelés cohéreurs ou radio-conducteurs.

De la limaille de fer, par exemple, contenue dans un tube de verre empêche le passage du courant d'une pile, quoique ses différentes particules soient constituées par un corps très bon conducteur ; mais si des ondes hertziennes viennent à être produites dans le voisinage, cette limaille devient brusquement bonne conductrice et le courant peut la traverser facilement : sa résistance tombe subitement de plusieurs millions d'ohms à quelques ohms.

Or, le système nerveux est formé de neurones, *éléments discontinus*, sans soudures entre eux et en rapport les uns avec les autres par leurs extrémités ramifiées, par contiguïté. L'onde nerveuse se propage donc par contiguïté et peut être arrêtée par un défaut de contiguïté : un neurone se comporte, par rapport à la propagation de l'influx nerveux, comme un grain de limaille d'un radio-conducteur, par rapport à la propagation du flux électrique.

De cette conception nouvelle, découlent des conclusions thérapeutiques importantes : le meilleur moyen de rétablir la conductibilité nerveuse interrompue sera d'avoir recours à l'électrothérapie et les succès de ce traitement sont dès lors faciles à comprendre. Mais il n'est pas nécessaire d'agir directement sur le membre atteint de paralysie hystérique, pas plus que sur les régions du neurone d'où dérive son innervation : dans les hémiplégies hystériques, par exemple, il suffit le plus souvent de localiser le courant sur une région quelconque du bras paralysé pour voir disparaître l'hémiplégie tout entière. En pareil cas, l'effet thérapeutique est bien réellement obtenu loin du siège de l'application du courant.

Il serait, par conséquent, d'après les considérations précédentes, très intéressant de voir quelle serait l'action des ondulations hertziennes produites dans le voisinage d'un malade atteint de paralysie ou d'anesthésie hystérique.

Il est permis de penser que le rétablissement de la conductibilité nerveuse se constaterait, comme se rétablit aussi la conductibilité électrique dans un radio-conducteur.

L'analogie entre ces deux organes se retrouve aussi dans le cas de la réciproque : lorsqu'en effet un tube à limaille a acquis la propriété d'être bon conducteur, un choc lui fait immédiatement perdre cette conductibilité ; de même, le traumatisme produit l'anesthésie et la paralysie hystériques, par suite de la suppression de la transmission, soit sensitive, soit motrice, de l'influx nerveux, et par conséquent d'un défaut de contiguïté des terminaisons nerveuses.

L'effet thérapeutique de l'électricité dans les paralysies hystériques peut donc s'expliquer, non pas par la suggestion, explication facile, à vrai dire, mais parce que l'électricité détermine le rétablissement de la contiguïté des neurones ou une modification équivalente à la contiguïté des éléments.

Ce qui donne une grande valeur à ces conceptions nouvelles, c'est que le rétablissement de la conductibilité électrique peut être produit dans les radio-conducteurs par des décharges électriques, des étincelles, ou par le passage d'un courant continu dans la limaille d'une force électromotrice suffisante. Dans les paralysies hystériques, la guérison s'obtient aussi bien avec le courant galvanique qu'avec des étincelles. On comprend toute la portée des considérations précédentes et nous avons tenu à la faire saisir au lecteur.

Dans toutes les paralysies hystériques, on se souviendra que les réactions électriques sont toujours normales, et que l'on n'observe jamais le syndrome de dégénérescence.

2° **Contractures hystériques.** — Parmi les manifestations de l'hystérie, les contractures sont, avec les paralysies et les anesthésies, une des plus fréquentes.

Le traitement de ces contractures peut être fait de plusieurs façons; mais nous conseillons d'employer la galvano-faradisation dans le but d'épuiser le muscle ou le groupe de muscles frappés de contracture. Le succès est à peu près certain.

On applique une électrode de petite surface sur le point moteur du muscle contracturé et on la relie au pôle négatif de la source, pendant que l'électrode indifférente est placée dans le dos.

Il faut avoir soin d'orienter le sens de la bobine de manière à ce que la cathode corresponde aussi à l'électrode active. Nous avons vu toute l'importance qu'il y a à faire agir les deux pôles de même nom des deux sortes de courant. A l'aide du rhéostat, l'intensité est augmentée de plus en plus, jusqu'à ce que le muscle entre en contraction encore plus énergique que celle où il se trouvait avant l'excitation.

On laisse agir alors d'une façon continue et sans produire d'interruptions pendant quinze à vingt minutes : sous l'influence de cette excitation permanente et très forte, les fibres musculaires éprouvent le phénomène de la fatigue et même de l'épuisement. Il n'est pas rare qu'après deux ou trois séances faites quotidiennement, la contracture cède complètement, surtout si l'on faradise rythmiquement les muscles antagonistes des muscles contracturés.

NEURASTHÉNIE.

Il ne faut pas vouloir faire neurasthénique, comme le font encore beaucoup trop de médecins qui ont et qui affectent un air sceptique à l'égard de l'efficacité de l'électricité, tout névropathe : il existe une foule d'états névropathiques encore inclassés, il est vrai, mais qu'il faut se garder de confondre avec la neurasthénie; les frontières de cette névrose sont assurément bien difficiles à tracer, mais il ne s'ensuit pas que tous les bizarres, tous les déséquilibrés, tous les débiles, tous les névro-arthritiques, etc., qui présentent une certaine tendance à la dépression ou se plaignent de douleurs vagues, rhumatoïdes, doivent être incorporés dans le cadre de la neurasthénie.

Pour être autorisé à porter le diagnostic de neurasthénie, il faut au moins constater l'existence chez le malade de quelques-uns des symptômes fondamentaux qui ont servi à édifier le type morbide. Si l'on avait soin de bien établir le diagnostic avant de vouloir tout guérir par l'électricité, on trouverait que le nombre des améliorations dans cette maladie est plus considérable que ne le croient en général les médecins non versés spécialement dans l'électrothérapie.

Nous devons rappeler ici les principaux symptômes de la neurasthénie, afin que le médecin électricien puisse les rechercher facilement. En première ligne, nous placerons l'*asthénie cérébrale* : le malade, très triste, en général, découragé, se sent incapable d'effectuer le moindre travail intellectuel, ou bien s'il veut travailler, c'est pour lui une fatigue très grande. Il ne peut pas fixer son attention pendant un temps bien long.

En deuxième ligne, nous indiquerons l'*insomnie*; le neurasthénique en éprouve une fatigue cérébrale qui vient s'ajouter à celle qu'il ressent déjà : c'est un symptôme très pénible et que l'on doit s'efforcer de combattre.

En troisième ligne, nous signalerons la *céphalée* consistant en une constriction du crâne ou de vide cérébral ; la douleur se localise presque toujours à la nuque ; souvent aussi, les malades accusent la douleur comme si elle était due au port d'un casque trop lourd.

En quatrième ligne, nous mettrons la *dyspepsie*, accompagnée presque toujours d'une distension et quelquefois d'une dilatation de l'estomac. Ces dyspepsies d'origine neurasthénique sont dues à un trouble de l'innervation motrice de l'estomac et aussi de l'intestin. Nous avons déjà étudié le traitement de ces dyspepsies sous le nom de dyspepsies nervo-motrices.

Il faut encore ajouter à ces trois symptômes principaux l'*asthénie musculaire*, se traduisant par une sensation de lassitude apparaissant et s'exagérant au moindre effort. Cette fatigue se localise souvent au membre inférieur et simule quelquefois une paraplégie plus ou moins complète.

Enfin, il y a à signaler encore la *rachialgie* qui a pour siège le plus fréquent la région sacrée; mais elle se montre aussi en un point quelconque de la colonne vertébrale.

Des symptômes, moins fréquents que les précédents, font aussi partie du tableau clinique de la neurasthénie ; nous citerons les suivants :

1° Le *vertige* rappelant le vertige stomacal, mais avec cette différence que le vertige neurasthénique se produit à l'occasion de certains actes et non d'autres ; il apparaîtra au moment où le malade va au grand air, dans la rue, alors que chez lui il n'éprouve rien de semblable; ou bien encore, le vertige aura lieu lorsque le malade arrive dans un endroit clos, une église, un théâtre, etc.

2° Des *troubles vaso-moteurs* se manifestant sous la forme de palpitations, d'accélération du pouls, ou inversement d'un ralentissement exagéré des pulsations; l'accélération entraîne une sensation d'angoisse précordiale très pénible.

3° Des *troubles sensitifs*, hyperesthésies, fourmillements, etc.

4° Des *troubles moteurs*, crampes, tremblements.

5° Des *troubles sensoriels*, tintements d'oreilles, bourdonnements, asthénopie, amblyopie, etc.

6° Des *troubles génitaux* caractérisés par de l'impuissance ou la frigidité; d'autres fois, l'inverse se constate : l'éjaculation est rapide, il se produit des érections fréquentes ou une sensation de chaleur excessivement pénible, surtout chez la femme, au niveau des organes génitaux externes.

D'après quelques auteurs, la neurasthénie est le résultat d'un trouble du grand sympathique et est par conséquent d'origine abdominale au niveau du plexus solaire. Il serait donc indiqué de soumettre ce plexus et les branches sympathiques qui en partent à l'action du courant galvanique propre à apporter des modifications, par transport d'ions et échanges électrolytiques, dans ce système nerveux sympathique.

On applique la galvanisation à l'aide de deux électrodes larges, l'une placée sur la région lombaire, l'autre sur l'abdomen ; cette dernière étant reliée au pôle positif. L'intensité à employer variera de 50 à 150 mA; les lignes de flux arriveront ainsi à traverser le plexus solaire et les branches du sympathique. Les séances seront d'un quart d'heure et auront lieu tous les deux jours.

Le Dr Betton-Massey assure que l'emploi du courant galvanique ainsi appliqué constitue la plus sérieuse manière de traitement électrique de la neurasthénie.

Pour l'électrisation périphérique des muscles et des nerfs, il conseille aussi la galvanisation, bien supérieure à la faradisation, parce qu'elle excite mieux les organes périphériques, et qu'elle agit sur les échanges cellulaires.

Contre la rachialgie, on utilisera aussi la galvanisation faite d'après les indications déjà fournies et avec de larges électrodes.

L'aigrette est également employée; mais on la réserve en général pour faire une révulsion modérée sur des régions très sensibles, comme la face.

La galvanisation est aussi utilisée pour combattre certaines manifestations de la neurasthénie. Les douleurs de tête à la nuque, au front, les sensations de vide, de lourdeur sont calmées par le courant galvanique appliqué à la tête; l'anode, comme électrode active, est indiquée dans les cas de douleurs névralgiformes.

Dans les formes d'impuissance sans anesthésie, où il est utile de relever la puissance musculaire de l'appareil génito-urinaire, la galvanisation négative et labile de la région inguinale et du périnée, rendra les plus grands services : l'intensité à employer est de 2 mA pour une surface d'électrode de 20 centimètres carrés. L'application de la cathode sur le pénis, ainsi que sur les muscles ischio et bulbo-caverneux, complétera le traitement galvanique de l'impuissance.

La faradisation générale de Beard et Rockwell peut arriver à produire les mêmes résultats que la franklinisation. Pour la pratiquer, on fait placer les pieds du malade préalablement déshabillé sur une électrode; l'autre électrode, prise sous forme de rouleau, est promenée de chaque côté de l'épine dorsale pendant deux minutes. Tous les muscles du dos sont ensuite faradisés; puis on électrise de la même façon la poitrine et le ventre ; on passe aux membres, et enfin on termine par le visage et la tête, en employant le procédé de la main électrique (main du médecin reliée à l'un des pôles de l'appareil faradique).

Cette méthode, quoique préconisée par l'auteur qui a donné à la névrose que nous étudions le nom de neurasthénie (Beard), ne vaut pas mieux que la franklinisation et son application est moins commode, moins rapide que le bain statique ou toutes les autres formes de franklinisation.

La faradisation peut être conseillée dans les cas de douleurs utérines, ou des annexes, provoquées par la névrose ; on introduit une électrode d'Apostoli dans la cavité utérine, l'électrode abdominale étant reliée à l'autre borne de l'appareil faradique.

Lorsque les différents traitements électriques ont échoué, Hirt conseille de pratiquer la galvano-faradisation intense sur les membres inférieurs. L'ébranlement qui se propage à tout le corps est d'abord mal supporté, le malade se plaint, il proteste ; il ne faut pas se laisser émouvoir, car le résultat thérapeutique est parfois surprenant.

SOMNAMBULISME.

Il y a somnambulisme lorsque les fonctions qui appartiennent à l'état de veille s'exécutent pendant le sommeil normal.

Les rêves somnambuliques nocturnes surviennent sous les mêmes influences que les rêves vulgaires, mais ils en diffèrent essentiellement par l'état de la conscience qui est abolie dans ceux-ci et conservée dans ceux-là.

Si l'on consulte les livres ou les dictionnaires de médecine, on ne trouve pas de nombreuses indications pour le traitement du somnambulisme. En fait d'électricité, pas un mot, comme cela arrive souvent.

Nous allons rapporter une observation qui démontrera les bienfaits de l'électricité dans le traitement de cet état névropathique. C'est à la franklinisation qu'il faut s'adresser dans ces cas, et en particulier au bain et à la douche statique. — Les traités classiques conseillent bien l'hydrothérapie, les bromures, les hyposthénisants, etc. ; le résultat obtenu chez le petit malade dont il est question dans l'observation suivante montre que tous ces moyens paraissent moins puissants et moins efficaces que le traitement électrique :

Pierre P., âge, neuf ans.

Depuis la fin du mois d'octobre 1900, ce petit garçon fait des rêves somnambulistes : il se lève et parle, une fois couché, deux à trois heures après qu'il s'est mis au lit ; entre onze heures et minuit, il commence à s'agiter ; puis il se dresse sur son lit debout et appelle « Maman, maman ! » Il parle en pleurant et il est impossible de comprendre ce qu'il dit. Si on accourt près de lui, il continue à parler et ne fait aucune attention à ce qu'on peut lui dire : il crie fort, il secoue ses bras de haut en bas. On a beau lui parler, on n'arrive pas à le réveiller, on est obligé d'attendre que son rêve passe tout seul. Le plus souvent, il calcule : 2 fois 6, 12 ; 4 fois 7, 28, etc. Il s'assied sur son lit et devient plus calme, ses cris cessent et il a l'air d'être en classe ; il fait ses devoirs oralement. Au début, ces rêves duraient une dizaine de minutes ; puis, ils ont augmenté de durée et, progressivement, ils sont arrivés à durer vingt minutes à une demi-heure.

Depuis deux mois, tous les soirs, ce somnambulisme fruste se manifestait avec cette intensité. C'est dans cet état que l'enfant se trouvait quand on nous l'a conduit le 18 décembre. C'est un enfant nerveux, maigre, paraissant avoir une grande énergie : son état général ne laisse rien à désirer. Nous le soumettons au bain électrostatique avec douche et souffle, la pointe étant dirigée sur la région temporale gauche, vers la circonvolution de Broca : la séance dure vingt minutes. Le traitement est appliqué régulièrement tous les deux jours.

Dans la nuit qui suit la première séance, les parents constatent qu'il ne se lève pas ; le deuxième jour, il se lève, parle et crie assez fort.

Dans les jours qui suivent, il ne se lève plus, mais parle sans crier et sans pleurer. A partir de la cinquième séance, le 20 décembre, il ne parle plus, ni ne se lève.

Le traitement est cependant continué jusqu'au 9 janvier 1901.

Le petit malade n'a plus parlé : il n'a manifesté aucune tendance au somnambulisme.

Les parents que nous revoyons en mars nous affirment que leur enfant n'a plus fait un seul rêve : il est tout à fait guéri.

Cette observation est très probante ; elle montre que l'électricité appliquée sous forme de bain avec souffle sur la région qui correspond au siège de la parole peut avoir une action très efficace sur les rêves somnambuliques. Il ne peut être question ici de suggestion : l'explication se trouve dans l'effet sédatif du bain électrique d'abord et, ensuite, dans l'abaissement de la température locale de la région pariétale gauche dû au souffle électrique. Il est permis de penser que ce même traitement serait efficace chez les vrais somnambuliques, à condition de le faire durer assez longtemps.

GOITRE EXOPHTHALMIQUE.

Malgré les magnifiques succès obtenus à l'aide du traitement électrique dans la maladie de Basedow, les traités de médecine parlent peu de l'électrothérapie de ce syndrome.

Le traitement électrique peut ne pas être toujours suivi de guérison, surtout lorsqu'il est mal appliqué; mais il faut savoir, comme le proclame le professeur Joffroy, « qu'il a donné des guérisons et des améliorations considérables ».

Tous les médecins électriciens qui ont essayé de traiter le goitre exophtalmique sont d'accord pour reconnaître les excellents résultats du traitement.

Rockwell, depuis 1870, a soigné quarante-cinq cas de la maladie de Basedow qui ont été tous améliorés, et dont quatorze (le tiers) ont guéri.

M. R. Vigouroux, le préconisateur du traitement faradique, a rapporté un grand nombre d'observations très favorables; M. Auguste Vigouroux, en 1891, a également publié une série de cas guéris ou améliorés par le traitement électrique; nous-même avons fait connaître (1) les heureux résultats que l'électrothérapie peut fournir dans cette affection rebelle aux traitements médicaux.

MM. Deléage, Sollier ont publié récemment des cas très favorables.

Gowers, peu suspect d'indulgence en faveur de l'électricité, reconnaît que dans le goitre exophthalmique le pouls, sous l'influence du courant, se ralentit, que le corps thyroïde diminue de volume.

Il faut bien remarquer que les expérimentateurs qui ont

(1) *Archives d'élect. méd.*, 1894, p. 418.

échoué dans le traitement électrique de la maladie de Graves employaient des courants absolument insuffisants et sans méthode. On ne peut pas se contenter, pour obtenir les intensités nécessaires dans ce cas, de ces petites électrodes qu'on applique au cou dans la région du vague et du sympathique, car c'est à peine si l'on peut atteindre 10 à 15 mA.

Or, comme le recommande M. Joffroy, ce sont de fortes intensités qu'il faut employer : la guérison et l'amélioration semblent survenir d'autant plus facilement qu'on peut employer un courant plus fort. Avec de larges électrodes, bien construites et bien appliquées sur la peau, on doit pouvoir atteindre 25, 30 et 40 mA.

La plus importante des régions à soumettre au courant est la partie antéro-latérale du cou : il faut électriser tout ce qui entoure le corps thyroïde. On s'adressera pour cela au courant galvanique : le pôle négatif, sous la forme d'une électrode hémi-cylindrique, sera bien soigneusement appliqué sur le goitre ; on insinuera, si besoin est, un peu de coton hydrophile bien humecté, de façon à mouler, pour ainsi dire, l'électrode sur le cou.

L'électrode indifférente est placée comme d'habitude au-dessous de la nuque. A l'aide du rhéostat à liquide, l'intensité est progressivement portée à 30 ou 40 mA et le courant est appliqué pendant quinze minutes.

A l'application du courant galvanique, il faut ajouter l'action de la faradisation : 1° de l'orbiculaire des paupières ; 2° du ganglion cervical du sympathique ; 3° de la région précordiale.

Pour l'orbiculaire des paupières, on opère comme l'a indiqué M. Vigouroux : on place sur le point moteur de l'orbiculaire une électrode en forme d'olive bien recouverte, et l'on donne au courant une intensité suffisante pour qu'il se produise une contraction nette ; une minute pour chaque orbiculaire. Puis on faradise légèrement la branche supérieure du facial, en ayant soin d'éviter les nerfs sus et sous-orbitaires, dont l'excitation aurait pour effet d'augmenter l'exophthalmie.

Avec la même électrode, on faradise le ganglion cervical du sympathique ; pour cela, on place l'électrode à l'angle de la mâchoire inférieure, entre l'os hyoïde et le bord antérieur du sterno-mastoïdien, et on l'enfonce jusqu'à ce qu'on perçoive, par l'intermédiaire du manche, les pulsations carotidiennes (fig. 156). Il est bon de faire incliner la tête au patient du côté où l'on applique l'électrode, de façon à produire le relâchement des muscles, condition qui favorise la pénétration des lignes de flux du courant vers le sympathique. Durée, une minute pour chaque côté.

L'intensité donnée au courant à l'aide du rhéostat doit être telle que le peaucier se contracte suffisamment pour produire une légère grimace de la partie inférieure de la face.

Pour la région précordiale, on se sert d'une électrode de 20 centimètres carrés que l'on applique sur le point où l'on sent battre la pointe du cœur, facile à trouver chez les malades de ce genre. Durée, trois minutes avec un courant suffisamment intense pour provoquer la contraction des muscles pectoraux.

Comme on le voit, nous conseillons l'électrisation du goitre, et par conséquent du corps thyroïde à l'aide du courant galvanique, M. Vigouroux avait préconisé l'emploi exclusif du courant faradique. Mais d'après des observations récentes, il y a intérêt à utiliser la galvanisation ; les résultats sont meilleurs et plus rapides.

Le courant galvanique avec le pôle négatif sur le goitre a pour effet de ramollir la tumeur ; il a donc une action directe

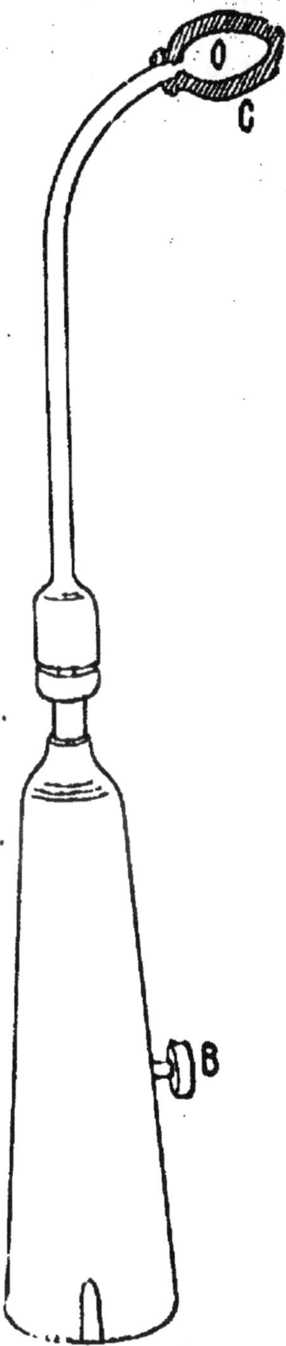

Fig. 155. — Électrode pour l'excitation du voile du palais.

sur le corps thyroïde lui-même. Quel que soit le mécanisme de cette action, les autres symptômes de la maladie de Basedow sont en même temps améliorés, même si l'on ne fait pas d'autres applications que celle-là.

Les applications de courant faradique que nous avons indiquées d'après M. Vigouroux ne sont cependant pas inefficaces, comme on peut le comprendre *a priori*.

La durée du traitement est ordinairement de deux ou trois mois, les séances ayant lieu tous les jours.

Le symptôme qui, le premier, retire des bénéfices du traitement électrique, c'est le goitre; la diminution de la circonférence du cou est très nette, dès les premières séances.

Le tremblement semble venir ensuite; puis c'est la tachycardie et enfin l'exophthalmie. La transpiration, ou plutôt l'état de moiteur, présenté par ces malades s'améliore peu à peu, en même temps que les autres symptômes.

Nous avons soigné un certain nombre de basedowiens dans ces cinq dernières années : ce que nous pouvons affirmer, c'est que le traitement appliqué d'après la technique qui vient d'être exposée est d'une efficacité certaine. Il est préférable de faire le traitement en plusieurs fois : pendant un mois d'abord; puis on laissera reposer le malade un mois ou deux et on le soumettra de nouveau à la galvanisation suivie d'applications faradiques. Après six mois ou plus, on recommencera en faisant une quinzaine de séances. Dans ces conditions, nous avons obtenu une telle amélioration du syndrome de Graves que tous les malades traités se considèrent comme absolument guéris.

L'action de l'électricité peut s'expliquer par une modification de la sécrétion interne du corps thyroïde ; celle-ci est modifiée dans sa qualité et dans sa quantité, si bien que les produits de cette sécrétion ne produisent plus les différents troubles qui constituent la maladie de Basedow : tachycardie, tremblement, exophtalmie, transpiration.

On comprend, en effet, combien le courant galvanique doit agir sur la sécrétion de la glande, lorsqu'on se rappelle quelle puissance d'excitation possède cet agent, vis-à-vis des glandes salivaires, par exemple. Ce qu'il y a de bien certain, c'est que le traitement électrique convenablement appliqué est le meilleur que l'on puisse opposer au syndrome de Graves.

Dans le chapitre de l'électrodiagnostic, nous avons vu que la résistance électrique des malades atteints de goitre exophthalmique était très diminuée et nous avons montré quelles étaient les raisons de cette diminution.

On pourra suivre les progrès de l'amélioration, en déterminant de temps en temps la résistance d'une partie donnée du corps, par exemple en plaçant deux électrodes de 100 centimètres carrés sur le sternum et sur l'abdomen. A mesure que la guérison s'accentue, les nombres trouvés vont en augmentant.

NÉVRALGIES.

Le traitement électrique des névralgies est l'un des plus favorables pour l'électrothérapeute. Mais il est important d'assurer d'abord le diagnostic.

Il faut savoir que le traitement électrique réussit d'autant mieux que la névralgie est plus récente ; dans les névralgies anciennes, il faut un nombre de séances bien plus grand.

Les diverses formes de l'énergie électrique ont été utilisées dans les névralgies : il y a donc non pas une seule méthode électrothérapique pour cette maladie, mais un assez grand nombre ; nous nous bornerons à faire connaître celle que nous recommandons spécialement.

On s'adressera au courant galvanique et on emploiera le pôle positif comme électrode active, avec une intensité considérable. Il faudra donc que les électrodes soient faites avec le plus grand soin, si l'on veut pouvoir appliquer cette méthode.

L'électrode indifférente sera très grande, 250 à 500 centimètres carrés, et bien recouverte avec du feutre ou avec des couches superposées de gaze. On l'appliquera en un point quelconque, soit dans le dos, soit sous la cuisse, soit sur le ventre.

Mais c'est surtout l'électrode active qui demande la plus grande attention : comme ici la surface est plus petite et, par conséquent, la densité électrique plus grande, la production d'escarres serait très facile si l'on n'était pas averti. Cette électrode, qui aura, suivant le genre et le siège des névralgies, de 40 à 150 centimètres carrés, devra être faite avec un tissu spongieux très épais, par exemple deux ou trois couches de feutre superposées et bien humectées. Il faudra aussi veiller à ce que la distance entre la surface cutanée et le métal de l'électrode soit partout la même, c'est-à-dire que le métal soit parallèle à la peau.

Il est encore nécessaire d'éviter que l'eau qui imbibe l'électrode ne se ramasse pas, en vertu de la pesanteur, dans les parties les plus déclives de l'électrode ; car, alors, dans les régions correspondantes, la résistance électrique est plus faible qu'ailleurs, ce qui produit une augmentation de la densité en ce point, et par suite, la formation d'une escarre.

Aussi, est-il indiqué de faire placer le malade dans une position telle que l'électrode active soit située dans un plan horizontal : pour la névralgie faciale, par exemple, on fera coucher le malade sur une chaise longue, la tête appuyée sur un coussin, de manière à ce que le côté atteint soit placé horizontalement.

Un point encore très important dans la pratique électrothérapique, c'est le choix du métal qui doit constituer l'électrode active positive : comme les intensités doivent être très fortes, la durée des séances très longues et répétées, il faut exclure le cuivre, le laiton, l'étain, le plomb, le nickel pour cet usage ; avec ces métaux, en effet, il se fait une couche de carbonate et d'oxyde par suite des actions électrolytiques qui se passent au sein de l'eau qui imbibe la substance spongieuse, couche qui est très mauvaise conductrice du courant. Si bien que quand de telles électrodes ont servi pendant quelque temps, le courant ne passe plus que par quelques points du métal, les moins résistants, et que la distribution des lignes de flux est très irrégulière. Il en résulte qu'en certains points la densité électrique sera très grande et en d'autres points très faible. Il se forme, en effet, des escarres très facilement avec ces électrodes.

Le métal à employer est, d'après nos expériences propres, l'aluminium ou le cuivre platiné. Le mieux serait d'employer le platine ; mais le prix de ce métal et sa densité énorme empêchent son emploi, comme métal d'électrodes. Avec l'aluminium, il se forme très peu de carbonate et d'oxyde, comme cela résulte de nos recherches, si bien que ce métal pourra servir pendant très longtemps avant qu'une couche mauvaise conductrice se soit formée sur la face interne de l'électrode.

Mais il est encore préférable d'employer du cuivre ou du laiton platiné, c'est-à-dire recouvert d'une couche de platine. Nous possédons de telles électrodes qui nous donnent une satisfaction absolue et qui sont inaltérables.

L'action du courant appliqué comme il vient d'être expliqué est due, certainement, aux modifications électrolytiques dont les filets nerveux sont le siège, d'une part, et aux phénomènes de vaso-dilatation et de circulation qui apparaissent autour de ces nerfs, sous l'influence du courant, d'autre part. Il en résulte des échanges interstitiels plus complets et, par conséquent, une nutrition meilleure, puisque celle-ci n'est, en somme, qu'un échange d'ions entre les cellules.

Cette meilleure nutrition, provoquée par le passage des lignes de flux du courant, amène une amélioration sensible dans l'état de la névralgie et une guérison si le traitement a été bien appliqué, et les séances faites régulièrement.

La durée des séances dans les névralgies extrêmement douloureuses, comme celle du trijumeau, doit être d'une heure à une heure et quart, avec 60 à 80 mA. Il est d'une bonne pratique de laisser reposer le malade pendant 20 à 30 jours, après qu'on est arrivé à obtenir une grande amélioration : les séances, reprises dans ces conditions, aboutissent presque toujours à une guérison qui se maintient définitivement.

Le pronostic des névralgies traitées par la méthode que nous venons d'indiquer est très bénin : la guérison peut être assurée à l'avance. C'est donc une des affections qui donne au médecin électricien le plus de satisfaction, mais à condition que toutes les règles qui précèdent soient scrupuleusement suivies.

Dans la sciatique, il y aura cependant lieu d'être prudent, et de bien examiner d'abord s'il s'agit véritablement d'une névralgie ordinaire. Sinon, le traitement peut demander de longues semaines et de longs mois, et il doit alors être différent de celui des névralgies. Nous indiquerons, d'ailleurs, ce qu'il y a à faire à propos de cette maladie.

1° Névralgie du trijumeau. — On a beaucoup discuté sur l'étiologie de cette terrible névralgie : certains auteurs veulent qu'elle soit le résultat d'érosions siégeant dans la bouche d'autres, qu'elle soit la conséquence d'un ralentissement de la nutrition, etc. Nous laisserons aux cliniciens purs le soin d'établir cette étiologie pour ne nous occuper que de la question vraiment pratique qui est en définitive le but de la médecine le traitement et la guérison de cette névralgie.

Ce que nous poserons en principe, c'est que le traitement de choix de cette affection est le traitement électrique appliqué d'après les règles que nous allons formuler. Il consiste à avoir recours au courant galvanique en employant de fortes intensités et une durée d'application très longue.

Un des points les plus importants est relatif aux électrodes. L'électrode indifférente sera une grande plaque recouverte de feutre épais qu'on appliquera en un point quelconque, dans le dos, sur le ventre ou sous la cuisse et qu'on reliera au pôle négatif d'une source puissante de courant galvanique.

Quant à l'électrode positive, l'électrode active, on emploiera de l'aluminium ou du cuivre platiné qui sera découpé de manière à présenter trois prolongements s'appliquant sur le front, sur la région comprise entre l'œil et la lèvre supérieure et sur la région du menton au-dessous de la lèvre inférieure.

Sur cette lame de métal sera cousue une couche plastique soit en gaze, soit en feutre de manière à ce qu'elle dépasse les bords de l'électrode. Il faudra s'assurer que la forme de l'électrode correspond bien exactement à celle de la joue du malade. Entre la peau et l'électrode, il sera nécessaire d'interposer une couche de feutre que l'on taillera pour chaque malade, de façon à ce qu'elle vienne recouvrir toutes les régions de la face du côté malade jusqu'à la racine du nez.

Une précaution importante à prendre c'est de s'assurer que l'épaisseur de la couche spongieuse est la même en tous les points : on évitera ainsi la production d'escarres, faciles à déterminer à cause de la grande intensité qu'aura le courant.

Les couches spongieuses ayant été bien complètement humectées avec de l'eau chaude, on essorera convenablement l'électrode en ayant soin de ne pas laisser un excès d'eau dans les mailles poreuses. On appliquera alors l'électrode et on la

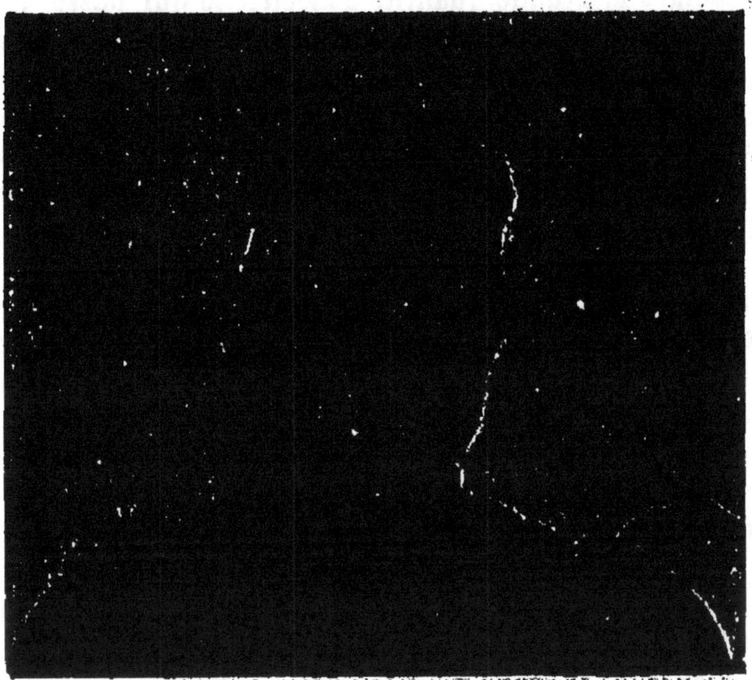

Fig. 157. — Électrode active en place.

maintiendra en place à l'aide de liens de caoutchouc, comme le représente la figure (fig. 157).

Il sera préférable de faire étendre le malade sur une chaise longue ou sur un lit, de manière à ce que le côté malade soit placé à peu près dans un plan horizontal : de cette façon, l'eau d'imbibition restera uniformément distribuée dans les couches spongieuses ; dans la position verticale, au contraire, cette eau descend peu à peu vers les parties inférieures et devient une cause d'escarre, par suite de la plus faible résistance du courant dans ces parties-là. La densité électrique ne reste pas uniforme.

Le courant est alors amené, peu à peu, à l'aide du rhéostat, à une intensité comprise entre 50 et 80 mA. La durée des séances doit être d'une heure et l'application sera faite tous les jours, au début.

Malgré la grande quantité d'électricité qui passe ainsi dans les tissus, on ne doit pas observer d'escarres si toutes les précautions indiquées sont prises strictement.

En général, on constatera que les crises paroxystiques ne tardent pas à diminuer de fréquence et d'intensité. On pourra alors, espacer les séances et les faire tous les deux jours seulement.

Quand on aura obtenu la disparition des crises et qu'il ne restera plus comme symptôme que l'hypéralgie provoquée par le frôlement d'une serviette ou d'un mouchoir sur certaines régions, on conseillera au malade de suspendre le traitement. Celui-ci sera repris quand les douleurs reparaîtront, car il faut s'attendre à les voir revenir quelque temps après l'arrêt de l'électrisation. On recommencera alors la galvanisation du territoire innervé par le trijumeau en employant une intensité plus faible qu'au début, 30 à 50 mA, mais en faisant durer les séances pendant une heure. Celles-ci seront encore quotidiennes et seront faites pendant deux semaines après la disparition complète des douleurs.

Nous devons maintenant chercher à expliquer le mode d'action du courant dans le traitement du tic douloureux.

Examinons d'abord quelle est la voie que suivront les lignes de flux du courant appliqué comme il a été dit. Après avoir traversé la peau, il rencontre les os du crâne qui offrent une résistance relativement grande, et il lui sera difficile de traverser ou même de tourner cette barrière. Mais, il existe des orifices dans les os du crâne par où le courant trouvera une voie facile : ce sont les trous sus-orbitaire, orbitaire interne, antérieur, sous-orbitaire, molaire et mentonnier, par où passent des branches et des rameaux nerveux. Le courant qui chemine d'abord dans les terminaisons nerveuses du trijumeau répandues dans les tissus cutanés, se propagera à travers les branches nerveuses, dont la conductibilité est la même que celle des tissus ambiants, et arrivera ainsi au trou grand rond, au trou ovale et, de là, au ganglion de Gasser et aux racines du trijumeau. Les lignes de flux auront donc ainsi à peu près la même distribution que les divisions terminales du trijumeau. Or, pendant que le courant circule ainsi dans les filets nerveux pour arriver au cerveau, il ne peut pas ne pas y avoir transport d'ions et échanges ioniques qui suffisent à expliquer la modification apportée dans l'irritabilité, dans la circulation et dans la nutrition, par conséquent, des différentes branches et les différents rameaux du nerf trijumeau. Ce transport d'ions on ne peut pas le mettre en évidence expérimentalement dans le cas qui nous occupe, mais il est fatalement produit, d'après ce qu'on sait aujourd'hui du mode de propagation du courant; si le courant passe et circule dans les tissus soumis à son action c'est parce que des ions sont transportés suivant le trajet des lignes de flux du courant.

En résumé, le courant galvanique agit dans la névralgie du trijumeau en déterminant des actions électrolytiques tertiaires, au niveau des terminaisons nerveuses épanouies dans la peau de la face, où se trouvent les zones spasmogènes et en donnant naissance à des échanges ioniques qui s'effectuent tout le long des rameaux et des branches du nerf jusqu'au ganglion de Gasser et aux racines du trijumeau.

Un grand nombre de médecins électriciens ont publié des observations démontrant l'efficacité du traitement par les hautes intensités et préconisé d'abord par le professeur Bergonié : tous ceux qui ont essayé ce traitement sont unanimes à affirmer qu'il produit une grande amélioration des crises et des douleurs lancinantes du tic douloureux.

Mais quand on ajoute aux fortes intensités un temps d'application comme celui que nous conseillons, une heure pour chaque séance, ce n'est pas seulement un effet palliatif qu'on obtient, mais bien une guérison complète, définitive. Nous pourrions rapporter de nombreuses observations démontrant l'exactitude de cette conclusion; mais le cadre de cet ouvrage est trop restreint.

Qu'il nous suffise de dire que les malades que nous avons

soignés depuis cinq ans du tic douloureux et dont nous avons pu avoir des nouvelles ou revoir récemment, sont toujours guéris ; or certains avaient des névralgies remontant à trois ans, à six ans, à douze ans !

De même, notre malade dont l'observation a été publiée dans le mémoire de M. Bergonié en 1897, dans les *Archives d'électricité médicale*, page 392, malade que nous sommes allé voir en mars 1901, n'a pas éprouvé une seule crise depuis la fin du traitement, en juillet 1897.

Voilà ce que donne le traitement électrique du tic douloureux ; son efficacité laisse, on le voit, bien loin derrière lui celle des traitements médicaux ou chirurgicaux. Cela n'empêche que dans un travail récent, publié dans la *Semaine médicale* (1) par un des maîtres de la pathologie nerveuse sur le traitement de la névralgie faciale, il n'est même pas mentionné !

2° **Névralgie intercostale.** — C'est la névralgie la plus fréquente; son traitement électrique est simple : on appliquera une électrode de 60 centimètres carrés en aluminium et bien recouverte de feutre sur la région où siège la douleur maxima, pendant que l'électrode indifférente de 150 à 200 centimètres carrés, reliée au pôle négatif, sera appliquée dans le dos, au niveau du point d'émergence du nerf intercostal intéressé. Intensité, 40 à 60 mA. Durée, une demi-heure à une heure.

Le résultat est toujours extrêmement favorable.

3° **Névralgie occipitale.** — Cette névralgie est le résultat de causes diverses : refroidissement, traumatisme, infection, etc. En général, les mouvements de la tête sont très douloureux et provoquent des crises paroxystiques.

Le traitement galvanique est seul indiqué, avec le pôle positif appliqué sur le tronc nerveux atteint de névralgie : l'électrode doit être bien spongieuse et bien s'adapter sur la nuque du côté malade.

On donnera au courant une intensité de 40 mA, pour une surface d'électrode active de 40 à 60 centimètres carrés et les séances seront faites tous les jours. On observe le plus souvent

(1) *Semaine médicale*, 30 janvier 1901 (Gilles de la Tourette).

la disparition des douleurs après deux ou trois séances.

On constate quelquefois pendant l'électrisation que la douleur se transporte de l'autre côté, mais ce transfert névralgique ne dure pas.

4° Névralgie brachiale et brachialgie. — On rencontre souvent des malades se plaignant de douleurs dans les bras : la signification de ces douleurs est très variable. Celles-ci peuvent être le résultat d'une affection de la colonne ou de la moelle (carie, tumeur des vertèbres, tabes, syringomyélie), ou bien de névrites intenses et provenant d'infection ou d'intoxication ; le diabète, la goutte, l'alcoolisme en sont des causes fréquentes.

Certaines névralgies brachiales sont professionnelles et n'apparaissent qu'à l'occasion du travail.

Enfin, on trouve des malades qui souffrent de douleurs violentes dans un bras; c'est le seul symptôme, ou bien le symptôme principal qui constitue l'affection pour laquelle le malade va consulter le médecin.

Il ne s'agit pas là d'une véritable névralgie, mais de douleurs qui apparaissent au cours de l'hystérie, de la neurasthénie, etc., et qui constituent la brachialgie. Ces douleurs se comportent à l'égard des agents thérapeutiques comme un symptôme de l'hystérie ou de la neurasthénie.

Pour la véritable névralgie brachiale, qui, d'après Oppenheim est rare, on emploiera le courant galvanique avec le pôle positif sur la région la plus douloureuse du bras et le pôle négatif sur l'avant-bras. On utilisera des électrodes hémi-cylindriques rembourrées avec soin. Le courant sera porté à 40 ou 60 mA avec des électrodes de 90 centimètres carrés, et les séances faites tous les jours, avec une durée d'une heure chaque fois.

Nous avons eu l'occasion d'observer et de guérir une malade atteinte de névralgie brachiale intéressant le musculo-cutané ; cette femme souffrait atrocement et les crises paroxystiques se montraient surtout le soir et dans la nuit.

L'amélioration se produisit après neuf séances d'une heure ; elle alla en augmentant et après dix-neuf séances toute douleur avait disparu. La guérison se maintint parfaite.

5° Névralgie métatarsienne antérieure. — Le principal signe de cette névralgie est une douleur intense dans le métatarse antérieur et, principalement, au niveau de l'articulation métatarso-phalangienne du quatrième orteil. Le traitement électrique de choix est la galvanisation avec le pôle positif actif; celui-ci sera représenté par une électrode de 20 centimètres carrés, recouverte d'une bonne couche de coton mouillé, appliquée sur l'articulation douloureuse. A cause de la grande résistance de l'épiderme en ce point, et résultant de la pression du pied pendant la marche sur le sol, il faut employer un fort voltage, 120 à 150 volts: l'intensité sera portée à 30 à 40 mA, afin que les lignes de flux arrivent à se propager à travers les filets nerveux situés dans le métatarse antérieur. Séances d'une heure tous les jours.

6° **Névralgie de l'ovaire.** — On l'a désignée sous le nom d'oophoralgie, d'irritation ovarienne, d'ovarie, d'ovaralgie.

Elle se montre chez les femmes nerveuses, et se traduit par une douleur locale, très aiguë, s'irradiant vers les plexus rénaux; elle apparait brusquement: la malade est alors obligée de se courber fortement en avant et de se mettre sur son lit ou à genoux sur une chaise ou par terre: en même temps, elle se comprime l'hypochondre. Les crises paroxystiques peuvent arriver spontanément ou être rappelées par des conditions accidentelles, telle que la défécation à certaines heures, non habituelles.

Cette névralgie serait, d'après Barnes, l'expression de la difficulté de l'ovulation: nous l'avons, en effet, constatée deux fois chez des femmes en pleine vie génitale n'ayant jamais eu d'enfants.

La marche des crises douloureuses tend à la permanence et peut durer des années: trois, cinq, dix ans!

Le pronostic de la névralgie de l'ovaire est sérieux en raison de l'intensité des douleurs et de sa durée: il l'est encore à cause de l'épuisement nerveux qu'elle entraine souvent; enfin, cette névralgie peut à la longue se transformer en ovarite véritable par suite de congestion phlegmasique.

Là encore, le traitement électrique est le procédé thérapeutique de choix; on ne peut pas hésiter à le proclamer hautement quand on a assisté, comme nous, à des guérisons définitives de cette très douloureuse affection, et dont le diagnostic était très certainement établi.

On emploiera le courant galvanique avec le pôle positif actif, de fortes intensités et une longue durée d'application, une heure à une heure et demie.

L'électrode active, en aluminium ou en cuivre platiné, sera bien recouverte de gaze ou de feutre, et une épaisseur de ce dernier corps sera interposée entre la peau et l'électrode. On appliquera celle-ci sur le côté du ventre correspondant à l'ovaire atteint de névralgie : l'électrode sera ici très facile à placer. Il sera là aussi préférable de faire étendre la malade horizontalement pour que l'eau d'imbibition ne descende pas vers les parties déclives et ne vienne rendre la densité inégale et plus forte en bas qu'ailleurs. La séance devant être longue cette position sera, en même temps, plus agréable à la malade que la position assise.

L'intensité à atteindre avec une surface active de 60 centimètres carrés sera de 40 à 80 mA.

Lorsque le courant va de l'électrode positive placée en avant à l'électrode indifférente négative, il est facile de comprendre quel est le trajet des lignes de flux : il faut remarquer qu'à cause de la faible résistance des tissus interposés, ce trajet se rapprochera beaucoup d'une ligne droite allant d'une électrode à l'autre.

Si donc les électrodes et, en particulier, l'électrode active est convenablement placée, c'est-à-dire en un point correspondant à l'ovaire atteint de névralgie, celui-ci et ses nerfs sensitifs seront fatalement traversés par le courant; mais pour que le courant dérivé qui passe dans les filets nerveux soit suffisamment intense, il faudra que l'intensité du courant principal soit forte. C'est d'ailleurs la même raison qu'il faut invoquer dans le traitement des autres névralgies pour comprendre l'utilité des fortes intensités et des longues durées que nous préconisons et qui donnent de si bons résultats thérapeutiques.

Le transport d'ions qui accompagne nécessairement le passage du courant dans les nerfs sensitifs de l'ovaire et dans cet organe lui-même produit une modification dans l'irritabilité, la circulation et la nutrition de ces tissus qui permet de se rendre compte des heureux effets thérapeutiques obtenus, dans cette névralgie comme dans les autres.

7° **Névralgie du testicule.** — Le traitement électrique peut donner là, comme dans les autres névralgies, d'excellents résultats. On emploiera le courant galvanique en appliquant l'électrode indifférente dans la région lombaire et reliée au pôle négatif; l'électrode active, positive, sera façonnée avec du feutre bien imbibé d'eau et appliquée sur le scrotum au niveau de la région douloureuse. Il sera bon d'utiliser 20 à 30 mA avec une surface de 40 centimètres carrés et de faire durer les séances pendant trois quarts d'heure à une heure. M. Tédenat conseille l'usage des courants faradiques avec une bobine à fil fin.

8° **Névralgie sciatique.** — Il faut distinguer ici la névralgie franche, pour ainsi dire, celle qui est due à un refroidissement, à une station faite pendant trop longtemps sur un siège froid ou humide, de la névralgie déterminée par un ralentissement de la nutrition ou par un état général mauvais.

Le traitement de la névralgie sciatique consistera en applications galvaniques faites en faisant asseoir le malade sur une électrode de 100 à 150 centimètres carrés, reliée au pôle positif, tandis qu'une électrode hémi-cylindrique de 150 centimètres carrés sera appliquée sur le mollet et maintenue par une bande de caoutchouc.

On peut encore faire plonger le pied dans un bain d'eau tiède, dans laquelle baigne une lame de charbon reliée au pôle négatif.

Le courant sera amené progressivement à une intensité de 30 à 50 mA, et l'application durera une demi-heure à une heure, les séances ayant lieu tous les jours au début.

On pourra faire le diagnostic *a posteriori* d'après le résultat obtenu après quelques jours : si l'amélioration n'est pas très sensible au bout d'une semaine, en admettant que le malade ait été soumis au courant galvanique peu de temps après le début de ses douleurs, on pourra penser que la névralgie est le résultat d'un mauvais état général ; on devra alors s'attendre à ce que la guérison demande longtemps : le courant galvanique réussira à débarrasser le patient, si on continue le traitement précédemment indiqué; mais ce sera après des semaines.

Dans ces cas où la sciatique est liée à un mauvais état général, on devra supprimer, si possible, les causes de ce mauvais état général, telles que le surmenage, les soucis moraux, les fatigues excessives. Il faudra, en outre, exciter la nutrition, soit par les bains statiques, soit par les bains hydro-électriques à courants sinusoïdaux.

NÉVRITES.

Les caractères principaux de la névrite sont : 1° des modifications dans la sensibilité; 2° des modifications dans la motilité; 3° des modifications trophiques.

Les causes les plus fréquentes sont les traumatismes et les intoxications dues soit à des maladies infectieuses, soit à des substances toxiques ingérées (alcool, plomb, etc.); mais ce qui, pour le médecin électricien est le plus intéressant, c'est la recherche des réactions électriques et le traitement de ces névrites.

Suivant le degré de la lésion nerveuse, toutes les modifications possibles de l'excitabilité peuvent se manifester : augmentation, diminution, abolition de l'excitabilité faradique; réaction de dégénérescence, partielle ou totale.

Dans les cas de névrite peu grave, il se produit d'abord une augmentation de l'excitabilité électrique; puis on voit apparaître une diminution plus ou moins faible au même point. Si la lésion du nerf est plus profonde, il se manifeste différentes réactions du syndrome de dégénérescence, depuis la forme la plus faible jusqu'à la plus complète.

Lorsque la névrite périphérique est le résultat d'un traumatisme, les réactions électriques observées dépendent de la gravité du traumatisme; ainsi, dans certains cas, l'excitabilité électrique peut rester tout à fait normale, tandis que dans d'autres cas, elle peut diminuer légèrement; enfin, dans des cas plus graves, la dégénérescence partielle ou complète peut être observée.

Il est facile de comprendre que ces diverses variétés de réactions puissent se présenter dans les névrites : les altérations d'un nerf peuvent être plus ou moins profondes ; il est rare que toutes les fibres nerveuses contenues dans un même tronc, que tous les nerfs d'une même région soient altérés au même degré ; dans des névrites très graves, il n'est pas exceptionnel que quelques tubes ou quelques filets nerveux soient restés absolument normaux. Il faut encore savoir que toutes les fibres nerveuses ne s'altèrent pas au même moment ; quelques-unes peuvent être complètement détruites pendant que les autres se trouvent, soit en voie de destruction, soit, au contraire, en voie de réparation.

Ce qui importe le plus dans la recherche des réactions électriques des névrites, c'est surtout la signification pronostique ; car ici, dans les lésions des nerfs périphériques, nous avons tout particulièrement à tenir compte de ce qui a été exposé dans le chapitre de l'électrodiagnostic ; nous devons toujours nous rappeler que dans une affection donnée, la lésion est d'autant plus grave et plus tenace que les modifications de l'excitabilité sont plus importantes et que la dégénérescence se montre plus complète.

Le traitement des névrites, du moins dans les cas relativement récents, est le même, quel que soit le nerf malade.

L'action la plus favorable est celle du pôle positif galvanique, l'électrode indifférente étant appliquée sur une partie plus centrale du nerf ou sur une région contiguë de la moelle épinière, sur le renflement cervical ou lombaire. L'électrode active sera placée, dans les cas de névrites traumatiques, sur le point où se trouve la lésion, point que l'on peut déterminer, soit par la palpation, soit par la recherche de l'excitabilité électrique (celle-ci est normale dans le segment périphérique du nerf atteint de névrite à partir de l'endroit précis où a porté le traumatisme).

On doit employer un courant assez intense ; pour une électrode active de 20 centimètres carrés, on donnera au courant une intensité comprise entre 10 et 15 mA et l'application sera de dix minutes.

Indépendamment de cette action stabile de l'anode, il est utile de soumettre les muscles innervés par le nerf malade à des contractions rythmées, pour combattre l'atrophie musculaire qui peut exister. On s'adressera, dans ce but, soit au courant faradique, soit au courant galvanique : si la dégénérescence n'existe pas, on se servira des courants faradiques rythmés ou appliqués avec le rouleau; si, au contraire, on a constaté l'existence du syndrome de dégénérescence, on emploiera le courant galvanique en ayant soin d'appliquer le pôle positif sur les points moteurs des muscles à électriser. Cette application labile du courant galvanique sera faite à l'aide du métronome auquel on donnera un rythme de 60 battements par minute. Durée de cette dernière application, cinq minutes.

On pourra employer les courants alternatifs industriels sinusoïdaux ou triphasés, réduits convenablement à l'aide d'un rhéostat capable de donner au courant l'intensité voulue. Dans le cas où l'on utiliserait les courants triphasés, comme ceux fournis par la compagnie de Jonage à Lyon, il faut trois électrodes au lieu de deux : ce courant n'a pas encore été employé, que nous sachions, mais il serait à essayer.

L'application des courants alternatifs sera faite, suivant le conseil de M. Regnier, en promenant un rouleau bien humecté sur le trajet des nerfs moteurs et sur les muscles pendant cinq minutes.

Les alternatives voltiennes obtenues par exemple avec l'appareil de Truchot décrit à propos du traitement des atrophies musculaires, seront aussi très favorables pour les névrites.

Dans les cas de névrites périphériques, infectieuses ou toxiques, on ne peut pas donner des indications aussi positives. On doit appliquer l'énergie électrique avec prudence et circonspection; l'électricité doit être proscrite au début de la maladie. On ne doit l'employer qu'à partir du moment où le processus morbide semble avoir épuisé son action.

Comme pour les névrites traumatiques, on s'adresse au courant galvanique qui est appliqué, à l'aide du pôle positif, sur le trajet des nerfs atteints de névrite, d'une façon labile. L'intensité doit être, surtout au début, modérée.

Lorsque l'excitabilité faradique n'est pas abolie, on doit, après l'application du courant galvanique, faire contracter les muscles en les badigeonnant avec l'électrode reliée à l'appareil faradique.

Ces courants devront être fournis par une bobine induite à gros fil, car ici c'est la quantité qui est utile et non pas la tension.

On surveillera toujours les effets obtenus, car suivant les résultats fournis par l'électricité, il sera bon de réduire ou de supprimer les applications électriques, ou bien, au contraire, de leur faire, dans le traitement, une place de plus en plus grande.

1° **Névrite sciatique.** — Il ne faut pas confondre la névralgie sciatique déjà étudiée avec la névrite sciatique. Dans la névralgie, on n'observe pas de modifications dans la motilité, dans la température, ni dans les réactions électriques des muscles de la cuisse ou de la jambe ; tandis que dans la névrite ces modifications peuvent acquérir un degré marqué.

Les troubles trophiques commencent, en général, à apparaître quelque temps après que les phénomènes douloureux sont éprouvés par le malade dans différentes régions : sacro-iliaque, fessière, poplitée, rotulienne, péronière.

Le traitement de la névrite sciatique pourra être fait au moyen du courant galvanique, comme celui de la névralgie sciatique, mais en employant une intensité beaucoup moins élevée et une durée d'application plus courte, une dizaine de minutes. Il sera bon de se servir du rouleau galvanique, relié au pôle positif avec lequel on badigeonnera les muscles intéressés en donnant au courant une intensité de 8 à 10 mA.

Un autre procédé que nous conseillons vivement est l'emploi des courants de haute fréquence en applications directes. Pour cela, on place une plaque métallique, de préférence en plomb ou en étain, au niveau de la région lombaire, pendant qu'une autre semblable sera fixée en bas de la jambe, au-dessous du mollet. Les fils correspondant à ces électrodes sont reliés aux extrémités du solénoïde de haute fréquence, mais non de haute tension. Dans ces conditions, l'intensité du courant peut atteindre, suivant la puissance du transformateur employé, 300 à 700 mA.

Les applications seront faites pendant dix minutes chaque fois, tous les deux jours (Denoyès). On observera tout d'abord une diminution des douleurs, puis une amélioration des troubles vaso-moteurs et trophiques. Les réactions électriques iront en se rapprochant de plus en plus de la normale.

2° **Névrite alcoolique.** — Cette névrite est le résultat d'une dégénérescence des nerfs qui peut gagner la moelle et le bulbe. Elle débute, en général, par le membre inférieur. On constate d'abord des troubles de la sensibilité consistant en fourmillements, en douleurs lancinantes ou brûlantes, en crampes musculaires. En comprimant fortement les muscles, on produit une vive douleur, mais la sensibilité cutanée est très diminuée.

Les troubles moteurs apparaissent, généralement, aux jambes et, surtout, dans les mouvements de l'extenseur commun, les péroniers et les muscles du pied : on constate donc que le pied est en extension et les orteils en flexion. Il en résulte une marche caractéristique, appelée *steppage* (Charcot).

Les troubles trophiques sont souvent très prononcés; il y a des atrophies musculaires avec transformation des muscles en tissu conjonctif. Le réflexe rotulien est le plus généralement aboli.

Si la névrite alcoolique n'a pas encore amené de déformations fibro-musculaires, on pourra en supprimant la cause (l'alcool) arriver à guérir le malade.

On emploiera pour cela le courant galvanique avec une intensité forte et une longue durée ; les électrodes seront appliquées comme il a été dit plus haut. Il faudra toujours s'attendre à ce que le traitement ait une durée longue, quarante-cinq à soixante jours : le résultat dépend d'ailleurs des lésions et du degré de l'intoxication.

3° **Névrite saturnine.** — L'intoxication chronique par le plomb se reconnaît à des signes très nets, tels que le liséré gingival, la cachexie, les coliques de plomb, etc.

La névrite saturnine est une névrite presque exclusivement motrice; les troubles de la sensibilité sont en général nuls. On observe des troubles trophiques, de l'atrophie musculaire pouvant simuler l'atrophie progressive.

La paralysie saturnine frappe surtout les extenseurs des doigts, en respectant l'anconé, les supinateurs et quelquefois le long abducteur du pouce. Le début apparaît dans le médius et l'annulaire; habituellement les deux bras sont atteints à la fois et l'on trouve, au bout d'un certain temps, de l'atrophie musculaire. La paralysie saturnine peut aussi s'observer dans les péroniers et les extenseurs du pied; d'autres types assez nombreux se rencontrent encore, mais c'est la localisation dans les extenseurs des doigts qui est la forme la plus fréquente.

Les réactions électriques doivent être recherchées avec soin : la réaction d'Erb, habituellement complète, se rencontre dans les muscles paralysés, en sorte que l'examen électrique permet de savoir immédiatement s'il s'agit d'une paralysie saturnine ou d'une paralysie radiale dans laquelle les supinateurs ne sont pas respectés.

On observe quelquefois le syndrome de dégénérescence, plus ou moins complet, sur les muscles non paralysés.

Le traitement électrique de cette paralysie toxique ne diffère pas de celui que nous avons indiqué pour les névrites : on fera de la galvanisation stabile et labile sur les muscles paralysés, et l'on complétera le traitement par le badigeonnage faradique, si la réaction de dégénérescence est seulement partielle.

Les coliques saturnines sont avantageusement traitées par l'application du courant faradique, avec une électrode rectale.

Dans les cas de saturnisme chronique, le professeur Semmola a conseillé l'application du courant galvanique de la façon suivante : le pôle positif recouvert par de la toile imbibée d'eau salée est placé sur la langue et le pôle négatif sur la région des reins; on termine la séance en promenant le pôle positif sur les côtés de la colonne vertébrale, l'électrode négative étant sur l'abdomen. Les échanges nutritifs sont augmentés et un mouvement de désassimilation plus considérable est ainsi provoqué.

L'analyse des urines pratiquée après trois ou quatre jours de traitement démontre la présence du plomb qui, avant l'électrisation, est complètement indécelable. La quantité de plomb éliminée va en augmentant pendant les quatre premières semaines du traitement; plus tard, elle diminue lentement jusqu'à disparition complète après quatre mois. Le liséré gingival disparaît au bout d'une vingtaine de jours, et l'atrophie des muscles devient de moins en moins accusée.

4° **Névrite arsénicale.** — Cette forme de névrite toxique est beaucoup plus rare que la précédente. Comme dans cette dernière, la substance toxique agit tout d'abord sur les nerfs périphériques et sur les muscles; la lésion peut attaquer ensuite les cornes antérieures.

Jolly a publié un cas de paralysie arsénicale chez une jeune femme dont il a pu suivre la maladie. Après quelques jours, il a observé des troubles de la motilité de la jambe et du pied, puis impossibilité de marcher. Au bout de quatre semaines, ataxie très prononcée et abolition du réflexe rotulien. L'examen électrique montra d'abord une abolition de l'excitation faradique dans les muscles de la jambe, avec la dégénérescence complète.

Après quatre mois, les troubles de la motilité et l'atrophie commencèrent à diminuer, sauf pour les péroniers.

Le traitement est le même que pour la névrite saturnine.

POLYNÉVRITES.

Le traitement des polynévrites est le même que celui indiqué à propos des névrites; les applications du courant électrique doivent être faites pour chaque nerf malade, en suivant les prescriptions ci-dessus.

Pour diminuer la durée des séances, on peut placer une électrode positive à chaque membre, à condition que la surface de ces électrodes soit la même; l'électrode indifférente négative occupe la même place que dans le cas d'une névrite simple.

Ce traitement n'offre donc aucune difficulté; il est seulement plus long que celui des névrites ordinaires.

PARALYSIES.

Ce n'est pas dans cette catégorie de maladies que le médecin électricien retirera les plus grandes satisfactions au point de vue du résultat thérapeutique; aussi, insisterons-nous moins longuement que dans les autres paragraphes, d'autant plus que le traitement électrique est, généralement, indiqué dans les livres de pathologie interne et les dictionnaires de médecine, auxquels on pourra se reporter au besoin.

Nous étudierons d'abord les paralysies d'origine cérébrale, puis les paralysies d'origine médullaire, et enfin les paralysies périphériques.

§ 1. — Paralysie d'origine cérébrale. — Hémiplégie.

Quelle que soit la cause de l'hémiplégie, l'exploration électrique des muscles paralysés montre une conservation des excitabilités galvanique et faradique normales ou un peu exagérée, en ce qui concerne la dernière, surtout si l'examen est fait dans les jours qui suivent l'attaque.

Demandons-nous de suite quand peut être commencé le traitement électrique ! Il faut qu'il s'écoule environ un mois après l'accident cérébral, de façon à laisser s'éteindre la période de réaction inflammatoire et s'établir la période d'état. Si celle-ci apparait en même temps que de la contracture, on n'appliquera pas de traitement électrique; mais si la paralysie est flasque, on pourra intervenir par l'électricité.

Le traitement doit d'abord être dirigé sur le cerveau lui-même : il faut lutter contre l'atrophie des neurones, de façon à ce que, si le foyer cérébral se résorbait et que la partie comprimée du faisceau pyramidal devenait de nouveau perméable pour ainsi dire à la transmission des incitations volontaires, celle-ci trouve des neurones capables de la transmettre à destination. On devra aussi électriser les muscles pour qu'ils ne perdent pas l'habitude du fonctionnement.

On commencera donc par soumettre la tête au courant galvanique : pour cela, on appliquera l'électrode négative sur l'hémisphère lésé et le pôle positif à la nuque. On donnera au courant une intensité faible de 5 à 10 mA pendant huit à dix minutes. Puis, laissant l'électrode de la nuque en place, mais reliée au pôle négatif, on fera plonger successivement la main et le pied du côté paralysé dans un bain d'eau tiède où se trouve un charbon relié au pôle positif.

L'intensité peut atteindre ici 15 à 20 mA pendant cinq minutes pour chaque membre.

Après quelques jours de ce traitement galvanique, on remplacera la galvanisation des membres par leur faradisation : on se servira du badigeonnage faradique fort à l'aide du rouleau, mais en évitant de produire un tétanos trop énergique dans les muscles paralysés et pendant un temps court.

Ces séances seront faites tous les deux jours seulement.

Quand il y a contracture secondaire, le traitement électrique doit être limité à la seule galvanisation cérébrale : les résultats à en attendre seront peu brillants d'ailleurs. Il faut savoir que quand il doit y avoir une amélioration par le traitement, celle-ci est rapide : tout le résultat est acquis en vingt à trente séances au plus.

Quant au danger de la galvanisation du cerveau, il n'est pas aussi grand que certains ont bien voulu se complaire à le dire ; il suffit de se reporter au traitement de la névralgie faciale où l'on emploie sur la tête des intensités de 80 et même de 100 mA pendant une heure, tous les jours, pour se faire une opinion sur ce prétendu danger.

§ 2. — Paralysies d'origine médullaire.

Ces paralysies sont le résultat de lésions de la moelle siégeant au niveau des cellules antérieures. Nous étudierons d'abord les poliomyélites antérieures, c'est-à-dire la paralysie spinale de l'enfance et celle de l'adulte ; puis, nous verrons ce que peut donner le traitement électrique dans le tabes.

1° Paralysie infantile. — Nous n'avons pas la prétention d'indiquer un traitement permettant de guérir toutes les paralysies infantiles ; mais ce que nous pouvons affirmer, c'est que l'électricité, convenablement appliquée, est capable de produire une amélioration sensible de cette paralysie.

Ce n'est certes pas avec les petites bobines du commerce, qui constituent pour beaucoup de nos confrères la matérialisation de l'électricité médicale, qu'on pourra arriver à modifier favorablement une paralysie infantile : on ne pourra avec cette forme du courant électrique produire, la plupart du temps, qu'une chose : c'est l'aggravation de la paralysie. Voici des muscles qui présentent le syndrome de dégénérescence, si fréquent, à son état complet, dans la poliomyélite antérieure, et sur lesquels on applique du courant faradique ! On ne peut pas espérer les faire profiter de ce courant, puisqu'ils ne se contractent pas ; mais là où est le danger, c'est que les lignes de flux qui traversent les muscles antagonistes font entrer ceux-ci en contraction, en sorte que la déformation du membre paralysé va en s'accentuant de plus en plus.

Certains médecins, et non des moindres dans les maladies des enfants, déconseillent l'emploi de l'électricité, sans s'inquiéter de la forme à proscrire, dans la paralysie infantile. Contre le parti pris, il n'y a rien à faire, si ce n'est de plaindre les pauvres petits malades dont les parents sont allés prendre les conseils de pareils praticiens.

Il faut que ces médecins des enfants sachent qu'un traitement électrique, appliqué longtemps, avec la forme qui convient en pareil cas, ou bien peut guérir la paralysie, si celle-ci est légère, ou bien peut produire un résultat favorable énorme, se traduisant par une atrophie peu marquée du membre paralysé, par une régulation thermique à peu près normale des muscles paralysés, par une difformité à peine visible du pied ou de la main, et par une démarche se rapprochant de celle de tout le monde.

Nous avons pu comparer les effets du traitement dans deux cas de paralysie infantile ayant frappé deux enfants à peu près du même âge : l'un d'eux avait été électrisé pendant quatre ans ; l'autre, pas du tout. En recherchant les réactions électriques des muscles du second, nous avons trouvé que les mêmes réactions existaient dans les mêmes groupes musculaires que chez le premier, à savoir : muscles fessiers, quadriceps fémoral, jambier antérieur, extenseur commun et péroniers. La réaction de dégénérescence était complète dans ces muscles, comme elle l'était chez l'enfant soigné par l'électricité.

Eh bien ! tandis que notre petit malade présentait une cuisse et une jambe peu différentes de celles de l'autre côté, comme volume et comme consistance ; qu'il pouvait marcher sans même boiter, en portant seulement le pied en dehors, l'autre enfant, celui qui n'avait pas été soumis au courant électrique, ne pouvait pas du tout marcher, si ce n'est avec des béquilles qu'il ne quittait jamais ; de plus, sa cuisse et sa jambe étaient considérablement atrophiées, froides, et la difformité du pied était énorme ; le pied bot était complètement constitué.

Il faudrait pouvoir montrer cet exemple, pris entre cent, aux médecins qui nient l'influence favorable de l'électricité dans la paralysie infantile.

Quand on est en présence d'un enfant atteint de poliomyélite antérieure, dont le diagnostic sera facilement fait, la première chose à faire est d'établir le pronostic et, par conséquent, de rechercher les réactions électro-musculaires. Il est impossible de se prononcer sur la gravité de la paralysie sans faire l'examen électrique.

On procédera comme nous l'avons indiqué au chapitre de l'électrodiagnostic. Nous n'avons donc pas à y revenir.

Les réactions musculaires que l'on constatera dans la poliomyélite antérieure doivent être rangées en trois classes, auxquelles correspondent un pronostic de gravité différente : certains muscles du membre atteint ne présenteront qu'une diminution de l'excitabilité faradique, une égalité des secousses de cathode et d'anode à la fermeture ; ces muscles-là reviendront toujours à l'état normal par un traitement convenable : leur paralysie résulte d'une lésion des cellules des cornes antérieures peu étendue, très peu profonde. Malheureusement, ces cas sont rares.

En deuxième lieu on trouvera, quelquefois chez le même sujet où la réaction précédente a été constatée, l'existence de la réaction de Duchenne (de Boulogne) (abolition de l'excitabilité faradique) et en même temps de celle d'Erb, avec une lenteur caractéristique des secousses. Si l'on fait l'exploration en portant l'excitateur sur le tendon des muscles étudiés, on constatera également l'existence de la réaction de Remak-Doumer. Dans ces conditions, le pronostic est sévère, mais l'indication du traitement électrique existe, car les muscles ne sont pas ici entièrement séparés de leurs centres trophiques.

Enfin, dans une troisième classe, il faut placer les muscles où existe la réaction de Duchenne, et qui ne présentent plus de contractilité galvanique recherchée à la manière d'Erb; dans ces muscles, il ne reste plus que la réaction de Remak-Doumer. Ici, le pronostic est encore plus sombre que précédemment : l'atrophie musculaire et, par suite, la déformation du membre par l'action des antagonistes des muscles paralysés, auront fatalement lieu.

Voilà les différents pronostics résultant de l'examen électrique dans la paralysie infantile. Voyons le traitement à lui opposer et les effets qu'on est en droit d'en attendre.

On s'adressera, quelle que soit la nature des réactions musculaires, au courant galvanique : on fera, au début du traitement, de la galvanisation continue en plaçant une électrode de 100 centimètres carrés sur la colonne au niveau de la région correspondant au siège des cellules lésées, pendant qu'une électrode, de moindre surface et de forme en rapport avec celle du groupe musculaire à traiter, sera appliquée sur les muscles paralysés; on reliera cette électrode active au pôle positif, du moins au début, à cause de la prédominance des actions vasomotrices développées au pôle positif : on ne tardera pas ainsi à constater que la température du membre paralysé se relève et devient égale à celle du côté sain.

Ce résultat prouve que la nutrition du muscle est [illegible]ivée par le courant, ce qui est une condition très favorable, [illegible] le comprend, pour l'amélioration de la paralysie.

Les séances de galvanisation continue dureront une dizaine de minutes pour chaque groupe musculaire, et l'intensité sera portée, pour une surface active de 60 centimètres carrés, à la valeur de 15 à 20 mA. Les enfants supportent très bien cette densité et s'endorment habituellement sur les genoux de la personne qui les tient.

Après une huitaine de jours de ce traitement purement stabile, on commencera à exciter la fibre musculaire, en se servant encore du courant galvanique, à moins, cependant, que le degré de la lésion n'entraîne pas la réaction d'Erb : dans ce cas, on aura recours au courant faradique rythmé.

Mais si l'exploration électrique a révélé l'existence des réactions de Duchenne, d'Erb ou de Remak, on fera du courant galvanique rythmé, ou bien encore des alternatives voltiennes avec l'appareil de Truchot. Les excitations pourront être faites en plaçant l'électrode excitatrice, soit sur les points moteurs des muscles, soit sur les tendons de ces mêmes muscles : on la reliera au pôle qui provoque les meilleures secousses. Durée : de trois à cinq minutes pour chaque groupe musculaire paralysé ; séances : tous les jours ou tous les deux jours.

Quand doit-on commencer le traitement électrique? Nous répondrons que plus tôt ce traitement sera institué et plus efficace il sera. C'est donc dès que la paralysie est constatée que le médecin doit appliquer l'électricité ; il ne faut pas attendre, comme on l'a indiqué à tort, deux à trois semaines après les accidents aigus.

Quel est maintenant le résultat à espérer d'un traitement électrique bien appliqué ? Il ne faut pas s'attendre à guérir complètement toutes les paralysies infantiles : il n'y a que dans les cas où il y a seulement une diminution de la contractilité faradique que le succès sera complet, définitif.

Mais dans les autres cas, ce n'est pas la guérison qu'il faut espérer : suivant le degré et la profondeur de la lésion médullaire, l'amélioration sera plus ou moins grande.

L'atrophie sera sinon tout à fait comblée, du moins très améliorée; la température locale des muscles sera à peu près rétablie normale; la déformation du membre sera plus ou moins empêchée, suivant la nature des réactions électro-musculaires.

Il y a donc un grand bénéfice à retirer de ce traitement, mais il ne pourra être obtenu qu'à la condition expresse de soumettre longtemps le malade à l'action du courant. Ce n'est pas pendant un mois ou deux qu'il faut lutter, mais bien pendant trois et quatre ans : voilà ce qu'il faut savoir. Ce n'est pas à dire pourtant que les séances doivent être faites continuellement et sans repos, au contraire.

Voici comment nous avons procédé dans les cas que nous avons eu à soigner. Le traitement est appliqué, d'abord pendant trois mois régulièrement ; puis, on espace les séances en en faisant une par semaine pendant trois mois encore. On laisse alors reposer le petit malade complètement pendant deux mois. On reprend le traitement à raison de deux séances par semaine pendant deux mois. Puis on fait, pendant les années suivantes, un mois de traitement, avec une séance toutes les semaines, suivi d'un mois de repos et, ainsi de suite, un mois d'électricité, un mois de repos, alternativement.

Certes, il faut de la patience et de la persévérance, aussi bien de la part des parents que de celle du médecin ; mais le résultat obtenu, comparativement à ce qu'on aurait observé, si l'on négligeait le traitement électrique, mérite bien une telle obstination.

On peut se demander comment agit le courant électrique dans les poliomyélites antérieures ; quoique cette question soit difficile à trancher, il faut admettre que le traitement a une action sur les fonctions trophiques de la moelle ; les cellules médullaires frappées dans leur fonctionnement, mais non définitivement compromises, peuvent être influencées favorablement par l'électricité, soit directement, soit indirectement par l'excitation des muscles auxquels aboutissent les prolongements des neurones moteurs.

2° Poliomyélite antérieure de l'adulte. — La description de cette poliomyélite est due à Duchenne (de Boulogne), qui avait localisé la lésion dans les cellules grises antérieures de la moelle, localisation que les recherches anatomo-pathologiques ont fait reconnaître exacte.

Cette poliomyélite peut être aiguë ; mais, en général, elle est subaiguë ou chronique. Le malade présente d'abord une parésie, un sentiment de fatigue apparaissant au moindre mouvement : les muscles s'atrophient, les réflexes finissent par disparaître, mais la sensibilité reste intacte.

L'exploration électrodiagnostique révèle l'existence du syndrome de dégénérescence : réaction de Duchenne, d'Erb et de Remak.

Le traitement électrique est le seul à opposer à cette poliomyélite antérieure. La technique à suivre est exactement la même que celle de la paralysie infantile : nous n'avons donc pas à la reproduire ici. L'intensité pourra être plus forte que pour les enfants. Là encore, il faudra lutter pendant longtemps, si l'on veut obtenir un résultat favorable.

3° **Tabes dorsalis.** — Ce n'est pas une maladie pour laquelle le traitement électrique soit bien efficace : nous n'en dirons que peu de chose.

Les réactions électriques sont habituellement normales dans le tabes ; mais lorsque le tissu de sclérose s'est étendu des cordons postérieurs aux cornes antérieures, on observe la réaction de dégénérescence.

Le traitement s'adresse surtout aux symptômes. Lewandowski affirme cependant avoir obtenu des guérisons, 12 fois sur 120 cas, soit 10 p. 100 : « Le réflexe rotulien reparaissait : on ne voyait plus aucun symptôme de la maladie et la guérison pouvait être contrôlée plusieurs années après, dans des cas que des neurologistes éminents considéraient comme désespérés. » Ce sont là des résultats qui laissent loin derrière eux tous ceux enregistrés jusqu'ici : il ne faut pas compter en obtenir souvent de pareils, malheureusement.

On applique habituellement le courant galvanique sur la moelle épinière : on doit prendre de larges électrodes de 150 centimètres carrés et employer une intensité faible, de 15 à 20 mA.

Le sens du courant ne paraît avoir aucune influence, comme cela ressort des observations de M. le professeur Tessier, de Lyon. La durée de la galvanisation de la moelle est de dix minutes.

On fait ensuite de la faradisation sur les membres inférieurs pendant cinq minutes.

Quels sont les effets sur lesquels on peut raisonnablement compter ? C'est ce que la thèse de M. Simon Laborde permet de savoir (1), car c'est sans parti pris que le traitement a été appliqué et que les résultats ont été notés.

Les cas que M. Laborde a examinés et suivis à la clinique électrothérapique de M. Bergonié ont fourni la statistique suivante :

1er cas. Un traitement électrique continué pendant trois ans n'a pas arrêté la marche de la maladie et aucun symptôme n'a été nettement amélioré par la galvanisation.

2e cas. Il semble qu'on ait été un peu plus heureux dans le traitement : on a obtenu la diminution des douleurs, le relèvement de la paupière supérieure et une amélioration de la faiblesse des membres inférieurs.

3e cas. Aucun bienfait apparent.

4e cas. On a assisté à la disparition des violentes douleurs en ceinture de la région lombaire et à la diminution notable de l'intensité des douleurs fulgurantes. La malade dit, en outre, être plus forte sur ses jambes.

5e cas. Le malade n'a retiré de l'intervention électrothérapique qu'une aggravation considérable de ses douleurs à la suite de la faradisation.

6e cas. Enfin, ici, l'électricité avait amené une amélioration considérable du côté des yeux lorsque la galvanisation de la moelle a été pratiquée ; celle-ci, restée longtemps sans effet, a produit, après sept mois de traitement, une amélioration dans le symptôme douleur. Les troubles de la locomotion se sont également améliorés.

On peut donc, avec M. Laborde, conclure que le traitement électrique ne guérit pas le tabes, du moins lorsqu'on emploie la galvanisation de la moelle qui est le traitement classique. Dans quelques cas, on peut obtenir une amélioration qui porte sur les douleurs, les troubles oculaires et la faiblesse des membres.

Voilà ce qui nous paraît correspondre à une exacte observation des faits : nous pensons qu'il est sage de ne pas compter sur des résultats plus complets.

4° **Maladie de Friedreich.** — Les troubles que l'on rencontre

(1) S. Laborde, *Du traitement électrique du tabes*. Thèse Bordeaux, 1893.

dans cette maladie sont de plusieurs ordres : troubles de la motilité (atonie, tremblement, mouvements choréiformes, phénomènes athétoïdes); troubles de la sensibilité (douleurs fulgurantes, anesthésies, sens musculaire); troubles de la réflectivité; troubles des organes des sens (paralysie des muscles de l'œil); troubles cérébraux (vertiges, céphalalgie), et de la parole; troubles trophiques et vaso-moteurs (atrophie, scoliose).

La maladie de Friedreich est surtout une maladie de l'enfance et une maladie familiale.

Le traitement électrique ne peut évidemment pas avoir la prétention de guérir les divers symptômes de cette maladie, ni les lésions de la moelle qui la provoquent; cependant, l'électricité doit être employée à cause de son action trophique : c'est encore au courant galvanique que l'on s'adressera. On fera trois applications par semaine avec du courant continu, puis en passant le rouleau relié au pôle positif sur la colonne vertébrale avec une intensité de 10 à 15 mA. D'après Rauzier, ce traitement est utile, et Ladame a publié une observation qui paraît en démontrer l'opportunité.

5° **Maladie de Little.** — C'est une affection d'origine congénitale qui correspond au tabes dorsal spasmodique. Le caractère général de cette affection est de présenter d'une façon prédominante le type d'une pseudo-paralysie spasmodique. Au point de vue fonctionnel, on observe de la raideur dans les mouvements beaucoup plus qu'une paralysie véritable ; il ne s'agit pas d'impotence fonctionnelle, mais d'une maladresse extrême.

La sensibilité générale est intacte ; le sens musculaire n'est pas affecté.

L'exploration électrique révèle l'intégrité des réactions électro-musculaires : on trouve quelquefois une contraction tétaniforme produite par l'excitation faradique.

La cause de la maladie de Little est due à un défaut de développement du faisceau pyramidal.

L'électricité a un rôle bien minime à jouer dans le traitement de cette maladie : on ne l'emploiera que pour provoquer des mouvements des muscles et, par conséquent, que comme adjuvant d'une gymnastique raisonnée qui est le principal traitement de cette affection.

6° **Syringomyélie.** — Nous n'avons pas à faire ici la description de cette maladie; nous nous bornerons à indiquer que le courant électrique est conseillé pour modifier la nutrition de la moelle.

On s'adressera au courant galvanique : celui-ci sera appliqué au moyen de deux électrodes de 150 centimètres carrés, placées l'une en haut, l'autre en bas de la colonne vertébrale. Il faudra donner au courant une intensité forte pour que les lignes de flux arrivent à circuler dans la moelle. On se rappellera, en effet, que le canal osseux où est logée la moelle épinière possède une grande résistance, et qu'avec un courant faible on n'atteindrait pas le but que l'on se propose. Cette intensité sera de 60 à 100 mA.

Le résultat ne sera pas toujours bien sensible; mais l'emploi de l'électricité n'est pas pour cela à négliger (Hauzier).

Quant aux troubles trophiques des muscles, l'électrisation est la médication de choix : on luttera contre l'atrophie au moyen du courant galvanique rythmé ou, mieux, des alternatives voltiennes.

§ 3. — Paralysies périphériques.

Comme leur nom l'indique, ces paralysies sont localisées nettement dans un territoire nerveux périphérique.

La recherche des réactions électriques est importante, car elle permet, la plupart du temps, d'établir le diagnostic; mais c'est surtout au point de vue du pronostic que l'examen électrique acquiert son importance réelle. On peut diviser les différents cas de paralysies périphériques en trois catégories :

1° *Cas bénins*, qui peuvent être guéris en quelques semaines; après une quinzaine de jours, les muscles et le ou les nerfs deviennent excitables par les courants faradique et galvanique, ces derniers provoquant des contractions normales et dans l'ordre physiologique.

2° *Cas plus sérieux*, qui peuvent guérir, pour la plupart, après quatre à huit semaines. — Ici, il y a diminution des excitabilités faradique et galvanique pour le nerf; les muscles présentent une augmentation d'excitabilité pour le courant galvanique, avec la formule

$$AnFeS \geqq CaFeS.$$

3° *Cas graves*, qui ne guérissent qu'en partie après plusieurs mois d'un traitement bien suivi. Les réactions faradique et galvanique du nerf sont abolies, pendant qu'il y a perte de l'excitabilité faradique pour les muscles et renversement de la formule, c'est-à-dire réaction de dégénérescence complète. Ces cas sont suivis habituellement de contractures et de secousses fibrillaires.

Lorsque, dans un cas quelconque, la guérison doit se produire, les mouvements volontaires commencent à revenir avant que les réactions électriques ne soient redevenues normales; nous avions déjà signalé ce fait clinique à propos de l'électro-diagnostic.

Lorsqu'on examine les réactions électriques dans une paralysie périphérique, il ne faut pas porter un pronostic trop précoce, mais au contraire attendre douze à quinze jours; souvent, en effet, les réactions électriques définitives sont absentes dans les premiers jours qui suivent la paralysie.

On ne doit pas non plus affirmer qu'une paralysie périphérique ne guérira pas; car on a vu quelquefois des paralysies, présentant le pronostic le plus défavorable, s'améliorer et finir par disparaître.

Le traitement électrique des paralysies périphériques doit d'abord porter sur la lésion elle-même, et c'est au courant galvanique qu'il faut avoir recours; celui-ci a pour but de combattre la névrite possible, et souvent probable, qui accompagne la paralysie; on applique l'électrode positive sur le point lésé, dans les premiers jours, puis on fait agir le pôle négatif; ce pôle sera appliqué d'emblée si le traitement est commencé tardivement.

La durée sera de dix minutes et l'intensité moyenne (10 mA pour une électrode de 20 centimètres carrés; 30 mA pour une électrode de 100 centimètres carrés).

On complétera le traitement en produisant, à l'aide du courant faradique, des contractions rythmées, ou bien on fera du badigeonnage faradique. S'il y a abolition de la contractilité faradique, et si la paralysie n'intéresse pas un nerf voisin de la tête, il sera préférable d'employer le courant galvanique qui sera rythmé à raison de 30 oscillations du métronome, par minute.

La franklinisation sous forme d'étincelles peut rendre des services dans le traitement des paralysies périphériques; il est préférable d'appliquer les étincelles d'une façon médiate plutôt qu'immédiate : on se sert de l'un des excitateurs médiats que nous avons décrits précédemment. Cette méthode d'électrisation doit être réservée aux paralysies présentant les caractères de la dégénérescence complète et qui tardent à s'améliorer par l'application des courants galvaniques.

La franklinisation hertzienne peut être utilisée à la condition que le nombre des étincelles, jaillissant entre les boules polaires, ne soit que de 6 à 10 par seconde. L'excitateur est promené sur les muscles paralysés ou atrophiés pendant une durée de cinq minutes.

1° Paralysie faciale. — C'est le type des paralysies périphériques. Elle est en général unilatérale. Les différents signes bien connus de la paralysie faciale se rencontrent lorsque la lésion siège au-dessus ou au-dessous du trou stylo-mastoïdien ; mais quand le point lésé se trouve plus ou moins loin dans le canal de Fallope, on observe des altérations du goût, de la sensibilité spéciale, de la sécrétion salivaire, de l'ouïe (hyperacousie pénible). La déviation de la luette existe si la lésion siège dans le grand nerf pétreux superficiel. La lésion siégeant plus haut encore, on peut observer l'hémiplégie croisée de la face et des membres (paralysie bulbo-protubérantielle). Si enfin la paralysie est d'origine cérébrale, le facial inférieur seul est atteint et l'on n'observe pas, comme on doit le prévoir *a priori*, les réactions de dégénérescence.

L'exploration électrique est de la plus haute importance pour arriver à porter un pronostic exact sur la durée et le degré d'amélioration dont est susceptible une paralysie faciale.

Le phénomène de Ch. Bell, que nous avons étudié longuement en collaboration avec H. Frenkel, peut bien servir à établir le pronostic; mais sa valeur, il faut le reconnaître, est certainement moindre que celle de l'électricité.

Il sera toutefois bon de rechercher ce signe, si facile à trouver, dans les différents cas : sa présence ou son absence viendra donner encore plus de poids au renseignement tiré de l'examen des réactions électriques (voir *Semaine médicale*, septembre 1897).

Aux indications que nous avons données à propos des paralysies périphériques en général, nous devons ajouter que la recherche de la réaction de Remak-Doumer est utile à faire, comme l'a bien mis en évidence M. Wertheim-Salomonson. Cette réaction est importante à cause de sa valeur pronostique dans la paralysie faciale. Si l'on excite les différents muscles paralysés en plaçant l'excitateur, non pas sur le point moteur comme dans la recherche de la réaction d'Erb ou de Duchenne, mais sur une partie extrême du muscle étudié, on constate que dans presque tous les cas légers la réaction de Remak apparaît avec des *contractions lentes* dès le dixième ou onzième jour, tandis que par l'exploration forte, à la manière d'Erb, les *contractions restent rapides*. On comprend toute l'importance de cette réaction qui complète les syndromes électriques de la paralysie faciale.

On peut diviser en trois classes les paralysies faciales d'après les renseignements fournis par l'examen électrodiagnostique :

1° S'il n'existe aucune modification de l'excitabilité faradique, le pronostic, est extrêmement favorable, la guérison s'obtiendra en une quinzaine de jours.

2° Si l'on a constaté une diminution de l'excitabilité faradique, mais sans atteindre la caractère de la réaction de Duchenne, le pronostic, tout en étant moins favorable que dans le premier cas, reste encore peu grave : la guérison se produira et elle demandera deux à trois mois.

3° Enfin, si l'on constate l'existence des syndromes de dégénérescence, le pronostic devient grave et la guérison complète ne devra pas être espérée, quoi qu'on fasse.

Le traitement électrique doit avoir pour but de modifier en les améliorant les troubles névritiques et, ensuite, de faire contracter les muscles paralysés pour les empêcher de s'atrophier et de se transformer en tissu conjonctif.

Si l'on a affaire à une paralysie bénigne de la première catégorie, le courant faradique rythmé suivi d'une application légère de courant galvanique continu suffira.

Dans les autres cas, on s'adressera, au début, au seul courant galvanique; celui-ci sera appliqué à l'aide de l'électrode que nous avons reproduite à propos de la névralgie faciale; le prolongement postéro-inférieur de cette électrode sera appliqué soigneusement en dessous de l'oreille, sur le tronc du nerf facial, et les trois prolongements recouvriront les territoires correspondant aux trois branches du facial. L'électrode indifférente de 150 à 200 centimètres carrés sera placée dans le dos et reliée au pôle négatif. On utilisera une intensité faible de 10 à 15 mA pendant dix minutes.

Les applications de ce courant doivent être faites tous les jours, au moins au commencement du traitement. Quand les troubles névritiques auront été ainsi traités par la galvanisation continue pendant une dizaine de jours, on commencera à faire contracter les muscles paralysés, un à un, à l'aide d'une électrode de petite surface, en se servant du courant galvano-faradique rythmé. Mais on devra veiller à ne pas fatiguer ces muscles par une trop forte excitation ou par une trop longue séance; il faut beaucoup de prudence dans cette électrisation. On débutera en produisant quelques contractions seulement des muscles paralysés : ce n'est que peu à peu qu'on augmentera la durée de leur excitation. On ne devra pas pour cela supprimer la galvanisation continue, mais faire les deux applications successivement.

Enfin, il sera bon de laisser le malade se reposer après un mois de traitement pendant une huitaine de jours pour recommencer ensuite l'électrisation. Quand un malade se présente avec de la contracture, ou si cette contracture venait à se produire, malgré le traitement, il serait indiqué de ne faire que du courant galvanique continu avec de très faibles intensités, 3 à

5 mA avec le pôle négatif, pendant trois ou quatre minutes seulement.

Il faut noter toutefois que le traitement bien conduit et appliqué d'après les préceptes que nous avons indiqués, préviendra presque sûrement la production de ce symptôme extrêmement grave.

2° Paralysie radiale. — Cette paralysie s'observe le plus souvent chez un individu qui, pendant le sommeil, sommeil naturel ou de l'ivresse ou encore anesthésique, a comprimé son nerf radial soit sur la face externe, soit sur la face interne de l'humérus. Dans le premier cas, le malade s'est endormi la tête appuyée sur la face externe du bras, ce dernier reposant sur un plan dur; dans le second cas, l'individu s'est endormi en appuyant la face interne de son bras sur le dossier d'un banc ou d'une chaise. La paralysie qui survient dans ces conditions est donc une paralysie par compression.

Les réactions électriques observées dans cette paralysie sont les suivantes : *au-dessous* du point où a porté la compression, le nerf radial et les muscles qu'il innerve ont conservé leur excitabilité faradique et galvanique normale.

Au-dessus du point comprimé, ce nerf a perdu son excitabilité électrique pour les muscles situés au-dessous du point comprimé (muscles extenseurs du poignet et des doigts et long supinateur) tandis qu'il l'a conservée pour les muscles situés au-dessus de la compression (triceps brachial).

En d'autres termes, la compression du nerf radial, au niveau du point comprimé, interrompt le passage de la conductibilité volontaire et électrique, tout en respectant son excitabilité électrique au-dessous de ce point. Elle respecte également la conductibilité trophique du nerf radial, puisque les muscles de la région postérieure de l'avant-bras ne s'atrophient pas.

Faisons remarquer en passant qu'il y a ici quelque chose de spécial : c'est un nerf qui dans une partie de son trajet a perdu sa conductibilité sans perdre son excitabilité, particularité que jusqu'ici la physiologie expérimentale n'a pu arriver à reproduire.

Le traitement électrique, le seul qui puisse être efficace, consistera en applications galvaniques et faradiques : on commencera par mettre sur le bras, au niveau de la gouttière de torsion, une électrode hémi-cylindrique reliée au pôle positif de la source galvanique, pendant qu'une électrode de même surface sera placée à l'avant-bras, sur la face dorsale. On donnera au courant une intensité comprise entre 10 et 15 mA, pendant cinq minutes.

On procédera ensuite au badigeonnage faradique en laissant l'électrode du bras en place et en passant le rouleau relié à l'autre borne de la bobine sur les muscles long supinateur, cubital postérieur, premier et deuxième radiaux externes, extenseur et long abducteur du pouce.

Le pronostic de cette paralysie est peu grave : la guérison se produit, en appliquant le traitement indiqué, en quelques semaines.

3° **Paralysie diphtéritique.** — La cause anatomique de cette paralysie n'est pas encore bien connue. La paralysie diphtéritique peut apparaître aussi bien après une diphtérie légère qu'après une grave. Elle débute quelques semaines après la guérison de la maladie ; elle commence par le voile du palais et le pharynx, mais elle se généralise très souvent, et peut atteindre tous les muscles de l'organisme. Les muscles lisses peuvent être frappés aussi : il n'est pas rare de voir l'accommodation paralysée des deux côtés.

Cette paralysie, au point de vue électrodiagnostic, se borne à produire une diminution de la contractilité faradique qui peut être très affaiblie. Les réactions d'Erb et de Duchenne font en général défaut.

Le pronostic est donc toujours favorable et la guérison est la règle, mais elle peut demander longtemps à se produire, de trois à six mois. Toutefois, lorsque le traitement électrique est appliqué avec soin et régulièrement, cette durée est diminuée.

Ce traitement consiste dans l'usage du courant faradique rythmé que l'on peut appliquer en plaçant une électrode à la nuque et en faisant plonger d'abord les mains, ensuite les pieds dans un bain d'eau tiède. On donne à ce courant une intensité suffisante pour que les contractions musculaires se produisent nettement. Les séances peuvent être faites tous les jours et peuvent durer cinq minutes pour chaque membre. On peut compter environ un mois pour l'obtention de la guérison définitive.

4° Paralysies périphériques diverses. — Les autres paralysies périphériques, qu'elles frappent tel ou tel nerf, cubitus, médian, poplité externe, etc., seront traitées électriquement d'après les principes exposés à propos des paralysies périphériques en général, et des paralysies spéciales que nous avons étudiées. Le pronostic dépendra toujours du résultat fourni par l'exploration électrique.

§ 4. — Anesthésies.

Sous le nom d'anesthésie nous comprenons la diminution ou l'abolition des sensations transmises au cerveau par les nerfs sensitifs.

Ce trouble fonctionnel peut être causé, soit par l'affaiblissement de l'excitabilité de l'appareil terminal sensitif, périphérique ou central, soit par un arrêt et une interruption des voies conductrices sur les trajets nerveux sensibles; c'est la forme la plus fréquente et la plus importante des anesthésies.

L'arrêt de conductibilité peut être, de même que pour les paralysies, situé dans les voies de conductibilité périphérique ou spinale, ou bien être provoqué par une affection des voies conductrices cérébrales (hémorragie, tumeurs, etc.).

Le courant électrique peut servir non seulement à traiter les anesthésies, mais aussi à déterminer l'étendue de la région cutanée insensible.

Pour faire l'exploration électrique et découvrir des différences, même très faibles, entre deux parties symétriques du corps, on peut s'adresser, soit au courant faradique, soit au courant galvanique : ce dernier présente l'avantage de pouvoir toujours être mesuré en milliampères, ou fractions de milliampères, ce que l'on ne peut faire avec le courant faradique. C'est par l'emploi du courant galvanique que nous avons pu déterminer la topographie de la sensibilité électrique de la peau, à l'état physiologique (1).

(1) H. Bordier, *loc. cit.*

La grande supériorité du courant électrique dans l'exploration de la sensibilité d'une région de la peau, c'est que l'on peut habituellement toujours donner au courant une valeur telle que le sujet arrive à percevoir une excitation : ce n'est donc plus à de l'anesthésie qu'on a affaire, le plus souvent, mais à de l'hyperesthésie électrique.

On comprend aisément combien l'emploi de l'électricité pourrait rendre de services dans l'étude clinique des anesthésies et dans leur détermination.

Le courant électrique peut aussi, et surtout, être employé pour améliorer les anesthésies, comme on l'a fait depuis longtemps. Nous possédons dans l'énergie électrique le moyen le plus efficace et le plus commode pour provoquer des excitations de la peau, depuis la plus faible jusqu'à la plus intense, et cela, sans qu'il se produise une modification durable ou un dommage quelconque pour la peau (ce qui est inévitable avec l'urtication, la vésication, le fer rouge, etc.). On peut donc dire que l'électricité constitue un remède de très grande valeur pour combattre les anesthésies.

Le but que l'on se propose dans l'électrothérapie des anesthésies est de combattre la maladie qui entrave la conductibilité, ou d'augmenter l'excitabilité des organes de réception, ou de supprimer des résistances dans la conductibilité sensitive, ou enfin de combattre les troubles nutritifs secondaires qui peuvent exister et qui constituent des obstacles au fonctionnement des appareils sensitifs.

Comme il faut exciter fortement les nerfs sensibles de la peau, on s'adressera, pour le traitement des anesthésies, au courant faradique appliqué à l'aide du pinceau ou de la brosse de Duchenne (de Boulogne).

D'après cet habile observateur, le pinceau faradique aurait une action sur la sensibilité trois fois plus forte que si le même courant était appliqué avec une électrode ordinaire, à densité égale.

Comme l'a indiqué Duchenne, il y a trois méthodes pour appliquer le pinceau faradique : 1° on promène le pinceau sur les régions frappées d'anesthésie, c'est la *faradisation trans-*

currente; 2° on frappe légèrement la peau avec l'extrémité des balais, c'est la *fustigation électrique*; 3° on laisse le pinceau en place pendant quelques secondes, ou même quelques minutes, c'est le *moxa électrique*; cette troisième méthode est la plus douloureuse des trois.

Les observations d'anesthésies cutanées traitées et guéries par l'électricité sont nombreuses ; citons-en une due à Mor Meyer :

Anesthésie du nerf cubital. — Il s'agit d'un mécanicien âgé de trente-huit ans qui, il y a six semaines, a été atteint pendant le sommeil d'une grave paralysie du nerf cubital ainsi que du nerf médian. La partie cubitale de l'avant-bras, ainsi que celle de la main, sont *complètement anesthésiées*. Les muscles innervés par le cubital sont paralysés et atrophiés. Traitement faradique de la peau et des muscles. Déjà, après cinq séances, retour de la sensibilité, mais faiblement : après douze séances, complète guérison.

La bobine induite doit avoir un fil long et fin pour le traitement des anesthésies, ainsi qu'il ressort de l'étude que nous avons faite sur l'influence du nombre des spires des fils de bobines sur la sensibilité de la peau.

Pour agir énergiquement sur la sensibilité, c'est de la tension qui est nécessaire, tandis que pour agir sur la contractilité, c'est de la quantité.

Il n'y a pas que le pinceau faradique qui puisse avoir une action favorable dans le traitement des anesthésies : on peut aussi obtenir des effets très bons avec le pinceau galvanique, ainsi que l'a signalé Witkowski, de Berlin.

On relie le pinceau au pôle négatif de la source galvanique et on l'applique sur la peau, qu'il faut avoir soin d'humecter légèrement, de façon à éviter l'action caustique du courant ; on ne doit pas laisser agir trop longtemps le pinceau sur le même point, toujours pour la même raison.

On applique le pinceau galvanique normalement à la région cutanée et on le laisse en place jusqu'à ce que le patient commence à ressentir une douleur assez forte : on l'enlève quelques instants pour le réappliquer de la même façon.

Article X. — MALADIES DUES A UN RALENTISSEMENT DE LA NUTRITION.

C'est surtout aux travaux du professeur Ch. Bouchard que l'on doit les notions les plus importantes sur les conséquences qu'entraîne pour l'organisme un trouble ou un ralentissement de la nutrition.

D'après cet éminent pathologiste, il y a nutrition retardante : 1° quand, après l'ingestion d'une quantité déterminée d'aliments, l'organisme met un temps plus considérable qu'à l'état normal pour revenir à son poids primitif; 2° quand la ration d'entretien peut être plus faible que la normale; 3° quand le poids du corps augmente avec une ration normale; 4° quand, avec la ration d'entretien, la quantité des excreta est moindre que la normale; 5° quand, pendant l'abstinence, la diminution du poids du corps est moindre que normalement; 6° quand on voit apparaître dans les excreta des produits incomplètement élaborés : acide urique, acide oxalique, acides gras volatils; 8° quand il s'accumule dans le corps un ou plusieurs de ces principes, l'alimentation étant d'ailleurs normale; 9° enfin, quand il y a, plus qu'à l'état normal, un abaissement de la température du corps pendant le repos et l'abstinence et particulièrement pendant le sommeil.

Ces manifestations bradythophiques, comme les appelle le professeur Landouzy, donnent naissance aux maladies arthritiques auxquelles, en dehors des moyens hygiéniques, on peut opposer un traitement électrique convenablement appliqué.

Nous placerons dans cette classe de maladies la migraine, le rhumatisme, la goutte, les lithiases, l'obésité et le diabète.

Les autres affections, qui reconnaissent comme cause l'arthritisme, seront étudiées avec les autres maladies appartenant au même système ou appareil : il est en effet logique d'indiquer le traitement électrique de l'eczéma avec les maladies de la peau plutôt que de le placer ici.

MIGRAINE.

Le plus souvent la migraine est liée à un trouble de la nutrition.

On peut opposer deux méthodes de traitement à la migraine : le traitement par la franklinisation et celui par la galvanisation.

Pour appliquer la franklinisation, le malade est assis sur un tabouret isolant et mis en relation avec le pôle positif d'une puissante machine statique, pendant que l'autre pôle est au sol : on dirige vers le côté de la tête où siège la douleur la pointe destinée à produire le souffle électrique et en même temps l'araignée de Truchot est descendue sur la tête du malade.

Les séances doivent être longues si l'on veut obtenir une amélioration sensible, et durer vingt à trente minutes.

Il ne faudrait pas croire que l'on peut ainsi guérir toutes les migraines, mais on constate le plus souvent une amélioration très grande des différents symptômes.

Le traitement galvanique consiste à placer une électrode reliée au pôle positif à la nuque et une autre, plus petite, au niveau du bord antérieur du sterno-mastoïdien, dans la région correspondant au ganglion cervical supérieur du sympathique. L'intensité à employer, d'après Muller, est de 2 mA et la durée de trois minutes. Cet auteur dit avoir réussi à guérir un certain nombre de malades par ce procédé. Nous préférons pourtant l'usage du bain statique et du souffle qui nous a donné de bons résultats qu'il faut peut-être attribuer aussi au grand débit de notre machine statique.

RHUMATISME.

Nous avons indiqué le traitement électrique du rhumatisme articulaire à propos des maladies du système articulaire, quoique ce soit bien une manifestation de la diathèse urique : nous ne parlerons ici que du *rhumatisme musculaire*.

L'anatomie pathologique de ce rhumatisme est à peu près inconnue; il en est de même de son siège anatomique. Cependant cette affection ne saurait être contestée, ni comme maladie musculaire, ni comme maladie rhumatismale.

L'innervation et la nutrition du muscle atteint de rhumatisme sont certainement différentes de l'état normal ; ce qui le prouve, ce sont les phénomènes douloureux qui s'observent dans cette affection à la suite d'un mouvement ou d'un effort.

Le traitement électrique doit avoir pour but d'agir sur la circulation et sur l'innervation du muscle atteint de rhumatisme : pour cela, beaucoup de modalités électriques peuvent être employées ; toutes celles qui sont capables de faire contracter le muscle malade pourront être utilisées.

Mais on donnera la préférence à la galvano-faradisation rythmée; sous son influence, le tétanos musculaire se produit énergiquement et en même temps, grâce au courant galvanique, les actions vaso-motrices acquièrent une intensité qu'elles n'auraient pas avec le seul courant faradique. On se rappellera les recherches de Chauveau et Kauffmann sur les modifications de la circulation produites pendant la mise en jeu des éléments contractiles et en particulier sur l'énorme augmentation des produits de déchets du muscle qui se contracte, si l'on veut comprendre le mécanisme de l'action du courant électrique dans le rhumatisme; peut-être même pourrait-on tirer des résultats obtenus par la tétanisation intermittente du muscle, des inductions sur la nature du rhumatisme. Pourquoi ne pas admettre que les excitations électriques obligent le muscle à se débarrasser, par suite de la circulation rendue plus active et des combustions interstitielles accrues, de l'acide urique dont les cristaux viendraient irriter les filets nerveux sensitifs ?

Si le rhumatisme était dû à un dépôt d'acide urique, ce que nous ne voudrions point affirmer, rien d'étonnant par suite à ce que cet acide disparaisse, soit par une action purement mécanique résultant d'une plus forte irrigation sanguine produite par la contraction, soit par un processus chimique faisant passer cet acide urique à l'état de composé plus soluble. Il y a peut être là, en tout cas, une idée que les pathologistes devraient vérifier et approfondir.

Quoi qu'il en soit, la galvano-faradisation rythmée sera faite avec une grande intensité pendant une dizaine de minutes et les séances auront lieu tous les jours.

Les étincelles statiques ou de haute fréquence avec l'excitateur d'Oudin donneront aussi de bons résultats dans le traitement du rhumatisme.

GOUTTE.

Cette diathèse est le type des maladies résultant d'une nutrition retardante. Elle entraîne des altérations des tissus, particulièrement des jointures, reconnaissant pour cause un dépôt de composés uratiques.

Le traitement électrique doit répondre à un double but : 1° augmenter l'activité nutritive des tissus et les pousser à accomplir jusqu'à ses termes normaux leur cycle trophique, sans s'arrêter à des produits intermédiaires de désassimilation, produits nuisibles par leur état d'insolubilité dans le milieu organique ; 2° dissoudre et éliminer les déchets existants et réparer, dans la mesure du possible, les altérations qu'ils ont déjà provoquées.

Comment peut-on répondre à la première indication consistant à exagérer les combustions interstitielles des tissus? On a préconisé, pour cela, la franklinisation, l'autoconduction et récemment (Guilloz) le courant galvanique avec de fortes intensités. Nous donnons la préférence à ces deux dernières modalités électriques, ayant eu plusieurs fois l'occasion d'en constater l'efficacité.

Ce qui démontre que les fortes intensités galvaniques suractivent la nutrition, c'est que l'analyse des urines des malades qui y sont soumis n'accuse pas une augmentation des déchets azotés, quoique le poids des malades diminue dans de grandes proportions : l'amaigrissement se fait donc aux dépens des hydrocarbonés. L'état général des goutteux sera traité simultanément par les deux formes d'électricité : courants de haute fréquence, et courant galvanique intense.

Quant à l'état local, on s'adressera pour le modifier et l'améliorer au transport électrolytique du lithium : ce métal peut pénétrer ainsi à l'état naissant au niveau des concrétions uratiques et des infiltrations ligamentaires.

On peut combiner l'action du courant galvanique et le faire agir en même temps pour modifier la nutrition générale et les lésions locales : pour cela, le membre malade, par exemple le pied, plonge dans un bain de chlorure de lithium à 2 p. 100 additionné d'un peu de lithine caustique (Labatut).

Une lame de charbon est placée dans ce bain, et reliée au pôle positif d'une bonne source de courant galvanique, pendant qu'une grande électrode ou mieux deux grandes électrodes réunies en quantité au pôle négatif sont appliquées soigneusement sur la face postérieure et antérieure du tronc, peu importe la région. L'intensité est alors portée graduellement à 150 et même 200 mA. La durée doit être de vingt à trente minutes.

Le lithium entraîné par voie électrolytique agit en alcalinisant la jointure et en créant ainsi à l'urate un milieu où il devient plus soluble et probablement en déplaçant le sodium ou le calcium pour former un urate de lithium très soluble qui s'élimine par les urines.

En suivant cette technique, les résultats sont le plus souvent très beaux. Les accès de goutte traités dans leur période aiguë avortent rapidement et ne laissent aucun reliquat après leur disparition. Les empâtements articulaires chroniques se dissipent généralement après un nombre de séances variable de 4 ou 5 à 25 ou 30, à moins qu'ils ne s'accompagnent d'ostéite chronique (Guilloz). Le traitement électrique de la goutte ainsi administré n'apporte pas seulement aux douleurs un soulagement, à l'impotence des membres une restauration fonctionnelle plus ou moins complète ; il modifie profondément l'état général.

Nous avons publié récemment une observation démontrant la grande efficacité du courant galvanique avec de fortes intensités sur les combustions interstitielles d'un goutteux (1).

(1) *Archives d'élect. méd.*, 1900, p. 531.

LITHIASES.

La gravelle et la lithiase biliaire sont encore des manifestations d'un état général mauvais, et sont dues à un ralentissement de la nutrition.

Contrairement à la goutte où il y avait deux indications thérapeutiques à satisfaire, une locale, l'autre générale, il n'y a ici qu'à chercher à produire une modification de l'état général, une exagération des combustions interstitielles.

Les notions que nous avons développées à propos du traitement électrique de la goutte sont tout à fait applicables au cas des lithiases et par suite les méthodes de traitement doivent être les mêmes. C'est donc aux courants de haute fréquence d'une part, et à la galvanisation avec de fortes intensités, d'autre part, qu'on s'adressera pour arriver à suractiver la nutrition des lithiasiques qui conservent dans leur organisme des produits incomplètement élaborés.

Les courants de haute fréquence sont employés sous forme d'autoconduction et les séances durent vingt-cinq à trente minutes : elles peuvent être faites tous les jours ou tous les deux jours.

Le mécanisme de l'action de ces courants s'explique par ce qui a été dit dans le chapitre de l'électro-physiologie ; mais aussi par les résultats que nous avons trouvés, sur le lapin soumis à l'autoconduction. Non seulement la radiation calorique est augmentée par un séjour de quinze minutes dans le solénoïde ; mais encore les produits de désassimilation de l'urine émise après les séances sont en quantité plus grande. Nous avons en effet trouvé, avec M. Lecomte, les résultats suivants ; en faisant l'analyse des urines pendant huit jours avant l'autoconduction et en prenant la moyenne, on obtient, en rapportant au litre d'urine :

Urée	17gr,73
Acide urique	0gr,20
Acide phosphorique	0gr,53

En soumettant l'animal à l'autoconduction un quart d'heure

chaque fois pendant huit jours, et en faisant encore la moyenne des résultats, on trouve :

Urée	20gr,53
Acide urique	0gr,25
Acide phosphorique	0gr,86

Si l'on compare ces nombres, on voit immédiatement que l'autoconduction augmente les combustions et que les produits de désassimilation sont accrus par son action.

Les observations cliniques confirment exactement les recherches physiologiques que nous venons de rapporter.

Le courant galvanique appliqué à l'aide de fortes intensités en employant la méthode que nous exposerons à propos du traitement de l'obésité est tout indiqué pour obtenir une exagération des échanges interstitiels : cet effet s'explique d'ailleurs assez simplement si l'on considère, d'une part que la nutrition n'est probablement pas autre chose que le résultat d'échanges ioniques réglés par les phénomènes de pression osmotique et d'isotonie des produits minéraux ou organiques dissous dans notre économie et que, d'autre part, aucun agent n'est plus propre que le courant galvanique à produire une modification dans ces échanges ioniques par suite du transport d'ions auquel il doit la possibilité de se propager lui-même dans les tissus. On peut donc, comme on l'a déjà vu dans le traitement de la goutte, arriver à lutter contre la nutrition retardante à l'aide des fortes intensités galvaniques et à obliger l'organisme à élaborer plus complètement les produits qui donnent naissance aux lithiases.

On devra, d'ailleurs, surveiller attentivement l'effet de ces fortes intensités et régler leur valeur sur les modifications apportées dans la nutrition du malade. En d'autres termes, cette application doit être plus légèrement faite que pour le traitement de l'obésité où la dose brutale est utile pour agir énergiquement.

OBÉSITÉ.

On appelle *corpulence* le quotient du poids par la taille exprimée en décimètres (Bouchard) ; chez l'homme normal ce quotient est égal à 4,2. La définition précise de la corpulence permet de savoir à quel moment commence l'obésité. Chez l'homme, il y a obésité quand $\frac{P}{H}$ est égal à 5, 4; chez la femme, quand ce même rapport est égal à 5.

Le traitement de l'obésité a fait de grands progrès depuis quelques années, grâce surtout aux travaux du Dr Guilloz qui a montré la grande efficacité des courants de haute intensité. Voici la technique à suivre : on applique de grandes électrodes bien feutrées et bien humectées d'eau chaude sur l'abdomen, sur les cuisses, sur les fesses et sur les lombes. On s'arrange de façon à ce que la surface des électrodes reliées au pôle négatif soit un peu plus grande que celle qui correspond au pôle positif. Pour arriver à une intensité de 150 mA, on procède par à-coups : on porte d'abord à 80 mA peu à peu, puis à 120 et on redescend à 100; au bout d'un instant, on augmente jusqu'à 150, on revient en arrière et enfin, on peut faire supporter 150 mA d'une façon continue.

Il faut se méfier, naturellement, de la production des escarres et bien veiller à ce que la sensation de chaleur accusée par le patient soit uniformément répartie.

Les applications sont d'abord de trente minutes, tous les jours, puis d'une heure. On aura soin de changer les électrodes de place quand la peau ne supporte pas bien le courant : on trouvera, à ce point de vue, bien des variétés.

Il sera bon de faire faire l'analyse des urines et surtout le dosage de l'azote total. On se bornera à ces applications galvaniques au début chez les obèses cardiopathes; peu à peu, le cœur perd sa surcharge graisseuse et l'essoufflement devient moindre. On ajoute alors au traitement précédent, qui doit toujours être continué, un traitement destiné à faire effectuer du travail à certains muscles, tels que les muscles de l'abdomen, le quadriceps fémoral, les muscles fessiers, au moyen du courant galvano-faradique rythmé.

Les contractions, comme rythme et énergie, doivent être réglées par l'état du patient : il faut surveiller le pouls ainsi que la respiration. Si le pouls s'accélère par trop, on doit donner quelques instants de repos. Ce traitement demande une intervention continuelle du médecin qui doit s'appliquer à faire travailler les muscles et à surveiller son malade : celui-ci arrive à évaporer facilement 500 grammes en une séance.

Les résultats dédommagent en revanche de la peine qu'on a prise à soigner l'obèse. On peut, en général, obtenir une diminution de poids de 8 à 15 kilogrammes dans un mois. Le Dr Guilloz a publié des observations de malades ainsi traités et qui ont perdu plus de 12 kilogrammes en trente jours ; nous avons nous-même confirmé ces résultats sur un malade dont le poids tomba de 97 kilogrammes à 89 kilogrammes en trente-deux jours (1).

DIABÈTE.

Quelques essais par les courants de haute fréquence ont été faits dans cette affection. Les résultats n'ont pas toujours été concluants : MM. Apostoli et Berlioz ont vu cependant chez trois diabétiques la proportion du sucre diminuer considérablement au point même de *disparaître complètement* après un certain nombre de séances, et cela, sans autre traitement que l'autoconduction du professeur d'Arsonval.

Chez les malades dont le sucre n'a pas diminué sensiblement, on a constaté un relèvement manifeste et *constant* de l'état général.

La variation des résultats peut être expliquée par la multiplicité des origines et des causes du diabète. On comprend, en effet, qu'une thérapeutique uniforme, comme l'autoconduction, ne puisse agir toujours de la même manière sur tous les diabétiques.

L'électrisation statique sous forme de bain a aussi été employée : deux observations ont été publiées qui, si elles devenaient plus nombreuses et si les résultats qu'elles signalent ont été obtenus sans les secours d'une médication interne, feraient de cette méthode une bien belle thérapeutique de cette maladie du ralentissement nutritif.

(1) *Archives d'élect. méd.*, 1900, p. 532.

Quoi qu'il en soit, le traitement électrique peut être essayé dans tous les cas, puisque le malade, s'il ne voit pas fatalement diminuer la proportion de glucose de ses urines, ne peut que retirer du profit, pour son état général, des courants de haute fréquence ou du bain statique.

Article XI. — PEAU ET AFFECTIONS CUTANÉES.

La liste des maladies de la peau susceptibles d'être guéries ou fortement améliorées par l'énergie électrique, sous ses différentes formes, va en augmentant tous les jours. Les résultats obtenus dans ce genre d'affections font de ce chapitre l'un des plus intéressants de l'électrothérapie: c'est un terrain où le médecin électricien trouvera souvent une grande satisfaction au point de vue des effets thérapeutiques obtenus.

L'électricité agit dans les diverses affections justiciables de son intervention, tantôt par des effets électrolytiques, tantôt par des effets de stimulation énergique de la nutrition cutanée, tantôt enfin par ses effets sédatifs. Nous allons passer en revue les maladies dans lesquelles ces différents effets apparaissent nettement, et nous indiquerons chaque fois le traitement approprié.

Pour suivre une méthode dans la classification des affections à traiter électriquement, nous adopterons le plan des dermatologistes. Nous aurons ainsi à étudier successivement les dermatoses autotoxiques, les dermatoses d'origine nerveuse, les dermatoses profondes; puis les néoplasies épithéliales et dermiques, les affections des glandes sébacées, enfin les maladies des annexes de l'épiderme.

§ 1. Dermatoses autotoxiques.

L'électricité est applicable dans les prurits, l'urticaire, l'eczéma.

1° Prurits. — Les prurits sont dus en général à un trouble nerveux central ou périphérique pouvant être primitif, réflexe ou déterminé par une auto-intoxication plus ou moins bien déterminée: cette dernière origine est probablement la plus fréquente, mais il est souvent très difficile de faire la part du nervosisme et de l'intoxication.

Les prurits s'accompagnent presque toujours d'altérations de la peau consécutives au grattage.

L'électricité possède une action curative très manifeste sur les prurits cutanés : il y a peu de temps qu'elle a été essayée contre ce symptôme pénible, rebelle et parfois grave.

C'est le souffle électrique qui doit être employé en reliant la pointe au pôle négatif de la machine, les autres modes d'électrisation, galvanisation, faradisation, n'agissant pas, de beaucoup, aussi efficacement.

Voici d'ailleurs ce qu'en dit M. Leloir :

« Depuis environ deux ans, j'ai employé avec des résultats les plus inattendus l'effluve électrique dans environ vingt-cinq cas de prurit localisé, ou généralisé, des plus tenaces, ayant résisté à tout traitement. Grâce à la collaboration de mon collègue, M. Doumer, j'ai traité ainsi des cas de prurit vulvaire, de prurit anal, de prurit des extrémités.

« Bon nombre de cas ont été guéris au bout d'un nombre de séances variables. L'état eczémateux ou lichénoïde consécutif au prurit a disparu. Dans un certain nombre de cas, le prurit a été amendé plus ou moins notablement, mais n'a pas disparu en entier. Enfin, dans quelques cas, le prurit a résisté à tout traitement.

« J'ai obtenu des effets analogues dans le traitement du prurit généralisé, mais les résultats ont été moins bons que pour le prurit localisé. Voici comment j'ai procédé :

« Le malade est placé sur un tabouret à pieds de verre relié à l'un des pôles d'une puissante machine statique ; puis on approche de la région malade, à 10 ou 15 centimètres, une pointe métallique située à l'autre pôle de la machine. Dans ces conditions, le sujet éprouve la sensation d'un souffle frais accompagné parfois de légers picotements nullement désagréables. La pointe doit être promenée lentement sur toute la région malade.

« La durée totale de l'application doit être d'environ douze à quinze minutes, rarement plus.

« Cette méthode peut rendre de grands services dans le cas de prurits cutanés rebelles (1). »

D'autre part, le Dr Monell rapporte plusieurs observations, soit de prurits, soit d'hyperesthésies cutanées chroniques, guéris par l'emploi du souffle électrique (2).

Comme nous l'avons signalé à propos de la franklinisation, les pointes à angle droit ou légèrement obtus produisent un souffle plus intense et influencent une surface plus grande que les pointes à angle aigu, telles que les livrent les constructeurs; cette remarque doit être prise en considération pour le traitement des prurits cutanés.

2° **Urticaire.** — L'urticaire est une éruption angio-névrotique caractérisée par des élevures œdémateuses, limitées et prurigineuses.

Les causes de l'urticaire sont de deux ordres : causes locales et causes générales. Les troubles nerveux jouent souvent un grand rôle, émotion, hystérie, neurasthénie.

Les causes les plus fréquentes sont les auto-intoxications consécutives aux indigestions, aux dyspepsies, etc., et les maladies infectieuses, principalement l'impaludisme.

L'électricité a été employée sous forme de bain statique et a donné de bons résultats entre les mains du Dr Abranistchev.

Les séances sont faites tous les deux jours et durent quelques minutes seulement.

Sur dix malades chez qui l'urticaire était d'origine centrale, neuf ont été guéris par l'emploi exclusif du bain statique.

L'action de la franklinisation s'explique dans ces cas par une diminution de l'irritabilité des centres vaso-moteurs.

3° **Eczéma.** — L'eczéma est une inflammation superficielle chronique de la peau accompagnée de prurit et caractérisée par une éruption polymorphe formée par de l'érythème, des vésicules, des croûtes et de la desquamation.

Il peut survenir des poussées aiguës au cours d'un eczéma chronique.

L'eczéma est un syndrome pouvant reconnaître des causes

(1) *C. R. de l'Académie des sciences*, 12 juin 1893.
(2) Monell, *Medical Record*, 18 novembre 1893.

très diverses. Les causes prédisposantes sont : les auto-intoxications, l'arthritisme, les troubles nerveux, émotions, chagrins, surmenage momentané.

Les lésions de l'épiderme consistent, à la phase aiguë, dans l'œdème des couches inférieures : la vésiculation se fait par un processus d'altération cavitaire et qui atteint un certain nombre de cellules de la partie moyenne de la couche épineuse.

Quand la guérison survient, la maladie ne laisse aucune trace, aucune cicatrice, si ce n'est un peu de pigmentation passagère dans quelques cas.

Quoique l'eczéma varie beaucoup dans les détails et présente une grande diversité de cas, ses grandes lignes restent à peu près constantes.

L'électricité est un des agents physiques qui peut le plus contre cette ennuyeuse et quelquefois grave affection.

Le traitement électrique des eczémas et des affections eczémateuses est assez récent. MM. Doumer et Leloir, dans leurs recherches sur le traitement du prurit cutané, ont remarqué que non seulement les prurits d'origine eczémateuse cédaient avec une assez grande facilité au souffle électrique, mais aussi que le processus morbide lui-même rétrocédait plus ou moins vite et finissait même en général par disparaître complètement.

D'autre part, le Dr Monell a publié plusieurs observations d'eczémas guéris par la franklinisation (1).

Les résultats annoncés ont, depuis, été confirmés un peu partout. Nous avons publié nous-même l'observation d'un cas extrêmement rebelle dont la franklinisation a eu assez vite raison.

De son côté, Monell a guéri également des eczémas datant de quinze ans et plus, et de formes les plus variées.

Le traitement électrostatique consiste simplement à placer le malade sur un tabouret isolant et à diriger vers les placards d'eczéma une pointe à effluve.

Le succès dépend beaucoup du débit de la machine statique : celui-ci doit être le plus grand possible ; avec une machine à

(1) Monell, *Medical Record* du 18 novembre 1893.

faible débit, il ne faudrait pas s'attendre à obtenir des guérisons bien rapides.

Nous nous sommes expliqué longuement, au chapitre de la franklinisation, sur le débit des machines statiques.

La durée de chaque séance est de dix minutes et le malade est traité tous les deux jours.

Il n'y a pas que le souffle électrique qui agisse dans le traitement de l'eczéma; l'action du bain statique est très importante, car souvent on constate que les placards d'eczéma non soumis au souffle guérissent en même temps que celui ou ceux qui ont reçu l'action de l'effluve statique. Le souffle est cependant utile : il augmente en effet la déperdition d'électricité du corps du malade; par conséquent la quantité d'électricité qui passe par l'organisme du sujet est aussi plus grande que si la pointe n'était pas dans son voisinage.

Ainsi que nous l'avons dit déjà souvent, la quantité d'électricité appliquée joue un grand rôle dans la façon dont le succès d'un traitement électrique, en général, et de celui de l'eczéma, en particulier, se présente.

L'eczéma a été traité électriquement par d'autres méthodes : bains hydro-électriques (Gautier et Larat), courants de haute fréquence (Oudin).

Ces derniers ont une action vraiment efficace contre les différentes variétés d'eczéma : on applique sur les surfaces malades les effluves d'un appareil de haute fréquence.

Dès la première séance, les démangeaisons cessent; le suintement disparaît, ou diminue dans une grande proportion; la rougeur tombe; l'amélioration est immédiate.

Ce qu'il y a de remarquable dans l'emploi de la haute fréquence, c'est la rapidité de la guérison; il suffit souvent de trois à quatre séances.

Voici deux observations prises au hasard dans le travail du Dr Oudin (1) :

Observation II. — Mme X..., trente-quatre ans, a depuis trois ans sur la joue et l'oreille gauches, une plaque d'eczéma chronique qui

(1) Oudin, *Société française d'électrothérapie de Paris*, séance de mars 1895.

est tous les mois le siège d'une poussée aiguë avec suintement, rougeur, gonflement, démangeaisons, etc.

Après cinq séances, la peau a repris son aspect normal; les règles suivantes n'amènent plus de poussées.

Depuis un an, l'affection n'a pas reparu.

Observation VII. — M. X..., trente-huit ans, est atteint depuis trois mois d'un eczéma séborrhéique rebelle du cuir chevelu. Cheveux rares; nombreuses croûtes circuses occupant presque toute la surface du cuir chevelu, presque confluentes sur l'occiput et sur les régions temporales. Démangeaisons insupportables, surtout la nuit.

Trois jours après la première séance, il n'y a plus de rougeur; les démangeaisons ont cessé. Les croûtes séborrhéiques sont beaucoup moins abondantes.

En quatre séances, la guérison est définitive.

Voilà des résultats bien encourageants : ils sont dus évidemment à la grande quantité d'électricité qui est mise en jeu dans les courants de haute fréquence.

La technique est la suivante : on promène sur les surfaces malades pendant cinq minutes, dix minutes tout au plus, pour les lésions étendues, un pinceau de fils métalliques très fins, ou plus exactement une sorte de petite brosse portée sur un manche isolant et formée de fils de coton recouverts de clinquant, ceux dont se servent les confiseurs pour envelopper leurs paquets. Cette brosse est reliée au solénoïde de haute tension.

Dans les cas aigus, on tient à leur niveau le pinceau assez éloigné de la peau pour n'avoir que des effluves. Dans les cas anciens, à forme torpide, on le rapproche au contraire de façon à cribler la surface d'étincelles de $1^{cm},5$ à 2 centimètres de longueur.

Comme on le voit, ce traitement est bien différent de celui que nous avons exposé plus haut : quoi qu'il en soit, ils sont l'un et l'autre bien remarquables.

§ 2. — Dermatose d'origine nerveuse.

Mal perforant plantaire. — Le mal perforant est un ulcère trophonévrotique se développant aux points comprimés par le contact du sol. Le siège le plus fréquent est le gros orteil; puis vient l'avant-pied. Ce mal n'a aucune tendance à la guérison.

Les maladies du système nerveux central ou périphérique constituent le véritable point de départ du mal perforant : la plus fréquente de toutes est l'ataxie ; on l'observe encore à la suite de lésions traumatiques de la moelle ou des nerfs, tels que le nerf sciatique.

Le traitement électrique peut donner les meilleurs résultats dans cette affection : il consiste à faradiser le nerf tibial postérieur en se servant d'interruptions lentes.

On place une électrode de 20 centimètres carrés de surface, bien rembourée de coton mouillé, sur le tronc du tibial postérieur, derrière la malléole interne, tandis qu'une autre électrode reliée à la cathode de la bobine est placée un peu en arrière de l'ulcération.

M. Crocq a obtenu par cette méthode la guérison chez un homme de trente-deux ans atteint, depuis deux ans, d'un mal perforant au niveau de la tête du premier métatarsien. La cicatrisation fut complète après six semaines de traitement, sans que le repos absolu ait été exigé.

Le courant faradique provoque une action excitante du cylindraxe; c'est ce qui permet d'expliquer les effets obtenus par ce traitement.

Cette électrisation est bien tolérée par les malades : M. Hann a rapporté l'observation de 2 cas où la guérison a été complète et s'est effectuée en donnant lieu à la formation d'un tissu cicatriciel résistant de très bon aspect.

Le nombre des séances varie de 15 à 25.

§ 3. — Dermatoses profondes.

Nous avons dans cette classe à étudier le lupus érythémateux, le lupus tuberculeux et la sclérodermie.

1° **Lupus érythémateux.** — Si l'on consulte les traités des maladies de la peau, on y lit que le lupus érythémateux offre généralement une marche d'une extrême chronicité et qu'il persiste pendant des années, et même jusqu'à la mort du patient.

Le traitement que nous allons indiquer rend le pronostic de cette affection moins sombre que ne le pensaient les dermatologistes avant l'application des courants de haute fréquence.

Pour employer ces courants dans le cas du lupus érythémateux, on se sert du solénoïde de haute tension d'Oudin et de l'électrode à manchon de verre modifiée par Bisserié, décrite dans la première partie de cet ouvrage (p. 161) et qui permet d'augmenter ou de diminuer l'énergie électrique appliquée sous forme d'effluves.

L'extrémité arrondie du tube de verre est d'abord posée sur le placard lupique, l'olive étant en contact avec la boule de l'excitateur : la sensation est, par conséquent, nulle. On agit peu à peu sur le bouton mobile de façon à éloigner l'olive de la sphère S : l'énergie électrique croît ainsi progressivement et le malade arrive à supporter beaucoup mieux l'effluve que si celle-ci était brusquement arrivée avec une grande force. On doit tâter la susceptibilité des tissus traités, car la tolérance des différentes peaux pour ces effluves est loin d'être la même. Les résultats de la première séance indiquent si l'on doit employer, ou non, des effluves de plus grande énergie : la susceptibilité cutanée persiste chez certains malades, au point de ne permettre l'application que de faibles effluves.

Quelle que soit la variété de lupus érythémateux que l'on ait à traiter, lupus fixe ou lupus centrifuge, on n'oubliera pas que le placard lupique tend à s'étendre par sa périphérie, et que, par conséquent, la lésion doit être attaquée par ses bords en dépassant largement la limite apparente du mal.

En général, les applications de haute fréquence doivent être faites deux ou trois fois par semaine; mais souvent deux applications sont suffisantes. Les hautes tensions électriques déterminent une certaine irritation qui doit se produire d'ailleurs pour que le traitement soit efficace : elle se manifeste par une rougeur assez vive des tissus et qui s'irradie autour des points soumis aux effluves; une légère croûtelle se forme ensuite et tombe après quelques jours. Lorsque les tissus sains finissent par apparaître sous les croûtelles qui se produisent après chaque séance, il faut espacer de plus en plus les applications et ne se servir que d'effluves de faible énergie : la peau devient alors lisse et souple.

La durée de chaque séance dépend des phénomènes de réaction cutanée qui apparaissent; en général, il faut compter de deux à cinq minutes par placard. Quant à la durée totale du traitement, elle peut être assez longue, ce qui se comprend facilement dans une affection aussi tenace.

Un des grands avantages du traitement électrique, c'est de ne laisser que très peu de traces, qui souvent finissent par disparaître complètement. Enfin, disons que c'est surtout le lupus érythémateux symétrique aberrans qui est le plus justiciable de la haute fréquence (Bisserié).

2° **Lupus tuberculeux.** — Il n'y a pas que le lupus érythémateux qui soit justiciable du traitement électrique: le lupus tuberculeux peut être guéri aussi par les applications de haute fréquence. Dans deux cas que nous avons soumis à ce traitement, le succès a été remarquable: l'un de ces lupus était ulcéré profondément et siégeait sur l'aile du nez; l'autre n'était pas ulcéré et était formé d'un nid de nodules lupiques durs situés sur le côté de la joue gauche.

Les étincelles de haute fréquence appliquées à l'aide de l'excitateur d'Oudin ont amené une guérison complète en quelques séances de quatre à cinq minutes chacune (1). C'est là un résultat qu'aucune autre méthode de traitement n'avait donné jusqu'à présent. Les deux malades, dont nous avons pris des photographies avant et après le traitement électrique, avaient été soignés pendant très longtemps par des dermatologistes distingués, sans la moindre amélioration.

Ce qu'il y a de remarquable dans les cas que nous avons observés, c'est la rapidité avec laquelle les tissus ont été modifiés et la vitesse de réparation des parties lésées. Après la guérison, on voit à la place du lupus du tissu cicatriciel de teinte rosée et la peau présente la même coloration que celle qu'on observe après l'application de la photothérapie : la seule différence c'est qu'avec cette dernière méthode il faut des mois entiers pour arriver au même résultat. Les courants de haute fréquence et de haute tension paraissent donc bien préférables dans le traitement du lupus à la photothérapie ou aux rayons X.

(1) On fera une à deux séances par semaine.

3° Sclérodermie. — Cette maladie, d'origine trophonévrotique, a été souvent l'objet d'applications électrothérapiques.

La mesure de la résistance électrique des parties qu'on soupçonne atteintes de sclérodermie permet de confirmer le diagnostic : comme nous l'avons indiqué au chapitre de l'électrodiagnostic, la résistance électrique est très augmentée dans cette maladie.

Eulenburg, de Berlin, qui a bien étudié les réactions électriques (sensibilité, résistance) dans la sclérodermie, affirme les faits suivants : il n'y a aucune altération dans la sensibilité de la peau, même pour les parties le plus gravement atteintes (cependant on croit habituellement le contraire) : sensibilité à la douleur plutôt augmentée ; grande sensibilité électrique, surtout par les courants faradiques ; sensibilités tactique et thermique presque normales.

Les résultats fournis par la recherche de la température locale montrent un abaissement énorme ; augmentation de la sécrétion sudorale ; diminution de la force au dynamomètre.

La résistance électrique mesurée par Eulenburg par la méthode que nous avons exposée a été trouvée, dans la sclérodermie, égale à 5000 ohms, alors que dans les mêmes conditions elle était, chez des sujets sains, de 2000 ohms et, dans un cas de maladie de Basedow, de 600 ohms.

On a utilisé, pour le traitement de la sclérodermie, la galvanisation et la franklinisation. Erb cite le cas d'une jeune femme qui était atteinte, depuis six à sept ans, de sclérodermie et qu'il a pu améliorer beaucoup par l'emploi du courant galvanique.

La méthode consistait à galvaniser le renflement cervical et lombaire de la moelle épinière avec des courants stables, puis le sympathique au cou ; enfin, il terminait par la galvanisation périphérique labile avec la cathode sur toutes les parties atteintes. Le résultat fut très net, bien qu'il n'y ait pas eu guérison.

Fiéber a traité avec succès un cas limité à l'extrémité supérieure gauche par la même méthode.

M. Hallopeau a traité plusieurs cas de sclérodermie en plaques par l'application des courants galvaniques. L'efficacité de ce traitement est, d'après lui, incontestable.

§ 4. — Néoplasies épithéliales.

Nous avons à indiquer dans ce groupe le traitement électrique des verrues et des épithéliomas.

1° Verrues. — Le traitement électrolytique des verrues est, sans contredit, le plus élégant et le plus efficace qui existe.

La verrue est, comme on sait, constituée par une hypertrophie de l'épiderme et du tissu dermo-papillaire; elle peut affecter les formes les plus diverses : elle est ou filiforme, ou acuminée,

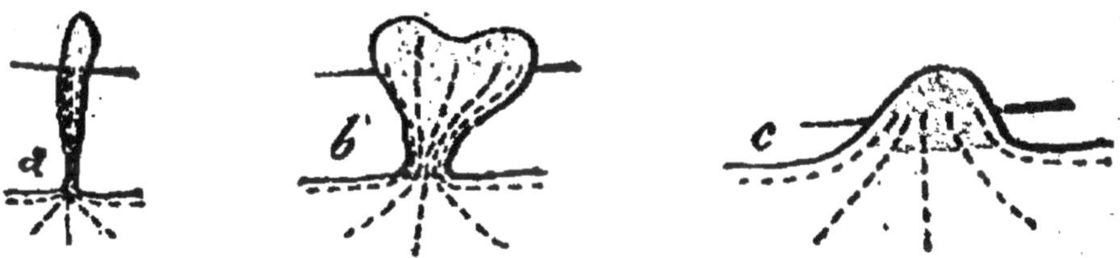

Fig. 158. — Verrues de formes variées. — a et b verrues pédiculées, c, verrue étalée et sessile.

tubériforme, hémisphérique, cylindrique, en chou-fleur, sessile ou pédiculée (fig. 158).

Pour appliquer le traitement, on place une électrode indifférente dans le voisinage de la verrue à électrolyser; si celle-ci est à la main, par exemple, on fixe une électrode hémicylindrique sur l'avant-bras du patient, et on la relie au pôle positif de la source galvanique. L'aiguille est reliée au pôle négatif ; la substance qui constitue l'aiguille peut être quelconque, acier, platine, etc. L'emploi des aiguilles en acier est commode, car elles sont très acérées et peu coûteuses.

A l'aide du rhéostat, l'intensité est amenée peu à peu à la valeur de 4 mA qui ne doit être que rarement dépassée ; on voit alors la coloration de la verrue changer : celle-ci blanchit et ressemble à une bulle d'herpès dont l'étendue peut être appréciée en l'examinant par transparence. On ramène le courant à zéro, lorsque la verrue a pris l'aspect bulleux dans toute son étendue ;

comme la douleur provoquée par le passage du courant est assez forte, nous conseillons d'anesthésier la peau avec du chloréthyle; l'opération est ainsi bien facilitée. La durée de la séance est habituellement de deux à trois minutes pour chaque verrue. — On peut, après l'électrolyse, laver la tumeur avec un peu d'eau boriquée; mais cette précaution n'est pas indispensable.

La verrue qui a été soumise au traitement que nous venons d'indiquer prend une coloration d'abord brune, puis noire; au bout de quelques jours, huit à douze, elle se détache et tombe d'elle-même; la peau ne tarde pas ensuite à reprendre l'aspect des parties voisines. Il n'y a pas trace de cicatrice.

2° **Épithélioma.** — Le cancer épithélial de la peau présente une grande diversité de formes, mais n'atteint jamais la malignité des cancers viscéraux ou muqueux.

Le traitement électrolytique donne de bons résultats quand il est appliqué suivant la technique que nous allons indiquer.

On emploie la méthode monopolaire en plaçant une électrode indifférente, large, dans le dos du malade et en se servant d'une aiguille en platine iridié ou en acier reliée au pôle négatif d'une source de courant galvanique. On enfonce l'aiguille suivant un des diamètres de la tumeur et en ayant soin que l'entrée et la sortie de cette aiguille soient situées à quelques millimètres en dehors de la circonférence de l'épithélioma; l'introduction doit être faite assez profondément pour que l'aiguille passe en dessous du fond de la lésion, de façon à détruire les tissus encore sains situés au delà du cancer.

Une première électrolyse est alors faite en donnant progressivement au courant une intensité de 10 à 15 mA. et en laissant le courant établi pendant cinq à six minutes. L'intensité est alors ramenée à zéro et l'aiguille est retirée.

Celle-ci est ensuite introduite de la même façon que précédemment et à une distance angulaire faible, d'environ 18°. Les mêmes précautions doivent être prises pour la position à donner à l'aiguille. On fait une seconde électrolyse, comme la précédente.

Puis on sort l'aiguille qu'on introduit de nouveau à une même distance angulaire, et ainsi de suite jusqu'à ce que toutes les parties situées au delà et en dessous de l'épithélioma aient reçu l'action destructive de l'électrolyse. Il faut environ faire cinq applications radiées électrolytiques pour une tumeur de la dimension d'une pièce d'un franc.

L'eschare volumineuse formée par l'électrolyse se durcit de plus en plus dans les jours qui suivent l'application et finit par se détacher après vingt à trente jours : une cicatrice apparaît alors à la place qu'occupait l'épithélioma : le tissu de cette cicatrice s'arrange peu à peu et, quelques mois après, le résultat esthétique est vraiment très satisfaisant.

Quand l'opération électrolytique a été bien faite, les récidives ne sont pas à redouter. Dans le cas où la tumeur réapparaîtrait, on ferait une nouvelle électrolyse en dépassant largement la partie saillante.

Ce traitement est préférable à l'excision pour plusieurs raisons : il est beaucoup plus simple, il n'est pas sanglant et il donne une cicatrice beaucoup moins apparente que le traitement chirurgical proprement dit.

Si le cadre de cet ouvrage permettait de placer des observations, nous pourrions en rapporter deux très probantes prises avec la collaboration du Dr Rigaillaud : des malades opérés depuis trois ans par l'électrolyse n'ont pas vu reparaître leur épithélioma; la cicatrice est régulière et ne présente aucune nodosité ni induration.

§ 8. — Néoplasies dermiques.

L'électricité peut être appliquée dans les chéloïdes et le xanthome qui entrent dans cette classe de néoplasies.

1° Chéloïdes. — Le tissu fibreux qui constitue les chéloïdes et qui apparaît après une cicatrice peut être soumis très avantageusement à l'action de l'électricité. Les cicatrices qui ont le plus de tendance à devenir chéloïdiennes sont celles de brûlure, et le traitement ordinaire ne donne que des résultats peu brillants.

L'électricité a été appliquée sous deux de ses formes : l'électrolyse et les étincelles statiques.

a. Le *traitement électrolytique* consiste à enfoncer dans la chéloïde parallèlement à sa surface une aiguille de platine iridié reliée au pôle négatif, pendant qu'une électrode indifférente est appliquée n'importe où. L'intensité doit atteindre 6 à 8 mA : on voit se former autour de l'aiguille une coloration grise qui s'étend dans toutes les directions ; quand les tractus blanchâtres déterminés par l'électrolyse ont 3 à 5 millimètres de diamètre, on arrête le courant et on enfonce l'aiguille parallèlement à sa première position et en un point tel que les résultats de la seconde piqûre deviennent tangents à ceux de la première sans empiéter sur cette dernière. On peut électrolyser ainsi toute la surface de la chéloïde en une ou plusieurs séances, suivant ses dimensions.

Puis on recommence au bout d'une dizaine de jours, et ainsi de suite jusqu'à ce que la chéloïde ait subi une diminution ou soit nettement arrêtée dans son évolution, résultat que ce traitement permet d'obtenir (Brocq).

b. Le *traitement par la franklinisation* consiste à appliquer des étincelles sur la cicatrice hypertrophiée.

L'excitateur est formé, soit d'une sphère métallique, soit d'une pointe conique suivant la longueur que le malade peut supporter. On promène les étincelles sur toute l'étendue de la tumeur en suivant un ordre régulier de manière à soumettre également toutes les parties de la chéloïde à l'action de l'électricité.

La durée des étincelles doit être de huit à dix minutes; si la surface chéloïdienne est très petite, cinq minutes suffisent. Il faut, en tout cas, éviter la production d'une vésicule due à une révulsion trop énergique.

On doit laisser écouler une quinzaine de jours entre les séances (Derville), pour bien se rendre compte des modifications du tissu fibreux. Chez quelques malades, trois ou quatre séances ainsi espacées ont été suffisantes. Bécue a pu réunir cinq cas qui furent tous traités avec succès par ce traitement.

2° Xanthome. — Le xanthome est une néoplasie de la peau caractérisée par la couleur jaune qui lui a valu son nom. On le voit souvent apparaître aux paupières où il forme des plaques jaunes bien limitées, indolentes, souples et minces.

Quoique le xanthome soit peu gênant, il constitue une affection de la peau désagréable.

L'excision est bien inférieure à l'électrolyse sous tous les rapports. Pour appliquer le traitement électrolytique, on se sert d'une aiguille de platine iridié de petit calibre qu'on enfonce en dessous du xanthome suivant trois ou quatre directions diamétrales successives en faisant, pour chacune d'elles, passer un courant de 3 à 5 mA pendant une à deux minutes, en se servant du pôle négatif, pendant qu'une électrode indifférente positive est située en un point quelconque.

Nous avons, par cette méthode, obtenu dans deux cas des résultats très beaux et sans la moindre récidive.

§ 6. — Affections des glandes sébacées.

Séborrhée et acné. — La séborrhée est une maladie chronique caractérisée par une exagération de la sécrétion graisseuse de la peau. Son siège principal est la face et le cuir chevelu.

A la face, la séborrhée se manifeste surtout au front, au nez et dans l'espace intersourcilier : la peau est épaisse, grosse, hyperémiée avec les orifices pilo-sébacés dilatés laissant sourdre une graisse liquide qui s'étale à la surface de la peau. Dans la séborrhée squameuse, il se fait une desquamation lamelleuse contenant une forte proportion de graisse.

La séborrhée est rarement pure : elle se complique souvent de phénomènes inflammatoires et, en particulier, d'acné.

Cette dernière affection est une inflammation des follicules pilo-sébacés affectant particulièrement l'infundibulum pilaire. C'est de l'acné vulgaire dont nous voulons indiquer le traitement électrique, c'est-à-dire des deux formes ponctuée et pustuleuse : la peau des malades présente un état rugueux qu'on a comparé à celui de la peau d'orange, et qui est dû aux dépressions marquées correspondant aux orifices folliculaires. Quelquefois la peau est pâle et froide, ce qui prouve l'exactitude de l'opinion qui consiste à attribuer l'acné à un trouble de la nutrition et de l'innervation de la peau.

Le traitement électrique à diriger contre la séborrhée et contre l'acné est exactement le même ; deux modalités électriques peuvent être employées : la franklinisation ou l'effluve de haute fréquence et de haute tension.

Ces procédés sont supérieurs comme efficacité aux autres traitements internes ou externés, très nombreux d'ailleurs, préconisés par les différents auteurs.

La franklinisation dont nous avons un des premiers, sinon le premier, indiqué l'emploi dans le traitement de l'acné vulgaire se met en œuvre sous forme de bain et de souffle.

Le malade est relié au pôle négatif et le souffle est dirigé sur les régions atteintes de séborrhée ou d'acné.

Les séances sont faites tous les deux jours et durent quinze à vingt minutes.

Les effluves de haute fréquence et de haute tension peuvent aussi donner de bons résultats dans le traitement de la séborrhée et de l'acné. On dirige sur les régions atteintes les effluves provenant d'un balai métallique relié à l'extrémité du solénoïde de haute tension. Il est bon, ainsi que nous en avons démontré la nécessité, que le médecin ne reste pas dans la pièce où se font ces effluves à cause du danger de l'ozone qui se produit en grande quantité dans ces conditions : il suffit alors de fixer l'excitateur à effluves dans la pince d'un support et de recommander au malade assis en face du balai de présenter successivement les différentes régions aux effluves qui se voient très bien si l'on fait une légère obscurité dans la pièce.

Nous avons appliqué plusieurs fois les effluves de haute fréquence à des cas d'acné ; mais nous trouvons que les résultats sont plus rapides et plus complets si l'on associe le bain statique aux effluves de haute tension. C'est la technique que nous recommandons.

L'action de l'électricité dans la séborrhée et l'acné peut s'expliquer par la stimulation des nerfs dont dépend la sécrétion des glandes sébacées, car il est très probable, selon nous, que la séborrhée qui est le point de départ de l'acné résulte d'un trouble dans l'innervation de ces glandes, trouble probablement fonctionnel seulement.

D'un autre côté, l'ozone qui se dégage des effluves de haute fréquence peut avoir une certaine influence dans le traitement de l'acné en empêchant par son action bactéricide certaine le développement du bacille qu'Unna a trouvé dans les pustules d'acné et dans les comédons, ou du staphylocoque de Lombry.

§ 7. — Maladies des annexes de l'épiderme.

Nous indiquerons le traitement électrique de la pelade et celui de l'hypertrichose, deux affections diamétralement opposées et qui rentrent bien dans ce groupe.

1° Pelade. — Sans chercher à trancher la question relative à la nature de la pelade et à savoir si c'est la théorie parasitaire ou la théorie nerveuse qu'il faut admettre, nous dirons simplement que le traitement électrique est capable de guérir cette affection si ennuyeuse, et cela plus vite que les médications habituelles. On s'adresse aux courants de haute fréquence pris sous la forme d'effluves de haute tension. On emploiera l'excitateur à manchon de verre d'Oudin, relié à l'extrémité du solénoïde de haute tension.

Le malade étant assis près de l'appareil de haute fréquence, on applique l'excitateur sur le cuir chevelu ou la région dépourvue de poils.

On promène l'extrémité arrondie du manchon de verre sur la plaque dénudée jusqu'à ce que des actions vaso-motrices intenses se manifestent.

La durée est variable suivant l'étendue de la pelade et dépend aussi de la susceptibilité cutanée de chaque malade.

Quand l'effet est jugé suffisant, après quatre à cinq minutes par exemple, on arrête l'application.

Une rubéfaction apparaît après la séance et une légère croûtelle se forme dans les jours suivants : il faut attendre que cette croûtelle se détache pour faire l'application suivante.

On voit les cheveux pousser durs et serrés, décolorés d'abord, puis de plus en plus foncés ; quand cette repousse apparaît, la guérison ne tarde pas à se faire.

Nous avons pu ainsi guérir un certain nombre de malades de l'hôpital militaire de Lyon, et dans un temps relativement court, un mois à un mois et demi.

On pourra avantageusement employer pour ce traitement l'excitateur de Bisserié.

2° Hypertrichose. — Les poils qui constituent l'hypertrichose chez la femme sont de deux sortes : la première est constituée par les duvets qu'on rencontre dans tous les points du revêtement cutané, mais surtout sur le visage des femmes ; ils naissent habituellement d'une petite cavité adossée à une glande sébacée et font issue au dehors par le canal excréteur (1). Ces duvets peuvent s'hypertrophier et produisent chez la femme une difformité qui les oblige à recourir aux procédés mis en usage dans ce cas. — La seconde variété comprend les poils forts et longs qui se développent à certaines périodes de l'existence, en différentes régions du corps ; ce sont d'anciens duvets dont le développement de la papille et du follicule s'est exagéré.

Fig. 139. — Aiguille pour épilation électrolytique. — A, extrémité de l'aiguille vue au microscope. — B, aiguille grandeur naturelle.

La profondeur de la papille dans la peau varie entre 8 millimètres et 6 millim. 4.

Voyons maintenant quels sont les appareils nécessaires pour l'épilation par l'électricité et quelle est la technique à suivre.

Le succès de l'opération dépend autant de la substance, de la forme, des dimensions et de la construction de l'aiguille que de tous les autres appareils.

On a essayé à peu près tous les métaux usuels ; mais, comme c'est au pôle négatif qu'est reliée l'aiguille, on peut très bien choisir de l'acier.

Le point le plus important, c'est la forme de l'aiguille : ce que

(1) Voy. Testut, *Anatomie humaine*, Paris, 1896.

l'on recherche, en effet, c'est de porter l'extrémité de l'aiguille, le long du poil, et de l'amener à toucher le fond du follicule pileux, près de la papille. Or, une aiguille pointue ne peut pas être employée, car elle se ficherait aux parois du follicule et pénétrerait dans les tissus loin du point à atteindre. On conçoit que, dans ces conditions, on obtiendrait plus souvent des insuccès que des succès.

La meilleure aiguille (fig. 159) que l'on puisse posséder est celle qu'il est facile de faire soi-même avec les équarrissoirs les plus fins des horlogers.

Il est bon de posséder plusieurs aiguilles, de grosseur et de longueur différentes, qui pourront être utilisées suivant les cas.

Le porte-aiguille sert à relier l'aiguille au pôle négatif de la source galvanique et à diriger facilement l'aiguille le long du poil dans le follicule pileux.

Technique. — La patiente étant assise sur une chaise à opération (la chaise à dossier mobile des coiffeurs convient très bien), on la place à une vive lumière; le médecin s'installe de façon à bien voir les poils dans la direction qu'ils ont au sortir de la peau. L'électrode indifférente est placée sur la nuque, comme à l'habitude : l'opérateur tient de la main droite l'aiguille et une pince à épiler, pendant que de la main gauche il se tient prêt à agir sur le rhéostat.

L'aiguille est introduite le long d'un poil et suit doucement celui-ci dans sa direction, jusqu'à ce qu'elle rencontre un léger obstacle qui l'arrête; le rhéostat est alors mis en mouvement.

L'intensité doit être telle qu'en cinq à dix secondes il se produise une petite bulle blanche au point où l'aiguille est implantée dans le follicule. D'ailleurs, le galvanomètre ne doit jamais dépasser 4 mA, mais l'intensité optima est de 1 à 2 mA.

L'aiguille est retirée après dix à quinze secondes en ramenant l'intensité à zéro.

On opère, quand l'électrolyse est terminée, une légère traction sur le poil à l'aide de la pince à épiler et celui-ci cède très facilement lorsque le bulbe pileux a bien été soumis à l'électrolyse.

Il faut avoir soin de ne pas laisser agir trop longtemps le courant, afin d'éviter la formation d'une eschare visible. Après l'épilation d'un poil, on observe un léger gonflement du pourtour du follicule pileux avec une rougeur prononcée qui disparaît en quelques instants. Il sera bon de conseiller des lavages de la petite plaie avec de l'eau boriquée.

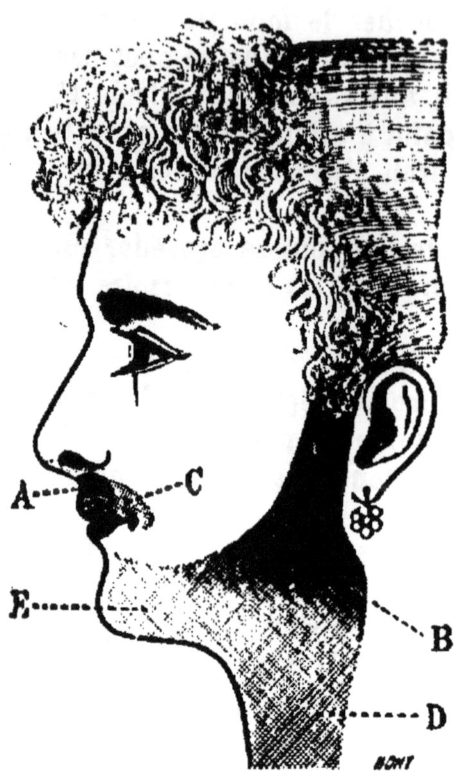

Fig. 160. — Topographie de la sensibilité de la face pour l'épilation électrolytique. — A, B, C, D, E, points rangés par ordre de sensibilité décroissante. — A, point très douloureux. — E, point peu douloureux.

Il est possible d'enlever soixante poils dans une heure ; il est bon, afin d'empêcher les petites lésions dues à l'électrolyse d'être trop voisines les unes des autres, d'enlever des poils assez distants et non pas d'enlever les uns à la suite des autres des poils contigus.

On peut fixer la topographie de la sensibilité de la face pour l'électrolyse des bulbes pileux, ainsi que l'ont fait MM. Hayes, Bergonié et Debédat.

La figure 160 montre que la sensibilité est surtout prononcée à la lèvre supérieure et sur le bord des narines ; c'est ensuite la joue, en avant et au-dessous de l'oreille ; puis le cou, dans la région du larynx, et enfin le menton.

Article XII. — ORGANES DES SENS.

§ 1. — Yeux.

1° Trichiasis. — L'épilation électrolytique constitue le meilleur traitement. Elle est surtout bien indiquée quand les cils anormaux sont en petit nombre.

Pour la pratiquer, on se conformera aux indications techniques que nous avons exposées à propos du traitement de l'hypertrichose.

2° Entropion. — L'électrolyse donne de bons résultats : le traitement consiste à introduire dans les paupières une aiguille en acier de 1, 2 ou 3 millimètres, du rebord des paupières, en dessous de la peau, le long du bord palpébral et à faire passer un courant galvanique de 5 à 8 mA, pendant quatre à sept minutes en prenant le pôle négatif comme pôle actif et le pôle positif comme pôle indifférent.

Après l'opération électrolytique, il y a dans la paupière un trajet tubulaire : la rétraction cicatricielle sous-dermique relève le bord des paupières et en rectifie la position.

Il n'est pas besoin de faire un pansement après l'électrolyse. Si après quinze jours, la rectification du bord palbébral n'est pas complète, il faut répéter l'opération.

Le Dr Cérera Salse a obtenu de très jolis succès par cette méthode.

3° Rétrécissements des voies lacrymales. — L'électrolyse a été employée depuis longtemps, à côté de la méthode de Bowmann, pour guérir les rétrécissements des voies lacrymales.

On peut se servir d'une sonde ordinaire de Bowman reliée au

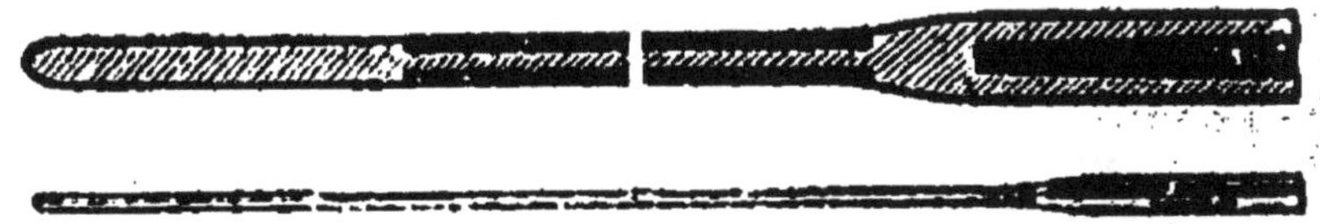

Fig. 161. — Sonde de Bowman pourvue d'un enduit isolant. (Coupe et grandeur naturelle.)

pôle négatif d'une source galvanique ; il est préférable d'employer, comme l'indique M. Lagrange, une sonde pourvue d'un enduit isolant à partir de quelques millimètres de son extrémité (fig. 161), de façon à ne pas électrolyser les canalicules lacrymaux et le bord de la paupière.

Il est indispensable de faire croître peu à peu l'intensité du courant et, pour cela, de posséder un bon rhéostat à liquide :

l'emploi du collecteur est évidemment très mauvais dans ce cas, où toute variation brusque d'intensité doit être évitée avec soin.

On ne doit pas dépasser 4 mA et ne faire passer le courant que pendant deux ou trois minutes ; de plus forts courants, ou des séances trop longues, amèneraient la production de rétrécissements incoercibles et même une véritable occlusion des voies lacrymales.

Pour les rétrécissements très étroits, plusieurs séances sont nécessaires ; on peut ainsi en quelques jours se rendre maître d'un rétrécissement invincible par la méthode seule de Bowmann.

L'électrolyse exerce en même temps une action antiseptique très énergique sur les infections du canal nasal et, à ce titre, son emploi constitue une excellente méthode.

4° **Granulations conjonctivales.** — Le traitement électrique rend les plus signalés services dans le trachome. Deux méthodes peuvent être employées : l'électrolyse simple et la diffusion électrolytique médicamenteuse.

M. Malgat a communiqué au Congrès d'Edimbourg (1894) plusieurs cas de granulations conjonctivales guéris par l'électrolyse ; une aiguille de platine ou d'acier étant reliée au pôle négatif de la batterie, son extrémité est appliquée successivement sur chaque granulation. Plusieurs séances sont nécessaires ; elles ont lieu deux fois par semaine. Au bout de quelques semaines, la conjonctive redevient lisse, de couleur normale, sans jamais présenter de cicatrices.

L'électrolyse agit à la fois comme caustique chimique, comme antiseptique et comme modificateur puissant des tissus malades.

L'emploi de la diffusion électrolytique médicamenteuse fournit des résultats meilleurs que l'électrolyse proprement dite. Cette méthode consiste à appliquer sur les granulations une petite masse métallique de cuivre, ou de zinc, portée à l'extrémité d'un manche et reliée au pôle positif de la source galvanique, pendant que l'électrode indifférente est derrière la nuque.

Il se forme un oxychlorure de cuivre ou de zinc qui, à l'état naissant, se répand et se diffuse dans les tissus malades.

Morton a réussi à guérir en quelques jours des cas très invétérés de granulations conjonctivales : il rapporte plusieurs observations très concluantes, dans lesquelles l'intensité du courant, la durée des séances, leur nombre sont parfaitement indiqués (1).

Cette méthode est d'une application extrêmement simple. L'intensité n'a pas besoin d'être bien élevée, car la plus grande partie du courant est dépensée à produire des actions chimiques : la douleur est donc très faible ; d'ailleurs, il est toujours bon de cocaïniser l'œil avant l'application.

5° Paralysies des muscles moteurs de l'œil. — Il n'existe pas d'électrodiagnostic des paralysies des muscles moteurs de l'œil, ces muscles étant très difficilement excitables électriquement. On ne peut donc ici bénéficier des renseignements que fournit l'examen électrique.

Quoi qu'il en soit, il est important, avant de commencer le traitement électrique, que le diagnostic soit bien établi. On pourra espérer une amélioration, ou une guérison, dans les paralysies rhumatismales ou post-grippales, dans les paralysies traumatiques, les paralysies de la période initiale du tabes.

On peut employer soit la galvanisation, soit la faradisation. Pour appliquer le courant galvanique, on place l'électrode active reliée au pôle négatif sur l'œil dont un ou plusieurs muscles moteurs sont paralysés, pendant que l'anode est à la nuque. On choisit pour cela des électrodes oculaires spéciales, ovales, légèrement concaves et bien recouvertes : l'intensité peut atteindre 3 à 5 mA et la séance est de deux à trois minutes.

Voici, d'ailleurs, une observation due à Erb :

Paralysie rhumatismale du moteur oculaire externe. — X., trente-quatre ans, mécanicien de chemin de fer; il est depuis dix jours atteint de diplopie, probablement par suite d'un refroidissement. Il existe à droite une paralysie du moteur oculaire externe ; l'œil ne peut pas se mouvoir en dehors, au delà de la ligne médiane. Traitement galvanique stable, transversalement à travers les tempes, cathode labile dans le voisinage de la région du droit externe. Immédiatement après, l'œil se meut un peu plus loin en dehors.

(1) Morton, *Electric medicamental diffusion*, travail lu au Congrès de l'Association électrothérapique américaine, septembre 1894.

Après la quatrième séance, les images doubles se sont beaucoup rapprochées, l'œil est mobile jusqu'à l'angle externe. Au bout de dix séances quotidiennes, le malade est guéri.

Pour appliquer le courant faradique, on se sert d'une fine électrode en bouton de manière à se rapprocher autant que possible du muscle paralysé : le manche de l'électrode doit être muni d'un interrupteur qui permet de ne faire passer le courant que lorsque l'électrode est en place.

L'intensité du courant doit être telle que l'électrode, appliquée sur le point moteur de l'orbiculaire des paupières, la contraction de ce muscle se produise bien nettement. Gozzini a proposé, comme électrode, un pinceau à poils humides que l'on introduit dans les culs-de-sac de la conjonctive, de manière à se rapprocher davantage des muscles paralysés ; mais ce procédé est peu suivi.

Les résultats du traitement électrique sont très favorables dans beaucoup de cas ; l'amélioration de la paralysie succède bien nettement au traitement ; les excursions de l'œil deviennent un peu plus amples ; les images doubles se rapprochent davantage.

Mais quelquefois le traitement dure longtemps et l'on n'arrive pas toujours à la guérison ; c'est surtout dans le cas où la motilité absolue de l'œil grandit plus vite que le rapprochement des images doubles qu'il faut s'attendre à un traitement long ou même infructueux.

6° **Iritis et irido-choroïdites.** — Le courant galvanique est susceptible de fournir d'excellents résultats dans le traitement des iritis et des irido-choroïdites.

Quelques auteurs, Usiglio, Neumann, ont rapporté quelques cas de guérison de synéchies. Mais c'est au Dr Pansier qu'est dû le plus complet et le meilleur travail sur cette question.

Le traitement consiste à appliquer sur l'œil malade une électrode oculaire reliée au pôle négatif pendant que l'électrode positive est placée sur l'apophyse mastoïde. L'intensité doit être de 2 à 4 mA seulement. Durée de chaque séance, vingt à vingt-cinq minutes ; on a soin, avant chaque séance, d'instiller une goutte d'atropine.

Examinons maintenant les différents cas qui peuvent se présenter :

1° *Iritis et irido-choroïdites plastiques.* — C'est dans ces formes-là que le traitement galvanique donne les meilleurs résultats, ainsi que cela ressort des observations de M. Pansier. Citons l'observation suivante :

M. L., maçon, trente ans, a fait, il y a huit jours, une chute sur la tête, de la hauteur d'un premier étage ; il s'est déclaré une irido-choroïdite O. D. avec douleurs violentes. Il vient nous voir le 28 décembre 1893 et nous le traitons par les courants continus et atropine. Les douleurs ont disparu après deux séances, et le malade vient nous revoir seulement le 3 janvier.

Le 5, le malade reprend son travail; la rougeur a presque complètement disparu; plus de douleurs. Sous l'influence de l'atropine et de l'électricité, la pupille se dilate, mais passagèrement. Le malade a eu ultérieurement de nouvelles poussées légères. Dès qu'il souffre, il vient reprendre le traitement électrique, le cessant toujours au bout de deux ou trois séances.

2° *Iritis et irido-choroïdites séreuses.* — L'action du courant galvanique est ici moins prompte et aussi moins manifeste : l'électricité rend cependant encore des services au point de vue des symptômes douloureux.

3° *Iritis syphilitiques.* — A côté du traitement spécifique, le courant continu doit prendre place dans le but de calmer les douleurs; il y réussit habituellement bien.

4° *Iritis et irido-choroïdites anciennes avec synéchies.* — L'effet est moins immédiat que dans les cas aigus; mais le résultat est plus évident, comme le montre l'observation suivante tirée des nombreux cas publiés par M. Pansier :

Sœur Sainte-II., de l'asile départemental de Montdevergne, a eu depuis plusieurs années des poussées d'iritis. Après chaque poussée, elle constate une diminution de la vision. Atrésie pupillaire complète. Un exsudat semblable à une toile d'araignée obstrue les pupilles. O. D., $V = \frac{1}{10}$; O. G., $V = \frac{1}{5}$.

La malade a été soignée à différentes reprises et sans résultat par l'atropine, les sangsues et l'iodure de potassium. Trente séances d'électrisation jointes à l'emploi de l'atropine améliorent notablement la vision. O. D., $V = \frac{2}{7}$; O. G., $V = \frac{4}{7}$.

L'exsudat intrapupillaire s'est résorbé, la pupille se dilate un peu et irrégulièrement sous l'influence de l'atropine. L'amélioration persiste depuis un an.

On peut se demander comment agit l'électricité dans ces inflammations du corps ciliaire et de l'iris. Il y a évidemment sous son influence des modifications dans la nutrition de l'organe; les échanges dus au transport des ions interviennent assurément d'une façon énergique: mais il y a de plus l'action sur le sympathique qui commande au système vaso-moteur de l'œil et dont l'excitation augmente la circulation dans l'œil.

En résumé, les effets dus au courant galvanique, et bien observés par M. Pansier, sont les suivants:

1° Dans l'iritis et l'irido-choroïdite plastique, le résultat immédiat est la cessation ou la diminution de la douleur.

2° Dans l'iritis consécutive à l'extraction de la cataracte, il se manifeste une sédation rapide des phénomènes inflammatoires.

3° Dans la forme séreuse, le seul résultat immédiat est la diminution ou la disparition des douleurs.

4° Dans l'iritis syphilitique, l'électricité employée comme adjuvant du traitement mercuriel a calmé rapidement les douleurs.

5° Enfin dans les vieilles iritis, avec synéchies, le courant galvanique fournit des résultats très manifestes: il calme l'irritabilité de l'œil; il augmente la vision; il diminue ou fait disparaître les adhérences irido-capsulaires (1).

7° **Opacités du vitré.** — Les opacités peuvent résulter de processus morbides très divers, épanchements sanguins, produits inflammatoires, suppurations, formations de cicatrices, etc.

Le traitement électrique est très apte à modifier et à faire disparaître ces opacités. Giraud-Teulon s'est beaucoup occupé de l'emploi de l'électricité dans ces cas, et il était arrivé à cette conclusion que le courant galvanique est le remède le plus efficace et le plus rapide de la plupart des opacités du vitré.

La technique opératoire est très simple: on applique sur les paupières fermées une électrode oculaire reliée au pôle négatif,

(1) *Archives d'élect. méd.*, 1894, p. 465.

l'anode étant soit à la nuque, soit à l'apophyse mastoïde. L'intensité sera, comme toujours, très faible, 3 à 5 mA, et la séance durera trois à cinq minutes.

Il va sans dire que l'on doit régler le courant à l'aide d'un bon rhéostat capable d'éviter toute fermeture brusque du courant.

Dans les cas de désorganisation du vitré due à de nombreuses hémorragies, le traitement doit être différent.

Le Dr Abadie a eu l'occasion de soigner et de guérir un cas de ce genre constaté chez un homme qui devint aveugle après une violente colère. Pensant que le corps vitré désorganisé avait perdu sa vitalité, M. Abadie introduisit dans le corps vitré une fine aiguille en platine iridié reliée au pôle positif de la batterie : pendant cinq minutes, il fit passer un courant de 3 à 4 mA.

Le lendemain, le malade commençait à compter les doigts et le fond de l'œil, jusqu'alors tout à fait obscur, devenait éclairable à l'ophtalmoscope. La vision a toujours été en s'améliorant depuis.

Le même observateur a soigné un autre cas identique, qui a guéri à la suite du même traitement.

8° **Glaucome chronique simple.** — L'action du courant galvanique peut donner d'excellents résultats dans cette douloureuse affection. On doit utiliser le pôle positif comme pôle actif avec une intensité de 15 à 20 mA, l'électrode étant appliquée au niveau du trajet du sympathique cervical, sur toute la longueur du cou : l'électrode indifférente est mise à la nuque.

Dans différents cas traités par M. Allard et suivis par des oculistes, l'amélioration a été très nette. Dans deux cas, la vision étant irrémédiablement perdue, l'électrisation a parfaitement réussi à calmer les douleurs périorbitaires violentes et rebelles à toute autre médication.

Chez trois glaucomateux, la vision a été améliorée en moins de deux mois de traitement; chez un autre, l'atrophie glaucomateuse, qui progressait très rapidement avant l'électrisation, s'est arrêtée dans sa marche. Enfin, deux malades chez qui l'affection avait été prise au début peuvent être considérés comme guéris, leur acuité visuelle étant devenue normale après 15 à 20 séances.

L'effet de la galvanisation positive sur le sympathique se traduit par une diminution nette de la tension intraoculaire, une diminution notable des phénomènes douloureux qui peuvent disparaître, une amélioration de la vision pouvant correspondre à une acuité visuelle et à un champ visuel normaux, si l'affection est prise au début.

Ces résultats sont importants à noter, car le glaucome chronique simple est grave et conduit le plus souvent à la cécité.

9° **Décollements de la rétine.** — Quelle que soit la pathogénie adoptée pour le décollement de la rétine, deux faits capitaux existent : détachement de la rétine de sa position normale, indispensable à sa fonction ; interposition d'un liquide entre la rétine détachée et la choroïde, empêchant le recollement de l'écran rétinien.

De nombreuses méthodes ont été préconisées dans le but d'évacuer le liquide sous-rétinien et de faciliter la réapplication de la rétine sur la choroïde. L'électrolyse paraît être le procédé le plus capable de répondre, dans la mesure du possible, aux difficultés du problème à résoudre.

Elle a été conseillée et essayée par Madie et par Schœler : le premier employait de petites lames tranchantes qu'il reliait au pôle positif ; le second utilisait, au contraire, la méthode bipolaire.

Gillet de Grandmont publia un très beau résultat dû à l'électrolyse : il s'était servi d'une aiguille en platine iridié reliée au pôle positif et introduite dans la région du décollement. L'intensité était de 5 mA, et le courant avait passé pendant une minute.

Le Dr Terson a rapporté récemment plusieurs observations d'électrolyse dans le décollement de la rétine : ce clinicien a fait construire plusieurs aiguilles, les unes très fines, d'autres à pointe triangulaire, d'autres à pointe à double tranchant s'adaptant sur le manche d'un porte-aiguille spécial.

Le point difficile, lorsqu'on veut appliquer le traitement électrique au décollement de la rétine, c'est de faire pénétrer facilement l'aiguille à travers la sclérotique. Les yeux de ces malades étant hypotones, la sclérotique se laisse déprimer fortement et l'on a beaucoup de peine à faire entrer l'aiguille.

M. le professeur Gayet, avec lequel nous avons appliqué ce traitement, dans plusieurs cas, à l'Hôtel-Dieu de Lyon, a eu l'idée de faire adapter une aiguille de platine iridié à l'extrémité du trépan cornéen de Mathieu. Le déclenchement qui se produit lorsqu'on presse sur un bouton fait effectuer quelques tours de rotation à l'aiguille dont l'introduction est ainsi facilitée à travers la sclérotique. Si un seul déclenchement ne suffit pas, on arme de nouveau le trépan et on arrive toujours à traverser la sclérotique. Pendant l'introduction de l'aiguille, l'œil est fixé à l'aide d'une pince.

L'intensité optima est de 5 mA, et la durée de l'électrolyse une minute. L'aiguille doit être reliée au pôle positif, car il s'agit ici de coaguler le liquide sous-rétinien qui est constitué en grande partie par de l'albumine.

Sur douze observations publiées par M. Terson, les résultats ont été les suivants : neuf malades avaient déjà perdu un œil par décollement de la rétine avec synéchies postérieures et opacités du cristallin; chez ces malades, le décollement datait, sur le second œil, de deux à huit semaines, excepté chez l'un d'eux où il existait depuis près de trois ans.

Les huit opérés, à décollement relativement peu ancien, ont donné trois améliorations passagères, et cinq améliorations durables leur permettant, depuis l'opération, de se diriger seuls au grand jour; mais il persista chez ces malades un certain degré de décollement.

Sur les trois opérés qui étaient atteints à un seul œil, il y a eu une amélioration passagère chez une jeune femme dont le décollement assez récent s'était produit sur un œil déjà frappé d'une lésion maculaire atrophique de la choroïde très ancienne; chez une autre, dont le décollement ne datait que de huit jours, le succès a été d'autant plus remarquable que son œil était en quelque sorte entièrement perdu.

Quoique la guérison ne se manifeste pas dans tous les cas, on peut conclure que l'électrolyse positive doit être appliquée à tous les décollements rétiniens récents, et qu'elle a d'autant plus de chances de succès que l'opération est plus rapprochée du début des accidents : ce mode d'intervention a le mérite de ne gêner en rien l'emploi de tous les moyens médicaux dont la valeur au point de vue palliatif est démontrée depuis longtemps.

10° Névrite optique et atrophie de la papille. — Pflüger a constaté une série de cas heureux dus au traitement galvanique; Erb a obtenu également de notables améliorations par la galvanisation dans des cas de névrite optique, l'ophtalmoscope révélant une atrophie de la papille. Le traitement préconisé par Erb consiste en une galvanisation transversale, puis longitudinale, de la nuque aux yeux pendant trois ou quatre minutes; mais il n'indique pas l'intensité employée.

Voici une observation citée par cet observateur :

Un employé de banque, âgé de vingt et un ans, vient se faire traiter le 2 décembre 1880 pour une amblyopie qui persiste depuis quelques mois et s'est assez rapidement développée. Il présente à l'ophtalmoscope l'image d'une névrite optique avec transformation atrophique; le patient est obligé de se faire conduire et peut à peine compter ses doigts : champ visuel notablement rétréci. Traitement avec extrait de noix vomique et galvanisation, six éléments transversalement par les tempes, six à huit éléments à partir de la nuque, anode sur les paupières fermées, cathode au sympathique du cou; chaque jour, deux à trois minutes.

10 janvier 1881. — Le patient reconnait qu'il y voit décidément mieux; sur l'échelle de Snellen, il reconnait les lettres alphabétiques à gauche de D = 9, fort bien; de D = 6, partiellement. Couleurs : le vert très incertain, le rouge assez bien, bleu et jaune clairement. Ophtalmoscopiquement aussi, l'image est meilleure ; l'hyperémie et le gonflement sont moindres à gauche, la papille et les vaisseaux plus clairs.

20 janvier. — Notable amélioration, surtout à gauche.

30 janvier. — Il déchiffre à gauche avec quelque difficulté les lettres de D = 1; à droite, pas encore d'amélioration.

2 février. — On commence les injections de strychnine. Avec l'œil gauche, le patient peut déjà lire quelques mots.

24 mars. — Il part pour la Suisse et en revient deux mois après amélioré.

Les résultats sont loin d'être aussi favorables dans l'atrophie primaire du nerf optique sans début inflammatoire et où il s'agit d'une dégénérescence du nerf optique : ce sont les formes les plus fâcheuses de la maladie du nerf optique. Toutefois, on ne doit pas négliger d'essayer le traitement électrique, car on a vu quelquefois le malade en retirer de petits bénéfices.

Le mode de traitement est à peu près le même que celui indiqué précédemment : appliquer une électrode oculaire sur les paupières fermées, l'autre électrode étant à la nuque ; courant de 3 mA pendant quatre minutes ; puis, rythmer le courant à l'aide du métronome, 30 oscillations par minute, de manière à produire des excitations galvaniques du nerf.

On n'arrivera jamais évidemment à la guérison ; mais si l'on songe à l'importance qu'ont souvent des progrès, même très faibles, pour ces infortunés malades, on ne regrettera ni le temps ni la peine qu'on aura pu dépenser à essayer le traitement électrique.

§ 2. — Oreilles.

Bourdonnements nerveux. — Le traitement électrique n'est certainement pas d'une efficacité constante dans les maladies de l'oreille ; il n'y a que dans les bourdonnements dont l'origine est manifestement nerveuse que l'on peut espérer obtenir une amélioration.

On peut employer, soit la franklinisation, sous forme de souffle électrique, soit la galvanisation, soit encore la faradisation.

Pierson-Sperling a obtenu des succès avec le souffle dirigé sur l'oreille ; les séances étaient de cinq minutes au début, puis d'un quart d'heure ensuite. Durée du traitement, quatre semaines.

Pour appliquer la galvanisation, il faut commencer par avoir une électrode pouvant s'introduire facilement dans l'oreille ; on peut avoir recours au procédé de Wyss : de l'ouate hydrophile est trempée dans l'eau ; on en fait de minces tampons en forme de clous, dont on introduit la pointe aussi profondément que possible dans le conduit auditif externe ; la tête de ce clou sert à remplir la conque. On applique alors l'électrode active ovoïde sur l'ouate, l'électrode indifférente étant appliquée sur la nuque, et non pas sur l'oreille opposée.

M. Roumaillac a fait construire une électrode auriculaire très commode. Elle se compose d'un disque en ébonite de 4 centimètres de diamètre et de 4 millimètres d'épaisseur traversé par une toute petite tige cylindrique ; sur l'une des faces est fixée une borne destinée à recevoir le fil conducteur ; sur l'autre se trouve l'excitateur proprement dit, d'une longueur de 2 centimètres (fig. 162). Cet excitateur est cylindrique à sa base et est entouré de caoutchouc ou de gutta-percha pour éviter les irradiations du courant sur le pavillon ou sur la partie tout à fait externe du conduit auditif. Sa portion terminale est ovoïde et munie à sa surface de saillies qui permettent à l'ouate de mieux adhérer.

Pour mettre cette électrode en place, on tire le pavillon de l'oreille en haut, en arrière et en dehors, de façon à rendre rectiligne le conduit auditif. On la maintient à l'aide d'un lien de caoutchouc qui fait le tour de la tête; le disque empêche l'électrode de s'enfoncer profondément, ce qui pourrait arriver à la suite de mouvements brusques de la part du malade.

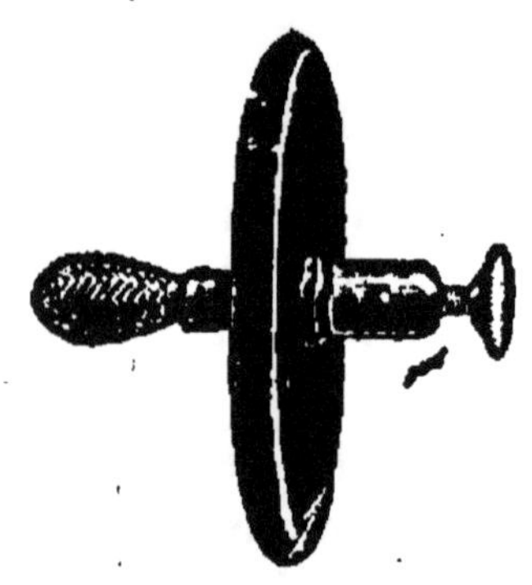
Fig. 162. — Électrode auriculaire de Roumaillac.

Quel que soit le modèle adopté, d'ailleurs, il faut apporter tous ses soins à faire varier *très lentement* l'intensité du courant; nous avons à peine besoin de dire que l'usage du collecteur d'éléments doit être absolument proscrit et que le rhéostat dont on se sert doit faire croître très lentement l'intensité. Celle-ci sera portée à une valeur telle que les bruits subjectifs disparaissent ou soient atténués tout en ne provoquant pas de vertiges.

Quant à la qualité du pôle actif, on ne peut guère fixer de règles d'avance.

Pour certains malades, l'amélioration des bourdonnements se manifeste avec le pôle positif; pour d'autres, c'est avec le pôle négatif.

Pour ramener le courant à zéro, il faut encore plus de précautions que pour l'établissement : c'est, en effet, pendant la décroissance de l'intensité galvanique que la tendance au vertige se produit le plus fortement. Les séances durent deux à quatre minutes, chaque fois.

La faradisation peut rendre également des services dans le traitement des bourdonnements nerveux : le Dr Monnier, de Paris, recommande l'emploi d'une bobine à fil fin ; le courant faradique doit être réglé de manière à ce que la sensation éprouvée par le malade ne soit pas douloureuse. La séance est de cinq à six minutes.

Les malades attestent, après la faradisation ainsi pratiquée, une sensation de dégagement auriculaire; en même temps l'acuité augmente un peu.

§ 3. — Odorat.

Anosmie. — L'électricité peut améliorer l'état des malades atteints d'anosmie.

La méthode extranasale consiste à prendre une électrode de 8 à 10 centimètres carrés que l'on place sur le dos du nez et qu'elle embrasse entièrement; l'autre électrode est indifférente : c'est au courant galvanique qu'on a recours ici. L'intensité ne doit pas dépasser 6 mA et la durée de l'application deux minutes.

La méthode intranasale donne de meilleurs résultats : on introduit une tige terminée en bouton et entourée d'ouate dans les fosses nasales et le plus haut possible, pendant que l'autre électrode de 4 centimètres de diamètre est appliquée sur la racine du nez. Le courant passe pendant dix minutes dans chaque fosse nasale; la durée totale est, par conséquent, de vingt minutes.

Voici comment on opère : cinq minutes de courant galvanique avec une intensité de 3 mA; puis cinq minutes de courant faradique avec une bobine induite à gros fil : on réglera l'intensité de ce courant faradique de manière à ce qu'il soit tout juste perçu (Courtade).

BIBLIOTHÈQUE NATIONALE R.F. IMPRIMÉS

TABLE DES MATIÈRES

CONSIDÉRATIONS GÉNÉRALES

CHAPITRE I

NOTIONS FONDAMENTALES

CHAPITRE II

PRODUCTION DES DIFFÉRENTES FORMES DE COURANT UTILISÉES EN ÉLECTROTHÉRAPIE

CHAPITRE III

APPLICATION DES DIFFÉRENTES FORMES DE COURANT ÉLECTRIQUE

CHAPITRE IV

ÉLECTROPHYSIOLOGIE

CHAPITRE V

ÉLECTRODIAGNOSTIC

CHAPITRE VI

ÉLECTROTHÉRAPIE PROPREMENT DITE

TABLE ALPHABÉTIQUE

1111-01. — Corbeil. Imprimerie Ed. Crété.

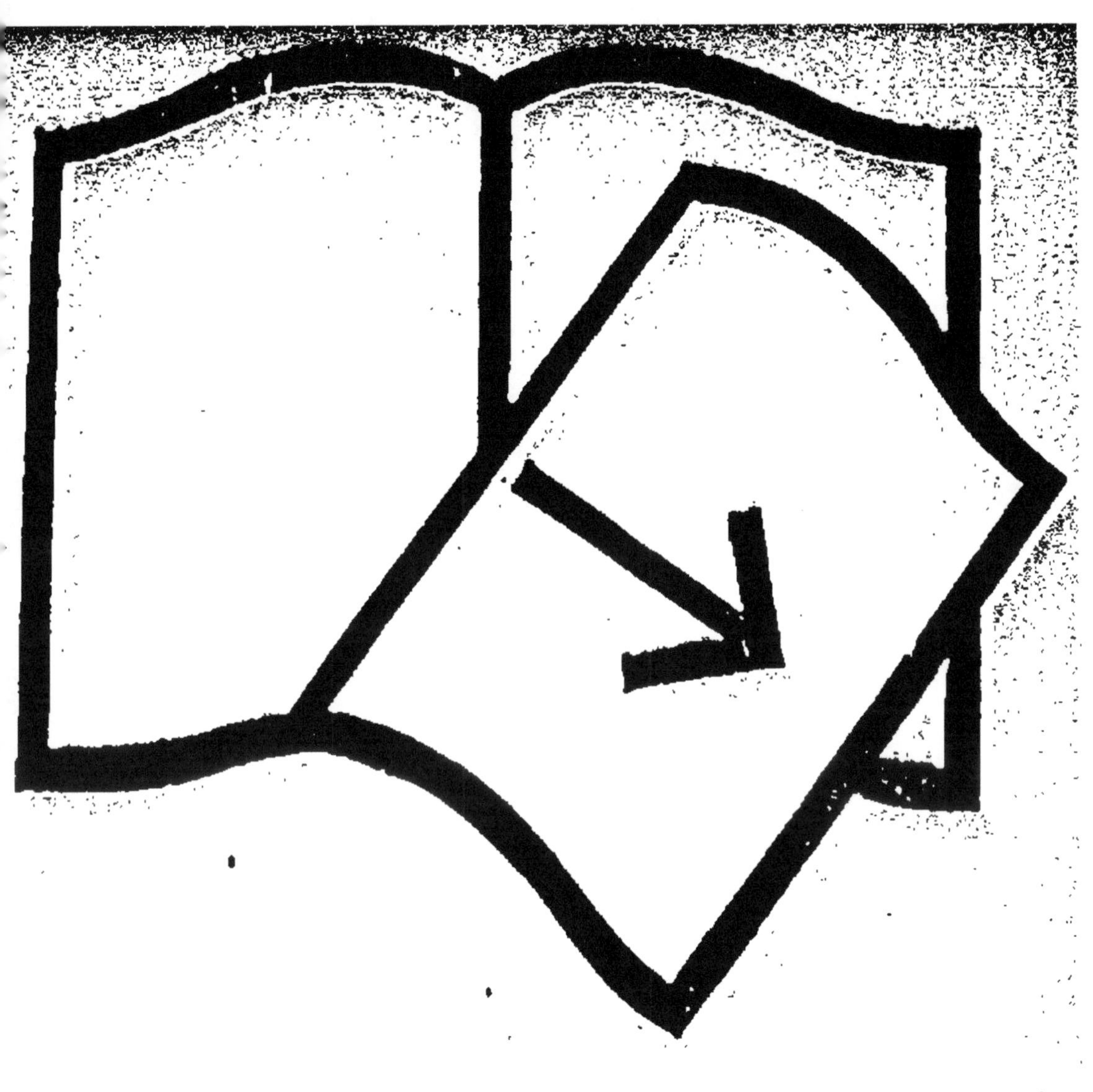

Documents manquants (pages, cahiers...)

NF Z 43-120-13

www.ingramcontent.com/pod-product-compliance
Ingram Content Group UK Ltd.
Pitfield, Milton Keynes, MK11 3LW, UK
UKHW021902260726
13966UKWH00006B/130